CLINICAL APPLICATION OF
ELECTRONIC BRONCHOSCOPY

电子支气管镜的
临床应用

第三版

王洪武　主编

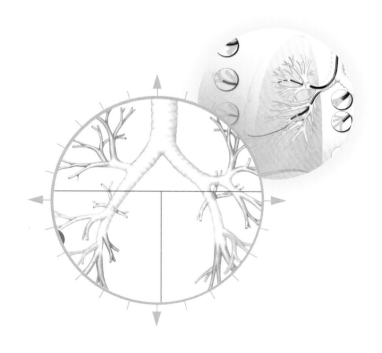

中国健康传媒集团
中国医药科技出版社

内 容 提 要

　　本书是一部针对呼吸内镜临床工作的参考工具书，系统介绍了电子支气管镜的原理和操作技巧，并且对镜下各种治疗技术都做了详细的介绍。全书共分九章，前四章重点介绍电子支气管镜的种类和基本操作等方面的知识；第五章和第六章分别重点介绍支气管镜在肺部疾病诊断和治疗中的应用，既有理论知识，又有实操经验；第七章重点介绍自发性气胸及肺大泡的内科胸腔镜治疗；第八章重点介绍了硬质支气管的临床应用；第九章重点介绍软式内镜的清洗、消毒与保养。为便于理解，书中配有大量图片，同时增加二维码扫描技术，可随时查看操作视频，达到身临其境的效果。本书适用于从事支气管操作的医护人员和工程技术人员参考使用。

图书在版编目（CIP）数据

　　电子支气管镜的临床应用/王洪武主编. — 3版. — 北京：中国医药科技出版社，2023.7

　　ISBN 978-7-5214-3939-7

　　Ⅰ.①电… Ⅱ.①王… Ⅲ.①支气管镜检–临床应用 Ⅳ.①R768.1

　　中国国家版本馆CIP数据核字（2023）第103338号

美术编辑　陈君杞

版式设计　友全图文

出版　**中国健康传媒集团** | 中国医药科技出版社

地址　北京市海淀区文慧园北路甲22号

邮编　100082

电话　发行：010-62227427　邮购：010-62236938

网址　www.cmstp.com

规格　787×1092mm $\frac{1}{16}$

印张　27

字数　583千字

初版　2009年1月第1版

版次　2023年7月第3版

印次　2023年7月第1次印刷

印刷　三河市万龙印装有限公司

经销　全国各地新华书店

书号　ISBN 978-7-5214-3939-7

定价　**298.00元**

获取新书信息、投稿、为图书纠错，请扫码联系我们。

编委会

主　编　王洪武（北京中医药大学东直门医院）

编　委　（以姓氏汉语拼音为序）

白　　冲（海军军医大学附属长海医院）

班承钧（北京中医药大学东直门医院）

陈　　恺（海军军医大学附属长海医院）

陈成水（温州医科大学附属第一医院）

陈良安（中国人民解放军总医院第一医学中心）

丁卫民（首都医科大学附属北京胸科医院）

杜艳萍（厦门市第二医院）

冯　　靖（天津医科大学总医院）

高　　鸿（应急总医院）

葛长胜（山东省日照市中医医院）

谷　　雷（中国人民解放军联勤保障部队第九〇〇医院）

郭　　洋（首都医科大学附属北京胸科医院）

郭述良（重庆医科大学附属第一医院）

柯明耀（厦门市第二医院）

赖国祥（中国人民解放军联勤保障部队第九〇〇医院）

李　　强（同济大学附属东方医院）

李冬妹（应急总医院）

李时悦（广州医科大学附属第一医院）

李王平（空军军医大学唐都医院）

李一诗（重庆医科大学附属第一医院）

林晓晓（温州医科大学附属第一医院）

罗炳清（厦门市第二医院）

罗为展（广州医科大学附属第一医院）

吕丽萍（安徽省胸科医院）

江瑾玥（重庆医科大学附属第一医院）

金发光（空军军医大学唐都医院）

马　芸（河南省人民医院）

秦　林（首都医科大学附属北京胸科医院）

荣　福（南方医科大学顺德医院）

施　毅（东部战区总医院）

宋　玮（江苏省人民医院）

苏柱泉（广州医科大学附属第一医院）

孙加源（上海交通大学附属胸科医院）

陶梅梅（首都医科大学附属北京安贞医院）

王　蕾（山东省日照市中医医院）

王昌惠（同济大学附属第十人民医院）

王继旺（江苏省人民医院）

王小平（上海孟超肿瘤医院）

谢芳芳（上海交通大学附属胸科医院）

许伟伟（山东省日照市中医医院）

薛广伟（山东省日照市中医医院）

张　华（山东省日照市中医医院）

张　杰（首都医科大学附属北京天坛医院）

张　楠（应急总医院）

张　炜（山东省日照市中医医院）

钟长镐（广州医科大学附属第一医院）

钟秀铃（应急总医院）

邹　珩（北京中医药大学东直门医院）

主编简介

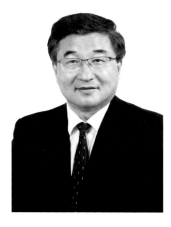

王洪武，博士，主任医师，享受国务院政府特殊津贴。现任北京中医药大学东直门医院呼吸病中心主任，博士后合作导师及博士研究生、硕士研究生导师。国际冷冻协会执行理事，亚洲冷冻治疗学会主席，中华医学会结核病学分会呼吸内镜介入专业委员会主任委员，国家卫生健康委员会呼吸内镜专家委员会委员，中国抗癌协会肿瘤光动力治疗专业委员会前任主任委员。

从事呼吸系统疾病及肿瘤临床工作 38 年，连续三届被评为"全国十佳呼吸介入治疗专家"。曾获"全国优秀呼吸医师"及"十大医学贡献专家"称号。

最早提出诊断中央型气道病变的"六定"法则—"854321"：定区（八分区方法）、定级（气道狭窄的五定级方法）、定型（气道病变的四分型方法）、定位（气道病变的三定位方法）、定性（病理二定性：良性，恶性）、定期（疾病的分期）。

首创"王氏硬质镜插入法"，可在 5 秒内快速插入硬质镜，大大简化了操作流程，为抢救患者赢得了时间，现已在全国推广应用。提出硬质镜"555"操作流程：5 分钟麻醉好，5 秒内插入硬质镜，手术结束 5 分钟拔管，并提出加速康复支气管镜（enhanced recovery after bronchoscopy，ERAB）的理念，为规范和推广呼吸内镜介入治疗做出巨大贡献。

对于晚期肺癌，在国际上首次提出多域整合治疗策略—"54321"。"5"是指五兵种联合作战，包括"海军、陆军、空军、信息化部队及太空部队"，"4"是"四维一体"的治疗方案，"3"是三分层治疗原则，"2"是双靶区治疗，"1"是根据 TNM 分期确定治疗方案。

2020 年 5 月，王洪武教授被北京中医药大学以特殊人才引进到东直门医院，成立了呼吸病中心并担任主任。2022 年 6 月被选为中华医学会结核病学分会第十八届呼吸内镜介入专业委员会主任委员，携手北京胸科医院的丁卫民教授，担负起全国结核领域呼吸介入治疗的统领工作。

近年来获部属医疗成果一等奖 3 项、二等奖 9 项，发表论文 300 余篇，主持编写了 8 个专家共识。主编专著 30 余部，参编专著 26 部，发明专利 30 项。获部属课题 6 项，基金课题 4 项，院内课题 10 余项。

序
XU

王洪武教授主编的《电子支气管镜的临床应用》一书已连续出版两次，深受广大读者的青睐。在第三版出版之际，谨再次表示祝贺。

王洪武教授是一位实干家，敢于创新，勇于探索，踏踏实实做临床工作，积累了丰富的经验，对呼吸内镜的发展做出了重要贡献。王洪武教授已出版了十余部支气管镜方面的专著，每年都有新的作品问世，还主持起草了多篇关于支气管镜的专家共识，对规范支气管镜的应用发挥了积极的作用。

当前，电子支气管镜技术的发展日新月异，需要我们不断地学习新知识，掌握新方法。

本书是一部从事呼吸内镜工作的重要参考书，在前两版的基础上，又与时俱进，更新了许多新的内容，对传统技术和前沿技术都做了详细介绍。全书图文并茂，增加了许多视频内容，便于观看理解。

经过近二十多年的努力，我国的呼吸内镜诊断和治疗技术已有突飞猛进的发展，希望呼吸界同行们踔厉奋发，在严格把握应用指征和规范开展技术的同时，加强基础及临床研究，推动医工结合和生产转化，促进国产器材的研发，更好地照护广大患者。

王辰

中国工程院副院长

中国医学科学院院长

北京协和医学院院校长

国家呼吸医学中心主任

2023 年 6 月

前言
QIANYAN

　　本书已于2009年及2020年出版两次，深受广大读者欢迎，并已成为业内同行们的重要参考工具书。

　　近几年来，呼吸内镜技术迅速发展，原来的编者现如今已成为知名专家，新的专家也在不断脱颖而出。为了及时赶上时代的步伐，再次邀请原班编者及部分新秀，撰写了第三版内容。编者们不忘初心，与时俱进，及时更新了原书的内容，同时也增加了部分新章节，关注临床中的重点、疑难问题，及时给出答案，使本书更具权威性、指导性和实用性。

　　本书共分九章，前四章重点介绍电子支气管镜基础方面的知识，如电子支气管镜的分类和基本操作，以及近几年新出现的诊断和治疗技术；第五章和第六章重点介绍电子支气管镜的临床应用，特别是分享了各种镜下诊治的经验；第七章重点介绍自发性气胸及肺大泡的内科胸腔镜治疗；第八章重点介绍硬质支气管镜的临床应用；第九章重点介绍软式内镜的清洗、消毒与保养等。为了便于大家学习，书中插入了大量珍贵的图片，同时利用二维码扫描技术，随时查看操作视频，达到手把手教学的效果。

　　非常感谢参加本书编写的各位专家，虽然他们工作繁忙，但仍一丝不苟、精益求精、与时俱进，增加了很多新的内容。

　　同时，我要再次特别感谢王辰院士多年来对我的关心和帮助，并在百忙之中为本书作序。

　　由于编者水平所限，书中错误或疏漏在所难免，恳请广大读者批评指正。

王洪武

2023.6.26

目录
MULU

第一章 电子支气管镜发展史

早在200年前，人们就开始探讨用内镜检查和治疗腔内疾病。1806年Bozzinl借助蜡烛光用铜管来治疗肛门和子宫等腔内疾病，此后在1867年Desormeauk用酒精和松节油燃烧所发的光，制造出检查尿道的内镜。其后的科学家也曾用镁灯经反射镜作为照明，进行内镜检查。直到1879年爱迪生发明电灯以后，内镜的照明设备才有了显著的进步。Nitze于1879年先后制成膀胱镜、食管镜和胃镜。1881年Mikuliez第一次用所制造的胃镜成功地诊断胃幽门癌，1889年Von Hacker第一次用硬质食管镜诊断食管癌和成功地用它取出食管中的骨性异物。

气管内镜检查迟于其他内镜检查，因内镜检查需要通过咽喉部有一定的难度。1828年Green发现喉部能耐受异物，经过多年的努力，21年后他报告了喉、气管导管插入的方法。1897年德国耳鼻喉科大夫Killian首先报道用长25cm、直径8mm的食管镜，第一次从气管内取出骨性异物，开创了硬质窥镜插入气管和支气管进行内镜操作的历史。

1907年美国耳鼻喉科大夫Jackson将微型电灯泡装在镜管的尖端，增加了亮度和视野，克服了后照明亮度不够的缺点。同时他还发明了各式各样的钳子来钳夹组织和异物，用于诊断和治疗气管、支气管和肺内疾病，完善了硬质气管内镜。

硬质支气管镜可检查气管—支气管的肿瘤、结核、炎症、出血、异物、分泌物阻塞或腔外压迫性改变，对明确病因、解除梗阻、控制炎症和止血凝血都有积极意义。但是硬质支气管镜的检查范围有限，且需要全身麻醉下操作，临床应用曾一度受限。

随着光导纤维的发展，为硬质不可曲的内镜变为可曲性的内镜提供了基础。纤维光导学兴起于19世纪70年代，直到20世纪60年代才正式应用于医学领域，历经近100年。纤维光学的透光系统有许多特殊优点，如可在弯曲的条件下导光且导光性能强，受外界干扰小，装置灵活等。在医学上利用这些特点，将其制成软性可弯曲的内镜，可向任何方向导光，进入硬质内镜不能达到的地方或角度，进行检查、观察正常形态和辨别异常病变，加之它照明度好，可以看清微小的病变。

早在1870年，英国科学家Tymdall研制成玻璃纤维，能保持透光特性。1930年德国学者Lamm提出利用此种玻璃纤维制造可弯曲式胃镜，经过20多年的研究，到1950年荷兰的Heel和美国的Brien才相继将玻璃纤维制成束状，并使光线能通过每根纤维向前透射。美国学者Hirschwitz等于1957年首先介绍用作检查胃肠道的胃十二指肠纤维镜，5年后日本的町田（Machida）厂对此种纤维镜进行了改造，1964年日本Olympus厂又对之进一步改进，增添了照相机，池田（Ikeda）设计了进入肺叶各分段的支气管内镜，制成标准光导纤维支气管镜，使它能直接进入所要检查的病灶部位，采取病理组织和做细胞学检查。1967年池田正式将其命名为可弯曲式或柔性纤维支气管镜（flexible bronchofibroscope）。1970年池田又在美国内镜学会上介绍了安装有摄像机的纤维支气管镜，进行气管及支气管镜的动态记录，后来又安装有摄像机和微电脑控制的电子纤维支气管镜。通过屏幕显示和对有意义的病变做摄影和录像，进一步供研究和资料保存。自1964年以后的近60年来，纤维支气管镜被广泛应用于呼吸系统疾病的诊断和治疗，起到了划时代的作用。

纤维支气管镜较硬质镜显示出许多优点。

1. 镜体较软，患者容易耐受。在患者自然仰卧位或坐位时均可检查。纤维支气管镜通过口嘴或鼻腔插入气管，一般不需全身麻醉，明显减轻了患者的痛苦，可在门诊进行，患者易接受。

2. 扩大了适应证。由于纤维支气管镜柔软，故对颈部疾病、牙关紧闭、脊椎疾病等本来不能接受硬质支气管镜检查的患者，也能用纤维支气管镜完成支气管—肺部疾病的检查。病重和老年体弱者也能耐受操作。即使危重患者或在施行人工呼吸机治疗的患者，也可在床边通过气管插管或经气管套管口插入纤维支气管镜，进行局部检查或治疗。可视范围扩大，可以进入任何一段支气管看到亚段支气管，超细支气管镜可见7级以下的亚亚段支气管，对病灶进行细致的检查、完成内镜下的摄影、取活体组织和细胞学标本，或作局部支气管造影和行支气管肺泡灌洗术等。镜下还可引导各种治疗，大大拓宽了适应证。

3. 细胞学和组织学检查的阳性率高。由于可视范围增大，扩大了在直视下取得细胞学和组织学的诊断标本，如果病灶位于肺的周边，超越了纤维支气管镜的可视能力，可将毛刷、小刮匙、活检钳等通过纤维支气管镜的顶端沿X线胸片、CT定位或支气管造影证实的部位方向插进，或在X线电视透视下夹取病变标本或刷取标本。近年来开发出具有组织显微结构功能的光学相干断层成像（optical coherence tomography，OCT）。它的内镜图像一般是由构成全体明暗变化的部分和黏膜表面的微细结构成分而组成，可以对气管黏膜活体组织进行高分辨率断层成像，提供病变断面的生物学信息，显示黏膜下的细胞和细胞外结构，并进行精细的测量。它是一种非接触性、非损伤性的检测设备，又称为病理支气管镜。

4. 纤维支气管镜检查操作简单，易掌握，较安全，并发症少；但是纤维支气管镜也存在着许多缺点。由于纤维支气管镜比硬质镜的直径小而细，作为早期诊断获取小的病变标本是足够用，或进行简单的治疗（如抽吸痰液和摘除微小的息肉和小异物），但对较大的异物或清除大量的积血块就不够用，或不如硬质镜；术中通气不如硬质镜，易发生低氧等并发症。出血较多时还易污染镜面，致视野不清，使操作变得困难；目镜观察范围小，操作者易疲劳，其他人也无法同时观察。

近几年由于数字成像技术的进步，纤维内镜操作也可以在内镜图像电视系统监视下进行操作。在纤维内镜的目镜处连接一微型电荷耦合器（CCD）接口，可将图像转变为数字信号，再在电视系统显示，如 Panasonic 松下内镜图像电视系统、SONY 全数码内镜图像电视系统、EVIS CV-200/230 内镜图像电视系统等，能够提供实时图像捕捉、录像、编辑等功能。电脑纤维支气管镜图文处理系统是最新的电脑科技和临床医学相结合的产品，操作简单，改变了多年来依靠手工书写检查报告的惯例，使检查报告焕然一新。

但纤维内镜体内玻璃纤维常过度弯曲而易折断，失去导光性能，维修和保养较复杂；在消毒方面，因其不耐高温，也不能全部浸泡在消毒液中，消毒往往不够彻底，用气体消毒所需的时间长，实际应用困难。

随着电子技术的发展，一种新的可弯曲式支气管镜——电子支气管镜应运而生，随着技术的不断改进，其功能更加完善。1983 年美国的 Welch Allyn 公司率先将电荷-耦合器安装在内镜前端，类似一微型摄像机样装置来代替原来的内镜头，由电缆代替纤维束传像，而非通过棱镜或导光纤维传导。这种 CCD 能将光能转变为电能，再经过视频处理，即对图像进行一系列加工处理并通过各种方式将图像储存和再生，并最终显示在电视屏幕上，影像清晰，色彩逼真，分辨率高，还有放大、照相、录像、微机处理、资料储存、易于操作、更为安全及便于消毒等优点。经过反复技术改进，1987 年 2 月，日本 Asahi PENTAX 公司率先推出了世界上第一台电子可弯曲式支气管镜。此后，日本的 Olympus、Machida 公司及德国的 Wolf 公司，也相继推出了自己的电子支气管镜产品。近年来，我国的电子支气管镜产品迅速发展，已有多家公司生产出性能优良的产品，特别是低廉的价格、卓越的性能和优质的售后服务，深得国内医院的青睐。

电子支气管镜的操作部和成像原理发生了根本性的变化，操作时术者不再对着内镜目镜进行，而是对着电视屏幕，更加舒适、方便。图像更加清晰，持久耐用，易于消毒，成为未来支气管镜检查的主流镜种。部分国产电子支气管镜还具有 WIFI 功能，轻巧方便，也具有很大的优势。

近 10 年来，随着全身麻醉技术安全性的提高和介入性肺脏医学技术的飞速发展，硬质支气管镜又重新受到许多医生的重视。硬质支气管镜操作孔道大、气管控制好、吸引好，如出现大出血，可通过器械、大孔径吸引管、激光、电刀、氩气刀等相关治疗而进行有效控制；另外由于孔径大，可插入大活检钳进行直接钳取气管肿瘤；也可用硬质镜尖端斜面对肿瘤进行直接剥离，还可以插入可弯曲式支气管镜和其他各种介入器械进行镜下治疗，同时可通过侧孔进行高频机械通气，可适用于复杂气管病变的治疗，相对安全性高，是纤维支气管镜和电子支气管镜无法比拟的优势。对于摘取气管异物、治疗复杂气管狭窄、治疗大咯血等仍是硬质支气管镜很好的治疗指征。所以，硬质支气管镜既可以作为治疗通道，也可以作为治疗工具，还可与柔性软镜相结合进行介入治疗。这些都表明电子支气管镜和硬质支气管镜各具特色，可以在诊断、治疗上优势互补发挥各自的作用。

当然，发展国产硬质支气管镜也是我国企业义不容辞的责任，相信不久的将来，国产硬质支气管镜也会大放异彩。

随着电子内镜各种新技术的不断发展，新的镜种不断问世，如超声支气管镜（EBUS）、荧光支气管镜、导航支气管镜、支气管镜机器人等，还有近几年呼吸内镜介入技术的快速发展，也需要我们不断地去学习，了解这些新动向，更好地为广大患者服务。

既往支气管镜只用于中央型气管（气管、双侧支气管及右中间段支气管）病变的诊治（相当于陆路，图1-1），近年来由于EBUS技术的发展，对中央气管周围的病变，包括肺门和纵隔内病变的诊治（相当于天路，图1-2）也轻车熟路。而由于导航技术的发展，对肺内周围型病变的诊治也无禁区（相当于空路，图1-3）。因此，支气管镜全方位适应于中央型气管及肺内绝大多数部位病变的诊治。

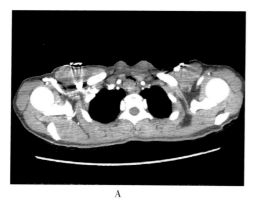
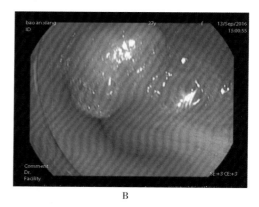

图1-1　中央型气管病变

A. 胸部增强CT显示气管Ⅰ区占位性病变；B. 支气管镜所见气管入口处可见球形肿物，膜部隆起，管腔大部分堵塞

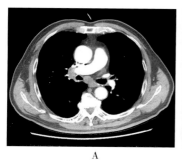
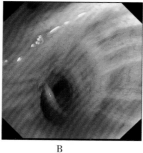
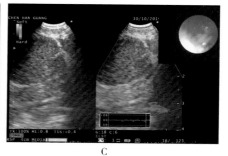

图1-2　纵隔内淋巴结肿大

A. 胸部增强CT　7区及11区淋巴结肿大；B. 支气管镜所见外观未见明显异常；C. EBUS及弹性成像可见边界不清的高密度影，弹性成像为Ⅲ型病变

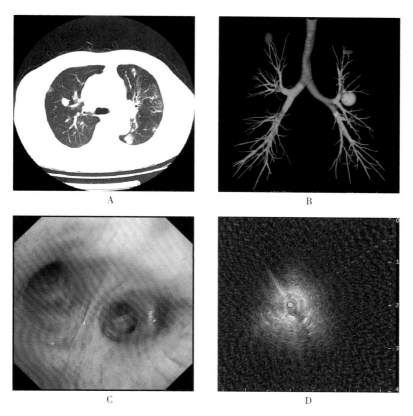

图1-3　肺内周围型病变

A. 胸部CT肺内多发结节状病灶；B. 根据病灶部位，做好导航计划，一次可做多个病灶；C. 支气管镜所见镜下未见明显异常；D. 导航探头到达预定位置后，超声小探头再次确认病灶位置

（王洪武）

第二章 电子支气管镜的种类与性能

第一节 奥林巴斯电子支气管镜

日本奥林巴斯（OLYMPUS）公司在国际上较早研发了系列电子支气管镜，一直处于行业领先的地位。

一、电子内镜装置的原理

在电子内镜装置前端装载了被称为"电子眼"的电荷耦合器装置，它可将光镜摄取的影像进行转换，也就是说将内镜的图像信号转换为数字电子信号并传输到用于观察的显示屏幕上。

1. 电子内镜相关术语

光镜：光纤由芯部折射率很高的树脂和外缘折射率较低的树脂组成，从一端射入的光线通过不间断的全反射传输到另一端。光镜由复数照明细光纤组成的光束和内镜图像传输光纤组成。

像素：将光的强弱转变为电子信号的光电转换分子以水平和垂直方向布置在半导体集成电路中。这种光电转换分子就是"像素"，其数量为40万时称为40万像素CCD。

色彩还原：一般指忠实地再现被拍摄物体的颜色，但是在内镜领域指电子内镜装置再现体内颜色的程度。临床中，正常黏膜与发红部分的区分、鲜血与出血后经历一段时间的血液颜色等都需要在观察屏幕和照片上达到足以辨别的程度。

曝光宽容度：源于摄影专业用语，在内镜领域将所观察图像从暗到明各个阶段变化的最大可视范围称为"曝光宽容度"。如果曝光宽容度过小，近点（距照明近的明亮部分）图像容易出现发白现象，而远点（距照明远的黑暗部分）图像容易出现发黑现象。也可称为"动态范围"。

锐度：图像轮廓鲜明的程度，单纯提高CCD的像素并不能提高图像的锐度。提高锐度是对图像模糊感的改善，在强调构造处理等方面起到很大作用。

自身荧光：在黏膜组织中含有能发出自身荧光的成分（骨胶原，kollagen）。癌组织与正常组织相比黏膜的上皮较厚，因此散发的绿色荧光受到阻挡，荧光较微弱。此外，癌组织中还积聚有另一种成分（卟啉，porphyrin），这种成分所发的是红色的荧光，因此从癌组织中散发出自身的荧光中红色成分较多。

FDC法（Food Drug and Cosmetic Act）：相当于日本"药事法"（药物管理法）的美国法律，由美国食品药品管理局（FDA）制定。

2.摄像方式

电子支气管镜的摄像方式是将光能转变成电能，通过光信号显示在屏幕上，同时应用计算机模拟人的视觉处理分析过程对图像信息进行处理，包括对图像进行分析识别和理解，从图像信息中得到非图像信息，以及对图像信息进行分析（如增强、变换、复原），得到新的增强图像。

目前流行的内镜制作画面摄像方式分为图像依次合成方式（或称图像顺序方式）和直接观察方式（又称同时进行方式）两种。图像依次合成方式以其画质清晰、粗细摄像镜头兼备的特点，在以日本为主的国家较为普及，而直接观察方式内镜的使用主要集中在欧美国家。两种摄像方式的优劣如表2-1-1所示。

表2-1-1 不同摄像方式所产生的优缺点

	图像依次合成方式	直接观察方式
优点	色彩还原性好 分辨率高 内镜前部可加工成微细形 曝光宽容度大 内镜前端细，可插入性强	可使用传统光镜的光源，没有颜色错位现象
缺点	被拍摄物体移动幅度较大时，产生颜色错位现象	颜色还原性差 容易产生错色 分辨率低 曝光宽容度小

二、电子内镜的构造

一套完整的电子支气管镜系统包括支气管镜（videoendoscope）、视频处理系统（video system center）、监视器（monitor）及电子计算机图像存储系统等（图2-1-1）。

1.与纤维支气管镜比较

电子支气管镜无论是成像原理还是机器构造均有很大不同。

（1）操作部 有角度控制钮、吸引控制阀、活检工作孔道入口及内镜控制开关。CCD内置于操作部，无纤维支气管镜的目镜部，使操作更加简便、轻松（图2-1-2）。操作部的重量仅为纤维支气管镜加上OVC-200总重量的一半。内镜轻巧，易于操作，以最大程度地减轻操作者的疲劳。

在两个内镜开关上，可以任意设置以下功能：Freeze（图像冻结）、Release（释放）、Iris（测光）、Enhance（构造/轮廓强调）、B/W（黑白）、Contrast（对比度）、AGC（自动增益控制）、Exchange（转换）、Img.Size（图像尺寸）、VTR（VTR的录像、暂停）、Print（打印）等。

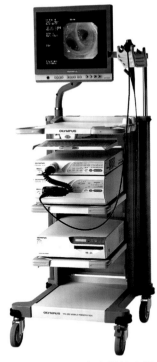

图 2-1-1　一套完整的电子
支气管镜系统

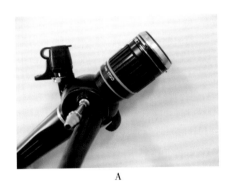

A

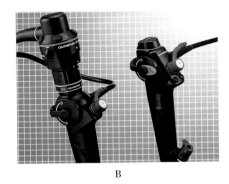

B

图 2-1-2　纤维支气管镜（A）与电子支气管镜
（B）操作部的差别

（2）插入部　为镜身部分，由电缆线（纤维支气管镜为玻璃纤维导光束，图 2-1-3）、CCD（纤维支气管镜为导像束）、吸引和活检管等组成，全长约 50cm。提高内镜插入性的关键是缩小内镜前部的外径以及缩短硬部的长度，因此采用何种 CCD 的尺寸和形状对其影响很大。不同型号的内镜其外径和内径均不同（图 2-1-4，图 2-1-5）。CCD 安装在与摄像镜头光轴垂直的平面上，直接从镜头接收内镜的图像，前提之一是选用超小型的 CCD，把图像的光信号变成电信号在显示器上显示。此外，几乎所有的电子内镜都采用最短的硬部。

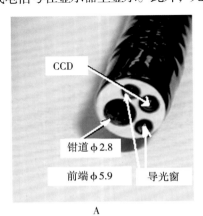

CCD

钳道 φ2.8

前端 φ5.9　　导光窗

A

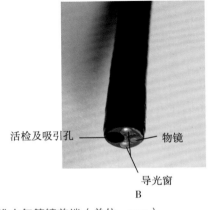

活检及吸引孔　　　物镜

导光窗

B

图 2-1-3　电子支气管镜与纤维支气管镜前端（单位：mm）

A. 电子支气管镜的前端；B. 纤维支气管镜的前端

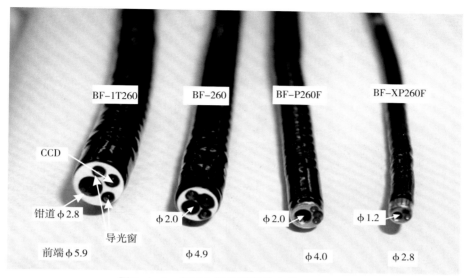

图2-1-4　电子内镜前端部分（单位：mm）

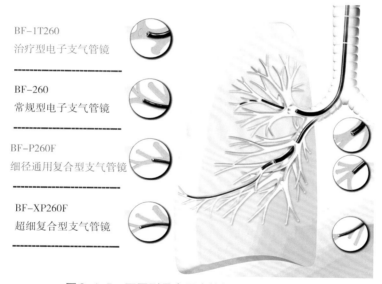

图2-1-5　不同型号电子内镜插入的深度示意图

（3）电子内镜装置的优点

①由于可以通过电视屏幕进行观察，操作者的工作姿势更加轻松舒适，并可以减轻眼睛的疲劳。特别是在进行活检等各种医疗措施时，更容易实现与护士之间的合作配合。

②由于电子图像可以存档，使高质量的图像信息和患者信息得以保存，并方便检索。

③由于CCD的感光度可以达到非可视光的范围，因此基于红外线技术等新兴诊断方法的研究得以不断进步。

2.图像依次合成方式的电子内镜装置

电子内镜前部装载的是黑白CCD，而照明光源为RGB（红、绿、蓝）三原色依次交替照射，CCD依次从内镜图像中读取R（red）信号、G（green）信号和B（blue）信号，并临时储存在内存器中，待R、G、B三种信号收齐后经过图像合成显示在观察屏幕上。

在图像依次合成方式中，由以R→G→B的顺序依次在体内照明的光源装置和安装在内镜前部的黑白CCD组成，并最终在电视屏幕中合成出彩色图像（图2-1-6）。

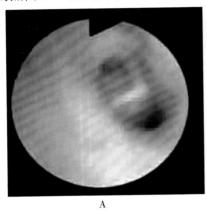 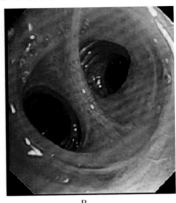

A　　　　　　　　　　　　B

图2-1-6　纤维支气管镜与电子支气管镜图像的比较

A.纤维支气管镜转换图像；B.电子支气管镜图像

读写出来的信号被储存在录像系统中心内设计的程序回路中，A/D交换机（模拟/数字交换机）将数字信号变换为白色平衡回路，标准的白色在被拍摄的时候，所定的白色调整RGB的各个信号水准。根据白色平衡的调整，每个内镜及光源装置将一些不正常的颜色进行调整，并显示出正确的颜色。

同时，γ（灰度系数）纠正回路为了使屏幕更加便于观察，对电子管的输入信号和亮度的非直线性进行纠正。

信号经程序回路像上述的信号处理一样，RGB与顺序、同时化储存暂时被储存，三个信号在集齐时会同时在观察屏幕上显示出来。

如此，图像顺序方式，颜色信号的解像度RGB各种颜色相同，为了从高解像度中得到特征，RGB相互的信号演算处理、画像处理可以说是最合适的摄像方式。

近几年，根据这种信号处理回路的改进，使解像度得到了很大的提高。

电子内镜装置的动作标准为NTSC（日本、美国所使用的标准电视制式）垂直同期信号。垂直同期信号也是观察屏幕上显示纵向图像时的标准信号。

①NTSC垂直同期信号。

②三原色照明光源。

③CCD输出信号（向内存器输入同步化信号）。

④输出合成影像信号（从内存器输出同步化信号）。

影像系统（信号处理装置）、光源装置动作的时机，全部由安装在影像系统的同步信号发生器发出NTSC制式的垂直同步信号所支配。

光源装置内氙气灯所发出的光为白光，通过每秒转动20周的RGB转动滤光片的作用转变为三原色照明光。

红外线波长长于可见光，人眼虽然无法识别，但电子内镜中装载的CCD感光度波长却可以认知。红外线可以很好地穿透人体组织，因此可以清晰地描绘出黏膜下血管的图像供诊断使用。

此外，在各RGB光学滤光片之间设置有遮断光线的遮光板，因此实际照明光线变化的顺序为：R照明光—遮光—G照明光—遮光—B照明光—遮光的循环往复。当R照明光照射在被拍摄物体时，CCD摄取的是物体的红色图像，并在遮光的时间内完成R信号的输出。

以R→G→B的顺序依次输出的信号被临时储存于安装在影像系统中的同步内存器中，一旦RGB三种信号摄取齐全后，将合成后的彩色图像直接显示在观察屏幕上。

如果将以R→G→B顺序依次输出的信号原封不动地分别显示在观察屏幕上，RGB图像将会散乱地出现在屏幕上，同时画面闪烁不稳定，根本无法进行长时间观测。而只要将RGB图像储存在同步化内存器中合成后同时显示的话，就可以得到连续而清晰的画面。

RGB三原色：任何颜色都可用这三种颜色调和而成，这种基础的颜色就是RGB（红、绿、蓝）三原色。在电视的显像管中安装有大量组合RGB发光体，通过RGB各自发光的强弱变化再现出图像的五颜六色。

3. 电子内镜装置的最新动向

现在利用电子内镜装置进行常规检查的做法已经定型，医疗器械的改善呈多方向发展的趋势。除了观测器插入性能的提高、减少患者痛苦以及提高分辨率等性能的提升外，观测器品种、影像记录装置等周边器械的充实，以及装置小型化的优化等技术的进步都是值得关注的。

（1）高分辨率　为了提高显示屏幕的分辨率，除增加CCD的像素数量外，还需要在光学设计、信号处理线路等性能方面加以提高（图2-1-7）。

此外，作为提高图像锐度的手段，历来重视对被拍摄物体轮廓的强调。但以往的轮廓加强，仅能强调血管两侧边缘的部分，而不具备强调血管本身的功能。应用了最新图像处理技术的设备解决了这方面的缺憾，可以对构造本身进行强调处理。在这种方法中，由于血管本身得到强调处理，整个画面也就更加鲜明。采用了这项功能的EVIS240可在黏膜构造（bit pattern）等的细微病变的观察和诊断方面发挥巨大的威力（图2-1-7，图2-1-8）。

（2）微型化　实现微型化的技术关键为：①超小型CCD的开发；②光学镜头的微型化设计；③在内镜前部装载高度集成化的电子元器件。

应用微型技术：用外形2mm左右的小型调节器移动内镜先端的对物镜头，实现了从一般观察到扩大观察而进行的可变焦机构的录像内镜。现已研制成超细支气管镜，外径仅有2.8mm，可用于7～8级细支气管病变的诊断。

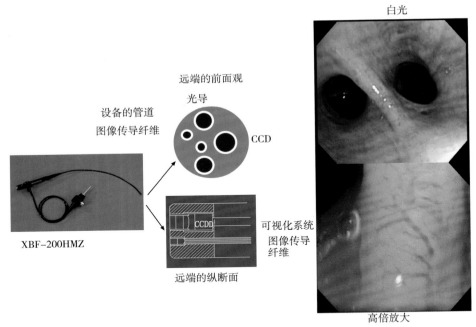

图2-1-7　高倍放大的支气管镜

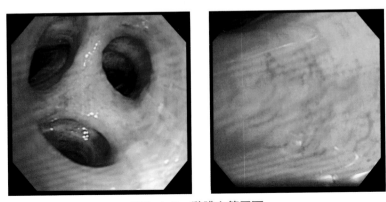

图2-1-8　黏膜血管画面

（3）超声内镜装置　电子内镜主要根据黏膜表面的凹凸和色调的变化进行诊断，而超声内镜装置则可以成为癌变等深度诊断的有效手段。

具有实用性的超声内镜装置由奥林巴斯光学公司于1980年开发成功。当时在普通光镜的前端安装一个5MHz的超声波发生器，其前部外径为14mm。其后在提高分辨率、微型化和优化操作性能等方面进行了改进，现在已经发展到可与电子内镜配合对图像进行观察的阶段，前端外径缩小为11.4mm，超声波发生器的频率也达到7.5MHz的水平。

（4）特殊光下的观察　通常需通过组织活检完成用内镜对癌症的确诊。然而，不进行组织活检，仅根据内镜的图像进行直接诊断的简捷方法也越来越普遍。

其中一种方法是用特定波长的光（蓝色）照在癌病变部位，对肉体所发出的与照射光不同波长的"自发荧光"（红色）的微妙变化进行观察，并通过高敏感度摄像机表现出色差的微细变化，此即自发荧光图像（AFI），从而进行诊断（图2-1-9，图2-1-10）。这就是已在中国上市的自荧光支气管镜（AFB）。

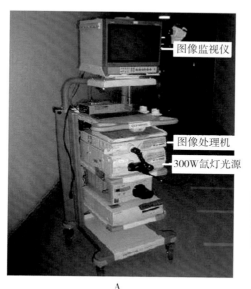

图像监视仪

图像处理机

300W氙灯光源

A

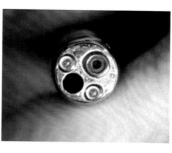

B

图2-1-9　AFI自荧光成像系统有两个CCD，一个是白光观察，另一个是荧光观察

A.自荧光支气管镜整套设备；B.自荧光支气管镜前端

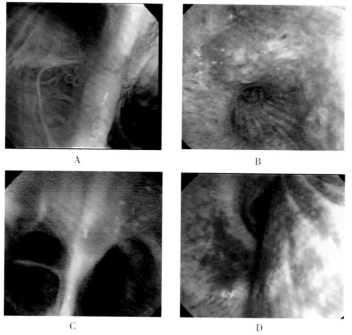

图2-1-10　AFI发现病变的典型图像

A.发育异常；B.恶性肿瘤；C.支气管炎；D.出血

另一种方法是开发显示癌变的特殊荧光剂，同样按上述原理进行观察，以期取得更切实的诊断结论。

①红外线观察：以前从胃肠内镜时代起，就有关于利用红外线进行观察的研讨，一直延续到纤维镜时代，电子内镜被实际应用的同时，在电子内镜的先端装置了CCD，不光在可见光领域甚至在近红外线领域中也有灵敏性。为此，根据这种近红外线领域中所用的观察，对在一般观察较困难的黏膜下血管观察进行了试验。

从氙气灯发出的可见光一直到近红外线光通过滤镜的光，选择一般观察用的可见光和红外线观察用的近红外光也可以观察到。

用红外线观察时，分别用中心波长为805nm、940nm，半径为30nm的滤镜。两种类型的近红外线采取图像顺序方式：805nm用红色、940nm用蓝色进行信号处理，得到的图像作为彩色图像来显示。

另一方面，用红外线观察时，为了上调观察图像的对比度，有很多人将造影剂ICG色素作为肝功能的检查药进行静脉注射。这种色素为了表现出805nm有很强的吸收特性，在ICG色素存在多的地方，经信号处理后，就会表示出蓝色的结果。

②荧光观察：在癌细胞上附着特别的荧光使其发光，这种新药剂正在研发中。

这种药剂基于红外线领域的催化光，再加上红外线波长长，具有荧光发光的特性。如果内镜捕捉到这种红外线荧光，特定的癌病变发出光的话，就可以研发出对癌组织特定的内镜。确认药剂的安全性，微弱的红外线荧光成为内镜系统研发的重点。

同时，作为激发光的蓝色特定波长，由于与身体内自发荧光不一样，正在研发的荧光内镜系统可以进行支气管的正常部位和异常部位的各个组织诊断。

（5）图像强调处理　扩大观察使得黏膜微细的膜样结构变得更加容易识别，进而开发出具有组织显微结构功能的光学相干断层成像（optical coherence tomography，OCT）。它的内镜图像一般是由构成全体明暗变化的部分和黏膜表面的微细结构成分组成。前者主要是表现出R（红色）图像的变化，后者主要根据G（绿色）、B（蓝色）的图像成分变动而形成。内镜在检查时为了详细观察黏膜构造，在黏膜染色时经常会用到酸性靛蓝和甲希蓝等色素，前述的微细结构型在R图像中的变化表现很大。为了有效地得到处理结果，明确一般图像和染色图像的差异，必须进行不同的信号处理。本处理着重于将结构型中高周波数带域的信息抽出后，根据统计手法导出其变动方向，并进行强调处理，便于有效地进行良性、恶性疾病的诊断，提高阳性诊断率。

所以，OCT技术可以对气管黏膜活体组织进行高分辨率断层成像，提供病变断面的生物学信息，显示黏膜下的细胞和细胞外结构，并进行精细的测量，它是一种非接触性、非损伤性的检测设备。通常与自荧光支气管镜结合应用。如一男性68岁患者，痰中发现异常细胞，经支气管镜AFI、OCT检查和病理活检，诊断为鳞癌（图2-1-11）。

加拿大Coxson报道，CT和OCT在测定气管管腔直径和管壁面积方面有明显的相关性（$r=0.84$，$P<0.001$和$r=0.89$，$P<0.001$）。OCT测量管腔直径和管壁面积分别比CT低31%和66%。结果表明，OCT可用以测量气管壁的面积，在阻塞性气管疾病中，OCT的测定比FEV1能更敏感地监测小气管壁的病变。

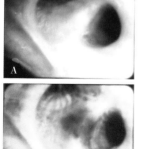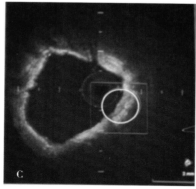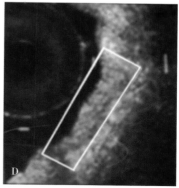

图2-1-11 AFB与OCT结合应用

A.白光支气管镜发现右上叶支气管B_{1a}－B_{1b}分叉处黏膜肥厚；B.AFI发现此处黏膜呈棕红色改变；C.D OCT确定病变的结构和深度

加拿大Lam在AFB引导下进行OCT，用1.5mm的纤维支气管镜探头监测138例重度吸烟志愿者和10例肺癌患者，得到281例OCT图像和相应的支气管活检资料。组织病理发现145例正常/过度增生，61例化生，39例轻度发育不良，10例中度发育不良，6例重度发育不良，7例原位癌（CIS），13例浸润癌。上皮测量显示浸润癌的厚度与CIS明显不同（$P=0.004$），发育不良与化生及过度增生也有明显差异（$P=0.002$）。另外，在中度以上发育不良的病变组织中细胞核更易显示清楚。结果表明，OCT与AFI结合应用，可以发现支气管癌前病变，OCT可以作为一种非活检手段监测癌前病变的演变过程和监测化疗效果。

在调强处理结构中的调强水准处理结果：明确黏膜仅仅有微妙色彩变化的色彩调强处理。

近几年来，特别是受到重视的凸凹型早期癌症，内镜可以根据浅色及褪色的色调变化发现。这种图像处理的目的是明确色调变化，CCD高质量的图像提高了解析度，以前不能发现的病变现在也可以发现了。

用内镜观察时，色调变化主要是由于血液中含有色素－血红蛋白太多而造成的。一般黏膜的病变易忽略，虽然有一点点色调变化，但是，通过发红和褪色等色调变化可以明确地表现出来。

（6）测量内镜

①仪器测量形状：为了正确测定在内镜观察下病变的大小，以内镜中装置的钳子管道作为计量具插入对象物测量物体的大小。

随着CCD的小型化，内镜的先端部设有两组观察光学系，根据三角形测量的原理，到对象点的距离（z轴）及x轴、y轴的方向，用三次元坐标可以算出，从而研发出立体内镜。

内镜的光学系由于其确保宽幅视角，大小受到制约，在镜头的设计上无法去除色像差（图像不明显），因此从内镜上得到的图像有强烈的木桶形的色像差。

近几年，色像差得到了高精度的修正，同时，从立体视频视镜中得到的左右图像的同一点进行微调测试用的十进制计算法的改进，可以指定左侧图像的任意测量点，很容易表示两点间的纵深方向的轮廓。同时，由于可以算出三次元坐标的数据，因此可以很简单地测量被照射物体的距离和面积。

② 色调的定量化：影响观察距离及器材间的色调修正等，和以前以观察为主体的内镜不一样，要求内镜的色彩的仪器测量的水准。这项研究既仿真，维护费用又低，已经被大家所重视。

（7）内镜形状的图像化技术　内镜的插入部分内藏了复数的磁力线圈，内藏的天线通过检验线圈从附近或另一途径测出信号，这样就可以根据插入部的位置计算，检查出异常。因为不用X线，可以使患者和医生不用担心被辐射的危险，具有很高的安全性能，使医生能正确地掌握内镜的插入形状，节省了插入时间等，而且教育设施的效果非常大。

4. 有关内镜的技术标准

在销售内镜装置前必须清楚地掌握各种法规和规格方面的相关规定。大致可以分为以IEC和ISO为代表的国际通用标准，以及各国家和地区所采用的特殊标准，值得注意的是近年来各国都加强了对医疗器械管理法规的制定。适用于内镜装置的主要有以下法规和技术标准。

①各国通用标准：IEC601-1/601-1-1（医用电气安全/医用电气安全系统）。

　　　　　　　　IEC601-2-18（内镜电气安全）。

② EU/EFTA：MDD（medical device directive）。

③日本：药事法。

④美国：FDC法。

三、EVIS LUCERA 电子内镜系统与复合型内镜

（一）EVIS LUCERA电子内镜

继1997年电子内镜系统EVIS240系统面世五年后，又开发出新一代电子内镜系统EVIS LUCERA（以下简称LUCERA，表2-1-2所示）。LUCERA由电子内镜（含4种型号）、"影像系统CV-260""光源装置CLV-260""高分辨率液晶显示屏OEV181H"和"智能终端WM-260"组成。近年来又上市了CV-290系列。

表2-1-2　EVIS BF240与260、290复合型电子支气管镜的规格和性能比较

| 镜型 | 光学系统 | | | | | 先端部外径（mm） | 弯曲部弯曲角度 | | 插入部外径（mm） | 有效长度（mm） | 全长（mm） | 工作管道内径（mm） |
	视野角度（°）	视野方向（°）	景深（mm）	可视距（mm）	照明方式		向上（°）	向下（°）				
BF-240	120	0	3~100	3	导光	5.9	180	130	5.7	550	810	2.0
BF-260	120	0	3~100	3	导光	4.9	180	130	4.9	600	870	2.0
BF-P240	120	0	3~100	3	导光	5.3	180	130	5.2	550	810	2.0
BF-P260F	120	0	3~50	3	导光	4.0	180	130	4.4	600	870	2.0
BF-XP260F	120	0	2~50	1.5	导光	2.8	180	130	2.8	600	810	1.2
BF-F260	120	0	2~100	3	导光	5.5	180	130	5.4	600	870	2.0
BF-6C260	120	0	2~100	3	导光	5.9	180	130	5.7	600	870	2.0
BF-1T240	120	0	3~100	3	导光	6.0	180	130	6.0	550	810	2.6
BF-1T260	120	0	3~100	3	导光	5.9	180	130	6.0	600	870	2.8
BF-P290	110	0	2~50	3	导光	4.2	210	130	4.1	600	870	2.0
BF-XP290	110	0	2~50	1.5	导光	3.1	210	130	2.8	600	810	1.2
BF-MP290F	90	0	2~50	1.5	导光	3.0	210	130	3.7	600	870	1.7
BF-H290	120	0	3~100	3	导光	6.0	210	130	5.7	600	870	2.0
BF-Q290	120	0	2~100	3	导光	4.8	210	130	4.9	600	870	2.0
BF-1TQ290	120	0	2~100	3	导光	5.9	180	130	6.0	600	870	3.0

1. 微型化与新设计

LUCERA与传统内镜系统相比较实现了大幅度的微型化设计，同时在标准配备中装备了易于清扫的平板键盘，可配合内镜检查室布置随意调整位置的8英寸液晶显示屏（图2-1-1）。

纯平超薄的高分辨率专用液晶显示器，节省空间，图像清晰、无闪烁。为便于使用，可以将显示器调节至任一所需角度。

作为常规内镜，BF-260的插入管道非常细，仅为4.9mm。BF-260内置的新型CCD非常小，使其保持在2.0mm管道直径的同时，其先端部外径比原同类产品减小了1mm。更加出色的是，这种改变不但没有降低图像的画质，图像反而比原来更加清晰。它具有高画质的图像、出色的插入性和全面的操作性能。

BF-260和BF-1T260不仅可配合电热疗法的YAG激光系统，还可以与半导体激光配合使用。对多种设备兼容性可以满足临床治疗上更广泛的需求。

BF-1T260的新型CCD不仅可以提供比以往更高画质的图像，而且具有直径2.8mm的钳子管道，大大提高了吸引和治疗性能（图2-1-12）。在内镜下支气管超声检查中，也使带水囊超声探头UM-BS20-26R更易通过。改进的图像画质和增大的屏幕尺寸使观察更容易、更可靠。

BF-P260F 采用先进技术的复合型设计，CCD 置于操作部，4.0mm 的先端部却拥有直径 2.0mm 的较大管道，不仅能够顺利地插入以往只能用纤维镜方能插入的末梢支气管，而且操作起来也更方便。新型内镜的强大功能还特别适合经支气管的肺活检和荧光引导下细胞学诊断。自动调焦、快速反应自动调光（平均亮度测定），提供几乎无晕光的高清晰画质。

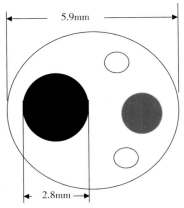

图 2-1-12　BF-1T260 电子内镜

BF-XP260F 具有极细的 2.8mm 插入管径和 1.2mm 管道内镜，所以有出众的插入性能。CCD 置于操作部，可减少插入部的弯曲内镜，提高先端部的追随性，轻松实现对末梢支气管的插入，同时高性能的 CCD 增大屏幕显示，全面提高画质。肺亚段以下病变是常规支气管镜检查的盲区，虽有 X 线或 CT 引导，活检钳和毛刷亦很难准确到达病变部位。经 CT 虚拟引导超细支气管检查，可明显提高肺外周病变诊断的阳性率。其主要优点：①超细支气管镜可到达 6～8 级细支气管，易发现位于细小支气管内的病灶，以便在直视下活检并刷检；②超细支气管镜在 X 线或 CT 引导下可准确到达外周病灶，同时因其灵活度大可在病灶中心或周围进行多点活检和刷检，对靠近胸膜且通过超细支气管镜检查不能诊断的病灶，再在 CT 引导下进行经皮肺穿刺活检更易诊断。金发光等报道超细支气管镜活检并刷检和肺穿刺活检，对肺周围型病变的诊断率分别为 70.8% 和 80.8%，二者联合使用时诊断率可达 94.4%。

BF-F260 是可以进行普通光观察和荧光观察（AFI）的高画质荧光电子内镜。单按式可以切换普通光观察和 AFI。它搭载了高灵敏度 CCD 和鲜明的荧光图像。

BF-6C260 最适合窄波光（NBI）的高画质电子内镜，搭载了高灵敏度 CCD 和鲜明的荧光图像，最大可以把动态画面和静止画面放大到 1.8 倍，可以进行表现结构变化的新结构增强处理。

BF-1TQ290 电子支气管镜（图 2-1-13）：①出色的高画质，与前一代旗舰型（BF-6C260）相比具有高分辨率的画质。插入管旋转功能：只需旋转内镜操作部的环，即可将插入管向左或向右旋转 120°，这样有助于更轻松的操作和顺畅的插入，减轻操作者的疲劳感（图 2-1-14）。②宽大的钳子管道，先端部外径不变（5.9 mm），但钳子管道直径增大至3.0mm，提高了使用大钳杯活检钳等各种诊疗附件的能力，同时也提高了吸引量。③防水的一触式接头，新型的接头设计大大优化了病例检查前和检查过程中的内镜设置步骤。接头完全防水，无需防水帽，更无需担心因意外浸泡而产生的昂贵的维修费用。

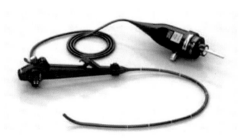

图2-1-13　BF-1TQ290电子内镜

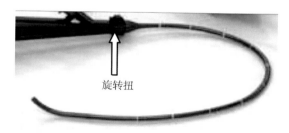

旋转扭

图2-1-14　插入管旋转扭

2.观测器的IP功能

在LUCERA观测器的接头中搭载有内存芯片，其中记载着产品编号、插入部规格等硬件的信息。在内镜与影像系统连接后，这些信息可自动显示在显示屏上。此外，内存芯片还可以记忆白平衡值，具有自动读取前次记忆的白平衡值的"自动白平衡功能"。

通常，测光模式是根据不同的观察目标进行手动选择的，费时又麻烦。而现在有了全自动测光模式，可以根据需要自动调节最佳曝光度，无需在诊疗中手动选择测光模式。镜体中还装有记忆芯片，可以储存个性化的内镜数据，如内镜使用次数、适当的白平衡设定等。当内镜连接上图像处理中心时，储存的参数信息会自动检测和加载。

3.图像的静止、记录、色彩错位的补正

在传统电子内镜系统中，如需拍摄照片，图像须保持约2秒的静止状态，而LUCERA将这个静止时间缩短为0.1秒。LUCERA搭载有最多可并列显示4张记录图像的索引功能。LUCERA还具有弥补三原色（RGB）照明依次录像合成方式的弱点——"动态被拍摄物体的色彩错位"的功能，通过动画色彩错位补正系统对动态物体的颜色错位进行实时修正，使显示屏所表现的画面臻于完美。

在常规的支气管镜检查中，快速运动的物体会在移动的图像中产生彩虹现象，这是因为RGB信号的时间滞后，特别是在图像的光晕处更明显。而现在通过彩虹现象修正，可以获得几乎无闪烁、最佳清晰的图像。

利用血红蛋白值，适应型IHb色彩调强功能可以强调出病变部位细微的颜色改变（色差）。血红蛋白值高的区域呈现较红的颜色，低的区域呈现褪色。

4.LUCERA的观测器

LUCERA系列产品插入部前部最小外径为2.8mm，并以1mm的间隔跳档，共由四种型号组成支气管镜的全套阵容。在四个型号中，TYPE260、TYPE 1T260为前部搭载CCD的传统方式电子内镜，而TYPE P260F、TYPE XP260F则是采用插入部光纤方式、操作部内藏CCD的全息型内镜。

5. CV-260 EVIS LUCERA图像处理中心

CV-260具有轻巧的设计，比原来产品小20%。具有多种功能，如全自动测光、快速实施冻结、内镜信息记忆功能等。具有HDTV功能的CV-260功能更加强大，可带来全新感受。

6. 氙气光源

使用高性能的300W氙气灯，整体设计轻巧，比原有产品减少20%。散热风扇位于电源背面，使患者不再受到排出的热风的困扰。

（二）复合型内镜

1. 概念

二十世纪九十年代末开始讨论如何提高插入部前部外径为2.8mm超细支气管镜观测器（BE TYPE XP40）的诊断能力，以解决肺叶末梢小型阴影的确诊问题。超细观测器根据部位的不同最高可插入到第10级末梢支气管，可以深入到前部外径为5~6mm的普通支气管镜所达不到的末梢支气管部位，并可利用专用的活检钳和细胞刷提取检验组织。但是由于超细观测器传输线路的内径仅有1.2mm，有时专用活检钳所提取的组织量不足以完成检验，因此同时开发了可安装普通活检钳、插入部前部外径为4mm、传输线路为2mm的光镜。近年来，伴随着CCD技术向微型化发展的进步，将CCD内藏在插入部前部的电子内镜虽然日益普及，但现有CCD的尺寸仍然非常难以实现在超细规格的电子内镜上的应用。为此，开发出了图像质量、可操作性兼顾的设备，这就是插入部采用光纤方式、在操作部内藏CCD的全息型内镜。

2. 全息型内镜的基本原理

（1）基本构成　由内藏在插入部的图像光纤传输到操作部的内窥图像，通过操作部内部的接力镜头光学系统的处理后，图像尺寸被适当放大，然后投影到同样设置在操作部内部的CCD上。所谓全息型的主要意义就是通过上述图像光纤、CCD和接力镜头光学系统对内镜图像进行再处理，以获取尽量接近传统电子内镜所拍摄图像的效果。因此，有必要对其中各个要素进程进行适当的调整。

（2）图像光纤与CCD的选配（波纹消除）　通过对图像光纤的像素尺寸（纤维径）进行适当设定，可以抑制波纹（图像光纤造成的网眼与CCD像素相互干扰后产生的波纹）的产生。

（3）画面尺寸　通常，内镜使用的摄像机并非支气管镜专用产品，而是兼用于包括消化器官内镜在内的多用途摄像机。因此与超细观测器等视野较小的光镜进行连接时，除显示在显示屏上的图像尺寸被缩小外，内镜图像的调光功能也不能正常操作，有时会出现晕影现象，因而难以获得清晰的视野。

全息型内镜通过接力镜头光学系统对倍率的放大，不但可以放大画面的尺寸，并且可以恢复调光功能的正常操作。另一方面要注意的是图像放大后因画面整体变暗，容易导致图像光纤网眼显示在画面上的缺陷，因此在设定画面尺寸时应顾及这方面的平衡。

（4）网眼的消除　全息型内镜为了接近传统方式电子内镜的图像水平，需要消除

（减轻）图像光纤纤维所产生的网眼。为此，需要在接力光学系统中加入滤波器，屏蔽造成网眼模样的高频成分。

3. 与传统光镜的性能比较

（1）内镜图像的比较　在使用传统摄像机前，为了消除图像光纤网眼以及由此产生的波纹等不良现象，需要对焦距等进行微细的调整。

全息型内镜在出厂前已经完成了焦距调对，实现所搭载图像光纤与CCD的合理搭配，无需任何调整便得到最佳的内镜观察图像，为在对画质与画面尺寸两方面兼顾后所获得的适宜的内镜图像。

（2）操作性能的比较　在近年支气管镜的检查中，即使用传统光镜进行观察，大多数场合也会在镜头上安装摄像机，通过电视屏幕进行观察。安装摄像机（使用奥林巴斯公司产OVC-200）后光镜的重量是电子内镜的两倍，而且由于重量分布不均，实际操作时的重量感觉是电子内镜的五倍，给操作者带来很大的负担。为了解决这个问题，在全息型内镜系统中采用了微型化的CCD和接力镜头光学系统，搭载了与电子内镜同样形状的操作部。由此，使全息型内镜的操作性能达到电子内镜的同等水平。

（3）奥林巴斯电子支气管镜BF-1T 170特点　①内置高清晰度CCD，大幅度提高画质；②通过变焦功能扩大画面尺寸，提高了观察和操作性能；③可利用带水囊的超声波探头进行EBUS（支气管镜超声检查术）；④ϕ2.8mm的器械管道，可配合高频电、YAG激光、半导体激光同时使用，能进行多种方式的治疗。

4. 结束语

本文从技术侧面对最新电子内镜系统EVIS LUCERA及全息型内镜进行了剖析。全息技术不仅可以应用在超细光镜领域，还可以在治疗用粗口径传输线路光镜等方面得到应用，近期的技术发展很值得期待。另一方面，虽然最近在消化器官内镜领域进行了胶囊式内镜实用化测试，呼吸器官领域也出现饮用胶囊，通过胶囊与黏膜接触产生的反射作用，诱导胶囊在复杂的支气管内流动，最后加以回收。但由于这类产品依然存在很多难以解决的问题，距离实用化的道路还十分长远。因此，全息技术在支气管镜微型化后应用到肺叶检查领域的前景，对于支气管镜诊疗来说具有非常重要的地位。

（王洪武）

第二节　潘太克斯电子支气管镜

潘太克斯（PENTAX）电子支气管镜由日本PENTAX Medical生产，该公司在世界上生产了第一台电子支气管镜和第一台全数字内镜主机，到现在已经拥有几十个系列上百种镜型。

PENTAX Medical 1977年开始加入内镜医疗行业进行研发和生产，并推出纤维内镜A

系列，如FB-17LA（先端硬性部外径5.2mm）。1987年PENTAX Medical生产出第一台电子影像处理机EPM-3000，1988年世界上第一台电子支气管内镜 EB-1900向市场推出，并不断研发及改进新产品。1995年EPM-3300 40系列内镜影像处理机问世，并相继从电子支气管内镜 EB-1530T（5.3mm），陆续发展到EB-1530T2、EB-1530T3系列。

1997年EPK-700影像处理机和电子内镜K系列问世，1998年又推出数字式电子影像处理机 EPM-3500和超小型电子影像处理机EPK-1000。

1999年PENTAX推出第一台荧光支气管内镜系统 SAFE-1000，纤维荧光支气管内镜系统 SAFE-1000 / FB-19X上市。2002年再次推出新数字式电子影像处理机 EPK-1000和70K系列电子内镜，如电子支气管内镜 EB-1570K（数字化电子镜）。2003年推出世界第一台扇形扫描超声纤维支气管内镜 FB-19WU，2005年电子荧光支气管内镜系统 SAFE-3000 / EB-1970AK上市。

2006年开始，陆续推出全数字内镜主机EPK-i、EPK-i5000、EPK-i7000、EPK-i7010（图2-2-1），并推出高清支气管镜EB-1990i及高清晰度支气管镜EB-1190K、EB-1570K\EB-1575K、EB1970K\EB1975K，还有治疗型大钳道支气管镜EB-1970TK（3.2mm钳道内径）。同时，推出超声支气管镜EB-1970UK。2020年，在中国市场推出最新型高清主机EPK-3000和J10系列支气管镜（EB11-J10\EB15-J10\EB19-J10）及EB19-J10超声支气管镜。J10系列支气管镜采用一次性吸引按钮设计，避免交叉感染，提升了感控的新标准。

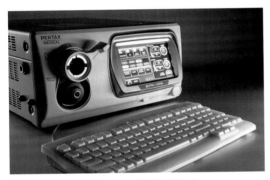

图2-2-1　EPK-i7010

一、电子影像处理机

1. EPK-i7010全数字影像处理机

该机型为高端机型，体积为400mm×205mm×520mm（宽×高×深），重量约21.5kg。能提供色彩还原性极佳的高清影像，还可实现光学染色功能（OE）及智能染色功能（i-scan），为早期病变的发现和诊断提供了帮助（图2-2-2）。

（1）光学染色——OE功能　EPK-i7010配合J10系列支气管镜可实现此功能。OE功能成像基础是不同波长的光线对黏膜穿透照射深度不同，早期病变多数起源于表层细胞，主机通过提供特定波长的光线组合，可分别显示表层组织的微细结构变化及微血管

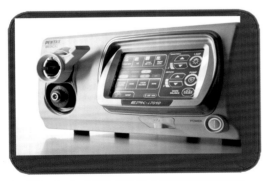

图2-2-2　EPK-i7010全数字影像处理机

变化，同时也可显示深层血管变化，通过这些变化，可以轻易实现早期病变及病变良恶性的判断（图2-2-3）。

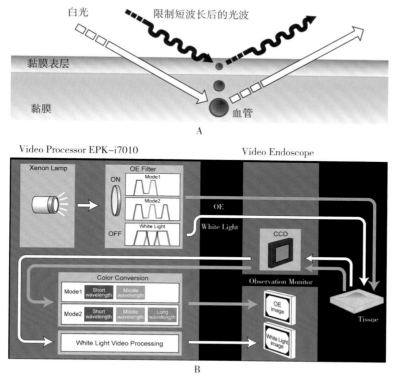

图2-2-3 光学染色——OE功能

A. 光学染色——OE功能示意图；B. 光学染色——OE功能流程图

（2）智能染色——i-scan功能（图2-2-4） 通过动态增加图像的强调，增加图像的立体感、层次感（SE功能）；另外，加强病变与正常组织的色彩反差，更好地突显病变的细节及边界（TE功能）。这使得对病变的发现、识别、判断变得更轻松，可以更好地进行病变的诊断与鉴别诊断。

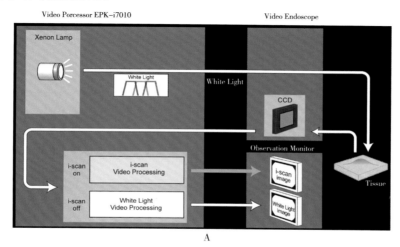

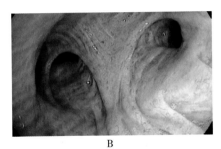
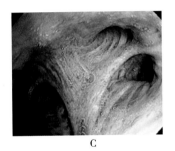

图2-2-4 智能染色——i-scan功能

A. 智能染色——i-scan功能流程图；B. SE功能；C. TE功能

（3）双屏模式 可实现实时动态对比的双屏功能。一侧为正常内镜下图像，一侧为染色图像，实时动态对比，为诊断和鉴别诊断提供更多的信息和价值。

（4）USB存储动态高清影像或存储高清静态高清图片 此功能可将动态高清影像或高清静态高清图片存储到USB硬盘或U盘中，便于学术交流及远程会诊，更好地为医学发展提供支持。

2. EPK-3000电子影像处理机

该机型体积为330mm×165mm×435mm（宽×高×深），重量约13.0kg。能提供色彩还原性极佳的高清影像，还可实现智能染色功能（i-scan），为早期病变的发现和诊断提供帮助。

i-scan功能如EPK-i7010主机一样，通过动态增加图像的强调，增加图像的立体感、层次感（SE功能）；另外，加强病变与正常组织的色彩反差，更好地突显病变的细节及边界（TE功能）。这使得对病变的发现、识别、判断变得更轻松，可以更好地进行病变的诊断与鉴别诊断。

同时，该主机可连接U盘，直接存储高清静态图片，为学术交流和远程会诊提供支持。

二、J10系列电子支气管镜

1. J10系列电子支气管镜

最新J10系列电子支气管镜融合了卓越的性能及优异的表现于一身（表2-2-2）。

表2-2-2 J10系列电子支气管内镜的技术参数

	EB11-J10	EB15-J10	EB19-J10
视野角	120°		
景深	3~100 mm		
先端弯曲度	上：210° 下：130°		上：180° 下：130°
先端外径	φ3.7 mm	φ5.4 mm	φ6.1 mm
插入管直径	φ3.9mm	φ5.2mm	φ6.4 mm
钳道直径	φ1.2 mm	φ2.0mm	φ2.8 mm
工作长度	600mm		
总长度	875 mm		

（1）高清全屏影像　可提供高清全屏图像，在发现早期病变及观察病变细节方面变得更简单，可提高早期病变的检出率（图2-2-4 B，C）。

（2）OE/i-scan功能（图2-2-5）　与EPK-i7010主机配合，可实现OE、i-scan功能；与EPK-3000主机配合，可实现i-scan功能。通过染色功能，更有助于对病变良恶性识别及微小病变的判断。

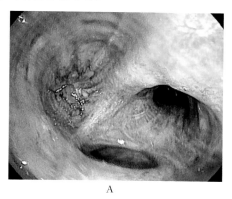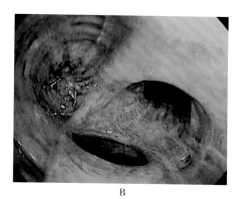

图2-2-5　OE功能
A．白光；B．OE功能

（3）优越的插入性能　一直以来，PENTAX支气管镜的插入性得到了内镜专家的高度评价。其向上210^0和向下130^0的弯曲角度，锥形先端设计，柔韧的插入管，不但提高了插入性，更可进入更深一级的支气管（图2-2-6）。

（4）冻结时具有动态实时小画面　PENTAX的工艺技术提供了最佳的全画面图像，画面的清晰度不受支气管运动等因素的影响。当主画面冻结时，动态小画面会自动出现。因此能够确认内镜下图像的状况，从而可继续进行安全的观察及治疗。

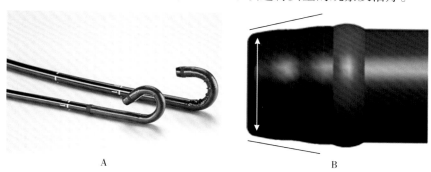

图2-2-6　优越的插入性能
A．大弯曲角度；B．锥形先端设计

（5）易于操作的J10新型手柄设计（图2-2-7）　拥有符合人体工程学的控制操作手柄，吸引按钮及弯角操纵杆设计，同时优化了包括手柄在内的整个控制机身的平衡，使其便于操作。重量减轻、外周变细、厚度变薄，加上易于操作的遥控按钮设计，更便于单手操作。

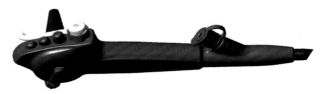

图2-2-7　J10新型手柄

（6）一次性吸引按钮设计（图2-2-8），避免交叉感染，提高了洗消效率，提升了感控新标准。

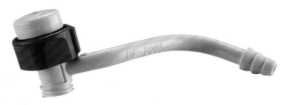

图2-2-8　一次性吸引按钮

（7）通过主机USB接口，实现内镜下图像存储　用移动硬盘或U盘，连接EPK-i7010主机，可录制动态高清影像和存储静态高清图像；用U盘连接EPK-3000，可直接存储静态高清图像。

（8）精巧的可旋转式PVE接口为了使内镜操作更灵活方便，减轻操作者的疲劳感及减少电缆的破折机会。导光接口与PVE接口分开式设计，方便连接频闪光源时使用。

2. J10系列超声电子支气管镜（图2-2-9）

J10超声电子支气管内镜技术参数见表2-2-3。

表2-2-3　超声电子支气管内镜EB19-J10U技术参数

	EB19-J10U
视野角	100°　（前斜视）
观察深度	2～50 mm
先端弯曲度	上：120°　下：90°
先端硬性部直径	φ7.3mm（光学部分）
	φ8.0mm（超声探头部分）
插入管直径	φ6.3mm
钳道直径	φ2.2mm
工作长度	600mm
总长度	875 mm
超声扫描角度	75°

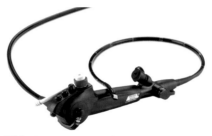

图2-2-9　J10系列超声电子支气管镜

超声电子支气管镜主要用于肺门淋巴结分期，穿刺（TBNA）；纵隔肿瘤的扫描、诊断、穿刺，进行组织细胞学诊断等（图2-2-10）。

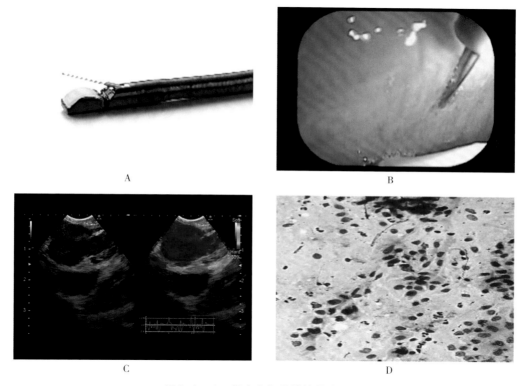

图2-2-10　超声支气管镜的临床应用

A.穿刺针；B.穿刺进针点；C.超声图像；D.病理检测

（王洪武）

第三节　富士胶片电子支气管镜

日本富士胶片股份有限公司（Fujifilm，简称富士胶片）是日本著名的企业集团，位居世界企业500强。1944年3月，Fujifilm以主要投资人的身份，成立了富士写真光机株式会社（FPO），即之后富士能公司的前身。经过半个多世纪的努力，富士能已发展成日本乃至全世界重要的光学产品工业基地，在视频内镜方面也生产出许多卓越的产品。为推动集团公司向大医疗领域的转型，富士能公司于2010年并入富士胶片集团，其内镜产品线成为集团医疗事业部的重要组成部分。目前，富士公司出品的电子内镜产品已全部以Fujifilm作为品牌标识，"富士能"这一旧名称已不再使用。

进入21世纪，富士公司在图像传感器技术方面不断精进，于2013年推出采用真彩蜂窝超级CCD的EB-530系列高清电子支气管镜，2018年推出采用新一代超级CCD的EB-580系列高清电子内镜，像素密度为第一代超级CCD的2倍，为高质量呼吸内镜影像确立了新的标准。2021年，富士公司正式向全球发布采用小型CMOS图像传感器的最新款细径电子支气管镜EB-710P。该款细镜采用全新设计，预计将于2023年在中国上市。

新款富士内镜的面世进一步完善了富士呼吸内镜产品线，涵盖常规检查、介入治疗、细镜及超细支气管镜等产品范围。相比过往型号，富士内镜现款产品线头端内间隙更广、功能性更强、内镜插入更简易、操作性更强、吸引力更佳、附件种类更多、内镜工作孔道更通畅。使用该内镜，医生可大大提高诊断效率，患者可几乎无痛苦地接受检查。

富士电子支气管镜不断改进产品性能，增加产品的科技含量和适应性，注重医院和医生的意见，改进生产更适合临床应用的产品。目前在售的EB-580系列与EB-530系列呼吸内镜已经受到众多各级医院的追捧与好评。而原有旧型号产品如EB-470系列、EB-270系列、EB-250系列、88型电子镜等目前已经停产，但仍有大量产品在各级医疗机构中为临床诊疗贡献力量。

一、EB-710P电子支气管镜

（1）EB-710P电子支气管镜是富士全新EB-700系列呼吸内镜的首款产品（表2-3-1）。它采用全新小型CMOS图像传感器，外径仅4.1mm，配备2.0mm工作孔道，以及重新设计、更符合人体工程学设计的操作部、导光插头与附件，支持上210°/下130°弯曲角度，同时新增了插入部旋转功能（图2-3-1）。EB-710P系列电子内镜兼容富士采用多光源整合技术的ELUXEO 7000、ELUXEO Lite两款LED光源内

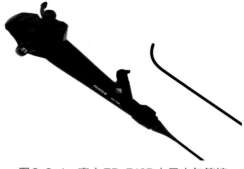

图2-3-1　富士EB-710P电子支气管镜

镜图像处理系统，可实现最高HDTV 1080p分辨率的影像输出。4.1mm细径设计可为临床提供更好的肺外周病灶诊察能力。

（2）EB-710P配合富士ELUXEO 7000及ELUXEO Lite LED光源内镜系统使用时，可支持联动成像（linked color imaging, LCI）/蓝光成像（blue light imaging, BLI）功能，可以

更精确观察咽部与气管表面病变微细结构，诊断更精确。

联动成像技术（LCI）是一种独特的内镜图像增强技术。它将特定短波长光（410nm）与白光（WLI）相结合，照射在呼吸道黏膜表面，在保证视野光亮度的前提下凸显黏膜表层微血管和微结构的信息。同时，LCI对于短波光图像进行颜色扩张处理，在凸显病变黏膜微血管及微结构的基础上，进一步增强病变与背景黏膜的颜色对比度，从而提升病变辨识度，提高黏膜病变的检出。

LCI光源中的410nm短波长光只能穿透离黏膜表面很短的距离，并特别容易被血管中的血红蛋白吸收，因此可凸显黏膜表面微血管结构，使观察者更易发现黏膜表面的血管异常。此外，LCI通过产生明亮自然的图像，更利于远景状态下病变的观察，并结合独特的色彩扩张技术，增大病变和非病变区域之间的色差与对比度差异，帮助医生更准确地描绘病变边界范围，判断病变性质。

蓝光成像技术（BLI）同样是基于血红蛋白吸收特性及黏膜对光的反射特性原理，但以410nm短波长光为主，低亮度白光照明为辅的观察模式，更适用于近距离观察、诊断表面微细血管与黏膜表面微结构。与LCI相比，BLI在多色光源的发光强度比率以及信号处理方面存在一定区别。

表2-3-1　EB-710P电子支气管镜

	EB-710P
视野方向	向前
视野角	120°
观察深度	2～50mm
先端弯曲度	上：210°　下：130°
先端硬性部直径	φ4.1mm
插入管直径	φ4.1mm
工作孔道直径	φ2.0mm
插入部旋转功能	支持，左120°／右120°
工作长度	600mm
总长度	880mm

二、EB-580系列电子支气管镜

（1）EB-580系列电子内镜，采用真彩色新一代超级CCD图像传感器，像素密度是上一代超级CCD图像传感器的2倍。EB-580S的上弯曲角度210°，工作孔道直径2.2mm，操作性及负压吸引能力提升。EB-580系列电子内镜支持近焦观察功能，最小观察距离2mm，可对气管病灶进行更细致的观察与诊断。

（2）EB-580S首款支持LCI/BLI的高清诊断支气管镜，EB-580S支气管镜标配两束导光束，粗细均匀，可避免视野阴影，提高诊疗精度。EB-580系列电子内镜可冻结图像，并支持最大2倍实时电子放大。

EB-580S内镜末端采用真彩色新一代Super CCD图像传感器，可提供较以往更清晰、更精确的支气管镜图像。此外，相比上一代产品，EB-580S的工作孔道更大，弯曲角度提升至210°，且采用轻型手柄，内镜操作性提升。内镜采用绝缘聚合材料，可兼容微型超声探头、高频治疗仪器、二极管激光（810nm）等。

EB-580T 图像传感器升级的治疗型支气管镜：工作孔道细长，插入部外径仅为5.9mm，工作孔道内径大至2.8mm，治疗空间更大，吸引性能更强。兼容尺寸更大的手术器械，加强了该镜的吸引性能，提高了诊疗能力。活检钳导管连接部采用新型结构，以适合于许多操作过程，可与高频治疗仪器、二极管激光和Nd-YAG激光装置配合使用。

三、EB-530系列电子支气管镜

EB-530系列电子支气管镜见表2-3-2。

表2-3-2　EB-530系列电子支气管镜

型号 参数	530系列支气管镜			
	EB-530H 微型超级CCD	EB-530T	EB-530P	EB-530US
视野方向	0°（直视）	0°（直视）	0°（直视）	10°（前斜视）
视野角度	140°	120°	120°	120°
观察距离	3～100mm	3～100mm	3～100mm	3～100mm
头端直径	5.4mm	5.8mm	3.8mm	6.7mm
弯曲部直径	4.9mm	5.9mm	3.8mm	6.3mm
弯曲角度	上180° 下130°	上180° 下130°	上180° 下130°	上130° 下90°
工作孔道内径	2.0mm	2.8mm	1.2mm	2.0mm
有效长	600mm	600mm	600mm	610mm
全长	870mm	870mm	890mm	880mm

（1）EB-530H 视野角达到140°的高清诊断电子支气管镜：EB-530H支气管镜工作孔道大、头端更细、为支气管镜确立了一项新的标准。与此同时，内镜末端装有先进的真彩色微型Super CCD芯片，在提供清晰、流畅、高分辨率影像的同时，视野角扩大至140°（图2-3-2），大幅增加了诊察视野，提高了临床效率。内镜采用绝缘聚合材料，可兼容市面上多数高频治疗仪器、冷冻治疗仪和二极管激光装置，以及富士支气管超声微探头等附件。

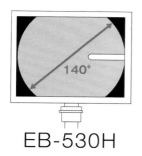
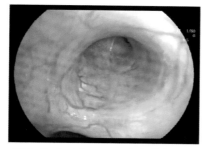
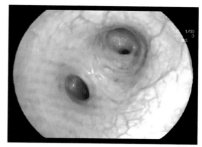

图2-3-2　EB-530H支气管镜视角可达140°

（2）EB-530P 插入部直径仅为3.8mm的检查型支气管镜：富士儿科用支气管镜EB-530P将小口径支气管镜开拓至一个新的水平。该镜外径仅为3.8mm，工作孔道直径为1.2mm，不仅更容易插入周边支气管，并能配合电凝外科手术及高频率治疗使用。此外，和多数富士电子支气管镜一样，EB-530P拥有高质量的画面影像和120°大视野角，可提供卓越的视觉效果。

（3）EB-530T 插入部直径仅为5.9mm、工作孔道内径却大至2.8mm的治疗型支气管镜：EB-530T支气管镜外径细，内置工作孔道宽，治疗空间更大，从而为治疗型支气管镜确立了新的标准。该镜因吸引性能加强，活检钳导管连接外部采用新型结构，即便最困难的过程也变简便可行。内镜采用绝缘聚合材料，可兼容高频治疗仪器、冷冻治疗仪、激光装置，以及富士支气管超声微探头等附件。

（4）EB-530系列电子支气管镜的特点

①减少患者痛苦。内镜头端尺寸更小，功能性更强，内镜插入更简易，操作性更强，吸引力更佳，附件种类更多，内镜工作孔道更通畅。使用该内镜，医生可大大提高诊断效率，患者可几乎无痛苦地接受检查。

②易于清洗，以防感染。采用一次性吸引按钮，一次性橡胶活检孔栓。

③插入更简便。EB-530H内镜插入部直径仅为4.9mm，从而使内镜插入支气管内更灵活方便，医生检查效率更高，患者在检查过程中不易损伤，所受痛苦更小。

④治疗空间更大。富士EB-530T，在外径保持传统5.9mm的情况下，工作孔道直径达到2.8mm，有效改善了治疗空间，提升了吸引性能，尤其在出血型病例中显示效果更为明显。

⑤操作性更强。富士EB-530系列支气管镜头端短小，坚硬段长度较前代进一步缩短，弯曲半径更小，降低插入上叶支气管及其分支的难度。

⑥治疗配件插入更顺畅。新型富士支管镜工作孔道空间更大，活检钳导管连接部采用重新设计的新结构，从而使适配的治疗配件种类大大增加。内镜采用绝缘聚合材料，可广泛使用高频治疗仪和电凝手术器械及各种其他治疗附件。

（5）富士EB-530US超声支气管镜　富士EB-530US是一款纯电子超声支气管镜，内镜先端配备蜂窝式Super CCD图像传感器，性能指标出众。用于纵隔、肺门部位病灶的诊疗，可同时呈现高画质的内镜与超声影像（图2-3-3）。

①先端部直径仅6.7mm，提高了操作性和插入性。

②EB-530US采用10°前视角的准直视设计，内镜图像下始终可见超声振子与钳道开口，在过声门等操作中更符合普通呼吸内镜的使用习惯，配合富士独有的穿刺引导线，进行EBUS-TBNA操作时可准确穿刺，更适合初学者。

③双导光束设计，消除阴影，视野更明亮，提高操作可靠性。

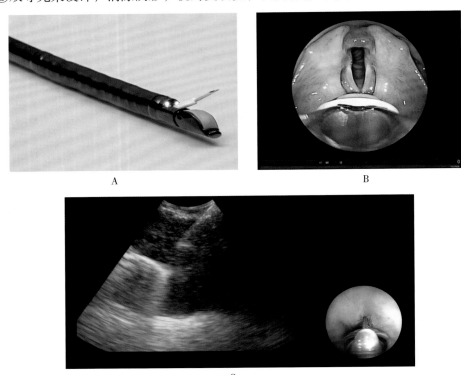

图2-3-3　富士EB-530US超声支气管镜头端构造与内镜、超声画面示意图

（王洪武）

第四节　自体荧光支气管镜

一、发展史

肺癌的早期诊断只能靠痰细胞学和胸片检查。近几十年来已广泛研究了这些普查的有效性。虽然对这些研究的方法学和资料的阐述颇有争议，但由于肺癌的死亡率没有下降，所以国际癌症组织认为没必要进行大规模普查痰细胞学和胸片检查。因此，科学家们试图利用分子生物学、基因学和放射学等先进方法探索更好的诊断措施。另外，几项研究也表明，局部治疗（如PDT，高剂量近距离放疗，高频电刀和手术）对原位癌（CIS）和影像学不能发现的Ⅰ期NSCLC具有很好的治疗效果。因此，研究集中于提高支气管镜

早期发现及确定异常增生癌前病灶和CIS的能力。这些病灶很小，表面直径只有几毫米，且在白光支气管镜下（WLB）缺乏特征性表现，因此在WLB下常常难以发现。实际上，Woolner等报道，甚至中央型的原位鳞癌，也只有29%的患者能被有经验的支气管镜学家发现。因为痰标本中约10%的中度不典型增生和40%～80%重度不典型增生可发展为浸润癌，所以，尽早发现癌前病变和CIS是非常重要的。

为了便于识别正常组织和肿瘤性病变组织，人们着眼于两种波长的光。除了自体荧光之外，还使用容易影响血液成分的另一种光，使之形成图像，这就是自发荧光（autofluorecence imaging，AFI）。自发性荧光支气管镜检查（autofluorecence bronchoscopy，AFB）就是利用细胞自发性荧光和电脑图像分析技术开发的一种内镜，可显著提高气管黏膜早期癌变的诊断率和定位诊断，是对传统内镜检查的技术突破。

早在20世纪初就发现在一定波长光线的照射下，人体自身组织能发出微弱的荧光，而且肿瘤组织的荧光特征与正常组织截然不同，有助于鉴别。但由于自发性荧光强度太弱，肉眼难以观测，限制了其临床应用。1960年Mayo Clinic首先发现，肺癌组织能选择性吸收外源性荧光物质HpD（血卟啉衍生物），并能提高荧光强度，有助于肺癌诊断。但HpD光敏反应较重，难以在临床推广应用。随着图像信息电脑分析处理技术的发展，能观察到肺组织发出的微弱荧光。加拿大学者Lam发现在蓝色激光的照射下，支气管上皮的异型增生、微小浸润癌会产生比正常组织稍弱的红色荧光和更弱的绿色荧光，使病变区呈红棕色，而正常区呈绿色，借助电脑图像处理系统可明确区分病变部位和范围。

目前临床应用的AFB主要有四家，自体荧光内镜影像系统发展见表2-4-1。

（1）加拿大Lam等设计的LIFE系统，利用氦-镉激光装置产生蓝色激光，照射支气管产生红色和绿色荧光。

（2）D-Light系统，由德国慕尼黑激光研究院设计，光源可产生普通光和两束蓝光，光强度显著高于LIFE系统，并增设一个外源性荧光观测系统。

（3）日本PENTAX公司的SAFE系列，光源为氙光灯。

（4）日本Olympus公司的AFI系列，光源为氙光灯。

表2-4-1　自体荧光内镜影像系统发展

型号	生产商	生产年份
LIFE	Xillix	1993
SAFE-1000	PENTAX	1994
DAFE	WOLF	2000
D-Light	Storz	2001
SAFE-2000	PENTAX	2002
SAFE-3000	PENTAX	2004
AFI	Olympus	2005

二、AFB镜下产生荧光的机制

（1）实体肿瘤癌前病变的关键环节是血管形成的鳞状异型增生（agiogenic squamous dysplasia，ASD），其微血管内的血红蛋白会吸收大部分绿色荧光，由此引起癌前病变区呈异常荧光。研究表明，ASD的微血管密度（MVD）与异常荧光有关。

（2）免疫组化研究显示，部分癌前病变区过度表达基质金属蛋白酶（MIP），可降解细胞外基质，后者与病变区域自发性荧光强度降低有关。

（3）分子生物学研究显示，在LIFE有自发性荧光异常的组织约50%存在细胞基因结构异常，而组织学形态尚未发生明显异常，这提示荧光异常可能源于细胞染色质的变化。据Venmans等随访观察LIFE诊断为阳性而病理为阴性的支气管区域，经8～33个月后均发展为癌变，所以认为LIFE远期诊断效果远高于病理诊断，对肺癌的早期诊断有重要价值。

癌变组织的自体荧光减少：癌变组织比正常组织的黏膜更厚，蓝色激光不能充分到达上皮下层的荧光物质，因而所产生的自体荧光也因上皮层的吸收和散射的影响而减弱。另一个重要原因是癌变组织有额外的血管，其血液的主要组成部分是血红蛋白，血红蛋白会吸收绿色光线，而黏膜产生的自体荧光正是绿色光线，从而导致自体荧光减弱。

表2-4-2　荧光物质的激发波长及荧光波长

荧光物质	激发波长（最大值，nm）	荧光波长（最大值，nm）
色氨酸	280	340
胶原质	325	380
弹性蛋白	410	440
线粒体NADH	365	470
黄素	440	520
微丝结合蛋白	400	630

三、AFI的特点和设备

（一）特点

利用先端CCD产生的高清晰度图像，可以获得明亮而鲜明的荧光图像，同时，利用内镜按钮等可以很容易切换普通光和AFI。

自体荧光和绿色的反射光因黏膜的状态而变化。正常黏膜不会减弱自体荧光，同时也不会集聚绿色放射光，所以可描绘出绿色的AFI图像，但绿色反射光不会像自体荧光那样减弱，因此将描绘出深红色色调的图像。血液丰富的部位和血管也会减弱自体荧光,但不会进一步减弱绿色的反射光,所以会以深绿色的色调描绘出AFI图像(图2-4-1,图2-4-2)。

黏膜表层的肥厚造成的荧光减弱

● 正常黏膜
在上皮黏膜较薄的状态下,对激励光和荧光的散射和吸收较少

● 表层黏膜比较肥厚
因上皮层的肥厚,对激励光和荧光散射和吸收的影响较大。因为G'反射光是黏膜表层的散射光,所以受黏膜肥厚的影响较小

● 出血或炎症部位
由于血液中所含有的血红蛋白对光吸收的影响,激励光、荧光、G'反射光均减弱

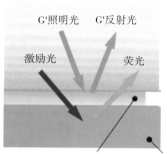
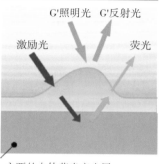
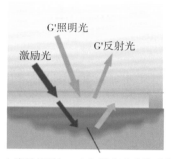

上皮层:光散射 光吸收　上皮下层:主要的自体荧光产生层　　　血流量的增加:血红蛋白造成的吸收

图2-4-1　荧光减弱的机制

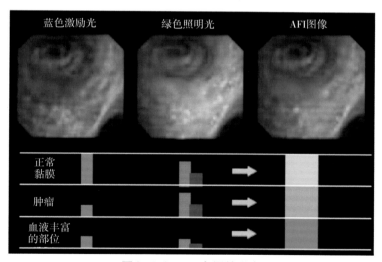

图2-4-2　AFI色调的设定

　　正常组织得到绿色荧光图像,黏膜肥厚造成荧光减弱的肿瘤性病变得到深红色荧光图像。AFI不仅可以利用蓝色激光,也可以利用血中所含有的易受血红蛋白影响的绿色反射光,从而增大了血液的观察部位,提高了对出血、血管和肿瘤性病变的识别能力(图2-4-3)。

正常　　　　　　　　　　病变部位

出血　　　　　　　　　　血管

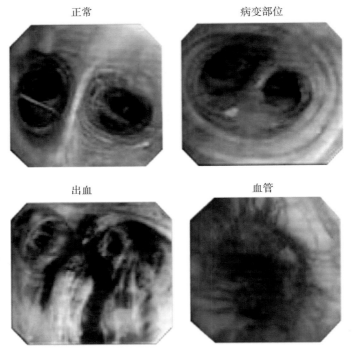

图2-4-3　不同病变在AFI中的表现

（二）PENTAX-SAFE系列

SAFE-3000具有独特的彩色视频显示内镜，EB-1970AK专为自体荧光系统所设计（表2-4-3）。作为激发光源的蓝色激光通过导光纤照射，在内镜先端的微小电荷耦合器件（CCD）中形成自体荧光。能产生正常图像、自体荧光图像、双屏图像（WL & AF）（图2-4-4）。

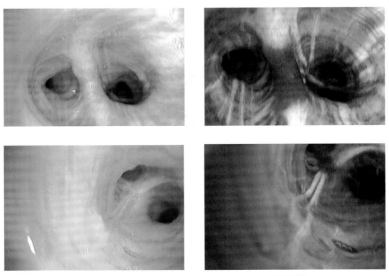

图2-4-4　PENTAX SAFE-3000 双屏图像

表2-4-3 EB-1970AK内镜规格

内镜	特定的带视频的内镜——SAFE-3000专用
视野角	120° （前视角）
景深	3 ~50mm
弯曲角度	上：180°
	下：130°
先端部径	6.3mm
插入管部径	6.2mm
钳道内径	2.8mm
工作长度	600mm
总长	860mm

（三）OLYMPUS自体荧光成像（AFI）支气管镜系统

由设置在光源灯前面的AFI专用旋转滤光器照射出蓝色光和绿色光。蓝色激光可从生物体组织产生自体荧光，而绿色照明光容易受到生物体组织中血红蛋白的影响，产生绿色的反射光。由内镜先端的CCD读入这些光，变换为电信号。这时CCD前面的阻挡滤光器可以检测出微弱的自体荧光，从而滤掉多余的蓝色激光。视频处理器把自体荧光的光作为绿色的信息，将绿色的反射光信息变换而合成为红色和蓝色的信息，在监视器上显示出AFI的彩色图像（图2-4-5，图2-4-6）。

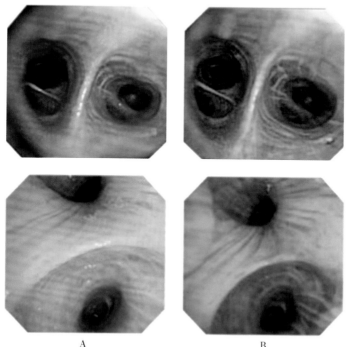

图2-4-5 白光和AFI状态下正常黏膜的比较

A.白光状态下的正常黏膜；B. AFI状态下的正常黏膜

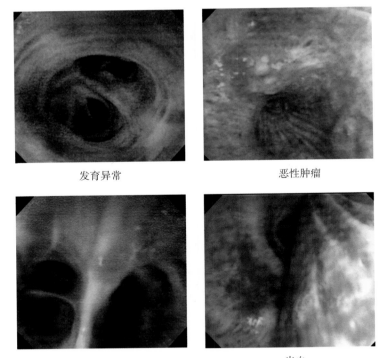

发育异常　　　　　　　　　　恶性肿瘤

支气管炎　　　　　　　　　　出血

图2-4-6　AFI发现病变的典型图像

奥林巴斯开发的荧光电子支气管镜EVIS LUCERA BF TYPE F260内置高灵敏度CCD（电荷耦合器）与奥林巴斯EVIS LUCERA SPECTRUM图像处理系统连接使用时，可呈现对比鲜明的荧光图像，清晰界定和识别病变组织。

290系统AFI的特点：①采用高灵敏度CCD（电荷耦合器）能够捕捉到组织的自体荧光，增强黏膜层结构细微变化的可视性。②通过切换内镜操作部的按键，或光源前面板的按键，可轻松实现普通光观察和荧光观察的转换，无需中断操作，即可随时观察到任一模式下的清晰图像。③即使应用普通光检查，仍可产生高画质的图像。

四、AFB的临床应用

AFB术前准备同普通支气管镜检查。先用普通支气管镜检查气管-支气管，发现异常后切换至AFI系统，总体检查时间为5~15分钟。检查过程不需特殊用药，所用激光也达不到切割组织的强度，不会产生灼伤，无严重并发症。

适应证：

（1）如果痰细胞学有中至重度不典型增生，或6个月内胸片无病灶但怀疑有癌变者。

（2）高度怀疑肺癌的患者，确定病变部位，指导活检。

（3）早期（Ⅰ、Ⅱ期）肺癌患者术后，怀疑复发者。

（4）监测气管内肿瘤的治疗效果，指导腔内肿瘤治疗的定位。

AFB不但有助于发现早期病变，还有助于确定病灶部位，指导治疗。据日本Shibuya

报道，AFB检查所见的早期气管-支气管癌，用PDT治愈率可达92%以上。

下面列举LIFE的检查结果，见图2-4-7～图2-4-20。

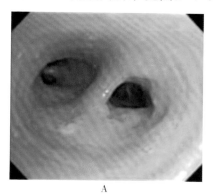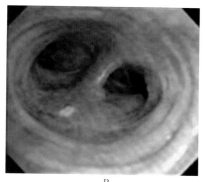

图2-4-7 右中叶支气管早期浸润癌

A. 利用普通光可以发现右中叶支气管B₄和B₅分叉部后壁黏膜不规则隆起，但范围不明

B. 利用AFI能够以明了的深红色描绘出肿瘤范围，手术病理为大细胞神经内分泌癌

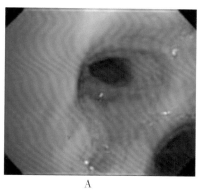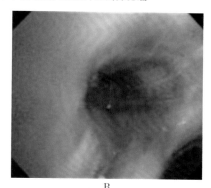

图2-4-8 左上叶支气管早期浸润癌（病例1）

A. 普通光发现左上叶B₃入口处黏膜粗糙，管腔稍窄，病变范围不明

B. 利用AFI能够以明了的深棕色描绘出肿瘤范围，病理结果为早期浸润癌（鳞癌），PDT治疗后达CR

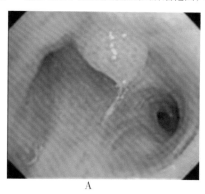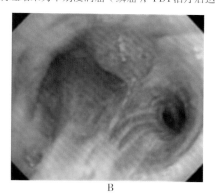

图2-4-9 左上叶支气管早期浸润癌（病例2）

A. 普通光发现左上叶B₁₊₂入口有一息肉样赘生物，后壁黏膜发红，边界不清

B. AFI发现粉红色的新生物和病变的黏膜，病理活检为鳞癌，利用定位放射而得到CR

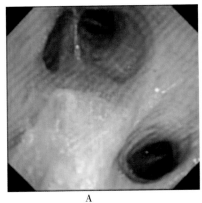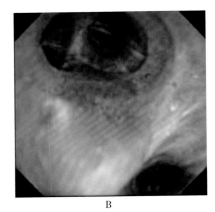

A   B

图2-4-10　左上叶支气管早期浸润癌（病例3）

A. 普通光发现左上叶开口黏膜后壁粗糙、发红，边界不清

B. 利用AFI能够清楚显示深棕色肿瘤范围，病理结果为早期浸润癌（鳞癌），采用Laserphyrin®施行了PDT，得到了CR

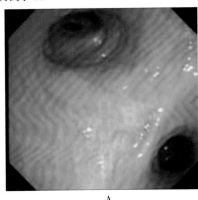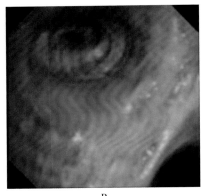

A   B

图2-4-11　左上叶支气管早期浸润癌（病例4）

A. 普通光发现左上叶开口黏膜粗糙、肥厚，边界不清

B. 利用AFI能够清楚显示粉红色的肿瘤范围，病理结果为早期浸润癌（鳞癌），采用PDT，得到了CR

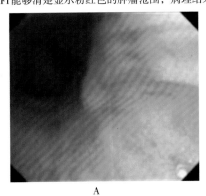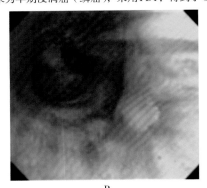

A   B

图2-4-12　左主支气管早期浸润癌（病例1）

A. 普通光发现左主支气管黏膜粗糙、肥厚，有扁平状隆起，边界不清

B. 利用AFI能够清楚显示粉红色的肿瘤及其浸润范围，病理结果为早期浸润癌（鳞癌），采用PDT，得到了CR

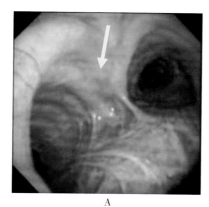
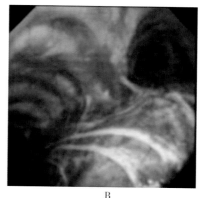

A　　　　　　　　　　　B

图2-4-13　左主支气管早期浸润癌（病例2）

A. 普通光发现左主支气管开口处（箭头所示）黏膜粗糙、肥厚，怀疑CIS，边界不清

B. 利用AFI能够清楚显示深棕色的肿瘤及其浸润范围，病理结果为早期浸润癌（鳞癌），采用PDT，得到了CR

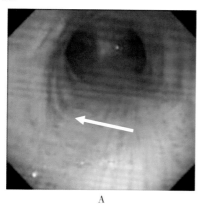
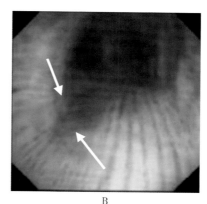

A　　　　　　　　　　　B

图2-4-14　主支气管早期浸润癌

A. 普通光发现主支气管下段（箭头所示）黏膜稍粗糙、肥厚，未见明显异常

B. 利用AFI能够清楚显示深棕色的病变范围，病理结果为早期浸润癌（鳞癌），采用PDT，得到了CR

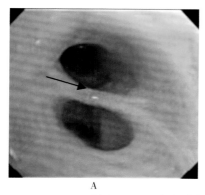
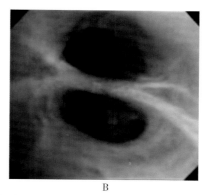

A　　　　　　　　　　　B

图2-4-15　右上叶支气管黏膜中度发育异常

A. 普通光发现右$B_{3a/b}$开口处（箭头所示）黏膜轻度粗糙、肥厚，怀疑上皮发育异常

B. 利用AFI能够清楚显示深棕色的病变范围，病理结果为中度发育异常（moderate dysplasia），未见癌细胞，给予动态观察

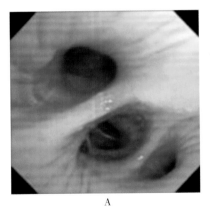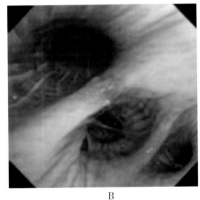

A　　　　　　　　　　　　B

图 2-4-16　左上叶支气管早期浸润癌

A. 普通光发现右中下分叉部黏膜轻度粗糙、发红

B. 利用AFI能够清楚显示深棕色的病变范围，病理结果为中度发育异常，未见癌细胞，给予动态观察

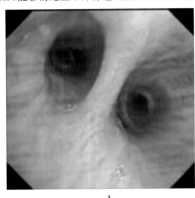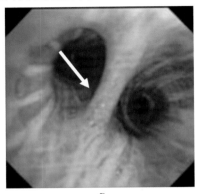

A　　　　　　　　　　　　B

图 2-4-17　右下叶支气管黏膜重度发育异常

A. 普通光发现右下叶支气管（B_7，$B_{9、10}$）黏膜肥厚，呈纵形皱襞样改变

B. 利用AFI能够清楚显示深棕色的病变（箭头所示），病理结果为重度发育异常，未见癌细胞

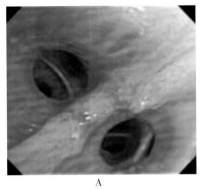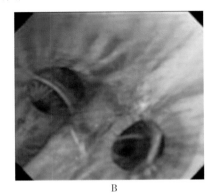

A　　　　　　　　　　　　B

图 2-4-18　右下叶支气管黏膜发育异常

A. 普通光发现右下叶支气管（B_9/B_{10}）分叉部黏膜肥厚，怀疑CIS，给予活检，病理为发育异常

B. 利用AFI能够清楚显示活检部位为深棕色，周围上皮下出血部位为深绿色

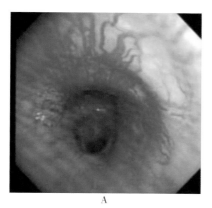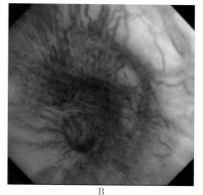

A B

图2-4-19　左主支气管血管怒张

A. 普通光发现左主支气管黏膜充血，血管怒张

B. 利用AFI能够清楚显示血管为深绿色

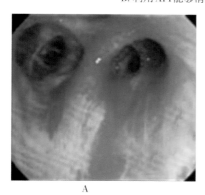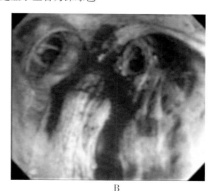

A B

图2-4-20　右上叶支气管出血

A. 普通光发现右上叶后段（B_2）支气管开口有新鲜出血

B. 利用AFI能够清楚显示出血为深绿色

（王洪武）

第五节　气道内镜超声

一、凸阵支气管内超声

（一）概述

凸阵支气管内超声又称为"超声支气管镜"，是一体化的搭载电子凸阵扫描超声探头的超声光纤支气管镜，有别于需借助支气管镜工作通道工作的支气管内超声探头。借鉴超声内镜引导下细针针吸活检（EUS-FNA）经验，2002年开始，奥林巴斯公司和日本千叶大学胸外科安福和弘（Kazuhiro Yasufuku）医生共同专注于CP-EBUS的开发，使之能够进行实时超声支气管镜引导下经支气管针吸活检（real time EBUS-TBNA），整个研

发过程从最初的超声纤维支气管镜（XBF-UC40P）发展到电子镜和纤维镜的"复合镜"系统（BF-UC260F-OL8），到配合通用型超声内镜图像处理装置使用的超声光纤电子支气管镜（BF-UC260FW），增加了钳子管道内径和超声功能，再到最新一代超声支气管镜（BF-UC290F），拥有更细的先端部外径和更灵活的弯曲角度，同时穿刺针针径也有19G、21G、22G、25G等多种规格可供选择，可以更加安全、高效、方便地进行EBUS-TBNA操作。此外，宾得和富士公司也相继推出了自己的超声支气管镜，目前三个厂家的超声支气管镜均在国内临床使用，已成为医生诊断气管和支气管旁病变（肿块、淋巴结）最重要的工具。

（二）设备及器械

1. 超声支气管镜及主机

市场使用较广泛的是奥林巴斯超声支气管镜，先后推出多种型号及配套主机，最先生产的BF-UC260F-OL8搭配主机型号为EU-C2000；目前最新的支气管镜型号为BF-UC290F，可搭配EU-ME2主机。各型号超声支气管镜的具体参数见表2-5-1。

表2-5-1　各型号超声支气管镜的具体参数

公司	奥林巴斯	奥林巴斯	宾得	富士
超声支气管镜型号	BF-UC290F	BF-UC260FW	EB-1970UK	EB-530US
主机系统	EU-ME2	EU-ME1/ME2	HITACHI	SU-8000
钳子管道内径（mm）	2.2	2.2	2.0	2.0
插入部外径（mm）	6.3	6.3	6.3	6.3
先端部外径（mm）	6.6	6.9	7.45	6.7
工作长度（mm）	600	600	600	610
弯曲角度（上/下）	160°/70°	120°/90°	120°/90°	130°/90°
视野角	80°	80°	100°	120°
视野方向	20° 向前斜视	35° 向前斜视	45° 向前斜视	10° 向前斜视
景深	2~50	2~50	2~50	3~100
超声扫描范围	65°	60°	75°	65°
成像方式	复合	复合	CCD前置	CCD前置
小探头兼容性	是	是	否	其他主机系统

2. EBUS-TBNA专用穿刺针

进行EBUS-TBNA时配备有专门的吸引活检针（NA-201SX-4022，NA-201SX-4021，NA-U403SX-4019以Olympus为例），穿刺针的针径分别为22G、21G和19G。22G针弯曲度和安全度更好；19G针较为坚硬，可以获得更多的组织。吸引活检针为已灭菌的一次性使用产品，其套装内包括吸引活检针、连接阀（valve）、20ml负压注射器（vaclok）（图2-5-1A）；负压注射器接在穿刺针针吸通道出口，穿刺时设20ml负压，用于吸引穿刺目标内样品；Valve用于穿刺吸引针和超声支气管镜连接（图2-5-1B）；穿刺时，相对于置入通道的外壁，出针走向约为20°，通过镜下视野和超声图像均可实时监视穿刺针的走向，穿刺吸引针先端表面凹槽状设计提高了超声图像的识别性（图2-5-1C）。

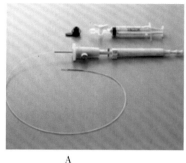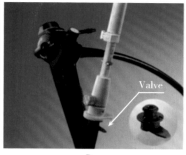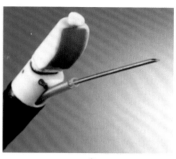

A　　　　　　　　　　　B　　　　　　　　　　　C

图2-5-1　超声支气管镜用一次性吸引活检针套装及其使用

3. EBUS-TBNA专用水囊

EBUS-TBNA配备有专门的乳胶水囊，以更好地和支气管管壁接触，获得更好的观察目标超声图像（图2-5-2）。

（三）适应证

EBUS-TBNA主要适用于：①纵隔和肺门增大淋巴结的诊断；②肺癌的淋巴结分期；③肺内和纵隔肿物的诊断。

1. EBUS-TBNA在肺癌中的应用

（1）用于肺癌诊断　由于晚期非小细胞肺癌（NSCLC）患者容易发生胸内

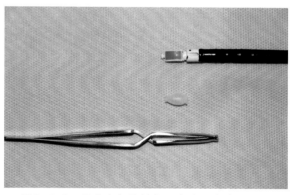

图2-5-2　超声支气管镜专用水囊和水囊安装器

淋巴结转移，超声支气管镜可以穿刺气管旁和支气管旁增大淋巴结，因此已成为诊断晚期NSCLC最重要工具之一。相关荟萃分析显示，EBUS-TBNA肺癌诊断的平均敏感性是93%，特异性可达100%。除通过穿刺肺癌转移的淋巴结间接诊断肺癌，EBUS-TBNA还可以穿刺气管或支气管旁肺内的肿块直接诊断肺癌，诊断敏感性为82%～94%。

（2）用于肺癌分期　超声支气管镜最初为肺癌淋巴结分期研发，2007年即已被美国国家综合癌症网络（NCCN）和美国胸科医师学会（ACCP）肺癌指南推荐为肺癌术前评估的重要工具，成为肺癌纵隔分期的新标准。

（3）用于指导肺癌个体化治疗　超声支气管镜可以穿刺气管旁和支气管旁增大淋巴结和肿块，因此已成为诊断晚期NSCLC及获取标本进行基因检测和PD-L1检测的重要工具。

2. 在其他疾病中的应用

（1）用于其他恶性疾病诊断　除诊断肺癌外，EBUS-TBNA也能有效诊断胸外肿瘤胸内转移，通常结合原发灶病理形态和免疫组化手段以提高诊断准确率。同时，EBUS-TBNA对淋巴瘤也具有一定的诊断价值，需结合流式细胞学和免疫组织化学手段以提高诊断效果。

（2）用于结节病、结核等良性疾病诊断　EBUS-TBNA诊断结节病已在临床获得了广泛应用，现有关于EBUS-TBNA诊断结节病的荟萃分析诊断准确率为79%。相关文章报道EBUS-TBNA对于胸内淋巴结结核的诊断率为79%%~94%。

（3）其他应用　EBUS-TBNA已被报道可以发现肺动脉栓塞，诊断纵隔囊肿或淋巴管瘤。已有相关研究通过EBUS-TBNA在非小细胞肺癌患者中使用19G穿刺针向肺内肿块注射化疗和免疫药物，尤其对于有支气管内膜病变的患者，取得了不错的治疗效果。笔者所在单位也进行了通过EBUS-TBNA向肺癌转移淋巴结内注射化疗药物、纵隔脓肿引流和注射抗生素等局部治疗项目。根据IASLC 2009年最新颁布的肺癌区域淋巴结图谱，超声支气管镜能够穿刺的胸部淋巴结区域包括部分1组：颈根部、胸骨上窝；2组：上气管旁；3P组：气管后；4组：下气管旁；7组：隆突下；10组：肺门；11组：叶间；部分12组：叶。不能穿刺的淋巴结区域为：3a组：血管前；5组：主动脉下；6组：主动脉旁；8组：食管旁；9组：肺韧带；13组：段；14组：亚段。笔者单位通过使用新一代超声支气管镜（BF-UC290F），对于部分中、下叶第13组淋巴结能够实现穿刺，同时对于位于左肺舌段、右肺中叶和下叶亚段的肺内肿块也能够实现穿刺。此外，可以通过超声支气管镜经食管对第8、9组淋巴结进行穿刺。

综上所述，EBUS-TBNA是诊断纵隔肿大淋巴结和气管、支气管旁肺内肿块的重要工具。此外，EBUS-TBNA还能协助肺癌分期，在指导个体化治疗的同时还可以通过穿刺针直接进行瘤内化疗药物和免疫药物注射治疗。

（四）禁忌证

EBUS-TBNA检查的禁忌证原则上同普通支气管镜，不能耐受普通支气管镜检查的患者同样不能耐受EBUS-TBNA，常见的禁忌证包括以下情况：①活动性大咯血；②严重心、肺功能障碍；③严重心律失常；④全身情况极度衰竭；⑤不能纠正的出血倾向，如凝血功能严重障碍，血小板减少等；⑥严重的上腔静脉阻塞综合征；⑦新近发生心肌梗死，或有不稳定心绞痛患者，心力衰竭（左室射血分数<50%）的患者；⑧疑有主动脉瘤者；⑨气管狭窄；⑩肾功能衰竭；⑪严重的肺动脉高压，不能控制的高血压。但上述所列的禁忌证并非绝对禁忌，应根据患者的具体情况加以分析，围手术期和术中采取相应预防和治疗措施，部分具有禁忌证的患者可以安全实施EBUS-TBNA检查。

（五）技术操作及注意事项

以电子扫描超声内镜主机EU-C2000和超声支气管镜BF-UC260F-OL8为例介绍EBUS-TBNA的设备及操作步骤（图2-5-3）。

（1）穿刺前首先检查穿刺针穿刺深度调节锁和外鞘调节旋钮是否推至最高位置并锁住，确保穿刺针是在套管之内，穿刺针内芯稍微向外拔出，距离一般不超过0.5cm，过长不易清理针腔，过短不易刺入目标（图2-5-3A）。

（2）操作者在助手配合下将穿刺针插入超声支气管镜操作通道，助手应高举穿刺针，随着术者插入穿刺针的动作向前递送穿刺针，插入过程注意保持内镜先端部处于平直状态，推紧连接部的扣锁，使穿刺针固定在内镜内，术者要防止用力不当导致针身弯曲，特别是针身金属套管和塑料套管交接部容易出现弯曲。当进针时感觉到抵抗，不要强行推入，撤针再次证实先端部没有弯曲成角（图2-5-3B）。穿刺针有19G、21G、22G、25G等不同型号，术者应根据拟穿刺目标位置选择合适型号，19G穿刺针孔径较粗相对可以获取更多标本，25G针弯曲性能更好，对特殊位置如10L、2L等特殊部位淋巴结穿刺更有优势。

（3）松开穿刺针外鞘调节旋钮，调节外鞘位置，确保内镜下看到外鞘头部，一定要确保在出针之前，支气管镜下外鞘可见，调好的外鞘在穿刺过程中可以随着内镜向右或左转动而变长或变短（图2-5-3C）。

（4）调整超声支气管镜角度，向上弯曲先端部，接触气管内壁获得穿刺目标超声图像，同步显示的内镜图像可用于定位及穿刺点选择，调整内镜位置使穿刺针外鞘楔在软骨环之间，以便穿刺针通过软骨环之间进针，对一些内镜下软骨环不明显或无软骨环的穿刺部位，也可以使穿刺针外鞘楔在选定的穿刺点，以利于进针（图2-5-3D）。

（5）松开穿刺深度调节锁，设置穿刺深度并锁住，观察超声同时进针，常采用猛刺法，穿刺同时，助手在患者口边固定内镜并稍向患者口内推送内镜。少数情况下，常规方法难以刺入气管壁，可使穿刺针的针尖稍微露出，带着针尖顺着预定的穿刺点进针（图2-5-3E）。

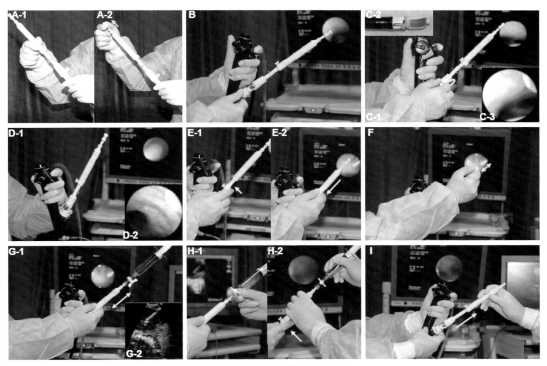

图2-5-3 超声支气管镜穿刺流程图

（6）明确穿刺针在病灶后，穿刺针内芯向下轻推数下，拔出内芯，穿刺针接负压注射器，打开负压。轻推数下的目的是要达到穿刺针内腔完全通开，只有这样，才能有效进行其后的针吸活检，获取更多的标本（图2-5-3F）。

（7）反复抽吸移动穿刺针，如没有血反吸到注射器，反复针吸20下左右。反复针吸20下左右的概念是15～25下，理论上穿刺针在穿刺目标内较大幅度来回移动可以获得更多的标本，移动穿刺针的方法可简单概括为"快进慢出"。穿刺过程中如发现血液反吸到注射器，应停止针吸，拔出穿刺针，以免加重患者出血的风险和保证标本的质量（图2-5-3G）。

（8）穿刺结束后，关闭负压注射器，将穿刺针从穿刺目标内拔出，归位至发出咔嗒声，解开穿刺深度调节锁，推至最高位置并锁住。关闭负压注射器的时候，要注意保持穿刺针停留在穿刺目标内，关闭负压注射器后，取下负压注射器前，应将穿刺针从穿刺目标内拔出（图2-5-3H）。

（9）解开连接部扣锁，取下注射器和穿刺针获取标本。推荐每个目标淋巴结和肿块进行3次穿刺（图2-5-3I）。每次穿刺应注意从穿刺目标的不同方向进针，例如分别按穿刺目标的左侧、中间、右侧进针，恶性肿瘤转移的淋巴结因多从皮质累及到髓质，穿刺转移淋巴结的外侧，可获得更高的阳性率。

（六）并发症及其处理

大量的临床实践研究表明，EBUS-TBNA具有很高的安全性。一些不良反应与支气管镜操作本身有关，如咳嗽、焦虑等；而EBUS-TBNA本身的不良事件轻微，主要为穿刺部位的出血，纵隔内出血和纵隔内气肿极少发生。2013年日本呼吸内镜学会在全国范围内开展了一项针对520家多中心的关于EBUS-TBNA并发症的调查。该调查中210个中心（46.2%）使用凸探头超声支气管镜对7345例纵隔和肺门病变以及275个肺实质病变进行了EBUS-TBNA检查。32个中心共发生90例并发症，并发症发生率为1.23%，出血是最常见的并发症（50例，0.68%）；发生感染性并发症14例（0.19%），其中1例需引流管引流。在并发症的结局方面，观察到14例延长住院时间，4例危及生命，1例死亡（严重脑梗死）（死亡率0.01%）。超声支气管镜损伤98例（1.33%），穿刺针损伤15例（0.20%）。

有资料总结的322例局部麻醉联合镇静镇痛操作的EBUS-TBNA患者中，除外4例患者因术中咳嗽难以控制，未能充分进行检查，患者均能很好耐受操作。除内镜观察到穿刺点少许出血外，未发现气胸、纵隔气肿、纵隔大血管破裂出血等严重并发症。以下将就EBUS-TBNA可能出现的并发症及对策逐一加以论述。

1. 咳嗽

咳嗽是进行普通支气管镜和超声支气管镜最易出现的并发症。轻度咳嗽通常不影响操作，但中重度咳嗽会导致操作时间延长和操作风险增加。此外，咳嗽会导致气管阻力增高，增加穿刺后出血的风险和气管痉挛发生，不利于EBUS-TBNA操作。

防止和处理出现咳嗽的对策包括：①术前了解患者病史和病变部位，如咳嗽症状明显或容易出现咳嗽，术前酌情给予镇咳药，必要时全身麻醉下行 EBUS-TBNA；②EBUS-TBNA 前的普通支气管镜操作，应尽可能减少患者刺激，缩短操作时间；③患者声门和气管麻醉充分，进行 EBUS-TBNA 操作时，尽量减少超声支气管镜在气管内反复移动和冲洗气管，以减少对声门和气管的刺激；④出现咳嗽时，缩短操作过程，增加镇静和镇痛药物用量，必要时改为全身麻醉下操作。

2. 出血

穿刺点出血是最常见的并发症，但出血通常是少量和短暂的，一般无需处理或局部应用肾上腺素处理即可。但即使是没有误穿到大血管，出血仍然可能是 EBUS-TBNA 临床操作中最易出现的严重并发症，特别是出血导致的血凝块可能阻塞气管导致呼吸、心跳停止。

防止和处理出血的对策包括：①术前进行血常规和凝血功能相关检查，初步判断有无易出血倾向和出血后有无高凝倾向；②结合患者病史、增强 CT 和 EBUS 超声影像观察，了解穿刺部位血流情况，判断出血可能性，通常穿刺肿块出血的可能性要高于穿刺淋巴结；③如判断穿刺靶标可能会导致严重出血，穿刺时尽量避开穿刺目标内血管密集区域，可采用无负压穿刺（不接负压注射器，仅将穿刺针内芯向外部分拔出）和减少穿刺次数及每次穿刺时穿刺针来回移动的次数和深度来减少严重出血的可能性；④出现局部用药不能控制的严重出血，应立即侧身，防止对侧肺受累，通过气管插管等保持气管开放，支气管镜充分吸引，静脉使用凝血酶和垂体后叶素等药物，对镜下可以发现出血点的出血，可使用氩气和电凝止血，或使用球囊压迫止血，并可达到通过阻断一侧主支气管，防止对侧肺受累的效果；⑤对严重失血，超过血容量20%的患者，应进行输血以补充血容量，必要时请胸外科开胸止血。

3. 气管痉挛

超声支气管镜先端部外径较常规支气管镜粗，在贴合气管观察和进行穿刺时，可能刺激气管导致气管痉挛，特别是既往有哮喘病史或气管高反应性的患者容易出现，严重者可出现哮喘，导致血氧降低，并且穿刺后因气管痉挛导致出血不易停止。

防止和处理出现气管痉挛的对策包括：①术前对有慢性阻塞性肺病、哮喘等慢性气管炎症病史的患者、气管膜部穿刺的患者，应术前2小时糖皮质激素静脉推注，操作前短效定量雾化吸入支气管舒张剂缓解气管痉挛；②肿瘤压迫导致的上腔静脉综合征应提前给予糖皮质激素和利尿剂处理，操作时头部垫高，以减轻穿刺部气管和血管的压力，防止气管痉挛和严重出血；③操作时发生气管痉挛，停止操作，予甲强龙等静脉使用、短效支气管解痉药物、糖皮质激素雾化吸入，严重导致呼吸衰竭者，应球囊加压供氧，必要时气管插管，呼吸机辅助通气。

4. 低氧

低氧容易发生在既往有慢性阻塞性肺病、老年人等肺功能不良人群，特别是使用镇静、镇痛药物过量或由于患者个体差异易导致低氧的发生，因此在以上危险人群，使用镇静、镇痛药物应减量或不用。

防止和处理出现低氧的对策包括：①术中鼻导管吸氧，球囊加压供氧，必要时暂停操作；②呼吸停止：呼吸兴奋剂、球囊加压供氧，必要时气管插管，呼吸机辅助通气。

5. 气胸

气胸容易出现在既往有慢性阻塞性肺病、肺大泡的肺功能不良患者，操作时剧烈咳嗽，气管阻力增高也能导致气胸的发生。气胸的发生主要与支气管镜操作本身有关。

防止和处理出现气胸的对策包括：①术前对有危险因素的患者，应使用镇咳药防止操作中出现严重咳嗽，尽量缩短操作时间；②出现气胸、纵隔气肿，轻者停止操作，无需处理，重者胸腔积气引流或请外科协同处理。

6. 感染

EBUS-TBNA后菌血症发生机率较低，与常规支气管镜菌血症概率为 $0 \sim 6\%$ 相当。免疫功能低下的宿主，EBUS-TBNA操作仍可能导致严重的感染。

防止和处理出现感染的对策包括：①术前对怀疑感染因素引起的发热患者，应给予抗感染治疗，体温控制后再行检查；②术前评价患者出现术后感染的可能性和严重性，感染似乎在囊性或坏死性病变中发生的概率更高，对怀疑感性病灶（囊性或坏死性病变），或患者出现心内膜炎可能会导致严重的心脏并发症时，可使用预防性抗生素治疗，并应对针吸物行细菌、真菌、结核菌等微生物和药敏检查，以指导临床治疗；③在穿刺怀疑包括胸部结核在内的感染性淋巴结或病灶时，应根据CT或超声影像按照感染可能性从小到大的顺序穿刺；④穿刺时应在超声下看到针尖，避免穿刺到心包；⑤对发生了术后感染性病变的患者，应根据经验用药，难治性的患者要求外科干预。

7. 大血管损伤

通常误穿大血管的原因主要是未能识别穿刺区域即大血管，特别是初学者未能正确熟悉解剖和超声下大血管的特点，以及对一些大血管解剖位置变异和血管内皮来源的肿瘤患者，术前未行增强CT检查，导致误穿大血管。另外，常见的原因是穿刺目标经常毗邻大血管，由于穿刺目标过小，穿刺时或穿刺过程中患者咳嗽或者舌头抵住了镜子，以及呼吸运动或血管搏动的影响，导致穿刺针进入穿刺目标旁的大血管。EBUS-TBNA穿刺大血管后导致的严重后果常见原因是当穿刺针在大血管内停留时，患者发生了剧烈的咳嗽，导致血管的移位，造成血管不同程度的撕裂，因此如能及时发现穿刺针误穿入大血管，立即撤出穿刺针，通常不会有不良后果。

防止和处理出现大血管损伤的对策包括：①术前通过增强CT等仔细评估穿刺区域是否为大血管及和大血管的关系，对术前咳嗽症状明显的患者，使用止咳药物处理；②术中穿刺前启动多普勒功能对穿刺区域进行观察，必要时在多普勒实时监控下进行穿刺；③如对穿刺区域是否含有大血管不确认，穿刺针进入靶标后，打开负压注射器，观察几秒钟，如无血反吸入注射器再移动穿刺针进行穿刺；④发现穿刺针进入大血管，及时撤出，轻者无需处理，重者出现大血管出血导致纵隔积血等，积血引流或请外科协同处理。

8. 气管损伤

在行EBUS-TBNA时，尖锐的穿刺针尖端可滑破气管壁，导致气管壁的损伤，气管壁出血。

防止和处理出现气管损伤的对策包括：①操作前评估患者配合情况，对咳嗽症状明显患者需预先处理，必要时全身麻醉下行EBUS-TBNA；②穿刺时应向上弯曲内镜先端部，紧密接触气管内壁防止穿刺时针向下滑动；③使用21G针时，针体较硬，不易与气管内壁贴合，在穿刺隆突下淋巴结时，容易损伤膜部，需加以注意；④轻微的气管壁的划伤，表面喷洒肾上腺素局部止血即可，严重的气管壁划伤，需注意有无气管后重要结构的损害，纵隔积气、积血的发生，重者需胸腔积气引流或请外科协同处理。

9. 炎性肉芽肿形成

对于一些结核性淋巴结炎的患者，行EBUS-TBNA穿刺后气管内可能会出现炎症性肉芽肿。出现的原因可能是在EBUS-TBNA过程中支气管黏膜受损，肉芽组织沿着破裂口向周围组织扩散形成。

防止和处理炎性肉芽肿的对策包括：①对于怀疑结核性淋巴结炎的患者尽量减少穿刺次数，或避免在同一位置反复穿刺造成支气管黏膜损伤；②较小的息肉可不予以特殊处理，对于较大息肉可在支气管镜下进行切除。

10. 设备的损坏

使用活检穿刺针经支气管镜活检通道时可能会损伤超声支气管镜，实施TBNA前通过内镜视野观察针鞘可预防该损伤。在移去气囊时，尖锐的指甲很容易划伤敏感的超声传感器。另外反复使用一条内镜进行穿刺，对先端部反复地弯曲可导致光纤的耗损，视野变暗。

防止和处理超声支气管镜损坏的对策包括：①操作者需正确使用超声支气管镜进行EBUS-TBNA，最好由专人固定行该项检查，一定要保证穿刺鞘出镜后再出针，熟练的操作可以避免设备损坏；②对患者较多的单位，可准备两条超声支气管镜，轮流使用，减少内镜的自然损耗。

总体而言，EBUS-TBNA相对安全，主要并发症为穿刺点少许出血，一般无需处理或局部应用肾上腺素处理即可。较严重的潜在并发症为气胸、纵隔气肿、大血管出血等，很少出现，轻者无需处理，重者胸腔积气引流或请外科协同处理。

（七）评述

EBUS-TBNA是一项成熟且并发症低的呼吸介入诊疗技术，是获取气管旁和支气管旁增大淋巴结和肿块标本最重要的工具；对肺癌的准确分型、淋巴结分期和进行基因突变、PD-L1等检测，将有力指导肺癌个体化治疗。新的超声支气管镜已经对设备进行了改良，外径和超声探头更细，弯曲角度更大，实现实时引导下部分肺癌外周原发病灶的诊断和叶段甚至亚段淋巴结转移的分期。另外，很重要的是，通过超声多种模态的影像模式，如B模式、多普勒、弹性成像增加了凸阵支气管超声的无创诊断能力，同时，术者可以结合淋巴结的影像特征，如淋巴结形状、边缘、回声、淋巴门结构、软硬程度等特征选择最佳的穿刺位置，进一步提高EBUS-TBNA的诊断效率。

二、径向支气管内超声

（一）概述

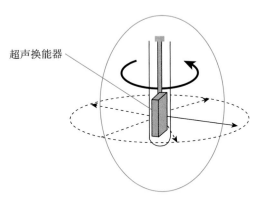

超声换能器

图2-5-4　径向扫描原理示意图

径向支气管内超声（R-EBUS）是一种先端部最细直径仅1.4mm的高频超声探头，能够通过工作通道1.7mm的超细支气管镜，几乎可以深入直径1mm的细支气管进行径向式扫描获得管壁及管腔周围结构的超声图像，清晰显示小气管周围病变。R-EBUS探头扫描频率为20～30MHz。20MHz微型径向探头是标准探头，主要用于早期中央型肺癌分期，肿瘤浸润的判断，了解气管重构情况，识别气管软骨破坏，观察并引导肺外周病变活检等。径向式扫描是一种特殊的B型超声显示方式，超声换能器位于圆周中心，径向旋转扫查线与显示器上扫描线做同步旋转，从而可得到一幅圆形平面位置显示图像，常运用于腔内探头（图2-5-4）。

不同型号R-EBUS外径、频率及适用支气管镜工作通道不同（表2-5-2），按是否加用水囊及功能分为中央型和外周型，中央型以UM-BS20-26R常用；外周型以UM-S20-20R和UM-S20-17S常用。临床上常用外周型R-EBUS联合引导鞘管（GS）使用，从而指导经支气管肺活检（TBLB）。GS是一根最细外径1.95mm的套管，检查时通过支气管镜工作通道插入R-EBUS和GS，在超声指导下发现病变后，撤出超声探头，导向鞘留在原位，可以反复插入活检钳或毛刷检查，对同一部位反复活检，起到准确定位的作用，并且通过GS封闭减少出血的风险，在PPL的诊治中具有重要价值。

表2-5-2　支气管内超声探头种类

型号	最大外径	频率	适用工作通道
UM-2R	2.5mm	12MHz	≥2.8mm
UM-3R	2.5mm	20MHz	≥2.8mm
UM-4R	2.4mm（2.0mm近端）	20MHz	≥2.6mm
UM-S20-20R	1.7mm（2.0mm在近端）	20MHz	≥2.0mm
	2.55mm（包括导管鞘SG-201C）		≥2.6mm
UM-S30-20R	1.7mm（2.0mm在近端）	30MHz	≥2.0mm
	2.55mm（包括导管鞘SG-201C）		≥2.6mm
UM-S30-25R	2.5mm	30MHz	≥2.8mm

续表

型号	最大外径	频率	适用工作通道
UM-BS20-26R	2.6mm（包括气囊护套MAJ-643R）	20MHz	≥2.8mm
UM-S20-17S	1.4mm（1.7mm在近端）	20MHz	≥2.0mm
	1.95mm（包括导管鞘SG-200C）		≥2.0mm

（二）设备及器械

R-EBUS引导下TBLB需使用到的设备及器械如下所述。

（1）超声主机　EU-ME1、EU-ME2或EU-M2000。

（2）超声探头驱动器　MAJ-935。

（3）外周型超声探头　UM-S20-20R/ UM-S30-20R、UM-S20-17S。

（4）电子或纤维支气管镜　管道内径2.0mm（细鞘）或2.6mm（粗鞘）。

（5）活检鞘管套装　K201或K203活检鞘管套装。

（三）适应证

（1）胸部影像学检查发现的肺外周病变（PPL），怀疑是恶性需要病理证实或者特异性良性病变需要获得病理或微生物学诊断以指导治疗，病变被肺实质包绕，常规支气管镜看不到的病变。

（2）弥漫性肺间质疾病。

（四）禁忌证

TBLB检查的禁忌证原则上同普通支气管镜活检，不能耐受普通支气管镜活检的患者同样不能耐受TBLB，常见的禁忌证包括以下情况。

（1）活动性大咯血。

（2）严重心、肺功能障碍，严重高血压和心律失常，新近发生心肌梗死，或有不稳定心绞痛。

（3）全身情况极度衰竭。

（4）不能纠正的出血倾向，如凝血功能严重障碍、尿毒症及严重的肺动脉高压等。

（5）严重的上腔静脉阻塞综合征，因支气管镜检查易导致喉头水肿和严重的出血。

（6）疑诊为肺动-静脉瘘、肺动脉瘤、肺血管瘤、肺包囊虫病及肺大泡患者。

（7）主动脉瘤有破裂危险者。

（8）无法纠正的低氧血症。

（9）哮喘发作期间。

（10）发热38℃以上或严重咳嗽及痰量较多者。

（五）技术操作及注意事项

1. 术前准备及术前用药

（1）详细了解病史，进行体格检查。

（2）认真阅读胸部CT，判断病变与支气管的关系。

（3）术前检查心肺功能、出凝血时间、血小板、凝血酶原时间、肝功能全套检查。

（4）检查各种需使用仪器设备功能情况，并进行严格的消毒。

（5）备有急救药品、氧气、气管插管等设备。

（6）局部麻醉术前禁食、禁水4小时，全身麻醉禁食、禁水6小时。

（7）用2%利多卡因进行咽喉部局部喷雾麻醉或喉罩、插管等全身麻醉。

（8）建立静脉通路。

2. R-EBUS联合GS引导下TBLB操作方法

（1）根据病变位置选择合适的支气管镜，经鼻或经口插入支气管镜，检查双侧支气管。

（2）插入支气管镜指向靶标方向，将R-EBUS探头预先插入GS中，通过支气管镜工作通道引入GS包裹的超声探头，并逐渐靠近PPL以获得EBUS图像。在操作过程中不断根据EBUS影像调整探头和GS。一旦看到了典型的EBUS图像，将US卡锁固定于探头远端，将探头从GS内撤去，GS保留在原位。

（3）调整毛刷、活检钳、导向勺的ET卡锁分别固定于正确位置，使ET卡锁和超声探头US卡锁处在同一水平（图2-5-6）。将活检钳通过GS到达目标位置后，张开钳口向前推进1cm，于呼气时关闭钳口，拉出活检钳，获取组织标本，将标本放入10%甲醛溶液中固定，一般需活检至少5次，然后进行刷检检查（图2-5-7）。这些过程可根据病灶特点选择是否在X线透视下进行。当无法获得EBUS影像时，可通过一个双弯曲的刮匙插入GS，选择合适的支气管，使用X线确认位置后，拔出刮匙，重新插入超声探头，获取EBUS图像。

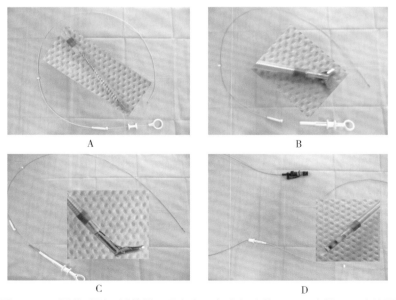

图2-5-5　调整毛刷、活检钳、导向勺、超声探头的ET/US卡锁至正确位置

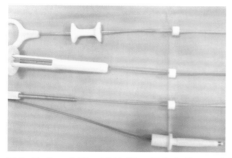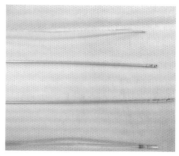

图2-5-6 毛刷、活检钳、导向勺的ET卡锁和超声探头US卡锁处于同一水平

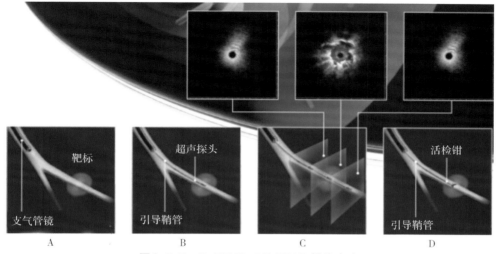

图2-5-7 R-EBUS-GS-TBLB操作方法

A.插入支气管镜指向靶标区域；B.通过支气管镜工作通道插入引导鞘管包裹的超声探头；C.在超声探头指导下，调整超声探头和引导鞘管位置使之邻近目标区域；D.撤出超声探头，引导鞘管保留原位，插入活检钳或毛刷检查R-EBUS，径向支气管内超声。GS：引导鞘管；TBLB：经支气管肺活检。

（4）活检及细胞刷检完成后，将负压吸引注射器连接于GS，并保持20秒，操作的同时轻轻振动镜身进行吸引或者直接冲洗GS内容物送检。如果无法获得理想的EBUS图像，还可移除EBUS-GS，并通过X线透视引导下进行活检、细胞刷检、细胞刮匙及细针穿刺吸引活检。

3. 操作注意事项

（1）选择合适的病变、支气管镜型号及取样器械进行取样，以获得满意诊断率。TBLB适用于有支气管通向或邻近的病变进行活检、刷检获取病理，对于无支气管通向病变，通常在X线透视下进行经支气管针吸活检（TBNA）获取病理。因此，根据病变特征选择合适的取样器械至关重要。

（2）超声探头所在部位是提高诊断率的关键，有研究表明超声探头位于病变内诊断率可达87%；超声探头位于病变旁诊断率仅42%。因此，R-EBUS引导下进行TBLB操作中需注意超声探头与病变的相对位置。术前通过胸部CT准确评估肺外周病变（PPL）

和支气管的位置关系，选择准确路径进入目标支气管，有助于使超声探头位于病变正确位置。若操作中EBUS图像出现在病灶旁，可尝试在内镜画面中重新选择支气管，将超声探头从与病变接触的状态转为插入病变中；也可在X线透视下，再次插入和操纵超声探头，使超声探头通过不同路线进入；或者使用导向勺装置进行调整。

（3）在使用R-EBUS诊断PPL时，是否需要PPL结合X线透视可根据病变特征确定。理论上，只要胸部CT证实有支气管通向或邻近PPL，都可以不需结合透视进行TBLB（刷检、活检、冲洗）。以下情况需要结合透视：①支气管邻近或无支气管通向PPL，需要使用TBNA或者经肺实质结节取样术（BTPNA）；②较小的病灶，或其他可能出现引导鞘管移位的情况；③紧贴胸膜或血管，或患者本身有严重肺气肿、肺大泡等容易出现气胸或出血的情况；④在活检时不能确定活检钳是否张开或者充分张开。

（4）是否使用虚拟支气管镜（VBN）引导R-EBUS-GS-TBLB对诊断率影响不大，但是可以缩短操作时间。

（5）活检钳、细胞刷插入顺序对诊断率无影响。

（6）活检样本的最佳次数为至少5次。在临床实践中，有至少3块合格样本，也可以接受。

（六）并发症及其处理

TBLB并发症发生率较低，但较普通支气管镜稍多，主要是麻醉药过敏、咳嗽、发热、出血、气胸、低氧血症和心律失常，经对症处理后均能很快纠正。

（1）麻醉药过敏　临床常用局部麻醉药品为利多卡因，过敏患者多因利多卡因局部喷雾麻醉时出现声带水肿、气管痉挛过敏反应，经停止麻醉，使用地塞米松、解痉剂及吸氧等治疗可缓解。

（2）咳嗽　为分泌物及迷走神经兴奋所致，可通过加强局部麻醉缓解症状或术前使用镇咳药物。操作时动作轻柔，尽量减少支气管镜对气管黏膜的刺激。

（3）发热　支气管镜检查后有些患者有一过性发热，需注意支气管镜及附件的消毒，预防交叉感染。若术后体温持续＞38.5℃，首先要考虑肺部感染，要根据痰液、血液或脓液培养的结果应用抗生素。

（4）出血　主要表现为咯血，与活检或刷检时损伤周围肺血管有关，TBLB经自然腔道进行，其出血发生率相对较低，可静脉输注止血药缓解。术后咯血，多具有自限性，可持续数天。保守治疗无效者，可行介入栓塞治疗或剖胸探查。对于有出血风险的患者，支气管镜检查前，常规查血小板计数、凝血酶原和血红蛋白检测；支气管镜操作过程中动作应轻柔，避免损伤血管，尽可能缩短检查时间。

（5）气胸　气胸的发生多与高龄、肺功能极差有关，如少量气胸可自愈；如气胸压缩肺部范围较大，应及时胸腔插管行闭式引流以利于肺扩张。对于高风险患者，应延长术后观察时间，出现气急或不适时应急诊行胸部X线检查。术后如未很好观察患者，出现张力性气胸而未及时治疗可致命。

（6）低氧血症　对慢性阻塞性肺病及肺癌全肺不张患者需注意检查时充分供氧，也可用高频通气。支气管镜检查时，血氧分压较检查前可降低10~20mmHg。对高风险患者可经鼻导管及支气管镜活检孔两路供氧从而加大吸氧流量，减少低氧血症的发生。

（7）心律失常　多发生于原有心脏疾患及心律失常患者，在有条件的医院检查时，需进行心电监护，必要时使用药物治疗。

（七）评述

TBLB经自然腔道进行检查，诊断PPL同时检查管腔内情况，气胸、出血等并发症相对低，具有其他检查方法没有的优势。传统TBLB方法主要为根据影像定位盲检，其诊断率<20%；在X线透视指导下活检，诊断率变动较大，术者和患者同时接受X线辐射，并且对直径小于2cm的病灶，透视下难以发现和定位。随着技术更新，2004年R-EBUS-GS-TBLB开始应用到临床中，2011年底，该项技术引进国内。国外有关R-EBUS-TBLB荟萃分析研究表明，13项研究总计1090个患者，诊断敏感性为73%。使用/未使用X线：526/564；使用/未使用导向鞘：841/249；4项研究仅使用了R-EBUS-GS-TBLB。与传统TBLB方法比较，通过在使用R-EBUS的基础上联用导向鞘装置，使得操作更加方便、安全，特别是对小于3cm的肺孤立性结节诊断率得以进一步提高，对技术熟练的操作者，可以不需使用X线透视检查，避免或减少了X线的放射，具有较高的临床应用价值。与CT引导的经胸壁肺穿刺活检（CT-PTNB）相比，R-EBUS-TBLB对于周围型肺癌诊断的敏感性虽然较低（69% vs 94%），但由于EBUS-TBLB经自然腔道进行，其并发症发生率要低于CT-PTNB。鉴于R-EBUS-GS-TBLB在肺外周病变的重要诊断价值，因此美国胸科学会（ACCP）推荐与经胸壁针吸活检（TTNA）相比，R-EBUS-GS-TBLB作为诊断肺外周病变微创手段首选方法。

R-EBUS的技术优势主要有以下方面：①与X线透视相比，减少寻找病灶中的辐射，节省X线使用时间，对小于2cm的结节，R-EBUS可见率高于透视可见率，特别是透视盲区和非实性结节，R-EBUS更具有优势；②R-EBUS通过到达病灶内部或邻近，确认支气管和病灶的关系，可以不需要转动患者体位确认是否到位，减少操作时间和增加患者舒适性；③R-EBUS可以识别病灶周围血管，并可根据探查PPL的超声图像内部结构（内部回声、血管和支气管是否通畅、高回声区域形态）将病灶分为三个类型，六个亚型判断各型在区分PPL良恶性病变中的诊断价值；④R-EBUS联合GS，可以对同一病灶迅速进行多次活检，缩短手术时间，更加高效。

R-EBUS-GS-TBLB，对肺外周病变的诊断具有独特的优势，在R-EBUS指导下清晰显示肺外周病变组织及其血管情况，联合GS对病变进行定位，极大程度地提高了PPL的诊断率，是一种微创、安全、高效的技术，今后有望成为肺外周病变诊断的"金标准"。

（谢芳芳　孙加源）

第六节　窄波光支气管镜

窄波光成像（narrow band imaging，NBI）是一种新兴的特殊光支气管镜技术，采用高对比度可以观察黏膜表层，为血管病变的诊断提供重要的细微图形。OLYMPUS公司生产的NBI既可用于消化道，亦可用于气管黏膜的观察，而有些公司生产的NBI仅限于消化道黏膜的观察。

NBI是利用滤光器过滤内镜光源所发出的红蓝绿光波中的宽带光谱，仅留下窄带光谱，其蓝色光谱波长为390～445nm，而绿色光谱波长为530～550nm，其优势不仅能够精确观察支气管黏膜上皮形态，还可观察上皮血管网的形态。这种专用的光学滤光器，可以发生两种窄波光，即415nm和540nm。由于它们是被血红蛋白强烈吸收的波长，使黏膜血管的走行状态表现出来，所以最适宜描绘血管图像。

波长415nm和540nm的光对黏膜组织的传播深度各不相同，这进一步提高了描绘血管走行状态的能力。415nm的窄波光以茶色的色调描绘出黏膜表层的血管图像，540nm的窄带光以青绿色的色调描绘出黏膜表层下的血管图像。由于这些颜色的不同，可以丰富地表现出血管的走行状态（图2-6-1）。

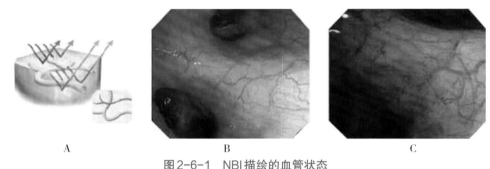

图2-6-1　NBI描绘的血管状态

A.示意图；B.普通光显示的血管；C.NBI显示不同颜色的血管

在NBI模式下气管支气管正常及病变局部黏膜的颜色、形态及黏膜表层血管的分布密度与形态均存在以下差异。

①黏膜的颜色：将黏膜颜色的深度由浅到深分为5级，分别记录为（+）～（+++++），给予1～5分。其中（+）为淡红色，色泽最浅，记为1分；（++）为暗红色，记为2分；（+++）为紫红色，记为3分；（++++）紫色，记为4分；（+++++）为蓝黑色，记为5分。

②病变黏膜形态：分为光滑、水肿和粗糙，分别给予1～3分。

③黏膜表层血管的分布密度：分为4度，极其稀疏为1度，记为1分；稀疏为2度，记为2分；适中为3度，记为3分；增多为4度，记为4分。

④黏膜表层血管有无异常增生，分别给予2分或0分。

因此，NBI不仅能够对黏膜表浅的细微结构成像，而且对表浅及深层的毛细血管网也具有很好的形态学成像功能，从而使得早期发现不典型增生及原位癌组织成为可能。真正具有黏膜癌变的部位可在NBI模式下表现为"芝麻点"样等改变，这种特异性的表现在其他支气管镜模式下是无法被发现的（图2-6-2至图2-6-6）。

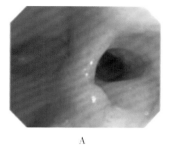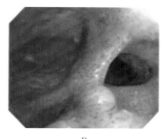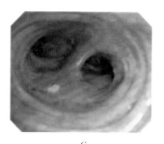

| A | B | C |

图2-6-2 早期肺癌NBI和AFI的对比观察（男，65岁，血痰检查）

A. 以右中叶B$_4$/B$_5$的分叉部为中心，观察到黏膜粗糙、不规则隆起

B. 利用NBI，观察到肿瘤的范围和明显的点状血管增生（"芝麻点"样改变）

C. 利用AFI，描绘出呈粉红色肿瘤的范围

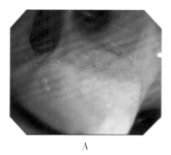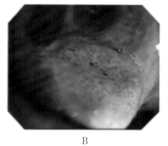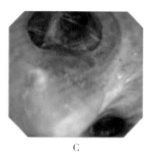

| A | B | C |

图2-6-3 左上叶早期肺癌NBI和AFI的对比观察（男，65岁，血痰检查）

A. 左上叶基底嵴黏膜隆起、充血水肿

B. 利用NBI明确观察到肿瘤表层呈网格状血管，病理组织学检查为鳞癌

C. 利用AFI观察到明确的病变范围，采用Laserphyrin®的PDT后，肿瘤细胞消失

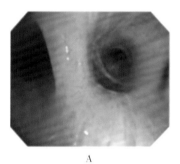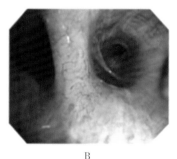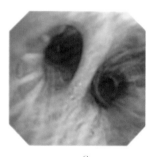

| A | B | C |

图2-6-4 右下叶黏膜发育异常的NBI和AFI对比观察（男，58岁，血痰检查）

A. 右下叶B$_7$/B$_{9,10}$的分叉部，普通光观察到黏膜肿胀

B. 利用NBI，观察到增生的血管网

C. 利用AFI，描绘出呈淡粉红色的病变范围，病理活检为严重发育异常（dysplasia）

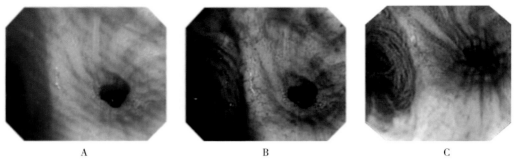

图2-6-5　左下叶黏膜异常化生的NBI和AFI对比观察（男，75岁，血痰检查）

A. 左下叶B_6/$B_{9、10}$的分叉部，普通光观察到黏膜轻度充血

B. 利用NBI，观察到增生的血管网状结构

C. 利用AFI，描绘出呈淡粉红色的病变范围，病理活检为严重发育异常

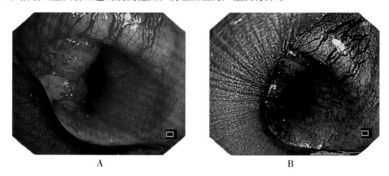

图2-6-6　气管内腺样囊性癌的NBI表现

A. 气管侧壁黏膜隆起，前壁黏膜表面血管丰富，可见红色粗大血管

B. 气管前壁布满丰富的血管，呈紫黑色

美国Vincent报道一项前瞻性、双盲对照、多中心随机研究，有22例已知或可疑的支气管异常增生或恶变的患者进行了支气管镜检查。首先对整个气管进行普通白光支气管镜（WLB）检查，然后进行NBI。对可能支气管异常增生、恶性变和正常（对照）的区域进行活检，送病理检查，由病理科大夫双盲出报告，然后再对照WLB和NBI的检查结果。结果在22例WLB正常的患者中NBI发现1例恶性、4例异常增生，诊断阳性率提高23%。但如果WLB异常，NBI也不能改善诊断率，表明NBI能明显提高恶性变和异常增生的诊断率（$P = 0.005$）。但NBI对高危人群气管癌前病变诊断的有效性有待进一步观察。

有报道137例疑似肺癌患者，依次进行WLB、NBI、AFI检查，在每位患者镜下异常部位至少取3块组织送检。结果表明，WLB的敏感性、特异性分别为56.6%和62.5%；NBI成像的敏感性、特异性分别为71.3%和75.0%；AFI敏感性、特异性分别为82.2%和25.0%；NBI联合AFI的敏感性、特异性分别为94.6%和87.5%。NBI+AFI与AFI相比，两者敏感性及特异性均有统计学差异（$P < 0.01$），与单用NBI相比，两者敏感性及特异性亦有统计学差异（$P < 0.05$）。结论认为，NBI或AFI比WLB在肺癌诊断方面具有更好的

敏感性，且联合使用NBI+AFI比其他任何一种单用技术具有更高的敏感性和特异性优势。

有报道应用NBI对122例患者进行支气管镜检查，分析不同病变NBI图像特点，并给出NBI模式下病变图像评分，分别计算肺部良性病变与恶性病变的NBI评分并比较；分析比较普通白光模式下与NBI模式下肺癌诊断的灵敏度、特异度、阴性预测值与阳性预测值。结果活检组肺部良性病变（NBI评分9~11分）与恶性病变（NBI评分13~14分）的表现有明显差异。普通白光模式下肺癌诊断的灵敏度为84.8%，特异度为54.7%，阳性预测值为38.6%，阴性预测值为91.5%。NBI模式下肺癌诊断的灵敏度为93.5%，特异度为92.6%，阳性预测值为87.8%，阴性预测值为96.2%，两组相比差异均有统计学意义。其中，灵敏度$P < 0.05$，特异度与阳性预测值$P < 0.001$，阴性预测值$P < 0.05$。结论认为，NBI较传统的WLB能更为准确地预测肺部病变的病理类型，发现早期肺癌，具有良好的临床应用价值。

（王洪武）

第七节　光学相干断层扫描技术（OCT）

光学相干断层扫描（optical coherence tomography，OCT）是一种新的成像技术，具有高分辨率、高速动态成像的特点，与血管内超声（IVUS）相似，早期应用于眼科、脉管系统等，通过清晰地观察黄斑、视盘和视网膜的形态特征，对糖尿病性视网膜病变、老年性黄斑变性和青光眼具有良好的诊断意义。在心血管领域中该技术也得到广泛应用，能够非常清晰地显示血栓、钙化、脂质核、纤维帽结构及支架贴壁情况，对于评价冠脉斑块性质、特征和支架释放状态非常有效。通过可弯曲支气管镜引导送入OCT探头对目标气管进行定位观察，并对气管结构进行评估、测量的技术称为EB-OCT。早在1998年，Pitris等在离体肺组织中初步证实OCT在人气管应用中的可行性。近年来有学者发现OCT对多级气管（尤其是肺外周小气管）进行实时观察和测量，并对肺部疾病的诊断和评估具有极大的应用前景。OCT技术对气管检测具有以下优点：①超细的导管能进入到大、中、小气管进行探查；②OCT的扫描深度可对气管壁全层成像；③具有接近于组织学水平的高分辨率；④具有实时、非接触性和相对无创的优点。

一、原理

OCT技术是利用弱相干光干涉仪的基本原理，通过发射近红外光波，利用不同组织成分对光波的光学折射率不同，收集由此产生的不同反射和反向散射光波，经计算机分析和处理后，再以图像的形式展现。OCT在启动扫描成像时，其探头以圆周方式螺旋、回抽扫描，可生成纵切面和横截面二维图像，并可通过计算机技术重建三维结构图像。

EB-OCT技术具有非常高的分辨率及穿透性，能够清晰地分辨出支气管壁的黏膜层、黏膜下层、软骨、平滑肌结构（图2-7-1），并通过相应的气管面积、直径等指标反映气管的组织结构特点。

二、设备及器械

（1）OCT仪器　目前用于气管研究的 OCT 主要是LightLab C7XR FD-OCT 系统，成像导管直径为 0.9mm，OCT 光学成像对组织的穿透深度为 3～5mm，分辨率达 2～10μm，纵向扫描长度为54～75mm。

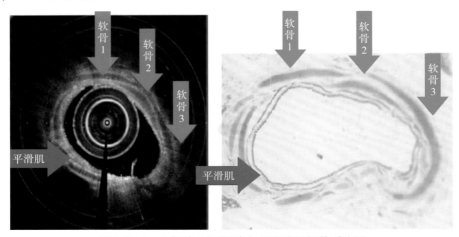

图2-7-1　支气管OCT图像与组织病理切片对比图

（2）导航支气管镜系统　为了更准确地定位目标支气管位置，可通过导航支气管镜系统在胸部HRCT中进行目标支气管定位操作，通过导航系统引导下经可弯曲支气管镜送入OCT探头与目标支气管进行观察、测量。

（3）可弯曲支气管镜系统。

三、适应证

1. 慢性阻塞性肺疾病

慢性阻塞性肺疾病的病理生理特点是由肺气肿导致的肺弹性回缩力下降或丧失和由管壁结构重塑等导致的不完全可逆的气流受限，尤以小气管病变更为明显。在慢性阻塞性肺疾病病变早期，肺功能改变常滞后于小气管结构变化，因此肺功能检查对早期慢性阻塞性肺疾病诊断和评估价值有限。国内学者陈愉等通过利用 OCT、CT 和组织学方法对比观察人体内第 3～9 级支气管，研究结果表明 OCT 和 CT 气道结构成像的相关性良好，初步阐述慢性阻塞性肺疾病远端小气管结构重塑的成像特征。丁明等通过肺功能、CT 和 OCT 等方法对比观察慢性阻塞性肺疾病患者、肺功能正常的重度吸烟者和非吸烟者的气管，结果显示肺功能正常的重度吸烟者小气管病变与慢性阻塞性肺疾病气道结构特征相类似，均表现为气管管腔狭窄和管壁增厚，OCT 探测小气管病变程度与慢性阻塞性肺疾病分级存在良好的相关性，提示 OCT 成像可更好地筛查早期慢性阻塞性肺疾病（尤其是肺功能正常的重度吸烟者等慢性阻塞性肺疾病高危人群）的小气管病变（图 2-7-2A、B）。以上研究结果表明，气管内 OCT 可敏感反映慢性阻塞性肺疾病的气管结构重塑和小气管病变，对慢性阻塞性肺疾病的诊断和病情评估具有重要的应用价值，但是 OCT 对慢性阻塞性肺疾病小气管结构成像特征及早期诊断与筛查价值等仍需更多前瞻性研究证实。

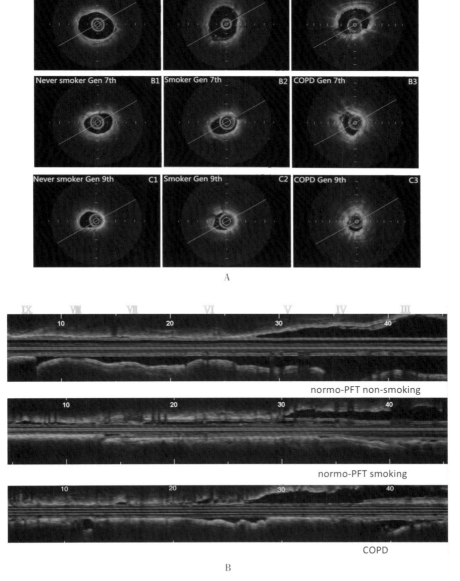

图 2-7-2　健康人、吸烟但肺功能正常者、COPD 患者 5 到 9 级支气管对比图

A. 支气管横截面对比图；B. 支气管纵切面对比图

2. 哮喘

哮喘是一种以慢性气道炎症和气道重塑为主要特点的气道疾病，其气道结构重塑的改变包括气道平滑肌增厚、腺体和纤维组织增生等。Papi 及 Suter 等报道使用 OCT 技术观察哮喘气道平滑肌增生重构、腺体增生和纤维组织增殖的过程，并对支气管哮喘的分型评估具有重要的应用前景。支气管热成形术（bronchial thermoplasty，BT）是目前哮喘治疗的新兴技术，其通过特制探头对 3～5 级支气管进行热消融治疗，可有效缓解重症哮喘患者的发作次数及程度，为哮喘的有效控制提供了新的治疗方式。有研究报道通过气管内 OCT 评估 BT 治疗重症哮喘的疗效，结果显示 BT 治疗后气管结构成分发生改变，包括气管腔内分泌物、气管腺体和平滑肌、炎症浸润及管壁厚度等，提示气管内 OCT 可应用于评估 BT 治疗重症哮喘的疗效及可能适用于 BT 治疗的病例筛选，但该研究仅报道 2 例重症哮喘病例的治疗和随访，关于 OCT 在重症哮喘治疗和病情评估的应用价值仍有待深入的研究和证实。有报道使用 OCT 技术对一例外院 BT 治疗后出现支气管扩张的患者进行观察随访，该例患者为重症支气管哮喘，于外院行 BT 治疗后出现反复咳嗽、咳黄痰症状，复查胸部 CT 提示左下叶支气管扩张表现，并呈进行性加重，通过 OCT 观察左下肺可见患者 7～9 级支气管直径明显扩张，局部有黏液栓存在，可见 OCT 在观察 BT 治疗后相关并发症方面也具有一定的意义。OCT 技术对哮喘的气管结构（尤其是平滑肌）特征形态变化具有极大的研究和应用前景，并有助于评估哮喘的严重程度、预测疗效及远期预后，而 OCT 对于气管壁组织成分显像的清晰度、定量评估的性能仍有待进一步提高和改良。

3. 肺癌

支气管肺癌是全球癌症相关死亡的主要原因之一，早期诊断、早期治疗有助于提高患者生存率。Tsuboi 等在 2004 年首次将 OCT 应用于支气管肺癌的探查和诊断，通过 OCT 图像与组织学结果进行对比，发现中央型肺癌呈现不均一密度显像的黏膜层和黏膜下层以及正常成分结构的缺失。Lam 等利用 OCT 对气管癌前病变进行探测，发现侵袭性癌的气管上皮比原位癌更厚；重度不典型增生和原位癌的气管上皮增厚比轻、中度不典型增生明显；基底膜在原位癌中能保持完整性，但在侵袭性癌中则不完整或在 OCT 成像中不显示。有学者将荧光显像技术与 OCT 技术相结合，通过两者各自的特点希望能将肺癌早期的黏膜改变更敏感地显示出现。虽然 OCT 技术对诊断气管肿瘤具有独特的优势，但是仍不能取代病理活检。OCT 实时、高分辨的成像特点对肺癌早期诊断具有一定研究前景，而 OCT 及其联合技术在肺癌辅助诊断中的应用价值是将来研究的热点。

除此之外，Ridgway 等用 OCT 在新生儿气管内透过气管插管检测喉部和气管结构，可清晰辨识气管壁各层结构，提示 OCT 可用于气管插管状态下气管结构变化的监测。在阻塞性睡眠呼吸暂停（obstructive sleep apnea，OSA）的研究中，通过 OCT 技术对上气管的管径、长度和形态检测，发现 OSA 患者腭咽部横截面积比正常人小，提示 OSA 可能与该部位的病变有关。Karamzadeh 等利用气管插管后损伤的兔模型，证实 OCT 图像可清楚显示气管损伤的结构变化，随着 OCT 技术及其衍生技术的进一步开发，OCT 技术在气管的适应证将会进一步地拓展。

四、禁忌证

OCT检查的禁忌证与常规支气管镜检查相同。

五、技术操作及注意事项

EB-OCT扫描受患者呼吸、咳嗽的影响较大，为获得良好的扫描图像，建议在清醒镇静或无痛麻醉下进行相关支气管操作，使患者在操作中尽量保持平稳的呼吸状态以利于图像收集。常规雾化吸入2%利多卡因后，通过可弯曲支气管于声门、气管、双侧支气管、目标病灶予总量15ml左右2%利多卡因行局部浸润麻醉，充分吸除气管内分泌物后，在导航支气管镜系统引导下于目标支气管送入OCT探头进行观察，反复测量3～5次后记录相关数据以备后期分析。

六、并发症及其处理

EB-OCT检查是一项相对微创的图像扫描技术，其需要通过可弯曲支气管镜送入目标支气管进行检查，由于支气管镜检查为侵入性检查，在操作过程中可能出现咳嗽、气促、低氧血症等情况出现，处理方式同常规支气管镜检查。需注意的是，目前OCT技术重点观察的患者往往为慢性气管疾病患者，这类患者大部分肺功能较差，在检查过程中需重点关注有无呼吸困难加重等表现，可在OCT检查前预先给予患者吸入平喘药物或静脉激素用药以减少并发症的出现。另外因这类患者气管黏膜炎症较严重，在置入OCT探头时需注意缓慢送入，以免因探头摩擦气管引起出血，影响观察效果。

七、评述

OCT是一种新的光学诊断技术，可进行活体组织显微镜结构的非接触式、非侵入性断层成像。在其帮助下使我们对气管结构的认识从胸部CT、支气管镜一类的宏观认识向微观的气管黏膜、平滑肌、软骨等显微结构进一步拓展。相比其他的气管观察测量技术，OCT技术具有更加微创、直观、实时、可重复、客观性强的特点，为我们对气管疾病的结构形态研究、发病机制探索、治疗效果评估提供了有力的帮助。虽然OCT可对气管组织结构进行清晰显像，但也存在一定的不足：①OCT目前仍无法完全代替组织病理学检查；②气管内分泌物、呼吸运动等可影响成像效果；③图像的自动化处理及分析需进一步优化和改良；④探测深度的局限，对气管壁以外的病变或肺实质的病变难以进行清晰显像。但随着OCT衍生技术的开发，该技术将得以进一步改进，如部署功能更强大的多核DSP，以缩短成像时间，并提高影像分辨率；将OCT与呼吸门控技术、三维重建计算机技术相结合，可减少呼吸运动伪影造成的测量误差。

目前用于气管研究的 OCT 是来自于心血管系统的仪器，现市面上尚未有专用于呼吸系统的 OCT 仪器。近年来，即将上市的国产呼吸系统 OCT 已进入临床试验阶段，相信在不久的将来，OCT 技术在气管疾病中的应用将日渐普及，对气管疾病（尤其是慢性小气管疾病）的诊断阳性率、敏感度和特异度将会逐渐提高。

（钟长镐　苏柱泉）

第八节　国产电子支气管镜

一、优亿电子支气管镜

优亿医疗专注呼吸系统疾病的可视、智能、远程诊疗，用全新的创新模式，融合一次性、便捷、床旁内镜的三镜合一技术，与全国各临床中心的产、学、研合作，为临床提供多层次优亿可视化呼吸内镜产品。

（一）支气管镜的型号

UE 电子支气管镜拥有 6 种规格型号，基本覆盖适用于儿童的 1.2mm 工作通道到用于成人治疗的 2.8mm 工作通道（表 2-8-1）。

表 2-8-1　UE 电子支气管镜规格型号

序号	规格型号	头端硬部外径（mm）	插入管外径（mm）	工作通道内径（mm）	弯曲角度
1	EB-120R	3.2	3.2	1.2	
2	EB-150R	3.9	3.9	1.5	
3	EB-200R	4.2	4.2	2.0	向上180°
4	EB-220R	4.8	4.7	2.2	向下130°
5	EB-260R	5.2	5.2	2.6	
6	EB-280R	5.8	5.8	2.8	

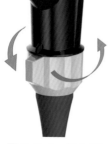

图 2-8-1　插入部
左右旋转

（二）电子支气管镜的创新

1. 插入部具有左右旋转功能

通过对支气管镜弯曲形状检测技术与自动弯曲控制技术的反复研究，创新设计为在蛇骨后端增加智能弯曲部，来解决受力被动弯曲问题。实现了电子支气管镜进入人体内可以左右旋转120°（图2-8-1），可满足不同临床场景下灵活操作，提升了诊治能力。

2. 高清图像画质

针对临床手术实施的不同应用场合和各个医疗机构不同需求，为便于临床医生使用电子支气管镜和临床实践教学，通过信号转接盒输出1080P图像画质，实现高清输出（图2-8-2）。

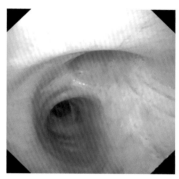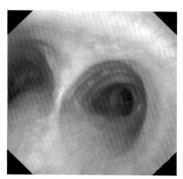

图2-8-2　1080P图像画质

3. 一次性电子支气管镜设计

电子支气管镜因结构复杂，制作成本高，导致其为重复性适用手术器械产品。为了解决现有技术中电子支气管镜在使用后由于消毒灭菌困难而导致的灭菌不彻底的问题，避免院内交叉感染，镜体采用可抛弃式设计。可用于气管、支气管及各肺段的观察，可录像、拍照及图文输出。亦可用于下呼吸道分泌物的吸出、异物的取出及刷检、活检和肺泡灌洗等。亦可引导气管插管及气管管理等。同时，可连接3寸便携屏幕使用，也可连接台车。

目前设计了三种型号的一次性电子支气管镜（表2-8-2），不同的型号可以满足支气管镜医师的诊疗需求。

表2-8-2　一次性电子支气管镜

序号	型号	头端硬部外径（mm）	插入管外径（mm）	工作通道内径（mm）	弯曲角度
1	EBC-380C	4.0	3.8	1.2	向上180° 向下180°
2	EBC-500C	5.0	5.0	2.2	
3	EBC-580C	5.8	5.8	2.8	

（王洪武）

二、明象无线电子支气管镜

目前珠海明象医用科技有限公司已经拥有多个系列几十种镜型，拥有呼吸内镜的整体解决方案。

明象电子镜采用无光纤全电子设计，让内镜彻底摆脱娇贵的光导纤维的限制，让成像无黑点更清晰。另外，全系列采用明象设计的人体工程学指模印，让操作更舒适，实现医生之所想。

1. BF系列电子支气管镜

（1）规格齐全，满足各种临床需求（图2-8-3）。

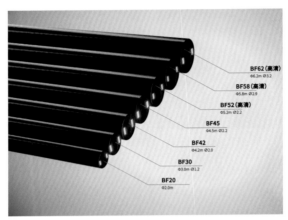

图2-8-3　BF系列电子支气管镜规格型号

（2）超细型号，支持儿童肺部疾病诊治。

（3）超大通道，可实现多种呼吸介入治疗。

（4）64万高清像素，超清视野，精准诊断。

（5）超大视场角，一切尽收眼底。

（6）NT阀专利技术，全球首创，透气又防水。

2. TF系列视频插管软镜

TF系列视频插管软镜拥有16种型号，包括常规型、大通道型（P）及高清型（H），可以满足各种诊疗需求（表2-8-3）。

3. LF系列电子气管插管软镜

LF系列电子气管插管软镜拥有20种型号，包括常规型、大通道型（P）及高清型（H），可以满足各种诊疗需求（表2-8-4）。

表2-8-3　TF系列产品型号规格

型号	TF20	TF20H	TF28P	TF30	TF30H	TF42	TF42H	TF45	TF45H	TF52	TF52H	TF52P	TF58	TF58H	TF62	TF62H
插入部外径（mm）	2.0	2.0	2.8	3.0	3.0	4.2	4.2	4.5	4.5	5.2	5.2	5.2	5.8	5.8	6.2	6.2
器械通道（mm）	/	/	1.2	1.2	1.2	2.0	2.0	2.2	2.2	2.6	2.6	2.8	3.0	3.0	3.2	3.2
工作长度	600mm															
视场角	120°															
视相角	0~3°															
景深	3~200mm															
弯曲角度	向上180°，向下130°															
成像分辨率	H型中心分辨率不低于20线对/毫米，其他型号中心分辨率不低于15线对/毫米															

表2-8-4　LF系列产品型号规格

型号	LF20	LF20H	LF28	LF28H	LF28P	LF30	LF30H	LF38	LF38H	LF42	LF42H	LF45	LF45H	LF52	LF52H	LF52P	LF58	LF58H	LF62	LF62H
插入部外径（mm）	2.0	2.0	2.8	2.8	2.8	3.0	3.0	3.8	3.8	4.2	4.2	4.5	4.5	5.2	5.2	5.2	5.8	5.8	6.2	6.2
器械通道（mm）	/	/	/	/	1.2	1.2	1.2	/	/	2.0	2.0	2.2	2.2	2.6	2.6	2.8	2.8	2.8	3.2	3.2
工作长度	600mm																			
视场角	120°																			
视相角	0~3°																			
景深	3~150mm																			
弯曲角度	向上180°，向下130°																			
成像分辨率	H型中心分辨率不低于20线对/毫米，其他型号中心分辨率不低于15线对/毫米																			

三、澳华电子支气管镜

澳华电子支气管镜是由上海澳华内镜股份有限公司研发、生产和销售。于2022年推出了公司第一代高清支气管镜系统AQ-100系列。

1. AQ-100图像处理器

按防电击类型分类	Class I
按运行模式分类	连续运行
设备的额定电压	−220V
设备的额定频率	50Hz
设备的输入功率	60VA
输出信号接口	Y/C、DVI、VIDEO

2. 电子支气管镜介绍（表2-8-5）

（1）超细插入部 VBC-XQ30在保证图像质量的同时，其头端部外径做到了3.6mm，提升了对支气管的探查能力，配合1.2mm直径的活检孔道，可以满足更外周支气管的诊疗需求。

（2）高分辨率图像 VBC型支气管电子内镜采用全新微型CMOS图像传感器，图像分辨率更高，支气管诊疗时在大画面的显示下亦可提供高清晰的图像，黏膜表面微小细节显示更清晰。

（3）优越的治疗通道 VBC-ST30型支气管内镜在保持较细的插入部外径同时兼备直径2.8mm的钳道，可更好地兼容手术诊疗耗材，在诊疗的同时保证镜下吸引能力。

表2-8-5 电子支气管镜规格介绍

	VBC-XQ30	VBC-Q30	VBC-1T30	VBC-ST30
工作长度（mm）	600	600	600	600
主软管外径（mm）	3.6	4.9	5.7	6.0
景深（mm）	2～50	2～50	2～50	2～50
钳道孔径（mm）	1.2	2.0	2.0	2.8
视场角	110°	110°	110°	110°
弯角	上160° 下130°	上160° 下130°	上160° 下130°	上160° 下130°

（王洪武）

第九节　电磁导航支气管镜

电磁导航支气管镜（electromagnetic navigation bronchoscopy，ENB）是一种以电磁定位技术为基础，结合计算机虚拟支气管镜与高分辨螺旋CT特点，经支气管镜诊断的新技术。其优点在于可准确到达常规支气管镜无法到达的肺外周病灶或对纵隔淋巴结进行定位。该项技术是近年来介入肺脏病学的一项重要新进展，主要应用在周围性肺部疾病的诊断、纵隔及肺门淋巴结的诊断、呼吸介入治疗的定位等方面，对肺外周病灶、纵隔及肺门淋巴结获取病理组织的成功率较高，其准确定位功能有助于外科手术、放射治疗、呼吸介入治疗的新方法的开展，为介入肺脏病学提供了一种新的定位方法。

2007年美国明尼苏达州 Super Dimension 公司研制的 inReach™ 系统（采用第三代电磁导航技术的支气管镜检查技术）获得美国FDA 510（k）验证，获得常规支气管镜不易获得的支气管远端的活检标本，为肺癌或肺部疑难病变的诊断提供低风险检测手段。该系统使用的技术与"全球卫星定位系统（GPS）——根据发射端、接受端和基站之间相互通信进行计算并作以信息反馈从而定位"使用的技术颇为类似。设备主要由磁导航电磁板（electromagnetic board）、导航定位装置（locatable guide，LG）、延长工作管道（extended working channel，EWC）和计算机系统与监视器等组成。

一、适应证

（1）肺外周病变的定位、活检。
（2）纵隔、肺门淋巴结病变的定位、活检。
（3）周围型肺癌手术前的定位标记。
（4）周围型肺癌立体放疗的定位。
（5）周围型肺癌近距离放疗的导管放置。
（6）其他需要在肺部、气管、纵隔精确定位的呼吸介入手术。

二、禁忌证

电磁导航支气管镜的禁忌证与常规支气管镜检查类似，包括以下几点。
（1）不能平卧者。
（2）活动性大咯血。
（3）严重心肺功能障碍。
（4）严重心律失常。
（5）新近发生心肌梗死或不稳定型心绞痛。

（6）不能纠正的出血倾向。

（7）主动脉瘤。

（8）尿毒症或严重肺动脉高压。

（9）不能配合、耐受支气管镜检查。

三、操作方法

支气管镜磁导航系统的操作可以分成两个部分，分别是术前导航规划和术中气管内磁导航。

1. 术前导航规划—计划

术前导航规划即影像采集和绘图。计算机软件把以DICOM格式储存的高分辨螺旋CT数据进行三维重建，产生的虚拟支气管图像供医生作术前导航参考。在导航计划管理计算机上，操作者在虚拟支气管图像中标记5~7个解剖标记为注册点以备电磁匹配用（例如隆突、右主支气管等），然后在螺旋CT图像上的三个切面（横状面、矢状面、冠状面）分别标记出目标病灶。计算机软件可自动找出通往目标病灶的气管，用颜色线显示导航路径供参考及确认，也可通过手动自行设定导航路径或仅作部分修改，操作者沿预设路径，便能准确到达目标病灶部位（图2-9-1）。

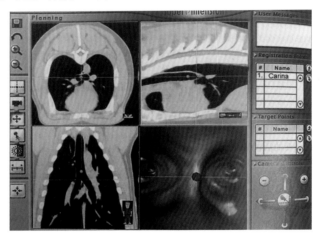

图2-9-1　术前虚拟导航规划

2. 术中气管内磁导航——注册

术中气管内磁导航即支气管镜定位和实时导航。麻醉（局部麻醉或静脉麻醉）后将可弯曲支气管镜插入气管，沿支气管镜工作通道将已预置入导航定位装置（LG）的延长工作通道（EWC）送入气管中。按前期规划中的注册点与体内定位探头进行一一配对，例如在计划图上选定右中叶支气管（RML），然后把LG的探头放置在体内相应位置（图2-9-2），计算机系统将两图像叠加校正，综合生成直达靶区的导航计划图，探头被实时监控校准，并能在导航系统中反映探头在支气管中的实时位置。根据监视器显示的三维重建CT图像以及虚拟支气管树，操作者按照导航计划图在每个支气管分叉只需按导航定位导管转向提示视窗显示方向（绿色球为目标，绿色球在正中则表明方向正在导航路径上，图2-9-3），转动导航定位导管手柄，轻轻拉动手柄，导管前端即可按照设定方向转向，进入通往目标病灶的支气管。当到达靶区时，固定EWC，然后将LG从EWC中退出，经EWC置入活检钳等操作器械，进行针吸、刷检、活检或注射药物等。

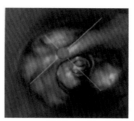
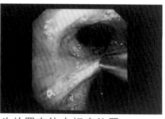

图2-9-2　LG的探头放置在体内相应位置

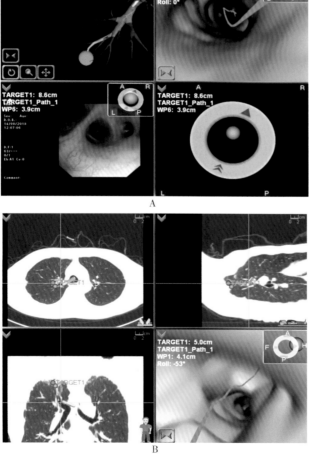

图2-9-3　术中实时导航

四、临床应用

临床上依靠ENB技术可视化导航和精密定位的功能，主要应用于经支气管镜对肺外周病灶以及纵隔病变的定位、活检，主要包括以下几种方法。

1. ENB引导的经支气管肺活检（transbronchial lung biopsy，TBLB）

Becker等在2005年首次报道了在人体身上应用ENB的初步研究，有30例成年男性患者，肺部病变的范围从1.2 cm到10.6cm，从29名患者中的20名（占69%）获得确诊价值的肺组织活检，其中25%（5/20）确诊为良性病变。25名患者按计划进行手术。出现1例肺组织活检相关气胸，3例轻微的自限性出血，没有严重并发症。广州呼吸疾病研究所报道在2011年9月1日至2012年5月30日收治的20例胸部螺旋CT显示为孤立性肺外周微小病变（直径＜3cm）的患者进行电磁导航支气管镜实时引导定位下肺活检，同时以X线引导下定位肺活检作为对照，最后诊断通过外科手术切除病灶行病理检查或随诊12个月至临床确诊。结果 17例患者共20个肺外周微小病灶进行电磁导航实时引导下完成活检，病灶平均直径为（1.8±0.7）cm，其中11例患者行手术治疗，6例患者经内科治疗并随诊超过12个月均达到临床治愈。肺活检组织病理结果与最后诊断符合率：电磁导航组为80.0%（16/20），X线透视组为45.0%（9/20），两组确诊率差异有统计学意义。在电磁导航支气管镜开始应用的阶段，多个关于电磁导航支气管镜在肺外周病变的诊断价值的研究也有类似的结果，ENB定位TBLB诊断率在59%～75.5%，其准确率高于常规活检方法和放射性监视下活检。近几年来，随着电磁导航支气管镜技术应用逐步增多，相关技术不断改进，诊断率也有所提高。有报道电磁导航定位下应用末端预弯的导管，活检联合针吸、刷检、灌洗等方法，31例患者有30例（诊断率96.8%）得到了诊断。

2. ENB引导的经支气管淋巴结针吸活检（transbronchial needle aspiration，TBNA）

2006年Gildea等进行一项单中心的初步研究，共60名受试者采用静脉注射咪达唑仑和吗啡并局部应用利多卡因的清醒镇静麻醉方法，经鼻途径，采用标准支气管镜在电磁导航引导下行肺组织活检。支气管镜检查操作平均时间为（51±13）分钟，导航成功率100%，平均注册时间为（3±2）分钟。周围性肺病灶平均导航时间为（7±6）分钟，纵隔淋巴结平均导航时间为（2±2）分钟；肺部病灶与淋巴结大小分别为（22.8±12.6）mm和（28.1±12.8）mm；取样成功率为80.3%（45/56），其中肺部病灶的取样成功率为74%（40/54），纵隔淋巴结取样成功率为100%（31/31）；恶性病变的准确率为74.4%（32/43）。Eberhardt R等在近期的研究中比较了在ENB引导下经支气管针吸（TBNA）与钳夹活检（transbronchial forceps biopsy，TBB）对孤立性肺外周小病灶的诊断价值。经ENB引导定位同时对病灶采用TBNA与TBB两种方法取组织活检，55例患者除去2例失访，其中40例（75.5%）得到明确诊断，TBNA与TBB比较，TBNA具有更高的阳性准确率（36/40 vs 22/40）。因此，ENB辅助经支气管针吸有助于提高获取肺外周病变组织以及纵隔淋巴结组织的概率，也是一种可行而且安全的方法。

3. ENB与电子支气管镜实时超声定位（EBUS）联合应用

Eberhardt R等在德国海德堡大学和美国哈佛大学医学院联合完成的研究表明，在诊断周围性肺病变时，联合应用两种微创技术——支气管内超声（EBUS）及电磁导航支气管镜（ENB），比两者单独应用更为有效，且对患者无害。这一前瞻、随机、多中心试验纳入了120例胸部CT扫描显示周围型肺部病灶或肺部病变患者，根据支气管镜检查随机分为三组：单独应用EBUS、单独应用ENB、联合应用EBUS及ENB组，并对每组诊断率（即正确诊断的百分比）进行分析。如果这些微创技术无法得到明确结果，则进行外科手术切除行病理组织活检。结果表明，单独应用EBUS诊断率为69%，ENB为59%，但二者结合后诊断率提高至88%，且与病灶大小无关，这是极为显著的改善。此外，研究人员注意到一种趋势，即探查良性病变的敏感性升高，虽然这并无统计学意义。在本研究中，经支气管镜肺活检最主要的并发症是气胸，单独应用ENB或EBUS组的气胸发生率为5%，而联合应用时为8%，但无统计学差异。Eberhardt等在后来的进一步研究中也有类似的结果，对53例孤立性肺外周小病灶（直径≤3cm）联合ENB与EBUS取组织活检，首先在ENB上定位目标病灶，再予EBUS探头经EWC置入病灶部位确定，必要时调整活检位置，结果表明，经过EBUS调整的活检阳性率为93%，而未经EBUS确定行活检的阳性率仅为48%。ENB与EBUS均代表着日益推广的新技术，EBUS使病变直接可视化，但是缺乏导航系统，因此要求操作者根据事先影像学检查资料如胸部CT扫描等进行操作。而另一方面，ENB具备高度专业化的实时导航系统，但缺乏手段直接可视病变。二者联合应用克服了各自的缺陷。

4. ENB与正电子造影扫描（PET-CT）和快速现场细胞病理学检查（ROSE）联合应用

有报道13名影像学检查可疑肺癌患者进行电磁导航支气管镜检查结合正电子造影扫描和快速现场细胞病理学检查，以确定ENB+PET-CT+ROSE联合应用对诊断肺外周病变的准确性和安全性。电磁导航支气管镜检查采用superDimension系统进行，FDG-PET-CT均在支气管镜检查前完成，支气管镜检查在全身麻醉下进行，经ENB导航获得的病理组织均予ROSE并按照巴氏分级（Ⅰ～Ⅴ）方法评价。最终诊断基于通过ENB获得病变部位组织的病理学结果，若电磁导航支气管镜检查不能诊断时，则通过外科手术或计算机断层扫描引导下细针穿刺活检（CT-guide fine-needle aspiration，FNA）获得组织的病理学结果。结果显示：肺外周病变的平均直径范围从$1.4 \sim 5.3$cm，平均（3.0 ± 1.2）cm。电磁导航支气管镜检查（ENB）组织活检正确率达76.9%。快速现场细胞病理学检查（ROSE）的灵敏度和特异性分别为84.6%和100%。正电子造影扫描（PET-CT）诊断恶性肿瘤的阳性预测值是90%。支气管镜检查期间和之后24小时内未观察到支气管镜检查相关副作用。研究结果显示：电磁导航支气管镜检查结合正电子造影扫描和快速现场细胞病理学检查在肺外周病灶的诊断是安全、有效的。

综合相关研究数据表明，对ENB应用在肺外周小病灶诊断价值的研究，在该技术的应用初期，其诊断率为59%～75.5%。联合PET-CT以及ROSE，或者应用预弯导管、多种取材方法（活检钳、穿刺针、刷子、灌洗等）联合，诊断率也提高90%。

五、并发症与注意事项

电磁导航支气管镜本身是无创的检查，在ENB引导下施行支气管镜检查以及在行肺活检、穿刺针吸、放置导管或粒子等介入操作时可伴有相应的并发症，最常见的是气胸，发生率为3%～10%，一般为自限性，不需行胸腔闭式引流术，1～3天可自愈；其次为细微出血，发生率为1%～2%，通常不需要特殊处理。在实际操作的过程中需注意虚拟支气管镜图像与实际支气管镜下的差异，这种差异与胸部螺旋CT资料本身有关，因此在操作时，需同时监视支气管镜下的情况以及电磁导航图像的提示。不熟练的操作者可能需要更多的操作时间，给予患者一定的镇痛、镇静药物可提高其耐受性和操作成功率。

六、技术展望

在ENB技术的精确定位帮助下，一些微创的介入手术和侵入性的操作将得以实现，例如精确标记肺外周微小病灶指导VATS手术治疗，引导放置基准标记定位立体放疗，引导气管内照射局部治疗，经支气管镜气管内高频消融治疗以及物美价廉的国产化ENB系统等。

1. 经ENB引导放置染色标记物

广州呼吸健康研究院团队在2011年通过ENB引导下对一例左上叶尖段肺内磨玻璃密度影（ground—glass opacity，GGO）进行染色标记物放置，患者为58岁女性，体检发现左上叶尖段一直径约8mm结节，全身PET-CT扫描可见放射性物质浓聚（图2-9-4A），在全身麻醉下经ENB引导将EWC送入左上叶尖段病灶处，通过25G注射针注入美蓝溶液进行染色标记病灶，标识完成后行外科胸腔镜治疗，术中可见美蓝染色手术标记，成功行楔形切除，术后病理结果提示肺腺癌（图2-9-4B、C）。以往对于肺外周小病灶因存在难获取病理组织、手术定位困难等问题，通常采取观察、随访的诊疗方案，但也导致部分早期肺癌失去早期诊断、治疗的机会。通过ENB成功定位肺外周小病灶，为手术治疗的定位提供了一个新的手段，对于部分患肺癌的高危人群，可考虑行小范围的肺楔形切除明确诊断。

2. 经ENB引导放置基准标记

Kupelian等在进一步研究中在立体定位放疗中应用ENB引导放置基准标记，以该新方法与传统方法经CT定位或X线定位进行比较，通过对23例肺外周病变且不适宜手术治疗的肺癌患者放置基准标记，病灶的平均直径为2.6cm，其中15例患者在CT定位或X线定位下通过经皮肺穿刺完成，8例患者通过ENB引导下经支气管镜放置的方法完成。23例患者均成功放置基准标记并根据基准标记完成立体定位放疗，基准标记平均移位为（2.6±1.3）mm，通过CT及X线定位的15例患者中出现8例气胸（53%），而经ENB定位的患者中无出现气胸等并发症。在早期立体放疗的经验中，使用常规方法在CT定位下经皮肺穿刺放置基准粒子，其气胸发生率为48%。

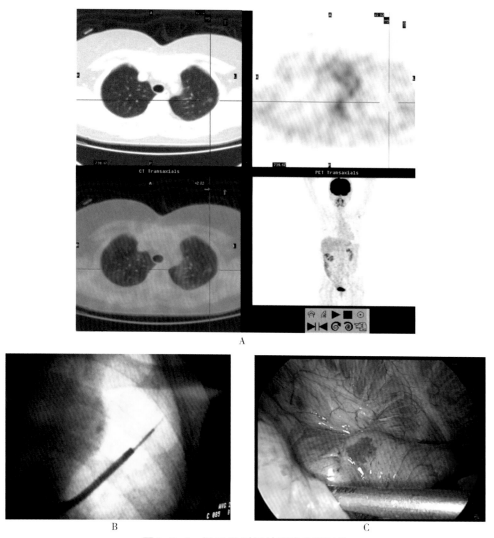

图2-9-4　经ENB引导放置染色标记物

A.全身PET-CT扫描可见放射性物质浓聚；B.通过ENB引导下在肺内放置染色标记物，成功标记仅2mm直径的肺外周病灶；C.通过ENB引导下在肺内放置染色标记物，成功标记仅2mm直径的肺外周病灶

Daniel等在进一步研究中对联合ENB与EBUS应用于立体放疗基准粒子放置的定位进行了研究，在对43例患者（42例非小细胞肺癌、1例类癌）放置基准标记，对于中央型肿物应用EBUS微探头定位，对于肺外周病灶采用ENB联合EBUS微探头定位。结果表明43例患者当中的12例使用了ENB联合EBUS微探头的方法，在平均直径仅2.78cm的肺部肿瘤中，总共161个基准标记被成功放置，平均3.7个/例患者，2周后复查胸部CT仍有139个基准标记可用于立体放疗定位，占总数的86.7%。30例患者的基准粒子没有出现

移位或丢失，尽管有13例患者出现1个以上的基准粒子移位或丢失，但仍至少有1个以上基准粒子保留，因此均对放疗定位没有影响。部分患者术后有咯少量血丝痰；1例患者出现局限性气胸，1天后自愈；没有患者出现大咯血、动脉栓塞；没有出现基准粒子经呼吸道排出的情况。值得一提的是，研究对象的43例患者，平均年龄为74.4岁，其中31例伴有严重的慢性阻塞性肺疾病（COPD），14例伴有冠心病，这些患者均因不能耐受传统经皮肺穿刺操作的并发症而选择经ENB引导经支气管镜放置的方法完成。因此，经ENB放置基准标记定位肺外周病灶是一种安全、有效的新手段，对比传统的定位方法其并发症发生率更低。

3. ENB引导气管内近距离放疗

Harms等报道了1例无法手术治疗的右上肺非小细胞肺癌患者接受ENB引导气管内近距离放疗取得良好疗效。该患者首先接受了体外放疗，总量50Gy，后通过ENB引导经支气管镜通过右上叶支气管达到肿瘤内放置近距离放疗导管，经EBUS微探针确定周围组织后给予高剂量比率放疗（^{192}铱370 GBq）导管留置5天，并予每周3次单剂量5Gy的追加放射，随访12个月，疗效达到完全缓解。Becker等报道了一个对ENB引导气管内近距离放疗的可行性和安全性研究，对18例无法手术治疗的周围型肺癌患者进行观察。观察结果表明，其中50%（9/18）患者肿瘤疗效达到完全缓解，50%（9/18）患者取得部分缓解。治疗的过程中患者都能耐受，未出现明显副作用或严重并发症，仅出现1例自限性气胸，观察后自愈。他们认为，今后EBUS联合ENB引导气管内近距离放射疗法可能成为一种有效治疗无法手术的肺外周肿瘤的治疗方法，然而，仍需要进一步的前瞻性研究以确定这种新治疗方法的疗效，评估其安全性、远期疗效以及最大的治疗范围。

4. ENB引导经支气管射频消融治疗周围型肺癌

射频消融治疗（RFA）是通过使用电磁波与射频交流电对肿瘤细胞起热效应消融的治疗方法。RFA以往常用于治疗肝癌、肾癌和肺癌，但旧的RFA设备存在损伤周围组织、治疗效果不理想等问题，随着新设备的开发，RFA现作为一种微创、有效的介入治疗的新方式。近来无法行手术治疗的肺癌患者接受RFA作为一线、二线治疗的病例报道日渐增多。Tsushima等报道的前瞻性研究，经支气管镜引导在气管内置入RFA探头对绵羊肺进行消融，证实了经支气管内射频消融治疗的可行性。Tanabe等在进一步人体应用RFA可行性和安全性的研究中报道，在无法手术治疗的肺癌患者中应用ENB引导经支气管镜在肿瘤中置入冷却消融探针，输出功率为20W，每例患者重复3次RFA治疗，最大治疗范围达10 mm×12mm，消融部位病理组织学提示肺泡结构破坏并凝固性坏死，未出现明显并发症。但RFA局部治疗在肺癌治疗中的价值还不是很明确，但将来对于不能手术治疗的患者，RFA可能是一个微创、有效的治疗选择。

5. ENB国产化，且性能安全可靠

尽管ENB诊断准确率高又可指导肺部疾病治疗，但进口公司设备价格高昂，因而并不适合临床常规推广。近年来，我国已有厂家研发了国产化电磁导航定位系统。有学者应用该ENB系统联合透视对肺外周病灶诊断价值的临床单中心进行随机对照研究，发现

64例患者共70处病灶，ENB联合胸片引导TBLB比单独透视引导TBLB诊断率高（88.6% vs 62.9%），亚组分析表明病灶＞3cm时，ENB诊断率更高。

电磁导航系统可结合CT、MRI等图像的三维虚拟支气管镜功能，进行精确的定位和治疗。电磁导航系统能在CT、MRI或透视下应用导管和穿刺针，利用电磁场确定实时位置和方向，继而显示前期的CT或MRI资料（医学可视化），可以更广泛地在介入放射领域加以应用，体现了一体化的微创技术的优点。总之，电磁导航系统具有导航定位精确、无射线辐射伤害、使用方便、无需使用造影剂等优点，是介入肺脏病学领域的一把新的利器。而国产化的电磁导航支气管镜普及和推进对介入肺脏病学发展具有重要的意义。

十、病例举例

例1　ENB引导周围型肺癌同位素治疗

患者，女，75岁，体检发现右上叶肺癌。患者有冠状动脉疾病、糖尿病和高血压病史，有吸烟史（2包/天）。该患者的脑血管在1998年意外破裂并伴随有颈动脉阻塞，通过冠状动脉血管成形术在颈动脉放置了四个支架。常规胸部X光检查中发现右上肺肿块，胸部CT发现右上肺20mm×15mm的肿块，周边有毛刺（图2-9-5A）。PET扫描显示出一个高代谢的圆形区域，该区域对应于CT扫描中的团块。

通过经皮穿刺，病理诊断为腺癌，临床诊断为右上肺原发性肺癌，T1N0M0，IA期。由于患者全身状况较差，决定放弃外科手术后进行放射物标记治疗。

术前，将一个BARD MW-319双腔针放置在一个10mm Visicoil™标记物上。InReach™电磁导航被用来放置inReach引导导管。腔针被放置在引导导管与结节之间，在透视引导下，到达内腔。随后，植入粒子后对患者进行放疗。

治疗后一个月，进行胸部CT扫描，肿块体积缩小到17mm，内有高密度影（图2-9-5B），胸透发现肺内有两条高密度影（图2-9-5C）。因此，支气管镜电磁导航系统可应用于周边小结节放射物标记的准确定位，能够早期治疗肺癌，大幅度减少了死亡率。

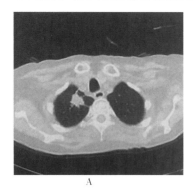
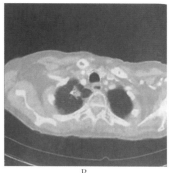
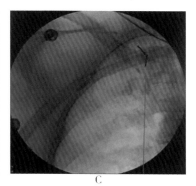

图2-9-5　ENB引导周围型肺癌同位素治疗影像

A.胸部CT发现右上肺20mm×15mm的肿块，周边有毛刺；B.治疗后一个月，进行胸部CT扫描，肿块体积缩小到17mm，内有高密度影；C.胸透发现肺内有两条高密度影

例2　ENB引导周围型肺癌放射治疗

患者，女，71岁，右上肺腺癌复发。患者9个月前诊断为原发性右肺上叶后段腺癌。由于患有严重肺气肿，不能手术，使用标准剂量放射治疗（50 Gy），肿瘤缩小。9个月后胸片及PET扫描发现右上肺肿瘤复发。患者拒绝化疗，拟行立体定向放射治疗计划。治疗期间利用ENB将一金属物插入瘤体内作为标记物进行示踪放疗（图2-9-6）。

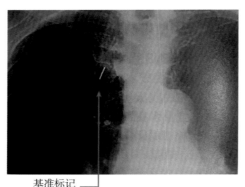

基准标记

图2-9-6　治疗期间利用ENB将一金属物插入瘤体内作为标记物进行示踪放疗

（钟长镐　罗为展　李时悦）

第十节　机器人支气管镜

一、概述

目前常用的肺结节诊断技术包括经支气管方式和经胸壁方式两种。经支气管方式与经胸壁方式相比，具有高度的安全性，但传统的手持支气管镜受限于其弯曲角度、复杂的支气管迷路、狭小的空间，其对肺结节的诊断率尚难以与经胸壁方式相媲美。引导支气管镜包括虚拟导航支气管镜（virtual bronchoscopic navigation，VBN）、电磁导航支气管镜（electromagnetic navigation bronchoscopy，ENB）、径向支气管内超声（radial probe endobronchial ultrasound，rEBUS））、引导鞘管（guide sheath，GS）、超细支气管镜（ultrathin bronchoscopy，UTB）等，大大提升了经支气管方式对肺结节的诊断率，但尚不及经胸壁方式的诊断率。随着技术的进步，机器人支气管镜出现，其高度的稳定性、灵活性、精准性，使其对肺结节的诊断率进一步提升。

二、机器人支气管镜平台

截至目前，已在美国上市的机器人支气管镜系统有两款，分别是强生公司收购的 Auris Health 开发的 Monarch™ 平台，于2018年3月获得了美国食品药品监督管理局

（FDA）的批准；另一系统为直觉外科开发的Ion™平台，于2019年2月在美国上市。国内机器人支气管镜产品有待上市。

Monarch™平台基于电磁导航技术引导支气管镜到达目标支气管，其采用外径6mm的导管嵌套外径4.4 mm、工作通道2.1 mm的支气管镜的子母伸缩设计，使支气管镜进一步到达更远端的支气管。此外，从导管伸出后的支气管镜可向各个方向弯曲180°，进一步帮助支气管镜到达狭小、弯曲的气管从而到达肺外周病变。Monarch™系统由带有两个机械臂的台车、带有显示器的工作站、控制手柄和支气管镜组成。台车上的两个机械臂共同控制支气管镜的精确运动、伸展和关节运动。操作人员可以通过观察显示器界面操纵手柄从而控制支气管镜的走向，根据虚拟支气管镜图像和屏幕上显示的真实支气管镜图像调整机器人支气管镜的运动方向。一旦支气管镜到达目标，Monarch™可以将其固定，减少不必要的移动，同时可以进行镜下观察。该系统的另一个独有功能是始终可以进行镜下观察及吸引，从而可以在放置取样器械进行取样的同时进行精准引导，支气管镜2.1mm的工作通道允许任何现有的取样器械通过。

Ion™系统由超细的动作导管和视觉探头组成，动作导管外径3.5 mm，工作通道2 mm，允许外径1.8 mm的视觉探头或活检针通过。Ion™系统操作时可进行镜下观察，但取样时必须取下视觉探头。该导管采用形状感知技术，其以每秒数百次的速度向控制台反馈该导管的位置和形状信息。Ion™系统由系统台车和控制台组成。台车上的机械臂用来操控导管，监视器显示虚拟支气管树图像和管腔内镜下图像，在进行确认或取样时，可切换成rEBUS和透视图像。在支气管镜检查过程中，操作者操控带有滚轮和轨迹球的运动控制台来引导支气管镜，通过预先规划的路径导航到目标病变。此外，Ion™系统有自主研发的适配Flexion活检针，有19G、21G和23G三种规格，以满足不同病变的取样需求。

三、机器人支气管镜的应用及研究现状

关于机器人支气管镜在肺外周病变诊断中的应用及研究有较多报道，还有部分研究目前正在进行中。

1. Monarch™平台机器人支气管镜研究

Rojas-Solano等人首先报道了使用第一代Monarch™机器人支气管镜系统的可行性研究，诊断活检样本来自93%（14/15）的患者，无严重不良事件发生，包括气胸和严重出血。

Chen等人的REACH研究表明，在所有段支气管中，Monarch™机器人支气管镜系统比相同外径的传统细支气管镜可以进入支气管更远端，尤其是在角度更大的尖段和尖后段支气管更明显。Monarch™系统比奥林巴斯支气管镜走得更远，可以到达胸膜附近。ACCESS研究在8个尸体模型中人工建造67例肺结节模型，Monarch™机器人支气管镜能够到达每个肺结节模型。经支气管针吸（TBNA）和经支气管活检钳取的总诊断率为97%（65/67）。在结节大小（21～30mm结节与小于20mm）、病变超声特征（同心、偏心）、与

胸膜的距离方面诊断率均无显著差异（100% vs 95.7%，$P > 0.999$）。但该研究是在尸体模型上进行的，这不能完全反映真实临床上受呼吸运动影响的肺结节诊断情况。在另一项研究中，Chen等人报道了一项利用第一代规划和导航软件的机器人支气管镜的前瞻性多中心初始研究。BENEFIT研究招募了来自5个研究中心的55名受试者，96.2%的受试者病变定位成功，观察到的不良事件发生率很低（3.7%），总体诊断率为74.1%，且不受rEBUS特征、支气管征或病变大小的影响。

Chaddha等人进行了一项回顾性研究，包括165例患者的167个病变，结果显示机器人支气管镜的诊断率（假设所有被证实为炎症而无随访的活检样本都是非诊断性的）在69.1%到77%之间。本研究使用的是第一代软件的预发布版本。病变最大可测直径的平均大小为（25.0 ± 15.0）mm，70.7%的病变位于肺外周1/3。共有10例（6.0%）发生不良事件，包括6例气胸和4例大出血。此外，该研究表明诊断率不依赖于病变大小、密度、位置和中心性。

Ekeke等人报道了一项对25名男性患者使用机器人支气管镜评估肺结节的初步研究，结果显示96%的患者可获得充分的样本且无并发症发生。此外，由Septimiu Murgu牵头的大样本量的TARGET研究（NCT04182815）仍在进行中，该计划在多达30个中心招募1200名受试者使用Monarch™系统进行经支气管肺结节活检评估，预计将于2023年12月完成。

Chan等人报道了机器人支气管镜联合CBCT在手术前使用吲哚菁绿染料定位肺结节的经验，共定位5例肺结节，导航成功率100%，定位成功率80%。

Cumbo-Nacheli等人报道了一项机器人支气管镜联合CBCT对具有挑战性的肺结节诊断效能的回顾性研究。该研究共入组20例，平均导航时间9.8分钟，导航成功率以及确认取样器械位于病变内的到位率均为100%，机器人支气管镜平均操作时间36.4分钟，对恶性病变诊断的灵敏度为86.6%。

2. Ion™平台机器人支气管镜研究

Fielding等人报道了一项纳入29名接受机器人支气管镜检查的受试者的回顾性研究，结果显示机器人支气管镜的总诊断率为79.3%，对恶性病变的诊断率为88.2%；无严重气胸、出血或气管损伤发生。

Yarmus等人对5具尸体进行了一项前瞻性、随机对照研究，包括20例肺外周结节的60次操作，以比较三种引导支气管镜（包括ENB、rEBUS和机器人支气管镜）诊断肺外周结节的能力。虽然rEBUS联合超细支气管镜与ENB之间无显著差异（25% vs. 45%，$P=0.19$），但机器人支气管镜的定位和穿刺成功率明显高于ENB（80% vs. 45%，$P=0.022$）。在定位失败的病例中，穿刺针距离病变的中位距离在机器人支气管镜系统中距离最短，具有显著差异（$P=0.0014$）。

Bajwa等人报道，无论rEBUS特征如何，在单中心连续76例机器人支气管镜对肺外周病变诊断率为92%，且无并发症发生。Benn等人报道了机器人支气管镜对恶性病变敏感性和总体诊断准确性，并结合锥形束CT（CBCT）进行二次确认。该研究连续纳入52例患者，包含59例结节，且不考虑年龄、既往恶性肿瘤史或胸外科手术史。导航完成后，穿刺针插入目标病灶，进行CBCT扫描以确定穿刺针位置，如有必要可在活检前进行适当调整，总体诊断率为86%（51/59），对恶性病变的敏感性为84%（31/37）。其中，2例患者术后出现气胸，其中一人需要置入胸管，无出血并发症。

Kalchiem-Dekel等人报道了连续131例受试者包含159例结节进行机器人支气管镜的价值，总诊断率为81.7%（130/159）。在病变≤1.00 cm、1.01 ~ 2.00 cm、2.01 ~ 3.00 cm、>3.00 cm的诊断率分别为66.7%、70.4%、92.9%、100.0%。与以往其他研究不同的是，单因素分析显示病变大小、肺中心性与诊断率显著相关，但与支气管征和rEBUS特征无关，发生了4例机器人支气管镜相关不良事件，其中2例为气胸，且需要经皮置管引流，无相关严重出血、气管穿孔或死亡发生。

一项前瞻性多中心研究（NCT03893539）计划招募360例受试者，评估Ion™系统在肺结节定位和取样方面的性能，预计将于2023年1月完成。Folch等报道称这一研究的早期多中心研究结果，入组了70例受试者包含74例肺结节，69例（98%）受试者完成了导航和活检，导管尖端位置距离病变均在2cm内，无并发症发生。Reisenaur等人也报道了这项研究的可行性和安全性，入组了241名受试者包含270个肺外周结节，其中8名（3.3%）受试者发生无症状气胸，1名受试者需要放置引流管；2例（0.4%）受试者出现气管出血。Simoff等人也报道了该研究的初始阶段，介绍了他们第一次使用Ion™系统的经验。60例受试者包含67例结节进行了活检，肺结节中位最大直径为20.0 mm，活检成功率为97.0%，无任何程度的气胸或气管出血发生。这些早期的结果是令人鼓舞的，我们期待研究的最终诊断率和敏感性。

Chambers等人报道了使用机器人支气管镜联合O形臂CT对肺外周病变诊断的可行性、容易使用性以及器械在病变内的到位率的回顾性研究。研究共入组包含75例患者的79个结节，49%的结节大小≤2cm，器械到位率为97%（77/79），中位操作时间为80分钟，诊断率为77%~86%，2例患者发生了气胸。

Low等人报道了一项机器人支气管镜与电磁导航支气管镜联合数字合成体层成像诊断肺外周病变的回顾性对比研究。机器人支气管镜组共入组133例患者包含143例肺外周病变，电磁导航组入组170例患者包含197例肺外周病变，中位病变大小分别为17mm和19mm，诊断率分别为77%（110/143）和80%（158/197），调整病灶大小、支气管征、外中三分之一位置及性别后，两组诊断率没有差异；两组气胸发生率分别为1.5%和1.8%。该研究显示两种方式对于肺外周病变诊断率及安全性相近。

Oberg等人报道了机器人支气管镜引导下冷冻活检诊断肺外周病变的回顾性研究。该研究共入组112例患者包含120个肺结节，总诊断率为90%，近18%的病变是由冷冻活检独立诊断的，所有的冷冻活检标本均可以满足分子检测，数字成像软件证实，与针吸和传统活检钳活检相比，通过冷冻活检获得的标本数量和质量都有所增加。

Styrvoky等人报道了使用机器人支气管镜联合rEBUS、CBCT诊断肺外周病变的回顾性研究，研究共入组198例患者包含209个肺结节，平均最大层面直径（22.6±13.3）mm，诊断准确率为91.4%，敏感性为87.3%，特异性为98.7%，阴性预测值为81.3%，阳性预测值为99.2%，并发症发生率为1%。该研究显示了机器人支气管镜很好的诊断效能。

Thiboutot等人报道了他们2020年9月进行的一项使用人体尸体模型的临床前、前瞻性试验评估了使用机器人支气管镜联合各种定位技术成功穿刺肺结节模型的情况。研究共在16例肺结节模型上进行了38次操作，中位结节大小16.2mm，所有的结节均位于肺外1/3，支气管征阳性的结节占31.3%。当机器人支气管镜导管尖端更接近结节时，中心目标命中率提高，这一因素也是命中中心目标的强影响因素。

Lee-Mateus等人报道了一项机器人支气管镜与经胸壁肺穿刺活检对怀疑为癌的肺结节诊断率的回顾性对比研究。机器人组入组113例，经胸壁组入组112例，诊断率分别为87.6%和88.4%。机器人组诊断恶性疾病的灵敏度和特异度分别为82.1%和100%，经胸壁组诊断恶性疾病的灵敏度和特异度分别88.5%和100%。经胸壁组的并发症发生率为17%，显著高于机器人组4.4%。该研究证实机器人支气管镜可达到与经胸壁诊断肺结节相似的诊断率，且更安全，在具备机器人支气管镜设备的情况可选择该方式，尤其是在需要纵隔淋巴结分期的情况下。

四、机器人支气管镜的优势及局限

机器人支气管镜的出现是支气管镜发展史上的又一次重大变革，其不仅具有导航功能，且导管前端可向任意方向弯曲180°，在插入取样器械进行取样时能够保持相同弯曲角度的位姿，这是传统支气管镜目前所不能达到的。机器人支气管镜的远程操控能力可保护医务人员避免接受X线辐射。Monarch™平台在操作全程中均可视，Ion™系统的形状纤维在干预过程中提供连续的位置和形状反馈。研究报道Monarch™平台对肺外周病变的诊断率在69.1%~96%之间，Ion™系统的诊断率在79.3%~92%之间。这些研究大部分为各中心的初始经验，在熟练掌握后，其对肺外周病变可以达到较高的诊断率。

机器人支气管镜在很大程度上解决了肺结节的诊断问题，但也应关注其局限。尽管机器人支气管镜可以进行导航，但支气管镜是否精准导航到位，仍然需要辅助手段（比如R-EBUS、透视）进行确认。在操作过程中，机器人支气管镜没有触觉反馈，理论上，可能会导致气管损伤、气胸或出血，因此，使用前应有预案。由于Monarch™平台依赖于电磁导航技术，因此，不推荐植入心脏电子设备的患者使用。Monarch™平台支气管镜外径相对较粗，对于到达更远端的病变可能仍存在一定困难。Ion™系统在取样时不能同时观察镜下图像，对于活检出血可能不能及时发现；由于操作时视觉探头占据一定工作通道，使其吸引功能受限，对于气管分泌物较多者体验稍差，往往需要提前使用常规支气管镜清理气管分泌物。在进行机器人支气管镜操作时均需要在全身麻醉下进行，局部麻醉操作受限。此外，新技术可能会带来更高的成本，机器人系统的价格也是一个不能忽视的问题。因此，在使用机器人支气管镜前应充分评估肺外周病变特征及成本效益。

五、机器人支气管镜的应用前景

机器人支气管镜未来的应用不仅仅是诊断肺结节，更重要的是经支气管治疗周围型肺癌方面。局部消融治疗作为周围型肺癌不宜手术的一种治疗手段，在临床上的应用越来越多，传统经胸壁方式，并发症发生率较高，多种经支气管消融方式应用于临床，但经支气管方式的技术操作难度要远高于经胸壁方式。机器人支气管镜的出现，得益于其精准性、稳定性及灵活性，打破了传统手持支气管镜的限制，使经支气管消融治疗方式变得更加容易实现，对于经支气管消融治疗的发展起到了极大的促进作用。

此外，许多呼吸道疾病以气溶胶的形式传播，进行支气管镜操作时会产生更多气溶胶，从而增加传播的风险。机器人支气管镜具有远程操作的优势，可保护操作者避免暴露在风险环境中，对呼吸系统疾病的诊治具有重要意义。

（孙加源）

第三章　呼吸系统解剖知识

呼吸系统由胸廓、呼吸道和肺组成。呼吸道根据解剖部位，又可分为上呼吸道和下呼吸道两部分。上呼吸道包括鼻、咽、喉，下呼吸道依次分为气管、支气管、叶支气管、分段支气管、细支气管、末端支气管、呼吸性细支气管、肺泡管、肺泡囊及肺泡。呼吸道主要负责气体运输，一旦发生狭窄或堵塞，将发生通气功能障碍。肺由各级支气管和肺泡组成，主要负责气体交换，肺泡壁和肺泡间隔病变将引起弥散功能和限制性通气功能障碍。

一、上呼吸道

1. 鼻腔

鼻腔分为鼻前庭和固有鼻腔两部分。鼻前庭借鼻孔开口于颜面与外界相通，固有鼻腔借后鼻孔开口于鼻咽部。自鼻孔至后鼻孔的距离相当于鼻翼至耳垂的长度，成年人为12～14cm。鼻腔外侧壁自上而下有三个突出的鼻甲，分别称为上、中、下鼻甲，各鼻甲外下方所遮蔽的空隙分别称为上、中、下鼻道。各鼻甲与鼻中隔间的间隙，称总鼻道。中鼻道较宽大，利于支气管镜通过（图3-1-1，图3-1-2）。

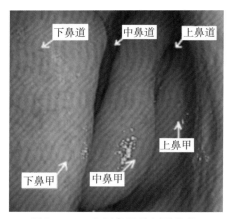

图3-1-1　左侧鼻腔外侧壁结构　　　　　图3-1-2　右侧鼻腔外侧壁结构

2. 会咽部

咽是前后略扁的漏斗状肌性管道，是消化和呼吸的共同通道，自上而下分别与鼻腔、口腔和喉腔相通，分别被称为鼻咽、口咽和喉咽三部分。

鼻咽位于鼻腔之后、软腭平面以上（图3-1-3），高约2cm，左右径约为1.5cm，与口咽借鼻咽峡相通。鼻咽部的外侧壁，约在下鼻甲平面之下的后方约1cm处，有咽鼓管咽口（图3-1-4），此口的前、上、后方有一圆形隆起，称为咽鼓管圆枕，其后方有纵行的深凹称为咽隐窝，为鼻咽癌的好发部位，支气管镜检查时勿漏检。

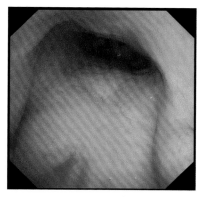

图3-1-3　鼻咽部

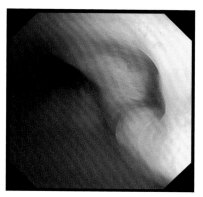

图3-1-4　右咽鼓管咽口

　　口咽是口腔向后的延续部，位于软腭与会厌上缘平面之间，舌腭弓后方有与之相伴行的咽腭弓，向上与鼻咽部相通，向下经咽峡与口腔相通。

　　喉咽位于喉口和喉的后方，是咽腔的最下部分，较狭窄，上起于会厌上缘平面，下至第6颈椎和环状软骨下缘平面与食管相通（图3-1-5，图3-1-6）。喉咽向前经喉口与喉腔相通，喉口两侧为梨状隐窝（图3-1-7），为异物易滞留的部位，若插管不当，也易伤及此处。

　　在梨状隐窝的黏膜下有喉返神经的内支经过，将局部麻醉药涂布其表面，可产生声带以上喉的局部麻醉效果，在支气管镜检查时是重要的麻醉部位。

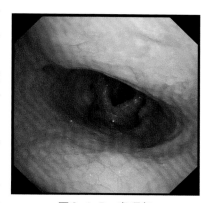

图3-1-5　喉咽部

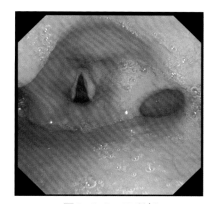

图3-1-6　口咽部

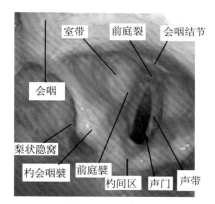

图3-1-7　声门

3. 喉腔

　　喉腔是由喉软骨为支架，内覆黏膜构成的腔隙。上经喉口通咽喉，下方在环状软骨下缘与气管相通。

喉腔的两侧壁各有上、下两对由喉黏膜组成的皱襞，上方的一对叫前庭襞，两襞之间的裂隙为前庭裂（图3-1-7）。下方的一对叫声带。两声带之间的裂隙叫声门。在平静呼吸时，两声门活动对称，闭合良好。若有一侧喉返神经损伤或受压，则出现一侧声带麻痹，声门闭合不全。

二、下呼吸道

（一）气管

气管位居颈部正中（上段），在食管的前方，由16～20个C形软骨环和肌膜组织构成管腔。上延续于喉、起自环状软骨下缘，相当于第6～7颈椎水平；下至气管分叉，由气管隆突分为左、右主支气管，相当于第4～5胸椎水平。气管全长10～12cm，自门齿至气管分叉处平均长25～27cm，横径2.0～2.5cm，前后径1.5～2.0cm，男性长度及管径均大于女性。

根据气管所在部位及周围关系，又分为颈段及胸段气管。

1. 颈段

为气管的上段，居颈前正中，位置较表浅，平均占6～8个软骨环。前面为舌骨下肌群及甲状腺峡部。甲状腺峡部的下方，在气管前间隙内，有甲状腺下静脉丛，常为气管切开术中出血的原因。两侧为甲状腺侧叶及颈部大血管，喉返神经上行于气管食管沟内，位于其后外侧。后壁为膜部，较坚实，与食管前壁紧贴，遇吸入性呼吸困难时，吸气期气管后壁向前凸，在紧急气管切开时，有可能误伤食管壁，造成气管食管瘘。

2. 胸段

颈段气管沿颈正中线下行，至胸骨上窝以下。颈静脉切迹处（第2～3胸椎水平）的颈段气管，走行稍向右偏斜入纵隔，平均占10～14个软骨环。前面为胸骨，成年人的无名动脉走行在胸骨柄上半的后面，即横过气管的前面，两者间仅隔较薄的结缔组织，邻近第9～12气管环。颈段气管前面偏左邻近主动脉，越向左侧越与主动脉弓接近。左侧颈动脉起点，左锁骨下动脉及左侧喉返神经，均走行于气管左侧。胸段气管右侧与上腔静脉、奇静脉及右侧迷走神经邻近。

隆突是气管、左支气管、右支气管的交会点，是支气管镜下辨认左、右主支气管起点的重要标志。气管下端分叉部位的高低与年龄有关，婴儿在第3胸椎水平，6岁以后在第4胸椎水平，10～12岁以后相当于成人的部位。尸检证实（年龄6个月至20岁），气管在出生后1年内生长最快，为1.6cm，以后速度转慢，至14～16岁时生长又较快（表3-1-1，表3-1-2）。

气管与支气管的长度有一定的规律：气管的长度约为右主支气管的5倍，左主支气管的2倍。左主支气管的长度约为右主支气管的2倍。

表3-1-1　气管支气管长度测量（cm）

测量部位	男	女	平均
口腔声门至气管隆突	12.4±1.3	11.5±1.3	12.1
右主支气管	2.4±0.5	2.2±0.5	2.3
右中间段	2.6±0.6	2.3±0.6	2.4
左主支气管	5.2±0.6	4.8±0.5	5.0

表3-1-2　气管支气管的直径（mm）

	男	女	儿童	婴儿
气管	15～22	13～18	8～11	6～7
右支气管	12～16	10～15	7～9	5～5
左支气管	10～14	9～13	6～8	4～5
声门	12～15	10～13	8～10	5～6

　　左支气管、右支气管形成的夹角称为气管分叉角，一般为65°～80°。右支气管分叉角（α）较小，一般为25°～30°；左支气管分叉角（β）较大，一般为40°～50°（图3-1-8）。若气管分叉角增大，有可能意味着隆突下淋巴结增大。

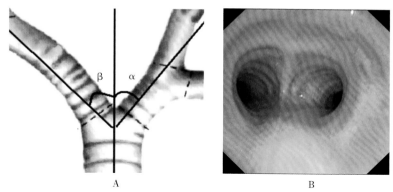

图3-1-8　正常气管分叉

A.气管分叉角；B.隆突

（二）支气管

1. 右主支气管

　　平均长2.0～3.0cm，占6～8个软骨环，管腔直径1.4～2.3cm，约在第5胸椎下端进入肺门，其特征为粗、短、直。三级支气管分为上、中、下三叶支气管。

　　（1）上叶支气管　与右支气管约成90°角，开口处大都低于气管隆嵴0.5～1.0cm，少数与气管隆嵴相平或高0.5～1.0cm。距上叶支气管开口1.0～1.25cm处又分为三分段支气管，即尖支（B_1）、后支（B_2，尖下支）和前支（B_3，胸支）。

（2）中叶支气管　距上叶开口1.0～1.5cm，开口在前壁，距开口1.0～1.5cm处又分为内支（B_4）与外支（B_5）二分段支气管。一般为水平位开口，少数则为上下位开口。

（3）下叶支气管　即支气管的延长部分，开口于中叶支气管后下方，又分为背支（B_6）及内（B_7）、前（B_8）、外（B_9）、后（B_{10}）四个基底支。背支开口于下叶支气管后壁或略偏外侧壁。在背支开口下方约1.5cm处内壁为内基底支（心支）的开口，再向下0.5cm处分为前基底支、外基底（中）支和后基底支，前基底支开口在前外侧壁，其下1～2cm处为外、后基底支的开口，有时三基底支开口部位相等，呈三角形。

右侧支气管各亚段开口以逆时针命名a、b、c。如B_{1a}、B_{1b}、B_{2a}、B_{2b}，B_{3a}、B_{3b}等。

根据支气管镜前端插入部的粗细不同，可看到亚段支气管的部位亦不同。如治疗型支气管镜可见段以上支气管，而常规型支气管镜可见4～5级支气管，超细型支气管镜可见7～8级支气管。

2. 左主支气管

较右主支气管略长稍细，与气管成40°～55°角，平均长5cm，占9～12个软骨环，直径1.0～1.5cm，位于主动脉弓的下方，食管、胸淋巴管和胸主动脉的前面，在第6胸椎处进入肺门，分为上、下两叶支气管。比较两侧肺的容量，由于左肺为两叶并与心脏相近，所以左肺容量比右侧约少20%。

（1）上叶支气管　左上叶支气管开口在左支气管前外侧壁，相当于8点钟至2点钟的部位，距隆突约5.0cm，距开口0.1～1.5cm处，上叶支气管又分为两大支，即固有上叶（上支）和舌叶（舌支），上支再分出尖支（B_1）、后支（B_2）和前支（B_3），下支（舌支）又分出舌支上支（B_4）、舌支下支（B_5），舌支上支再分出一侧支（腋支），舌支下支也再分出一小侧支。

左上叶支气管的分支，约有半数可出现下列异常：①上叶的上、下支，可由左支气管单独分出。②上叶上支的尖支和后支合并而单独由支气管分出。③上叶上支的前支，有可能在上支和下支（舌支）分叉处分出，使上叶支气管分成三个分支。

（2）下叶支气管　向下、外、后侧走行。距其开口下约1.0cm处后壁，为下叶背段开口，背段再分为上支（B_{6a}）、脊旁支（B_{6b}）和腋支（B_{6c}）。背段开口下1.5～2.0cm处，下叶支气管又分为内前基底段（B_7，B_8）、外基底段（B_9）和后基底段三段。

下叶支气管有可能出现下列异常：①有背段下支或内基底段（心支）存在。②偶尔缺少前基底段。③前基底段可不由下叶支气管分出，而由外基底段或后基底段分出。

左侧支气管各亚段开口以顺时针命名a、b、c。如$B_{(1+2)a}$、$B_{(1+2)b}$、$B_{(1+2)c}$、B_{3a}、B_{3b}、B_{3c}等。

双侧支气管分支名称的比较见表3-1-3，右侧有22个亚段开口，左侧有20个亚段开口。

表3-1-3　双侧支气管分支及其名称

	右侧	左侧
上叶	1 尖段a，b 2 后段a，b 3 前段a，b 中叶 { 4 外侧段a，b 5 内侧段a，b	固有上叶 { 1+2 尖后段a，b，c 3 前段a，b，c 4 上舌段a，b 5 下舌段a，b
下叶	6 背段a，b，c 7 内基底段a，b 8 前基底段a，b 9 外基底段a，b 10 后基底段a，b，c	6 背段a，b，c 7+8 内前基底段a，b 9 外基底段a，b 10 后基底段a，b，c

三、气管支气管的结构

气管为管腔脏器，管壁由软骨环、弹性纤维、结缔组织、平滑肌及含有腺体的黏膜共同组成（图3-1-9）。

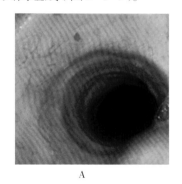 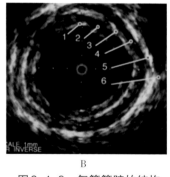 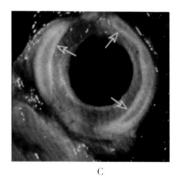

A   B   C

图3-1-9　气管管腔的结构

A.气管管腔呈隧道样；B、C.超声内镜所示的6层结构及对应的组织学关系

（1~2：黏膜、黏膜下、肌肉，3~4：软骨，5~6：外膜）

1. 软骨环（气管软骨）

气管具有16~20个独立的透明软骨环，形状如穹窿状隧道，占气管周径的前2/3，位于外膜与黏膜下层之间；软骨环的外面较平且光滑，内面微隆，边缘较锐，多数软骨环呈单独的平行排列。各软骨环之间由排列紧密的结缔组织即环状韧带互相连接。气管最下一个软骨环，由于左右支气管在此分出，此环在管腔内形成一个由下向上的矢状突起，即气管隆突。

支气管亦以软骨环为支架，分至细支气管以后，软骨环逐渐变小，数目亦逐渐减少，软骨呈不规则块状排列于管壁，在1mm直径以下的细支气管已无软骨存在，没有软骨环的细支气管靠肺的弹性保持通畅。

2. 膜壁

气管后壁缺软骨处由平滑肌及纤维组织构成，连接于每个软骨环两后端之间。膜壁较坚实呈扁平状，有利于位于其后方食管的扩张。

3. 管壁的结构

由内向外分为黏膜层、黏膜下层、肌纤维软骨层及外膜层。

（1）黏膜层　为假复层柱状纤毛上皮，内含许多杯状细胞，其厚度个体间有差异。固有膜为疏松的结缔组织，含有胶原纤维及丰富的弹性纤维，均按气管的长轴排列成束，以维持管道的张力。固有膜内有血管、淋巴管及浆细胞，深部形成弹性膜与黏膜下层分隔。至细支气管以后，黏膜上皮由复层细胞逐渐变为单层细胞，杯状细胞亦逐渐减少，直至消失。

（2）黏膜下层　为疏松的纤维结缔组织，内含脂肪、浆液腺、混合腺（气管腺），腺导管排泄口在黏膜表层。腺体分泌浆液与黏液，以维持管腔的湿润，有利于清除管内有害颗粒，且具有免疫等保护功能。

（3）肌纤维软骨层　软骨环包埋于此层。肌层为内环形外纵行的平滑肌束（气管肌），与纤维结缔组织交织，使气管壁具有张力和舒缩性，吸气时管腔稍伸长、扩张，呼气时缩短变窄。纤维与肌层之间有血管、淋巴、神经，呈网状分布，亦含混合腺。随着支气管各级分支的增加，软骨环逐渐变小、减少而至消失，气管的弹性纤维束由平滑肌形成的环状肌替代，肌纤维呈交叉网状，分环行与斜行两种，肌纤维之间有弹性纤维存在。呼吸细支气管，直径为0.5mm，管很短，黏膜变为低立方形细胞，无纤毛，无杯状细胞。每一个呼吸细支气管分为2~11个薄的肺泡管，有比较长而迂曲的路径，管的末端成多数肺泡囊，每一囊有2~4个或更多的肺泡。肺泡是多边形壁薄的囊，直径为0.08~0.13mm，囊壁有密集的毛细血管网，网与网之间彼此密切吻合，并与肺泡内空气充分接触，肺内共有3亿多个肺泡，呼吸面积为70~80m^2。研究证明，婴儿的肺组织和肺泡数目与成人相同，只是结构较小。

（4）外膜层　为疏松的结缔组织，与纵隔的组织相联系，因而气管具有一定的活动性。

四、中央型气管病变诊断的"六定法则"：854321

1. 中央型气管的八分区法（定区）

中央型气管是指气管、主支气管和右中间段支气管。国际上中央型气道的八分区法见表3-1-4，图3-1-10。

表 3-1-4　中央型气道的八分区法

分区	部位
Ⅰ	气管上 1/3 段
Ⅱ	气管中 1/3 段
Ⅲ	气管下 1/3 段
Ⅳ	隆突
Ⅴ	右主支气管
Ⅵ	右中间段支气管
Ⅶ	左主支气管近 1/2 段
Ⅷ	左主支气管远 1/2 段

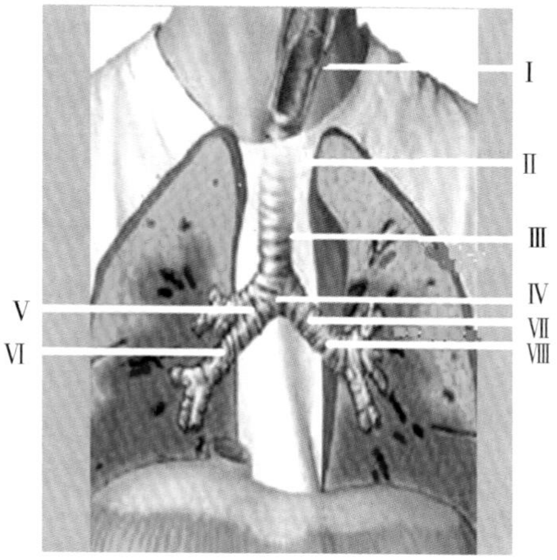

图 3-1-10　中央型气管的八分区法

这一分区法是在 2007 年 Freitag 等 18 位欧美肺病专家提出的中央型气道狭窄的分类系统基础上修饰而成。原来的分类系统只分为五个区：气管、左主支气管、右主支气管。气管等分为三区，右主支气管分为四区，左主支气管分为五区，没有包含隆突，右中间段支气管、左主支气管亦未分开。

实际上，隆突（Ⅳ区）亦是中央型气道的重要组成部分，发生于此处的病变往往累及三支病变（气管下段和双侧支气管开口），会引起复杂的气道阻塞，有时会引起一侧全肺不张，其余两支亦有严重狭窄，随时可引起窒息。而发生于右主支气管（Ⅴ区）和右中间段支气管（Ⅵ区）的病变后果亦不同。Ⅴ区堵塞往往引起右全肺不张，原发灶多起源于右上叶支气管，将Ⅴ区病灶清除后，右中下叶可完全复张；而右中间段支气管（Ⅵ区）堵塞往往引起右中下叶不张，将右中间段的病灶清除后，视病灶起源部位，未阻塞的右中下叶不张可完全消失。起源于左主支气管近端（Ⅶ区）和远端（Ⅷ区）的病变造成的后果亦不同。将阻塞Ⅶ区的病变清除后，左全肺不张可完全复张，但阻塞Ⅷ区的病变多起源于左上叶或下叶支气管，将Ⅷ区病灶清除后，可使部分肺复张，但阻塞段支气管的病灶往往难以清除。

中央型气道的八分区法对放置气管支架有重要的指导价值，特别是对食管气管瘘（ERF）的封堵有重要的指导意义。笔者经过上千例的临床实践证明，对Ⅰ区、Ⅵ区、Ⅷ区的 ERF，气道支架的封堵效果较差，对Ⅵ区、Ⅷ区的瘘口需定做支气管小 Y 形支架，必要时可放置食管支架；而Ⅲ区、Ⅳ区、Ⅴ区、Ⅶ区的 ERF 直支架效果较差，应放分叉支架。Ⅴ区、Ⅵ区的病变还可定做 OKI 支架。

不同的分区，病变的性质不同。恶性气管病变位于Ⅲ区、Ⅴ区、Ⅵ区、Ⅶ区最多见，且以原发性、混合型、鳞癌最常见。腺癌、小细胞肺癌（SCLC）和黏液表皮样癌均以支气管内（Ⅵ区、Ⅶ区、Ⅷ区）较多见，而腺样囊性癌则以气管（Ⅲ区、Ⅱ区）最常见。食管癌最常转移的部位是Ⅶ区、Ⅲ区、Ⅱ区、Ⅴ区，甲状腺最常转移的部位是Ⅰ区。气管插管后的狭窄常发生于Ⅰ区，而气管切开的狭窄常发生于Ⅱ区。

根据病变侵犯范围，将其分为局限型和弥漫型：局限型是指侵犯1个区的病变，弥漫型是指侵犯2个区以上的病变。局限型的有手术指征，如病变超过2个区，手术需慎重。总之，中央型气道的八分区方法简单易行，对确定病变部位和性质均有重要的指导意义。

2. 气道狭窄程度的五分级法（定级）

气道狭窄程度的判断标准见表3-1-5。

表3-1-5　气道狭窄程度的判断标准

分级	管径的狭窄程度（%）	临床严重程度	气促评分
1	≤25	无症状	0
2	26~50	轻	1
3	51~75	中	2
4	76~90	重	3
5	91~100	极重	4

1级患者往往无症状；2级活动后可有轻微气短症状；3级劳力后即可出现咳嗽、气短等症状，进行性加重；4级轻微活动即可出现咳嗽、气短等症状，进行性加重；5级静息时即可出现明显呼吸困难，随时有窒息风险，需按急诊重症处理。

3. 气道疾病的四分型法（定型）

根据病变位于管壁上的位置，可分为4种类型：管内型、管壁型、混合型和管外型（图3-1-11）。

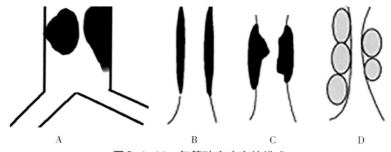

图3-1-11　气管狭窄病变的模式

A. 管内型：为广基底结节或有蒂肿块型，肿物呈息肉或结节状突向腔内，基底贴附于管壁，瘤体与气管壁分界不清，伴管壁局限性增厚，管腔变窄。

B. 管壁型：沿管壁浸润状增厚型，肿瘤起源于气管黏膜上皮及腺体组织，并沿管壁长轴浸润生长，使管壁全层、全周或近全周增厚，致管腔重度狭窄。

C. 混合型：为肿瘤穿破管壁向腔外生长，轮廓不规则或分叶。向腔内生长为主者管腔明显狭窄，若向腔外生长，常累及纵隔及颈部结构。

D. 管外型：肿瘤源于管壁或管壁外组织，在管腔外生长，但压迫气管变窄。

良性气管病变的类型如下。

管内型：良性肿瘤，肉芽肿，异物，坏死物。

管壁型：扭曲，纤维性狭窄（瘢痕性狭窄、漏斗部狭窄、蹼样狭窄），剑鞘样狭窄，膜塌陷，气管瘘，气管软骨钙化。

管外型：气道外病变压迫气管所致，如为恶性病变未侵犯气管外膜者。

混合型：两种以上病变混合存在。

4.气管病变的三定位方法（定位）

气管病变可累及气管、支气管和肺，如为恶性肿瘤可分为气管癌、中央型肺癌和周围型肺癌。

5.气管病变的二定性方法（定性）

气管病变可分为良性和恶性。良性病变又分为良性肿瘤、纤维性狭窄、气管软化、气道感染及其他（如淀粉样变、软骨钙化等）。恶性病变又分为原发癌和转移癌，原发癌中最常见的是鳞癌，不同的分区有不同的好发肿瘤。转移癌可来自邻近的器官如甲状腺癌和食管癌，转移可来自各种脏腑器官、骨肿瘤等。

6.气道病变的定期方法（定期）

对良性气道病变的活跃度进行分期，可分为活动期、非活动期和稳定期，对恶性气道病变要确定TNM分期，以便决定临床分期和治疗方案。

（王洪武）

第四章 支气管镜操作技术

第一节 支气管镜术前准备

支气管镜检查术前需做好三方面的准备：患者准备、操作者准备和仪器准备。其中，患者准备至关重要。

一、患者准备

1. 心理准备

据观察，需行支气管镜检查的患者92%有焦虑，86%有恐惧感，62%有疑虑和悲观情绪。因此，加强支气管镜检查患者的心理支持、心理咨询和疏导非常重要，应帮助患者提高对该项检查及自身情况的认知水平，并使其获得有效的配合和相关的医学知识，以减轻其心理负担，控制消极情绪，从而使其保持最佳的身心状态，减少不良反应的发生，提高检查质量。

（1）调整患者的心理状态　支气管镜检查是一种创伤性检查，医护人员应主动向患者介绍检查的必要性和安全性，增强患者的自信心和耐受性。

（2）配合训练　在支气管镜检查过程中对患者给予有目的的指导。如咽部喷雾麻醉时，待其吸气动作后迅速喷药1次，再教患者平静深呼吸。蒙上眼睛，避免患者直视长长的管子进入鼻腔而心里发怵。支气管镜插入咽喉部时要进行深吸气，不要剧烈咳嗽。

（3）情感支持　在操作之前和患者谈其感兴趣的话题，运用安慰性语言进行指导，并鼓励患者克服暂时困难，减轻不必要的恐惧和紧张，积极配合医生完成检查和治疗。

（4）镇静药物干预　术前使用镇静剂可增加患者的舒适度，镇静同时可以使内镜医生的操作更为容易，患者更易配合。

有笔者发现对观察组使用心理干预后，87%的纤维支气管镜检查者明显配合治疗，恐惧、焦虑得到有效缓解，耐受性提高，精神放松、镇定，顺利合作完成检查。而对照组只有52%主动配合，观察组明显高于对照组。

2. 术前准备及用药

（1）检查前必须拍摄正位和（或）侧位胸片或胸部CT、核磁共振等。宜行胸部CT检查，以便精准定位，有助于明确病变部位及治疗方式。

（2）对于有心脏病病史及其危险因素的患者，检查前宜行心电图检查。

（3）全身麻醉患者需行肺功能检查。有中央型气管病变者应行振荡肺功能检查。对疑诊慢性阻塞性肺病的患者宜测定肺功能。若通气功能重度减退（$FEV_1 < 40\%$ 预计值），

宜进行动脉血气分析。

（4）术前完善凝血（凝血酶原时间、部分凝血活酶时间、凝血酶原活动度）、血小板计数检查，以除外严重凝血功能异常。

（5）检查前应筛查血源性传播疾病（包括肝炎、梅毒、艾滋病、结核等），防止医源性感染。

（6）术前患者均需空腹。局部麻醉支气管镜检查术前4小时应开始禁食，术前2小时应开始禁水；全身麻醉支气管镜检查术前6小时应开始禁食，术前2小时可以进少量糖水。

（7）检查前需建立静脉通道，以便术中镇静及给予其他药物，并保留至术后恢复期结束。

（8）准备鼻导管或面罩吸氧，应用多功能心电血压监护仪进行无创血压、心电、呼吸、血氧饱和度监测。

（9）在检查前不需常规应用抗胆碱能药物（如阿托品等）。该类药物缺乏临床获益且存在血流动力学不稳定、青光眼加重、前列腺肥大加重等潜在风险。

（10）镇静止咳药 推荐短效苯二氮䓬类镇静剂咪唑地西泮为操作中清醒镇静的首选药物。对高度紧张、恐惧患者：①≤70岁患者的初始剂量推荐为0.05mg/kg（不宜超过3mg），＞70岁则初始剂量不宜超过2mg。在操作开始前5～10分钟给药，注射后约2分钟起效；②咪唑地西泮静脉注射应缓慢，约1mg/30s；③如果操作时间长，必要时每次可追加0.5～1.0mg，但总量不宜超过10mg。④本药作用存在较大个体差异，应进行个体化给药。咳嗽剧烈者给予复方桔梗片或可待因。

（11）对于拟行活检的患者，推荐达比加群酯及利伐沙班需提前24小时停药，不需用低分子肝素替换。氯吡格雷提前5～7天停药，华法林提前5天停药，替格瑞洛提前3～5天停药，小剂量阿司匹林可继续使用。在停用氯吡格雷或替格瑞洛期间替换为小剂量阿司匹林，并于操作第二天晨起恢复氯吡格雷或替格瑞洛的使用。华法林可在支气管镜检查术后12～24小时恢复使用，即操作当天夜里或第二天晨起恢复使用。

（12）慢性阻塞性肺病及支气管哮喘患者在支气管镜检查术前应预防性使用支气管舒张剂。

二、操作者准备

操作者包括呼吸内镜医师和护士、麻醉医生和护士。术前都要床旁访问患者，充分了解患者病情和复习检查资料，认真与患者和家属沟通，详细介绍操作过程、可能达到的预期效果和并发症，各种替代疗法，争取得到患者及家属的理解和支持。签署好各种知情同意术，交待好各种可能发生的费用。一定核实患者家属的身份，并由患者授权，不能冒签。妥善保管好知情同意书，绝不能丢失。

术前要进行科内讨论，最后由专家给出手术方案。必要时术者要与麻醉师事先沟通，确定进镜方式和麻醉方法，以及治疗技术，确保患者安全。

操作前认真核对患者信息，并再次阅读有关资料（包括影像资料和各种检查结果），确保万无一失。若发现不适合手术的意外情况，应及时制止，宁停勿滥。

严格掌握支气管镜检查的适应证和禁忌证，包括诊断和治疗的指征。正确认识支气管镜检查的必要性，充分权衡利弊关系，切勿以牺牲患者利益为代价，给患者造成不必要的痛苦甚至死亡。

1. 支气管镜在诊断方面的应用

咯血

慢性不明原因咳嗽

喘息和局限性哮鸣音

声音嘶哑（喉返神经麻痹）

膈神经麻痹

胸部影像学异常

　　肺不张

　　肺周围团块影

　　肺炎、阻塞性肺炎、延迟吸收性肺炎

　　肺门和（或）纵隔淋巴结肿大

　　肺部弥漫性病变

　　气管、支气管狭窄

　　原因不明的胸腔积液

肺和支气管感染性疾病病原学诊断

免疫抑制患者的肺炎

胸部外伤疑有支气管裂伤

食管气管瘘

选择性支气管造影

肺切除术前、术后检查

肺癌放射治疗及化疗期间的检查

支气管镜替代胸腔镜进行胸膜活检诊断术

痰细胞学检查肿瘤细胞阳性

2. 支气管镜在治疗方面的应用

气管内异物

气管管理

咯血

支气管肺癌局部病变处理——局部放疗和化疗

气管内病变的毁损治疗（微波、激光、冷冻、电切、氩等离子体凝固、光动力治

疗等）

经支气管镜对气管支气管狭窄进行扩张治疗（高压球囊导管扩张、内支架置入）

经支气管镜引导气管插管

经支气管镜行局部肺减容术

经支气管镜热成形术治疗哮喘

经支气管镜注射药物

EBUS引导下纵隔内病变的治疗

导航支气管镜引导下肺内病变的治疗

三、仪器准备

手术前操作者要认真检查各种仪器设备是否准备齐全，功能是否完好无损，电源是否接通，各种耗材是否充足。每一种仪器使用前后都要有登记、备案，发现问题随时处理，绝不可"带病"工作。耗材用后及时补充，确保适量供应。

（王洪武）

第二节　支气管镜麻醉技术

支气管镜检查时喉和气管的麻醉是最关键的。传统的麻醉方法是在咽部作局部喷雾表面麻醉，患者是在清醒的状态下接受检查，当支气管镜进入声门及声门以下气管时，患者易出现咳嗽、憋气，感觉极不舒服，尤其是咽部慢性炎症的患者黏膜表面麻醉不满意，使患者普遍存在恐惧心理，而不愿接受检查或在检查中不能很好配合，使检查工作难以进行，甚至中断。因此，术前麻醉是支气管镜检查成功的关键，国内外麻醉用药及方法各不相同，各有利弊。

临床常用的麻醉方法有局部麻醉法、静脉监控麻醉法（简称MAC）和全凭静脉麻醉法。

1. 局部麻醉

局部麻醉下患者清醒，易配合。操作简单，起效快速，价格低廉，适用于门诊或轻症患者。也可用于能主动配合的患者。

（1）局部注射法　常用经鼻孔和咽喉部注射1%利多卡因3～4次，鼻甲肥大者可同时滴入麻黄素。当镜前端至声门、隆嵴及左右主支气管时各注入2%利多卡因2ml（个别病灶处追注1～2ml）作黏膜表面麻醉，临床实践证明其效果比较确切，麻醉作用可持续30分钟以上，副作用少，这是目前临床最常用的方法。经支气管镜注入利多卡因时，应尽可能减少其用量，以避免心律失常等并发症。推荐最大剂量不超过6～7mg/kg。对于老年患者、肝功能或心功能损害的患者，使用时应适当减量。

为加强声门处的麻醉效果，笔者采用长麻醉管在声门及气管内喷淋给药（图4-2-1），使声门及气管内麻醉较彻底，也避免了注药时引起的刺激性咳嗽和感染。在梨状隐窝的黏膜下有喉返神经的内支经过，将其局部麻醉，可产生声带以上喉的局部麻醉效果，在支气管镜检查时是重要的麻醉部位。滴药法操作简单，局部麻醉效果好，用药量少，是一种实用的局部麻醉方法。

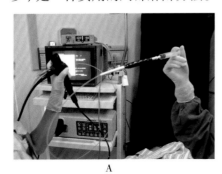 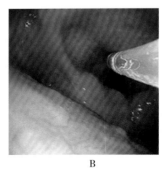 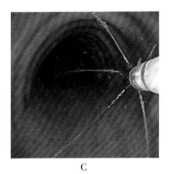

图4-2-1　改进的局部麻醉方法
A. 长麻醉管；B. 麻醉管进声门；C. 气管内喷淋给药

（2）雾化法　将2%利多卡因10ml经鼻面罩用压缩（或超声）雾化吸入（也有人使用支气管哮喘用的压力喷射型氧气雾化吸入器），当支气管镜进入声门后再注射2%利多卡因4~8ml。该法操作简便，麻醉时间短，用量少，只需要10ml即可，省却了喷雾法多次喷雾的麻烦，并且麻醉药物弥散范围广，可深达气管、支气管表面，成功率高，检查时患者更易配合。

（3）环甲膜穿刺法　患者取坐位，头稍后仰，保持正中位。用20ml无菌注射器抽取2%利多卡因20ml，换9号针头备用。常规消毒颈部皮肤和穿刺者左手大拇指、示指皮肤。甲状软骨与环状软骨之间正中线上的柔软处便是环甲膜，穿刺者以左手大拇指和示指固定该处皮肤，右手持注射器刺破皮肤，直接由环甲膜处插入气管内，回抽空气证实针头在气管内，注入2%利多卡因5ml；嘱患者将上躯干向左前移位，回抽空气证实针头在气管内，向左支气管内注入2%利多卡因5ml；嘱患者将上躯干向右后移位，回抽空气证实针头在气管内，向右支气管内注入2%利多卡因5ml。时间为3~5分钟。结果证实，环甲膜穿刺麻醉效果优于喉头喷雾法，达到有效麻醉时间及平均耗药量均显著低于喉头喷雾法，术中一般不需追加麻药，也避免了人为将上呼吸道细菌带入下呼吸道造成感染的危险。此法将2%利多卡因直接注入气管内，无喉头喷雾时引起的恶心呕吐。患者取坐位，基于支气管的正常解剖位置，便于药物弥散到两侧支气管，药物吸收速度快，麻醉时间短，用药量少，麻醉效果好，使患者在检查中安静，缩短了检查时间，减少了患者痛苦，操作者受干扰少。环甲膜穿刺麻醉不便之处在于穿刺会给患者带来顾虑和恐惧，并有环甲膜出血的危险，要求医护人员操作前要耐心向患者解释清楚，并做好动作配合。

2. 无痛支气管镜检查术（局部麻醉＋静脉镇静镇痛麻醉法）

适用于危重或不能配合的老幼及精神障碍患者，需介入治疗的患者，以及操作时间较长的患者。

（1）MAC技术即监控麻醉（monitored anesthesia care，MAC）　指麻醉医生参与麻醉患者的监测和（或）对接受支气管镜操作的患者使用镇静镇痛药物，以解除患者焦虑及恐惧情绪，减轻疼痛和其他伤害性刺激，提高围手术期的安全性和舒适性。

在支气管镜诊治过程中应用一定量的静脉镇静镇痛药使患者有一短暂睡眠过程，操作完毕后，患者能迅速清醒，对整个检查过程无记忆、无痛苦感觉，避免了常规支气管镜检查时患者应激反应造成的生理、心理上的不适，使检查得以顺利完成，有利于提高检查效果及复查率。

MAC期间麻醉医生应使用镇静、镇痛、麻醉和心血管药物为患者在舒适和安全之间提供一个最佳的平衡。术中应常规作血氧饱和度和无创血压的监测防止低氧血症和低血压的发生。对老年患者或已有心肺功能减退的患者应作心电图监测，同时要不断对镇静状态进行评分，避免镇静、麻醉过深。MAC常用药物有阿片类止痛药芬太尼及其家族，神经安定镇静药咪唑地西泮、静脉麻醉药异丙酚和依托咪酯等。

镇静药：咪唑地西泮是一种镇静催眠药，具有抗焦虑作用，可使患者镇静，注意力降低，遗忘检查过程，但同时具有语言交流能力和合作能力，从而提高患者耐受性，降低应激反应。

镇痛药：芬太尼具有镇痛作用强、呼吸抑制弱、起效快、维持时间短、半衰期短等特点，能降低伤害性刺激的应激反应，增加对呼吸道操作的耐受性。

方法：在充分表面局部麻醉的基础上，联合静脉神经安定镇痛药（需有麻醉师参与），需根据患者神志、呼吸、血压等情况个体化给药，同时给予面罩高流量吸氧。

优点：快速睡眠，术中无痛，过程易忘，麻醉师辅助，操作安全，价格适中。

缺点：程序复杂，术中易醒；抑制呼吸，心率过缓，血压降低，需严密监测；需麻醉师全程参与。

（2）气道表面麻醉　一般患者采用气管表面麻醉的方法，可以满足气管检查的需要。但对某些特殊患者，如气管支架置入术、气管内肿瘤的冷冻或烧灼治疗、难取的异物、大量分泌物所致的急性呼吸衰竭、意识障碍或精神极度紧张不能自控等，则需采用无痛镇静检查术（静脉复合麻醉的方法）。麻醉均需麻醉师执行。

所用的方案有多种，一般均包含异丙酚（丙泊酚，Propofol）和芬太尼为主的麻醉方案。

异丙酚是烷基酚类的短效静脉麻醉药，起效迅速（约30秒），对心血管、呼吸系统抑制轻（尤其是在低剂量的情况下），从麻醉中复苏迅速（分布半衰期2~4分钟，消除半衰期30~60分钟），镇静、镇痛效果好，恢复快，苏醒后头脑清醒，无兴奋现象，是国内外"无痛"内镜检查最常使用的药物之一。内镜检查前给予异丙酚诱导麻醉，方便易行、安全，受检者能迅速从麻醉状态中清醒，从而使受检者免遭镜检之痛苦。异丙酚静脉麻醉有良好地抑制咳嗽和解除气管痉挛的作用。主要不良反应为动脉血压下降和呼吸抑制等，控制剂量在3mg/kg以内可减轻呼吸抑制。但异丙酚对咽部刺激抑制不够明显，镇痛作用差，为提高局部麻醉效果，同时减少用药量，还需和其他镇静、止痛药（如地西泮、曲吗多、利多卡因、芬太尼等）合用。检查过程中还需备好气管插管、口咽通道、吸氧面罩、简易呼吸囊、心脏除颤器、复苏药品等，以防万一。

①异丙酚静脉麻醉法：患者先按 1.5～2mg/kg 静脉注射给药（每 10 秒不大于 4mg），继之静脉滴注速度为 20～30mg/10 秒，并维持静脉滴注 30～60μg/（kg·min），若太快易发生呼吸抑制。待睫毛反射消失、眼球凝视时，开始镜检。结果发现，异丙酚诱导麻醉起效快，平均静脉注射（40.7±7.9）秒后出现睫毛反射消失，停止注射药物后平均（5.4±1.8）分钟可出现唤醒反应，正确回答时间（7.5±1.3）分钟，完全清醒时间（10.8±2.7）分钟。患者均能在麻醉下顺利完成内镜诊疗，术中无明显不适感，术后满意率为 96%。

②异丙酚加曲吗多静脉麻醉法：先用异丙酚 1～2mg/kg 加曲吗多 2mg/kg 静脉推注，患者入睡后，按异丙酚 4～6mg/（kg·h）的滴速用微量泵维持麻醉。结果显示，患者均能顺利置管，无喉痉挛，自主呼吸良好，血压心率平稳，停麻醉药后 5 分钟内苏醒，因此是一种安全、有效的麻醉方法，起效快，效果好，半衰期短，苏醒后无兴奋现象。

③异丙酚加瑞芬太尼静脉麻醉法：先静脉注射瑞芬太尼 0.5～1μg/kg，再缓慢静脉注射异丙酚 2mg/kg。瑞芬太尼是人工合成的新型强效、超短效阿片受体激动药。由于瑞芬太尼清除半衰期仅 3～5 分钟左右，明显短于芬太尼（4.2 小时），其起效迅速、作用时间短、消除快，重复用药无蓄积作用，镇痛作用强，特别适用于门诊手术及麻醉内镜检查。有资料显示瑞芬太尼的麻醉效能略强于芬太尼（1.34∶1），静脉注射后 1 分钟即迅速达到血脑平衡。其独特的药理学特点与异丙酚配合可加强镇痛，减少异丙酚用量，达到镇痛、镇静完全，苏醒迅速，不良反应少的目的。非常适合于纤维支气管镜检查术，可大大地缩短患者在院停留时间，也减轻了麻醉医生的工作量。但瑞芬太尼价格较贵，限制其临床应用。

异丙酚芬太尼复合液：异丙酚 200mg、芬太尼 0.1μg/kg，一般用量为 8～12ml，平均 10ml。检查结束后 3～6 分钟清醒，对整个检查过程无任何记忆，无痛苦，术后无不适。异丙酚复合芬太尼麻醉在无痛支气管镜检查中产生了良好的镇静、镇痛作用，能使操作更加顺利。异丙酚对儿童、成年、老年患者均能使用。对于痛觉过敏及局部麻醉下不能配合的患者来说，不失为一种安全、副作用小的方法。

氟哌利多属丁酰苯类抗精神病药，抗精神病作用与其阻断脑内多巴胺受体并可促进脑内多巴胺转化有关。其特点是体内代谢快，作用维持时间短，还具有安定和增强镇痛作用。与芬太尼合用静脉注射时，可使患者产生特殊麻醉状态，称为神经安定镇痛术。5mg（2ml/1 支）加入 0.1mg 芬太尼，在 2～3 分钟内静脉注射。

④咪达唑仑静脉镇静法：静脉注射咪达唑仑 0.05mg/kg，以 1mg/30 秒速率注入，总量超过 3mg 时，先注入 3mg，2 分钟后注入余量。咪达唑仑是一种新型苯二氮䓬类药物，具有起效快、耐受性好等特点，半衰期仅为 10 分钟，对血液动力学影响小、恢复快，具有良好的镇静及遗忘作用。小剂量咪达唑仑用于支气管镜检查具有确实的镇静效果，不

会产生深度镇静、安全可靠，可作为支气管镜检查的镇静药物。

⑤芬太尼静脉镇静法：镜检前静脉注射芬太尼（2μg/kg），注射完后开始进镜。芬太尼具有起效快、维持时间短、镇静作用较强、半衰期短等特点，能降低伤害性刺激的应激反应，减轻呼吸及心血管的不良影响，增加对气管插管及呼吸道操作的耐受性，减少并发症的发生。

麻醉效果判断：

优：声门开放良好，插管顺利，患者安静无咳嗽或偶有1～2声轻咳。

良：声门开放良好，插管顺利，支气管镜进入气管后有轻度咳嗽（＜5～6声）。

可：声门开放不良及有恶心反射，插镜不够顺利，镜体进入气管后有较明显的阵发性咳嗽（＞7～8声），患者不安静，但无明显发绀及憋气。

差：声门不易开放或恶心，插镜不顺利，支气管镜进入气管内有剧烈呛咳，患者躁动不安，并出现发绀及憋气。

3. 全凭静脉麻醉法

全凭静脉麻醉法需要气管插管、喉罩或硬质支气管镜来建立人工气管，给予患者实施机械通气。常用于复杂、疑难或危重气管内病变的处理，如各种原因引起的严重气管狭窄、气管肿瘤的冷冻或烧灼治疗、难取的异物、大量分泌物所致的急性呼吸衰竭、意识障碍或精神极度紧张不能自控等、气管支架置入术、硬质镜操作等。

（1）优点

①患者完全处于睡眠状态，术中无任何不适，亦无焦虑；

②操作在患者不动状态下进行，符合伦理要求；

③遗忘不良记忆；

④避免过度应激反应所致的并发症。

（2）缺点

①必须有麻醉医师参与，需配备麻醉机或高频通气呼吸机；

②麻醉师与内镜医师共用气管，需相互兼顾，对麻醉人员和麻醉设备要求高；

③密切观察病情，在保证患者安全、舒适情况下进行操作。用药量准确，既要麻醉制动，又要避免用药量过大产生呼吸抑制等并发症；

④增加费用。麻醉药、呼吸机及监测费用占手术费用的一大部分，需事先与家属沟通好。

（3）麻醉方法　患者自主体位。诱导前吸入纯氧5分钟。先给予诱导药物：咪唑地西泮2～3mg，舒芬太尼5～10μg，异丙酚1～2mg/kg或者依托咪酯0.1～0.2mg/kg，罗库溴铵0.6～0.9mg/kg。诱导后，垫肩，置入喉罩或气管导管或硬质支气管镜。术中维持用药丙泊酚4～6mg/（kg·h），瑞芬太尼0.1～0.2μg/（kg·min），术中间断追加舒芬太尼。治疗结束前30分钟，静脉给予地塞米松10mg或甲泼尼龙80mg。治疗结束前5分钟停用所有镇静、镇痛药。若患者长时间不能苏醒，则需加用拮抗药。

罗库溴铵和维库溴铵都是中时效的非去极化肌松药，具有该类药物所有的药理作用特性（箭毒样作用）。通过与运动终板处N型乙酰胆碱受体竞争性结合产生作用。其作用可被乙酰胆碱酯酶抑制剂如新斯的明、依酚氯铵和吡啶斯的明所拮抗。几乎所有患者均可获得合适的气管插管（包括硬质镜）条件，适合各类手术。罗库溴铵较维库溴铵起效快，作用时间短，可控性更强，尤其适合全凭静脉麻醉的诱导给药。

（王洪武）

第三节　支气管镜不同途径进镜操作技巧

插入支气管镜可有五条途径：经鼻、经口、经气管插管、经硬质镜和经气管造口。

1. 经鼻进镜

经鼻进镜可采用局部麻醉或无痛麻醉技术。插入支气管镜时应选择合适的鼻道，鼻甲肥大时可事先滴入麻黄素。勿擦破鼻黏膜。将镜体先端部送入较宽侧鼻腔（通常是下鼻道）时，调整方向，以看清鼻腔底及下鼻甲，徐徐深入，即可进入鼻咽部。当镜体先端部保持中位时，即可见鼻咽部的后壁，根据观察的需要，向两侧及上下方拨动先端部，可看到鼻咽腔的顶后壁、双侧咽隐窝及双侧壁的斜面，以及咽鼓管隆突的前后唇与咽口。

鼻咽部检查结束后，将镜体摆正，使其先端上翘，缓慢推进镜体，即可越过鼻咽部而进入口咽部；再调整镜体远端方向，即可看到舌根、会厌、梨状窝等结构。随着镜体接近，形态显得更清晰。观察顺序为会厌、梨状窝、杓状区、喉室带、喉室、声带、前连合，然后是声门下区。喉部的观察，应包括平静呼吸和发声两种状态。若与频闪喉镜光源相接，更可细微记录和分析声带运动的各种类型。

2. 经口进镜

经口进镜亦可采用局部麻醉或无痛麻醉技术。经口插入时，应先插入牙垫（有义齿者应先摘除），以免咬伤支气管镜，同时佩戴内镜面罩（图4-3-1），可同时给氧。改良后的内镜面罩（图4-3-2），无需将盖子摘下，可直接通过活瓣插入，外漏更少，操作更方便。

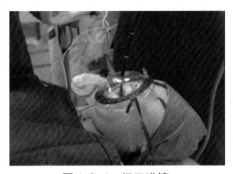 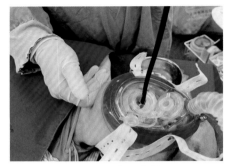

图4-3-1　经口进镜　　　　　　　图4-3-2　专用内镜面罩

经口进镜路径短，对鼻腔无损伤，适用于鼻腔较小或鼻甲肥大的患者，也适用于反复操作的支气管镜介入治疗。经口空间较大，需沿舌背进镜，看到会厌后，再在两侧梨状隐窝喷注麻醉药。

局部麻醉时，患者反应较大，易将镜子或牙垫吐出，咬伤镜子，事先需固定好牙垫，并叮嘱患者不要用手抓镜子。

喉罩一般分两种：普通型和i-Gel喉罩（图4-3-3）。普通喉罩需旁加牙垫，以防咬扁管子。i-Gel喉罩操作简单，置入容易，无需再置入牙垫。喉罩对呼吸道损伤小，对循环系统无明显影响，适用于高血压、合并心血管疾病患者，亦可用于儿童或高位气管病变患者。

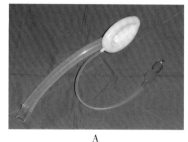 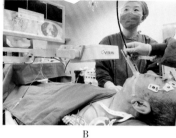 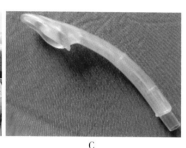

图4-3-3 喉罩与喉罩进镜

A. 普通喉罩；B. 经喉罩进镜；C. i-Gel喉罩

喉罩一般需要无痛麻醉技术或全凭静脉麻醉。

喉罩的正确位置是保证通气和顺利插入支气管镜的先决条件，要求喉罩下端开口的位置正对声门，使支气管镜通过喉罩后可以直接进入声门。

操作时支气管镜可以从三通连接管进入气管进行检查，通过三通连接管侧管接呼吸机进行控制呼吸，由于喉罩将会厌挑起固定，加上肌松药的使用使呼吸得到控制，声门开放良好，使插镜顺利，而且患者意识消失，无呛咳及体动反应。镜检医师可以从容进行检查和治疗，既不影响操作又能安全有效地控制呼吸，操作时间也不再受限，充分显示了其在支气管镜麻醉中的优越性。

然而在治疗过程中，由于支气管镜需要反复进出气管，可能引起喉罩位置的移动。患者会出现喉鸣音、气管压力突然增高等，需调整喉罩位置，必要时可使用喉镜帮助。这需要麻醉医师密切监测治疗过程中患者生命体征的波动变化和临床表现，做出及时准确的判断和处理，确保患者的安全和操作过程的平稳。

现在还有一种鼻咽通气管，能保证术中给氧，比喉罩更方便、实用（图4-3-4）。

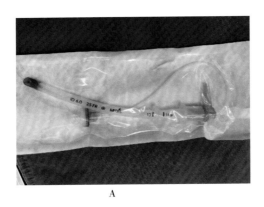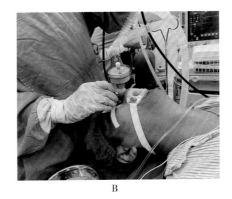

图4-3-4　鼻咽通气管

A.鼻咽通气管；B.右侧鼻通气，左侧鼻进镜

3. 气管插管

气管插管可经鼻、口或气管切开等处插入。一般采用无痛麻醉技术或全凭静脉麻醉。

可在支气管镜（呼吸内镜医师操作）或间接喉镜（麻醉师操作）引导下插入气管插管。用支气管镜引导时，若支气管镜到达声门，应仔细观察双侧声门的闭合情况，并在两侧梨状隐窝滴入2%利多卡因2ml，稍等片刻，待麻醉效果达优时，将支气管镜接近声门，声门一旦开放，立即将支气管镜插入气管内，同时气管内再注入2%利多卡因2ml。当支气管镜距隆突4cm左右时，迅速将气管插管沿支气管镜插入气管内，调整至插管前端距隆突3～4cm即可。但若为消融或球囊扩张治疗，插管前端不能越过气管病变处。

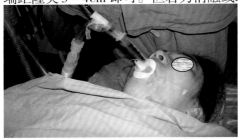

图4-3-5　经气管插管进镜

经气管插管进镜前，要在插管的上端接三通管，旁路接呼吸机，将上端的盖子打开，从上端进镜（图4-3-5），而不中止呼吸机通气，保证患者术中安全。所选支气管镜应比气管插管细，且支气管镜插入部要涂上适量润滑油。所用气管插管女性一般6.5～7号，男性一般为7.5～8号。

应用麻醉机时易报警，需调整参数或改为静音，但需密切观察监护指标，一旦血氧饱和度降至90%以下，需及时拔出支气管镜，密闭通气至血氧饱和度升至95%以上再继续操作。常频喷射通气机无需担忧气管漏气问题，但也需调整好参数，保证术中血氧饱和度在95%以上，必要时改为麻醉机通气。

4. 硬质支气管镜

硬质支气管镜一般经口或气管造口插入（图4-3-6）。

常用于疑难、危重、复杂气管狭窄的患者，特别是病情较重，不能平卧，无法配合的患者。

可以使用无痛麻醉技术，但最好使用全凭静脉麻醉。由于镜鞘外径小于气管内径，治疗时气管是开放的，最好应用常频喷射通气机。

将喷射管连接硬质支气管镜侧孔或三通管进行高频喷射通气。目前用常频：频率$30\sim40$次/分，驱动压为$0.25\sim0.35$mPa，吸呼比$1:1.5$。这样可使每次喷射的时间较长，潮气量较大，气流经过的距离更远而有利于肺泡内气体交换，减少肺内功能性分流，纯氧通气可使吸入氧浓度大于60%。术中患者SpO_2低于90%则可将喷射管直接从鞘管后端喷射，几分钟后SpO_2会上升。若无效，则需撤掉高频喷射呼吸机换接麻醉机，通过麻醉机快速充氧手法控制呼吸。治疗结束退出硬质支气管镜，若自主呼吸不能维持SpO_2稳定，则根据患者恢复情况置入喉罩或者气管插管，连接麻醉机行机械通气排出体内CO_2，直至患者苏醒。

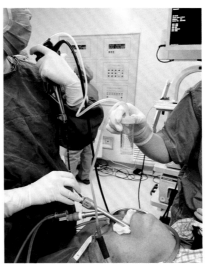

图4-3-6　经硬质镜进镜

喷射通气时由于支气管镜的操作、常频喷射的气流方向改变、热烧灼时消耗氧气等原因，易发生低氧血症。部分患者在高频喷射通气时存在CO_2潴留，应尽量避免高频通气。

5. 经气管造口进镜

气管造口可能存在三种情况。

（1）喉癌术后长期气管造口形成窦道，没有造口插管，可以直接经此口进镜，一般局部麻醉即可，若要进行介入治疗，则行无痛麻醉术。必要时也可经此口插入硬质镜，进行气管支架置入等操作。

（2）气管造口有金属或塑料插管，可将内芯拔出后，经插管进镜，注意内镜插入部的直径要小于插管的内径。对造口有T形管的操作同插管，但内镜的直径可能会更细些。为减少摩擦和镜子的损伤，内镜插入部要涂抹石蜡油等润滑剂，便于顺畅操作。麻醉一般采用局部麻醉即可，若要进行介入治疗，则行无痛麻醉术。

（3）经气管造口插入气管插管，连接呼吸机。进镜的流程同经口插入气管插管。插管的末端连接三通管，通过三通管的上口插入内镜进行各种诊治。麻醉一般采用无痛麻醉术。

（王洪武）

第四节　支气管镜检查的严重并发症及处理

支气管镜检查是呼吸系统疾病常用的诊治手段，随着支气管镜技术的不断发展，其应用范围不断扩大，禁忌证相对减少，并发症相应增多。既往支气管镜主要用于疾病的诊断，常见并发症主要为麻药过敏、鼻衄、低氧、咯血、感染、心脏并发症、喉头水肿及支气管痉挛等。严重并发症的发生率为2.70‰，死亡率为0.07‰（1996年上海）。近年来由于支气管镜治疗技术的广泛应用，如镜下冷冻、微波、高频电刀、激光、氩气刀、球囊扩张和放置内支架等，严重并发症发生率（7.39‰）和死亡率（0.13‰）（2004年西安、重庆）均较前明显升高，且出现某些新的并发症，如气管梗阻、食管-气管瘘、气管穿孔等，尤其是当操作不规范，技术不熟练，适应证掌握不好，又没有采取相应的预防和治疗措施时更易发生，有些严重的并发症可导致患者死亡。

一、支气管镜检查严重并发症的诊断标准

（1）死亡　支气管镜检查和治疗过程中出现心搏、呼吸骤停，经抢救一直未能复苏。

（2）大咯血　检查前无咯血或痰中带血和少量咯血，检查治疗操作过程中或术后1小时出现出血量或咯血量＞200ml。

（3）气管痉挛　支气管镜进入声门前后，突然出现喉、声门、气管或支气管痉挛，声门紧闭，气管狭窄，患者表现为濒死感，不能继续操作。

（4）心律失常　操作过程中患者心电监护出现各种心律失常，主要有窦性心动过速，房性、结性及室性早搏，亦可有T波低平，ST段下移，Q-T间期延长，严重者可出现心搏骤停。

（5）继发肺部感染　术前肺内无感染征象或感染已基本控制，支气管镜检查或治疗后48小时内肺内病灶出现或增多，白细胞总数升高、发热等，抗生素治疗有效。

（6）结核播散　肺内病灶经活检、刷检或痰检确诊为结核，检查时气管、支气管黏膜正常，支气管镜检查后发生支气管播散的相应病灶。

（7）肿瘤气管、支气管内种植转移、经肺内活检种植转移。

（8）气胸并（或）纵隔气肿　操作时或操作后出现气胸并（或）纵隔气肿，需要抽气或插管引流治疗。

（9）食管-气管瘘　操作前无进食、进水呛咳，镜下未见瘘口，操作后出现进食进水呛咳并出现瘘口。

（10）气管穿孔　操作前气管未穿孔，操作后出现气管壁坏死并穿孔，检查时可发现纵隔气肿。

（11）气管梗阻　操作前气管尚通畅并可通气，操作后气管较前明显狭窄或完全梗阻，甚至窒息死亡。

二、支气管镜检查的严重并发症及处理

1. 死亡

死亡率为0.07‰~0.13‰。主要见于心搏、呼吸骤停、大出血窒息或气管内肿瘤镜下治疗时气管梗阻窒息等。当支气管镜插入声门时，由于迷走神经反射过强，可引起心搏、呼吸骤停。因此，应严密观察患者的反应，不能只顾操作。笔者曾遇1例心搏、呼

吸骤停患者，当支气管镜插入声门后，患者突然心搏、呼吸骤停，意识丧失，四肢瘫软，立即退出支气管镜，紧急行心脏按压、人工呼吸，几分钟后患者恢复正常。临床报道的死亡患者大多为高龄且患有冠心病、高血压病、心肌梗死等，也有因气管内肿瘤堵塞管腔2/3以上，在进行气管插管或其他介入治疗的情况下，突然因气管梗阻窒息死亡。所以，对于器质性心脏病、心肺功能不全以及严重呼吸道梗阻患者应慎重，事先向家属讲清支气管镜检查的危险性，并签好知情同意书。

2. 低氧血症

在支气管镜插入气管后，由于气管部分堵塞、患者紧张等因素，易发生暂时的低氧血症，一般在稳定后或加强吸氧可很快缓解。但PaO_2持续低于60mmHg进行支气管镜检查有一定的危险。低氧血症可促发心脑血管的并发症，伴高血压者更危险，有可能造成检查中或检查后的死亡。对全身麻醉的患者术前应面罩给氧，充分氧合。检查过程中尽量使用内镜面罩，一方面可持续给氧，另一方面也可以减少分泌物外溅所造成的污染。当SaO_2低于90%时，应暂停操作。

3. 气道痉挛

气道痉挛包括喉、声门、气管或支气管痉挛。喉痉挛在支气管镜检术中较常发生，多由于声带麻醉不全，患者高度紧张或操作技术不规范，支气管镜强行通过声门所致；而支气管痉挛则较为少见，其诱因可能与支气管镜直接刺激麻醉不全的气管黏膜以及局部麻醉药物的毒副作用有关。临床发现，有支气管哮喘、支气管软化症、气管急性炎症、气管内肿瘤及慢性支气管炎的患者，由于气道反应性高，行支气管镜检查时更易发生支气管痉挛。气管痉挛易引起严重的低氧血症。一旦发生，应紧急处理。其处理原则为：拔出支气管镜，高浓度吸氧并给予解痉、平喘、镇静等药物。雾化吸入短效β_2受体激动剂+糖皮质激素应列为首选，同时给予甲强龙40～80mg静脉推注，既可抗过敏，又可缓解支气管平滑肌痉挛。若患者极度烦躁、严重低氧血症，不能合作时，应果断给予短效全身麻醉药物，如硫喷妥钠、异丙酚等，然后行气管插管气囊或呼吸机辅助呼吸，可取得良好的效果。

对此类高危患者，术前应充分使用解痉、平喘药或先建立人工气管和机械通气，再行支气管镜检查和镜下介入治疗。同时，要加强术前谈话，消除患者的紧张情绪。

4. 咯血

咯血是支气管镜检查和镜下治疗最常见的并发症之一。无论刷检、针吸活检或是钳检，均可造成肺组织损伤引起出血。但出血的程度有所不同：约1/3病例肺活检后立即出血，少量出血大多可自行停止，镜下负压吸引或给予少量止血药即可。量较多，也能药物止血。难以制止的大出血极为少见。约1/3病例肺活检后无出血，可能出血很少，未及时流出来，术后可有零星痰中带血。另1/3病例肺活检后不发生出血。

（1）大量出血的原因 肺泡毛细血管或肺动脉的末梢分支血管内压很低或呈负压，肺活检损伤后血管立即回缩，出血的机会很少。出血量大者，多因活检钳不锐利或钳夹用力过小，未能夹切断肺组织，引起组织的撕裂伤，损伤面较大，或累及支气管动脉的末梢分支，或周边型肺肿块血供丰富等。

（2）大量出血的处理　肺活检后大量出血，不断由支气管涌出时，一定不要退镜，应保持镇静，使用吸引孔＞2.8mm的支气管镜，立即吸出积血，并将支气管镜先端嵌入出血段支气管口内。同时，给予吸氧和快速镜下灌入4℃冷盐水2ml和1：10000肾上腺素2ml反复灌洗，出血仍不止者灌入500～2000U凝血酶局部止血，勿使出血流入正常支气管，以免血液凝固阻塞气管。局部灌注止血效果不明显时，可静脉注射垂体后叶素，必要时可用Fogarty气囊导管置入出血的亚段支气管腔内，球囊充气，出血停止数小时后可以撤出。对黏膜出血可立即行镜下冷冻或烧灼治疗，出血可很快停止（图4-4-1至图4-4-4）。因此，对经常行镜下治疗的内镜室，应配备一台冷冻或热凝设备。

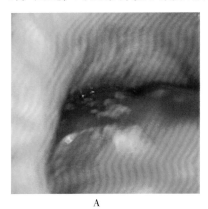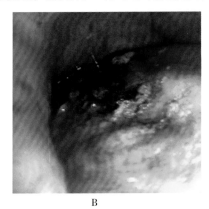

A

B

图4-4-1　用APC止住肿瘤表面的出血

A.右中间段支气管肿瘤浸润，管腔闭塞，黏膜表面出血；B.用APC将黏膜表面烧灼，出血停止

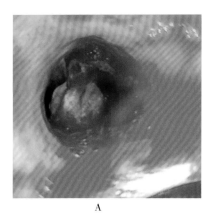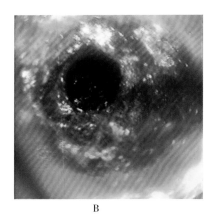

A

B

图4-4-2　用APC凝固肿瘤活检后引起的出血，并切除肿瘤

A.右中叶支气管肿瘤堵塞，活检后肿瘤表面出血；B.用APC将肿瘤烧灼切除，出血停止

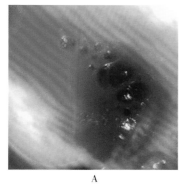
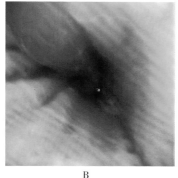
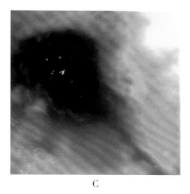

| A | B | C |

图4-4-3　用APC凝固出血，并封堵管口

A.左主支气管大量鲜血涌出，病灶不明；B.持续负压吸引，直至血液凝固；C.用APC将血液凝固，堵住管口，出血停止

（3）大出血的预防：为减少出血，在活检前用0.1%肾上腺素盐水滴注瘤体表面或直接注入瘤体内，待颜色变白后再钳，术后出血多者用立止血局部止血，或用氩气刀烧灼，观察无活动性出血后方能退镜。

对靠近大血管的肿瘤，支气管镜检查前需行肺增强CT扫描，明确肿瘤内血管走行，肺活检时需避开血管，以免引起大出血。有报道1例女性患者，38岁，刺激性咳嗽2月余入院，肺CT示右下叶背段密度不均的肿块影，边界不整，内有充气症，B6c亚段开口似有截断，考虑为肺癌（图4-4-5A）。PET-CT显示右下叶背段放

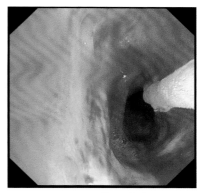

图4-4-4　活检后冷冻止血

射性高浓聚灶，靶/本比值6.02，较平均值升高2倍以上，亦考虑为恶性病变（图4-4-5B，C，D）。增强CT示肿瘤内有大的血管分支流入，血管丰富（图4-4-5E，F）。支气管镜检查见管腔通畅，各管口未见堵塞（图4-4-5G），为避免引起大出血，未行肺活检。后来手术证实为机化性肺炎。

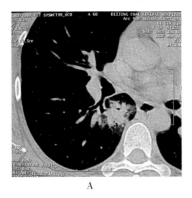
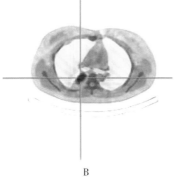
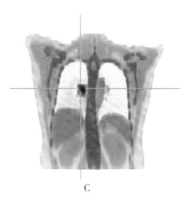

| A | B | C |

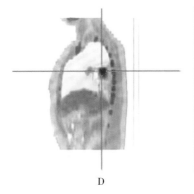

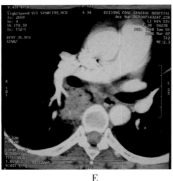

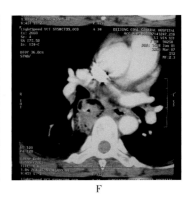

D　　　　　　　　　　　　E　　　　　　　　　　　　F

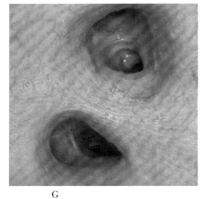

G

图 4-4-5　肺增强 CT 示肿块内血管丰富，不适宜肺活检

A. 肺 CT 示右下叶背段 2cm×3cm 肿块影，密度不均，边界不整，B6c 亚段口似有截断

B，C，D. PET-CT 示右下叶背段 3cm×4cm 放射性高浓聚灶，靶/本比值 6.02

E，F. 肺增强 CT 示肿瘤内血管丰富，有大的血管分支流入

G. 支气管镜检查示右下叶背段管口通畅，未见赘生物，未行肺活检

　　毛刷进入肺内后应立即退出，戒"刷牙式"动作。活检钳必须锐利，钳夹用力适当，勿用力过小，张钳后深入 1cm，合钳勿夹取面积过大。大咯血有导致死亡的可能性。在进行支气管镜检查或治疗前应进行凝血检查，活检黏膜时要看清组织，如血管波动明显应停止活检。有一种少见的血管瘤 Dieulafoy 病，如不慎重，盲目钳检，则极易造成大出血，死亡率极高（图 4-4-6，图 4-4-7）。

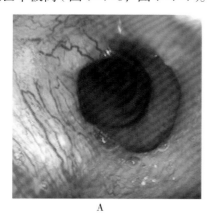

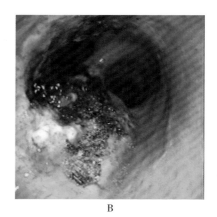

A　　　　　　　　　　　　　　　　　　B

图 4-4-6　表面血管丰富的肿瘤，活检后立即用 APC 止血

A. 支气管镜示左主支气管黏膜血管丰富，活检后易出血；B. 黏膜活检后立即用 APC 烧灼，以免术后出血

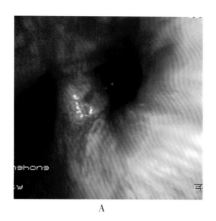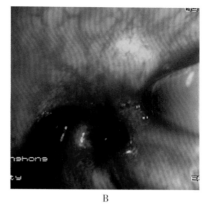

图4-4-7　在黏膜下注射止血药，利于病变活检和止血

A. 支气管镜示右中间段支气管黏膜血管丰富，直接活检易出血；

B. 在黏膜下注射止血药，将黏膜隆起，利于活检和止血

对出血较严重、一般处理不见效者，可采用支气管内球囊填塞的方法加以止血。球囊的种类：单腔气管插管、Carlens双腔气管插管、Fogany球囊导管、双腔球囊导管等。

5. 心律失常

主要表现为窦性心动过速，其他尚有房性和室性早搏，亦可出现ST段下移和Q－T间期延长。严重时可使心搏骤停。心律失常的主要原因与低氧血症及潜在的心脏疾患有关。对有器质性心脏病和肺源性心脏病的患者，要严格掌握适应证和禁忌证。对发生窦性心动过速的患者，不宜急于用降低心率的药，经吸氧或适当镇静，或停止支气管镜操作，可很快恢复正常。对频发房性早搏或室性早搏，可适当用西地兰或利多卡因等。

6. 继发性肺部感染

发生的原因主要为支气管镜消毒不彻底、患者之间的交叉感染，年老体弱、机体抵抗力下降的患者更易发生。另外，上呼吸道感染时分泌物吸入肺内或支气管镜将其带入肺内亦可发生感染。因此，用完支气管镜后应进行严格的冲洗、消毒及灭菌处理（辅助设施应先进行B超清洗），术中反复彻底吸出分泌物，缩短检查时间。如进行镜下介入性治疗，病灶处可滴入抗生素，术后给予抗生素治疗，以预防和避免肺部感染。

7. 气胸　气胸可发生于常规支气管镜检查后，但大多发生于肺外周病变进行肺组织活检时，尤其是伴有肺气肿、肺大泡患者更易发生，偶见纵隔气肿。其发生率为0～4%。

（1）气胸产生的原因　肺活检产生气胸的因素较多，肺组织柔韧难以钳夹致肺组织撕裂。肺部病变累及胸膜有粘连带形成，肺活检牵拉使脏层胸膜撕裂。夹取肺组织面积过大直接累及胸膜。活检钳进入过深损伤胸膜。气胸也可偶见于原肺部病变如肺气肿、肺大泡和患者剧烈咳嗽。操作者经验不足，操作不慎，位置选择不当也可成为气胸形成的因素。

（2）气胸的处理　肺活检后发生的气胸多为闭合性，严密观察，卧床休息，胸腔积

气多在7天内自行消失。胸腔积气＞30％，应间歇抽气。积气＞50％，应及时作胸腔闭式引流，常规应用抗生素，镇咳，同时给予吸氧等。

（3）气胸的预防

①活检钳必须锐利，操作灵巧。

②活检深度适宜，钳夹面勿过大。

③钳夹取肺组织向外拔出时应询问患者，若有疼痛或不适时，应将钳松开，后退2cm后再钳，以防撕裂胸膜。

④肺活检后应严格卧床休息24小时，勿用力，可用镇咳祛痰剂等，以防肺内压突然升高造成气胸。

⑤药物未控制的剧咳、严重肺气肿、肺大泡患者，应慎重选择肺活检。

因此进行肺组织盲检时最好在X射线机透视下进行，活检部位相对准确，能最大限度地减少气胸的发生率。在肺盲检后应留观0.5小时，如患者活检后出现一侧胸痛、咳嗽、气短，应立即进行X线检查，并及时进行处理。为提高肺活检的准确性，可在CT引导下，应用超细支气管镜进行肺活检，并发症更少。

8. 气管梗阻、食管–气管瘘及气管穿孔

随着镜下微创治疗的广泛应用，出现了某些新的并发症，如气管梗阻、食管–气管瘘及气管穿孔，原发病主要为原发性气管内肿瘤、气管内转移瘤或气管、支气管内膜结核。发生气管梗阻的原因主要是肿瘤毁损术后坏死物及分泌物未及时清除，或毁损术后局部水肿或出血。因此，在进行镜下微创治疗时一定要掌握好适应证，必要时行气管插管，建立人工气管，在保证气管通畅的情况下进行操作。

食管–气管瘘及气管穿孔常发生于烧灼治疗后。因此，烧灼治疗时要掌握好功率和烧灼深度，应从表面逐层毁损，以减少穿孔和食管–气管瘘的形成（图4-4-8～图4-4-10）。

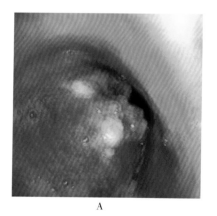

A

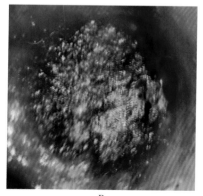

B

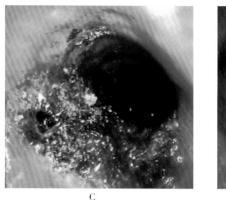
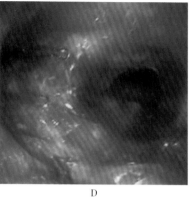

C   D

图4-4-8 食管癌气管转移的处理

A. 主气管下端肿瘤，将管腔堵塞2/3；B. 用APC烧灼后，结痂的组织和出血液几乎将管腔堵塞；C. 迅速将坏死组织清除后，管腔通畅；D. 气管-支气管内放置Y形覆膜支架，防止管腔再狭窄

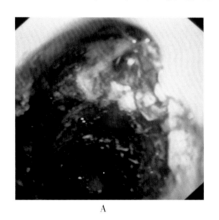
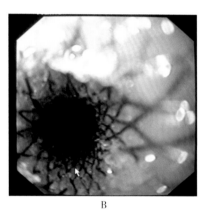

A   B

图4-4-9 食管癌患者发生食管-气管瘘后的处理

A. 食管支架上端发生食管-气管瘘；B. 在瘘的上端再放置食管支架

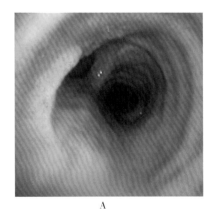
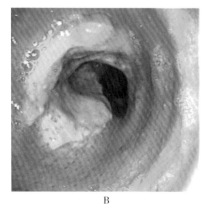

A   B

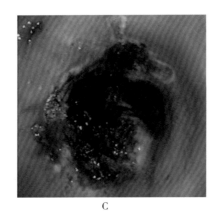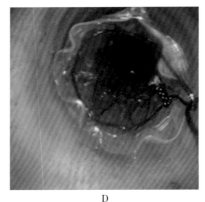

C　　　　　　　　　　　　D

图4-4-10　严重气管狭窄的处理

A. 主气管下端及左主支气管黏膜肥厚、隆起，血管怒张；B. APC烧灼后第三天，可见黏膜大片坏死物附着，管腔较前狭窄；C. 清除坏死物后，再次用APC烧灼；D. 为防术后气管狭窄，放置Y形覆膜支架

9. 气管、支气管内肿瘤种植转移和气管、支气管内结核播散

肿瘤种植转移和结核播散均为活检和镜下治疗时将肿瘤组织或结核杆菌带入气管或支气管内，在局部种植、生长而造成。故活检时不能随意打开活检钳使活检组织种植于气管、支气管，镜下治疗时一定要彻底吸引干净毁损的肿瘤或结核组织。

总之，随着支气管镜在治疗过程中的广泛应用，严重并发症的发生率和死亡率均有增加趋势，严格掌握适应证和提高操作技术是保证手术成功的根本方法。

（王洪武）

第五章　支气管镜在肺部疾病诊断中的应用

第一节　中央型肺癌的诊断

中央型肺癌是指发生在段支气管以上至主支气管的癌肿，又称支气管肺癌，约占肺癌的3/4。发生于气管内者称气管癌。

中央型肺癌在各级支气管的分布上各家报告大致相仿，即右侧多于左侧，上叶多于下叶。据统计位于右肺占51.3%，左肺占46.0%，左右肺均受累占2.1%；癌肿位于两上叶段支气管占46.6%，两侧主支气管和右中间段支气管占25.4%，两下叶段支气管占18.9%。

根据中央型气道的八分区法，各区以原发癌、鳞癌最常见（Ⅲ、Ⅴ、Ⅶ区最常见），腺样囊性癌以气管下端（Ⅱ＋Ⅲ区）最为常见，而腺癌、小细胞癌和黏液表皮样癌均以支气管内（Ⅴ～Ⅷ区）较多见。转移性气道癌来源广泛，可源于全身各个器官恶性肿瘤，转移至Ⅲ、Ⅴ、Ⅶ和Ⅱ区最常见，混合型居多。但有些肿瘤有特殊的侵犯部位。来源于食管癌最多，最常转移的部位是Ⅲ、Ⅶ、Ⅱ、Ⅴ区，甲状腺癌最常转移的部位是Ⅰ、Ⅱ区，肾癌、大肠癌也易转移至支气管开口处。根据四分型方法，混合型病变以Ⅲ、Ⅴ、Ⅶ、Ⅵ区最多，管内型以Ⅵ、Ⅷ、Ⅲ、Ⅴ区较常见，管壁型以Ⅴ、Ⅲ、Ⅶ、Ⅵ最常见，管外型病灶以Ⅲ、Ⅱ、Ⅶ、Ⅵ区较常见。

原发性气管肿瘤是指发生于第一气管环至隆突范围内（Ⅰ-Ⅳ区）的一类少见肿瘤，占全部恶性肿瘤的0.01%～0.035%。可发生于各年龄组，高发年龄在40～69岁，男女之比为（1.7～4）：1。原发于气管下1/3段和隆突部位的恶性肿瘤占40%～50%，位于上1/3气管者占30%～35%，位于中1/3段气管者占5%～10%。病理以鳞癌最常见，次为腺样囊性癌。

转移性气道肿瘤可来源于全身各个部位。各区均以混合型为主，与原发肿瘤明显不同。食管癌主要侵犯Ⅱ、Ⅲ、Ⅶ区，甲状腺癌主要侵犯Ⅰ区，肾癌主要转移至Ⅲ、Ⅴ、Ⅵ区，其他内脏肿瘤均可侵及中央型气道内。

一、病理组织学分类

1. 鳞状上皮细胞癌（简称鳞癌）

鳞癌是最常见的类型，占原发性肺癌的40%～50%，多见于老年男性，与吸烟关系非常密切。以中央型肺癌多见，并有向管腔内生长的倾向（图5-1-1），常早期引起支气管狭窄，导致肺不张或阻塞性肺炎。癌组织易变性、坏死，形成空洞或癌性肺脓肿。鳞癌生长缓慢，转移晚，手术切除的机会相对多，5年生存率较多，但放射治疗、化学药物治疗不如小细胞未分化癌敏感。有时偶见鳞癌和腺癌混合存在称混合型肺癌（鳞腺癌）。鳞癌的发病在男性中占的比例大幅度下降（导致肺腺癌的比例相应增加）。

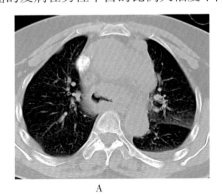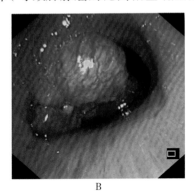

图5-1-1　气管鳞癌

A. 胸部CT；B. 支气管镜下所见

病理上：鳞癌组织学分角化型与非角化型，分化程度分高、中、低三级。一般而言，分化程度高，角化显著者，涂片中胞核的恶性特征较轻，而胞浆的分型特点较明显；反之，分化程度低或无角化者，涂片中胞核的恶性特征显著，而胞浆的分型特点不甚明显，这种改变给鳞癌的诊断和分型带来困惑。鳞癌在分化过程中，表层细胞有角化或薄化倾向，细胞脱落后，角化的癌细胞胞浆嗜伊红，需与胞浆嗜酸性退变相区别；薄化的鳞癌细胞侧面观呈纤维状、蝌蚪状等形态，是诊断鳞癌的特征性细胞，在涂片中细胞多少不一，容易漏诊。

2. 小细胞未分化癌（简称小细胞癌）

小细胞癌是肺癌中恶性程度最高的一种，约占原发性肺癌的1／5。患者年龄较轻，多在40～50岁左右，多有吸烟史。多发于肺门附近的大支气管，倾向于黏膜下层生长，常侵犯管外肺实质，易与肺门、纵隔淋巴结融合成团块。癌细胞生长快，侵袭力强，远处转移早，手术时发现60％～100％血管受侵犯，尸检证明80％～100％有淋巴结转移，常转移至脑、肝、骨、肾上腺等脏器。本型对放疗和化疗比较敏感。

病理上：组织学分燕麦型、中间型和混合型。涂片中癌细胞多呈类圆形，胞浆少而呈裸核状，可分小、中、大三类，与淋巴瘤细胞十分相似，可与组织学相对应。有些癌细胞如小淋巴细胞，核固缩深染，常有无核的坏死细胞混杂，切片中为成片变性坏死的癌细胞。癌细胞浆内含有神经分泌型颗粒，具有内分泌和化学受体功能，能分泌5—羟色胺、儿茶酚胺、组胺、激肽等肽类物质，可引起类癌综合征。

鳞癌和小细胞癌以管壁浸润性生长为主，质脆，触之易出血，发生于支气管内的概率大于气管内。

3. 大细胞未分化癌（大细胞癌）

大细胞癌可发生在肺门附近或肺边缘的支气管。大细胞癌转移较小细胞未分化癌晚，手术切除机会较大。

病理：切片中癌细胞体积大，胞浆丰富，高度异型性。涂片中癌细胞较大，异型多形性明显，当癌细胞成团排列时，易误诊为腺癌；当胞浆红，细胞变形时，可误诊为鳞癌。

4. 腺癌

腺癌约占原发性肺癌的25％。女性多见，与吸烟关系不大，多生长在肺边缘小支气管的黏液腺，因此，在周围型肺癌中以腺癌为最常见。腺癌倾向于管外生长，但也可循肺泡壁蔓延，常在肺边缘部形成直径2～4cm的肿块。腺癌血管丰富，故局部浸润和血行转移较鳞癌早。易转移至肝、脑和骨，更易累及胸膜而引起胸腔积液。腺癌的发病率在女性中继续增长。

按照2015年WHO肺腺癌组织学分型分为贴壁型、腺泡型、乳头型、微乳头型、实体型。病理：涂片中，癌细胞呈卵圆形，核多、偏位，一般而言，分化高者，瘤细胞较大，大小较一致，核染色质细，核仁明显，胞浆内含黏液空泡，常呈乳头状或成团排列；分化低者，在涂片中瘤细胞大小不一，异型性明显，胞浆内空泡不明显，常单个散在。

腺癌中又根据基因变异情况，需进行上皮细胞生长因子受体（EGFR）、酪氨酸激酶（ALK）融合基因、ROS1融合基因等检测。对EGFR-TKI耐药患者还推荐进行EGFR T790M、MET扩增、PIK3CA突变等检测和相应临床试验。肉瘤样癌需做C-MET基因检测。

有人观察114例肺腺癌中EGFR突变中腺泡型占48.25％（55例），贴壁型占26.32％（30例），乳头型占11.4％（13例），微乳头型占4.39％（5例），实体型占9.65％（11例）。腺泡型所占比例最高，其次是贴壁型，乳头状、微乳头状和实体型最少。

5. 腺样囊性癌（ACC）

腺样囊性癌的起源相对局限于气管侧壁及后壁腺体丰富区域，是下呼吸道最常见涎腺肿瘤，占气管肿瘤的30％～40％。约2/3发生于气管中下段，1/3发生于大支气管的起始点。

其临床分期高，容易复发和转移，多预后不良。ACC在多层螺旋CT（MDCT）上呈均匀低密度分布，瘤内钙化少见，增强后强化不明显。冠状位多平面重建（MPR）清晰显示肿瘤沿管壁生长，管壁增厚，管腔不同程度狭窄，病灶长径大于横径。

ACC在CT上有特征性表现。据报道59例ACC，侵犯1个区仅占22％，主要表现为半月征，孤立性肿块常呈日偏食征；侵犯2个区以上占78％，主要表现为面包圈征（图5-1-2），侵犯隆突在内的4个以上部位则可见喉唇征。肺内也可出现转移灶。

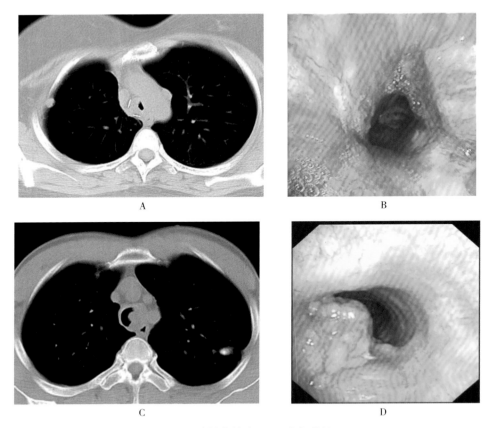

图5-1-2　腺样囊性癌CT及支气管镜所见

A. 胸部CT表现（弥漫型）：Ⅱ区气管壁增厚，似面包圈征；B. 支气管镜下表现（弥漫型）气管中段黏膜弥漫性增厚，管腔狭窄，血管丰富；C. 胸部CT表现（局限型）Ⅱ区气管左侧壁增厚，似半月征；D. 支气管镜下表现（局限型）气管中段占位性病变，血管丰富，管腔狭窄

根据病变所在部位，单纯管内型10例（16.9%）；单纯管壁型3例（5.1%）；管内型+管壁型34例（57.6%），其中5例伴有双肺内转移；管内型+管壁型+管外型10例（16.9%），其中6例伴有双肺内转移；管壁型+管外型2例（3.4%），均伴肺内转移。

ACC支气管镜下可见1个区受累的占37.3%，明显多于CT下所见。两个区以下受累占55.9%，3个区以上占44.1%，与CT所见正好相反（分别为44.0%和56%）。局限性病灶侵犯气管右侧壁和膜部均为45.4%，而37.3%（22/59）弥漫性病灶呈环形病变。

支气管镜下所见管腔内大多数病灶呈息肉状，质硬，灰白色、粉红色或浅褐色，最大直径可达1cm以上，并穿过软骨壁扩展到周围组织，表面黏膜一般不受损，但血管丰富，活检易出血。孤立性结节大多基底较宽，有粗大的蒂与管壁相连，或肿块基底与管壁纵轴呈钝角。有时可见溃疡，可转移至气管旁淋巴结或远位器官，如肝、骨等，活检可明确诊断。

病理：癌细胞为基底样细胞，浸润性生长。癌巢内为腺样囊腔结构。囊腔内可见肌上皮细胞衬覆，囊腔内黏液奥辛蓝染色呈蓝绿色。

6. 黏液表皮样癌（MEC）

原发性肺MEC是一组罕见的肺部肿瘤，其发病率低，约占肺部原发性肿瘤的0.2%。与腺样囊性癌统称为涎腺肿瘤。MEC好发于中青年，多为中心型，常发生于段及以上支气管、气管。

MEC起源于呼吸道黏膜下腺体，主要分布于叶、段及段以上支气管，多为气管支气管腔内软组织结节及肿块，更小的几乎看不到。因此，此类肿瘤较少发生在肺周边部。

CT平扫病灶多为欠均匀的低至中等密度，增强扫描后病灶以轻至中度不均匀强化为主，明显不均匀强化较少。MEC病灶长径与支气管走行长径平行，与近心端支气管管腔呈钝角。MEC较其他类型肺癌钙化率高，50%病例中可见斑点或颗粒状钙化。MDCT轴位图像结合MPR技术，能够准确地反映其生长方式，利于肿瘤的定位、评估浸润范围、气管受阻程度及腔内外受累情况，对制订治疗方案具有重要临床意义。周围型病灶多见空洞及坏死灶。

病理：含有3种细胞成分，表皮样细胞、分泌黏液细胞和中间型未特殊分化细胞。MEC根据特征性黏液细胞及表皮样细胞所占比例及细胞异型性程度分类，分为低级别和高级别两种类型。低级别肿瘤生长缓慢，病程可达数年。高级别肿瘤较少，肿瘤浸润管壁全层，并侵及邻近肺组织。此癌侵袭性大，可发生远距离转移，预后不佳。

7. 乳头状瘤

乳头状瘤起源于黏膜上皮组织，为良性肿瘤，常发生于支气管近端，在支气管腔内呈簇状或单个息肉状，有短蒂附着于支气管壁的黏膜或黏膜下层，表面呈白色颗粒状，质脆易碎。乳头状瘤可癌变。

8. 类癌

类癌起源于支气管黏膜的具有神经内分泌功能的Kulchitsky细胞，与腺样囊性癌不同，好发于主支气管和远段支气管，沿管壁匐匐性生长，常为混合型（管内型+管壁型）肿瘤。类癌富含血供，MDCT增强后病灶明显均匀强化。类癌恶性程度低，淋巴结转移少见。

二、肺癌的镜下表现

支气管镜检查是肺癌诊治过程中的重要工具，利于早期发现、早期诊断和早期治疗（"三早"）。对有临床症状和有X线胸片等影像学上疑及中央型肺癌的患者，应用支气管镜检查可直接观察到病变的形态特征和部位，还可在直视下取活检标本，获得病理学类型。

此外，支气管镜还可用于肺癌经内科或外科治疗后的疗效观察和肺癌复发的判断。

中央型肺癌镜下可简单地归纳为两大征象。

（1）直接征象　即在支气管镜下直接见肿瘤。这是中央型肺癌在镜下的主要特征。又可根据其生长特性分为：

① 增生性改变：结节状、菜花状（桑葚样）、息肉状、乳头状等改变，有时癌肿表面覆盖乳白色坏死组织。癌肿常突向管腔，造成不同程度的阻塞。

②浸润性改变：癌肿在支气管黏膜层或黏膜下层呈浸润状生长。可见到黏膜表面粗糙不平，局部增厚隆起，触之易出血，管腔呈不同程度、不同形态的狭窄（如漏斗状、裂隙状、唇样等）或阻塞。

（2）间接征象　即在支气管镜下未直接见明确的肿瘤体，为癌组织穿透支气管壁的外膜层，向肺内生长。而管腔内仅表现为黏膜充血、水肿、糜烂、溃疡、增厚、僵硬、嵴增宽及管腔受压狭窄等非特异性改变。

中央型肺癌的支气管镜下表现根据不同的部位，大致可分为以下几种变化。

1. 支气管壁的变化（图5-1-3至图5-1-17）

①肿瘤：结节状、多结节状、平滑、凹凸、颗粒状、坏死、血管怒张。

②浸润：黏膜凹凸不平、血管怒张、光泽消失、坏死、黏膜苍白、肿胀、黏膜充血、软骨轮不明了、黏膜襞肥厚、黏膜襞不明了。

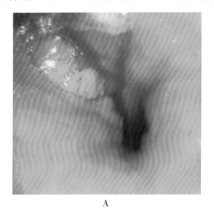
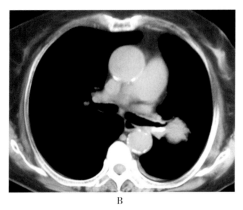

A   B

图5-1-3　管壁肥厚，管腔狭窄，管口堵塞

A 黏膜肿胀、增厚，管腔狭窄左舌叶小细胞癌，左上叶管口肿瘤堵塞，左下叶支气管黏膜肿胀、增厚，软骨环之间的浅沟消失；B. 左舌叶肿块，左主支气管末端管腔狭窄，左上叶管口堵塞

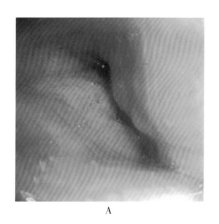
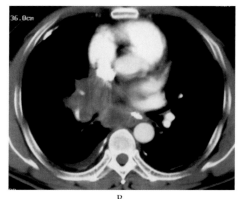

A   B

图5-1-4　支气管黏膜肥厚，管腔闭塞

A. 右中间段支气管鳞癌，黏膜肥厚，管腔外压性狭窄；B. 右肺门肿块影，右中间段支气管管腔外压性狭窄

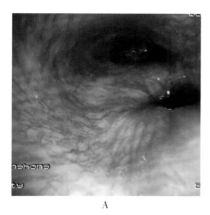
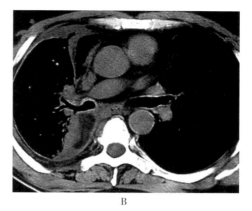

A   B

图5-1-5 支气管黏膜血管扩张或伴迂曲，管腔狭窄

A. 右下叶支气管鳞癌，血管扩张或伴迂曲：血管增粗和扭曲，右下叶背段闭塞；B. CT可见，右下叶背段肺不张、管口堵塞

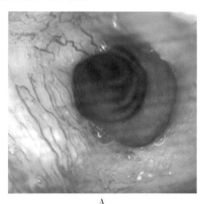
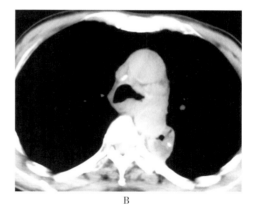

A   B

图5-1-6 支气管黏膜血管怒张、增粗、迂曲

A. 左主支气管食管癌转移，血管怒张、增粗、迂曲，触之易出血，左主支气管管壁肥厚，管腔狭窄；
B. 气管后方软组织影，隆突增宽，左主支气管管壁肥厚，管腔狭窄

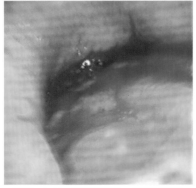
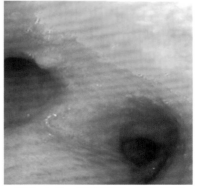

图5-1-7 管壁浸润，管腔闭塞   图5-1-8 黏膜结节，隆突增宽

右中间段鳞癌：支气管黏膜粗糙不平，   左上叶小细胞癌，左主支气管开口黏膜
呈铺路石样，触之易出血，软骨环 模糊   转移，呈结节状突起，隆突增宽（隆突
消失，下段管腔假性闭塞   下淋巴结转移）

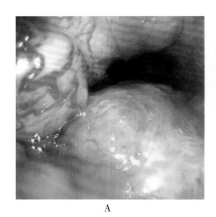
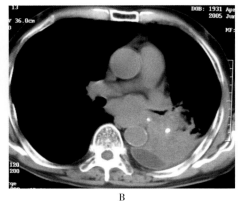

A　　　　　　　　　　　　　B

图 5-1-9　管壁浸润，管腔狭窄，血管怒张

A. 左主支气管鳞癌，黏膜粗糙不平，不规则隆起，血管怒张、扭曲，管腔狭窄；B. 左主支气管管壁肥厚，管腔狭窄，左下叶背段肿块影并肺不张

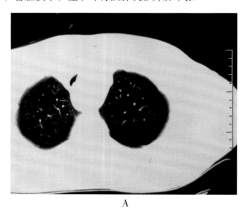
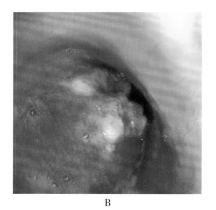

A　　　　　　　　　　　　　B

图 5-1-10　食管癌气管侵犯

A. 胸部 CT：Ⅰ区气管左侧壁增厚，管腔狭窄约 2/3；B. 支气管镜下所见主气管上段食管癌转移，菜花样肿瘤，表面破溃、坏死、出血，管腔狭窄

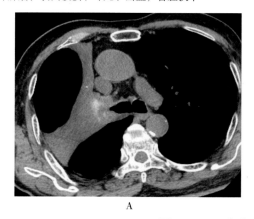
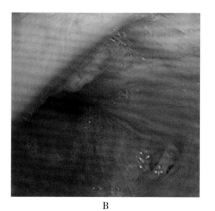

A　　　　　　　　　　　　　B

图 5-1-11　右主支气管鳞癌

A. 胸部 CT 示右上叶不张，右主支气管壁增厚；B. 支气管镜下可见右主支气管黏膜不均匀增厚，表面不整，管腔狭窄

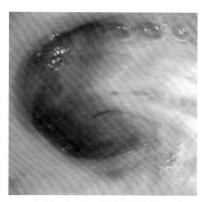

图5-1-12 纵形皱襞样改变

右上叶鳞癌，右主支气管黏膜明显增厚，管壁出现纵形皱襞，右上叶管口明显狭窄

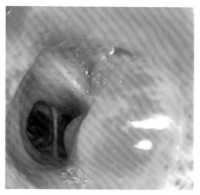

图5-1-13 管壁浸润，黏膜隆起

右下叶腺癌，支气管黏膜隆起，右下叶前段开口堵塞，外基底段开口狭窄

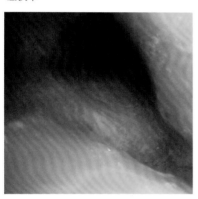

图5-1-14 气管食管瘘

食管癌患者，主气管后壁可见瘘口

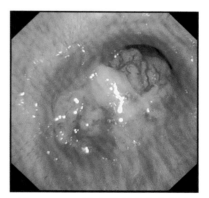

图5-1-15 隆突处黏液表皮样癌

Ⅳ、Ⅴ、Ⅶ区可见肿瘤堵塞，左侧支气管完全闭塞，右主支气管仅留一缝隙，肿瘤表面血管怒张，隆突未见

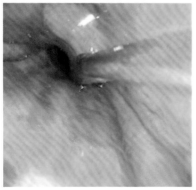

图5-1-16 手术残端复发

左下叶腺癌手术切除后残端有肉芽状肿瘤生长，管壁呈纵行皱襞样改变

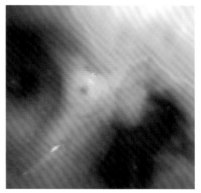

图5-1-17 色素沉着

左舌叶开口黏膜炭末沉着，呈黑色

2.支气管腔的变化（图5-1-18至图5-1-22）

（1）阻塞 可分完全阻塞和不完全阻塞，表现为截断型、漏斗型或贯通性（指假性阻塞，即肉眼观时管腔由于肿瘤或炎性黏膜脓肿而阻塞，当活检钳或细胞刷向下插时尚能通过）。但手术切除后的支气管亦呈盲端（管腔阻塞），有时可见外科缝线，如有肉芽组织增生应取活检，行病理检查以确定有无肿瘤复发。

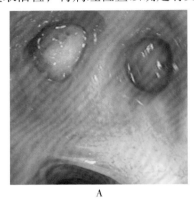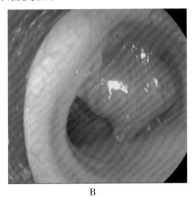

A B

图5-1-18 支气管内肿块，堵塞管口

A.左上叶腺癌：左上叶尖、前段支气管内花生米样肿块，表面光滑，管腔堵塞；B.右主支气管黏液表皮样癌：右主支气管口肿瘤堵塞，肿瘤有宽蒂与管壁上端相连，表面光滑，血管丰富

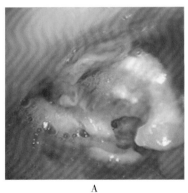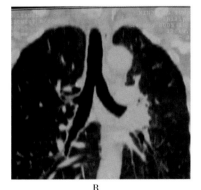

A B

图5-1-19 左主支气管截断（鳞癌）

A.左主支气管被白色坏死物堵塞；B.CT示左主支气管截断，肺门有肿块

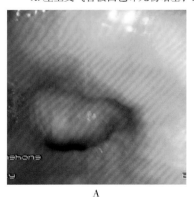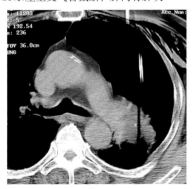

A B

图5-1-20 左上叶支气管黏膜肥厚、管口闭塞（腺癌）

A.左上叶支气管黏膜肥厚、管口闭塞；B.左肺门肿块，左主支气管狭窄

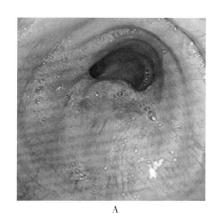
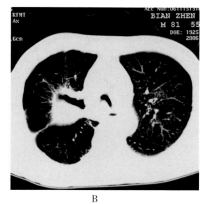

A   B

图5-1-21 主气管黏膜隆起，粗糙不平（鳞癌）

A.主气管下端黏膜隆起，管腔狭窄；B 气管后壁黏膜隆起，管腔狭窄，右肺门肿块影伴空洞

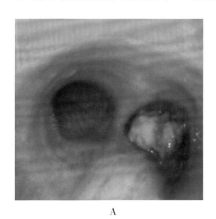
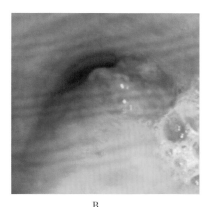

A   B

图5-1-22 气管-支气管癌转移

A.右主支气管肾癌转移右主支气管口被新生物堵塞；B.主气管食管癌转移主气管中段后壁黏膜隆起，管腔狭窄

（2）狭窄 可呈环状、偏心性、不规则狭窄。

（3）外压性膨隆 由于管外的压迫，使局部的气管或支气管黏膜向管腔膨出，黏膜表面光滑，呈抛物状凸起。如隆突下淋巴结肿大，压迫隆突，使隆突增宽、固定。亦可出现支气管嵴增宽、变形、扭曲。

（4）扩张 管腔较正常增大，周围黏膜萎缩，软骨环清晰可见，管口之间的嵴变薄，锐利，能看到下方多级支气管。

（5）移位 气管或支气管弯曲移位。

（6）分泌物：浆液性、黏液性、脓性及血性。

3.动力学变化

声带麻痹：常见为左侧声带麻痹，声门不能完全关闭，有时位于声门下的新生物，可影响声门关闭，但声带并无麻痹，需注意鉴别（图5-1-23，图5-1-24）。

隆突波动消失；常提示隆突下淋巴结增大，使隆突固定。

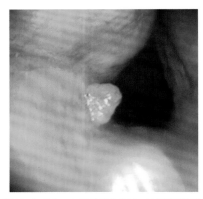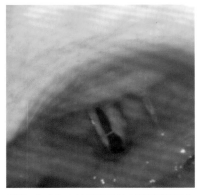

图5-1-23　左声门口息肉（声音嘶哑）　图5-1-24 左声带麻痹（肺癌引起）

支气管痉挛：过敏的支气管黏膜受到支气管镜操作时的刺激后，可发生支气管痉挛，使局部支气管管腔明显收缩。

呼吸或咳嗽时的变化：在剧烈呼气或咳嗽时，气管、支气管后膜向内前方隆起，表现为管腔狭窄或变扁，而气管壁有肿瘤浸润固定时，咳嗽不会引起管腔很大变化。

据张进川统计567例中央型肺癌支气管镜检查结果，直接征象占83.4%（其中增生性改变占64.7%，浸润性改变占18.7%），间接征象占16.6%。上述两大征象可单独或同时出现在同一病例中。

上海胸科医院总结1215例经纤维支气管镜见直接征象（仅指肿块，不包括浸润）和间接征象的肺癌中，直接征象中鳞癌占67.4%，腺癌占13.9%，未分化癌占13.2%。

另据张铭等报告1717例鳞癌和低分化癌以管内增殖型改变为主，小细胞癌和腺癌以浸润型为主。

支气管镜检查结果取决于肺不张和阻塞性肺炎是由管内肿块阻塞引起还是管外肿块压迫管壁致管腔狭窄引起，前者所致多可见到相应管腔内增生性和（或）浸润性改变的直接征象，后者所致则多为间接征象。

应当注意，在中央型肺癌有时支气管阻塞的X线征象早于肿块阴影出现，有时支气管已被阻塞但未形成典型的肺不张之前，仅仅表现为斑片状阴影，易误诊为肺炎、肺结核等其他疾病，此时行气管、支气管体层摄影、胸部CT，特别是支气管镜检查，对肺癌及早确诊很有帮助。

4. 特征与组织学类型的关系

（1）鳞癌（图5-1-25～图5-1-27）　肿瘤好发于Ⅲ、Ⅴ、Ⅶ区，多呈增生型改变，肿瘤极易变性、坏死，表面常形成一层乳白色坏死膜（有时高达69.4%），直视、钳检及刷检成功率极高，病理或细胞确诊率高达94%～100%，由于各种原因支气管镜检仍有假阴性，重检率可达43%。主要原因为取材不合适。如仅钳取中央坏死组织、组织严重挤压及过于浅表等。重检时只要注意上述因素均可获病理和（或）细胞学诊断。活检结束后可在活检部位取刷检，以便提高阳性率。

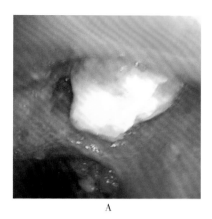
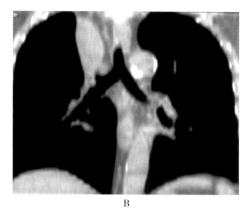

A
B

图 5-1-25　右上叶鳞癌

A. 右上叶管口内有新生物堵塞，肿瘤表面有白色分泌物，中间段转移；B. CT 右上叶前段不张，管口堵塞

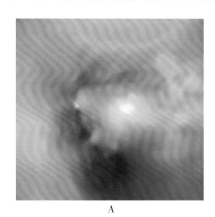
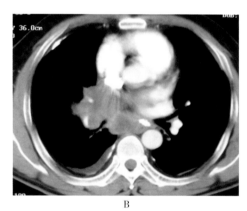

A
B

图 5-1-26　右中间段鳞癌

A. 右中间段黏膜粗糙，肥厚，表面有白色分泌物覆盖，管腔狭窄；B. CT 示右肺门肿块影，中间段黏膜外侧壁肥厚，管腔狭窄

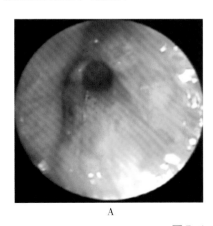
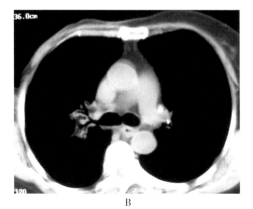

A
B

图 5-1-27　右中叶鳞癌

A. 右中叶管壁粗糙、肥厚，黏膜隆起，触之易出血，外侧段管口狭窄；B. CT 示右中叶阻塞性肺炎，支气管管壁肥厚，管腔狭窄

（2）腺癌（图5-1-28，图5-1-29）　肿瘤原发部位多发生于肺边缘小支气管，肿瘤向小气管内生长机会多。镜检直接征象仅占25％左右，而所属支气管黏膜间接征象占37％左右，有外压改变者占10％左右，所属支气管正常者占38％左右，镜检阳性率低，而阴性或假阴性率则高，主要原因是由于肿瘤的部位及生长方式难以获得标本。

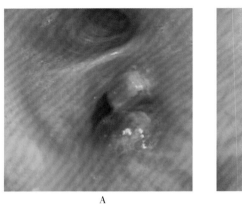 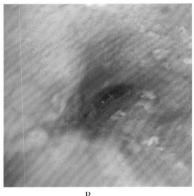

A　　　　　　　　　　　　　　　B

图5-1-28　左下叶腺癌

A. 左下叶开口内可见息肉样肿物堵塞，肿瘤表面有破溃出血；B. 左下叶支气管黏膜肥厚，表面有许多癌性结节，下端管腔狭窄

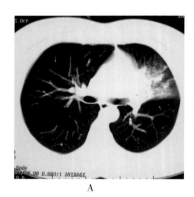 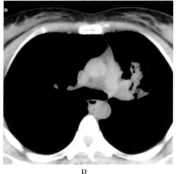 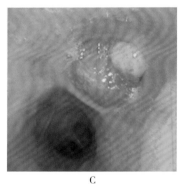

A　　　　　　　　　　　B　　　　　　　　　　　C

图5-1-29　左上叶腺样囊性癌

患者，女，26岁，发热，咳嗽1月，CT示左上叶阻塞性肺炎（A，B），支气管镜示左上叶草莓样肿瘤堵塞左上叶开口，支气管黏膜充血、水肿（C）

A. 左上叶阻塞性肺炎；B. 左上叶不规则炎症；C. 左上叶开口有草莓样肿物堵塞

（3）小细胞未分化癌（图5-1-30）　好发于肺门附近的支气管，肿瘤以黏膜下浸润为主，支气管镜检一般都能观察到肿瘤，约一半患者肿瘤显菜花样或结节样突入管腔，血管丰富，触之易出血，活检取材容易，阳性率高。另50％呈管壁浸润增生，并向管壁上下蔓延。黏膜浸润型有时钳检不易获得足够的组织，且该肿瘤组织脆弱，标本严重挤压等为假阴性的主要原因。

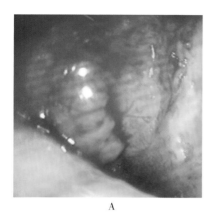
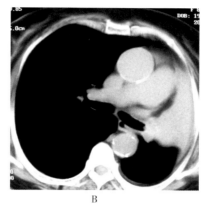

图5-1-30　左上叶小细胞肺癌

A.左上叶脑髓样肿物堵塞管口，表面血管丰富，触之易出血；B.左上叶不张，心脏向
左移位，管口可见新生物堵塞

（4）气管内类癌（图5-1-31）　类癌起源于支气管黏膜的具有神经内分泌功能的
Kulchitsky细胞，与腺样囊性癌不同，好发于主支气管和远段支气管。

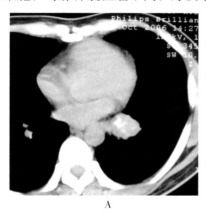
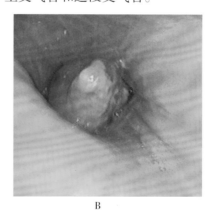

图5-1-31　左下叶类癌

A.CT示左下叶外基底段起始部肿瘤，边界清楚，质地不均，内有钙化；B.电子支气管
镜示左下叶开口约花生米大肿物突向腔内，致下叶各开口狭窄或闭塞

5.肿瘤活检或刷检　中央型肺癌一般均可在直视下取活检或刷检，多数患者都能
获得满意的标本，活检和刷片结合应用，可使肺癌的诊断阳性率显著提高。活检时宜在
肿瘤与正常黏膜交界处取标本，不要在坏死明显的部位取标本。刷检可在活检的部位刷
取，以提高阳性率。活检后第二天应再留带血的痰标本，也能提高痰检阳性率。

Ikeda对一大组位于主支气管到4~5级支气管的肺癌作纤维支气管镜检查，阳性率
为83%。Zavala报告肺癌纤维支气管镜活检的阳性率也在85%左右。Kavle报告228例肺
癌患者，经纤维支气管镜作支气管内刷片检查的最高阳性率为65%，术后再作痰检的阳
性率为40%，若活检再加刷检联合检查将明显提高阳性确诊率。

对胸片阴性和痰癌细胞阳性的所谓隐性肺癌患者，多数能经支气管镜检查获得定位和去除病灶（经一次活检将病灶去除的称为一勺癌），多数为原位鳞癌，能获得早期治疗；但也有不少患者，需经数次甚至10多次检查才能确诊。

为提高阳性率，应注意标本的取材方法：如管腔内能见肿瘤者可直接活检（图5-1-32）。

对管壁浸润或增厚者，可用针刺固定取材或针吸取材。亦可在病变的黏膜下注射少量生理盐水，使病变组织隆起，更利于取材（图5-1-33）。

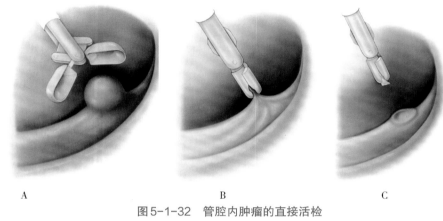

| A | B | C |

图5-1-32 管腔内肿瘤的直接活检

A. 活检钳接近肿瘤；B. 夹住肿瘤；C. 取出肿瘤

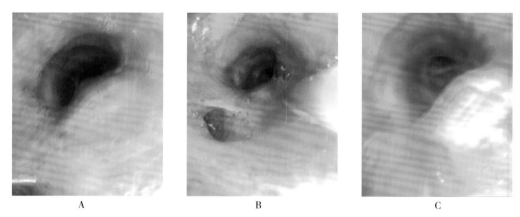

| A | B | C |

图5-1-33 支气管黏膜下注射法活检

A. 左下叶支气管黏膜肥厚；B. 黏膜下注入2ml生理盐水；C. 局部黏膜隆起，利于活检

由于毛刷与肿瘤病灶的接触面大，获取肿瘤细胞的机会多，毛刷又较自由地伸入细支气管，所以此类病例刷检的阳性率往往高于钳检。对一些在直视下仅见一些非特异性改变者或未见异常者，应在相应的部位先行刷检，然后再行钳检，以免钳检后出血，影响视野，或刷片有较多红细胞影响检出率。首次检查时未发现异常者应在X线电视（或透视）下经支气管肺活检钳直接进入肿瘤部位取材，刮匙或毛刷及支气管–肺泡灌洗收

集标本，均可取得满意的细胞学诊断。有条件者应使用超细支气管镜或荧光支气管镜，以取得更准确的病理标本。

有少数早期支气管肺癌极其微小，支气管镜肉眼不易观察到，或在黏膜下生长，较难发现。近来采用光动力支气管镜检查法和自体荧光支气管镜检查技术可早期发现。

光动力支气管镜检查术是将光敏剂于检查前48～96小时作静脉注射，然后在激发光的照射下做支气管镜检查，恶性组织出现红色荧光而周围的正常组织呈暗色。此法的优点是：①光敏剂的荧光能显示出癌前期细胞，利于早期诊断。②能发现极其微小的甚至肉眼看不到的肿瘤。由于所用的激发光——紫光和所发射出的荧光，对组织有一定的穿透力，因此即使在黏膜下所隐藏的癌肿，亦能被发现。③癌组织最强的荧光是出现在肿瘤的边缘，故通过此法能精确了解病灶侵犯的程度，以决定治疗方案。④不同类型的癌肿其荧光强度也不一致，以鳞癌的光最强，腺癌次之，肉瘤最弱。良性肿瘤的荧光假阳性者很少。因此光动力支气管镜技术更有利于肺癌的早期诊断。

自体荧光内镜系统（如PENTAX SAVE-3000）为肺癌的早期诊断提供了更为便捷的检查手段。作为激发光源的蓝色激光通过光纤照射，在内镜先端的微小电荷耦合器件（CCD）中形成自体荧光，不需要光敏剂，通过荧光显示，能清楚地辨别可疑部位，进行活检或刷检（图5-1-34）。

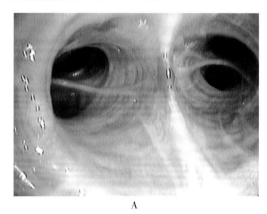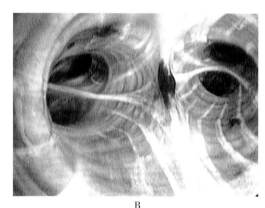

A   B

图5-1-34　右下叶鳞癌

A. 普通电子支气管镜显示前基底段和外后基底段之间的嵴黏膜局限性充血，无破溃；B. 自体荧光电子支气管镜示基底嵴中间呈暗紫色，与周边颜色明显不同，于此处取活检示为鳞癌

在肺癌高发人群中普查，通过胸部X线片和痰脱落细胞检查，如有结果出现异常，应仔细分析。

① X线胸片阳性（有直接或间接征象）和脱落细胞阳性（找到癌细胞）者，在排除了上呼吸道及口腔、食管癌之后应诊断肺癌。

② X线胸片阴性而痰脱落细胞阳性的隐性癌，在排除了口鼻咽和食管癌之后，应进行支气管镜检查，认真查找癌灶，对可疑部位进行活检、刷检和灌洗液找癌细胞或肿瘤

标志物检测，有时需反复进行多次才能确诊。若仍为阴性结果，可用光动力或自体荧光支气管镜直接观察，对可疑部位进行活检。

③ X线胸片阳性，痰脱落细胞阴性者，对阻塞性肺炎、肺不张或肿块位于肺门的宜尽早行支气管镜检查，对周边的病变可进一步作CT等影像学检查外，应作经皮或用支气管镜经支气管肺活检。

④ X线胸片和痰脱落细胞检查均阴性的肺癌高发人群，如45岁以上的男性有大量吸烟史，有咯血痰史，应直接作支气管镜检查，以便早期获得诊断。

（王洪武）

第二节　周围型肺癌的诊断

周围型支气管肺癌（简称周围型肺癌）是指发生于段支气管（三级）以下的肺癌。近年来，随着低剂量螺旋CT（LDCT，扫描参数为120 kV，50 mA或25mA，10 mm 层厚，X线球管1转/秒）的广泛应用，周围型肺癌被发现的越来越多，特别是肺内磨玻璃影（ground glass opacity，GGO）和肺内结节影（pulmonary nodule，PN），已引起大家的广泛关注，国内外已有许多专家共识或指南。国内外研究已证实，应用LDCT在高危人群中筛查可显著降低肺癌的死亡率。

根据"原发性支气管肺癌早期诊断中国专家共识（草案）"推荐，对具有以下肺癌高危因素的人群，建议年度体检筛查早期肺癌：①年龄≥55岁、＜80岁；②吸烟≥400支/年（或20包/年）；③高危职业接触史；④有恶性肿瘤病史或肺癌家族史；⑤有COPD、弥漫性肺纤维化和肺结核病史。

一、肺结节的定义及分类

PN是指肺内直径≤3 cm的类圆形或不规则形病灶，影像学表现为密度增高的阴影，可单发或多发，边界清晰或不清晰。肺内单发结节叫孤立性肺结节（SPN），2个以上叫多发肺结节。

肿块直径5～20mm的称为小结节，＜8mm称为亚厘米结节，2～5 mm称为微小结节，≤4 mm也叫粟粒结节。＞3 cm称为肺内肿块。对微小肺癌定义为结节直径≤9mm。

据CT肺癌筛查数据显示，肺内结节直径＜5 mm且没有癌症病史的患者，结节恶性可能性不到1%；＜3 mm的仅为0.2%，4～7mm的为0.9%，8～20mm的为18%，＞20mm的为50%，＞30mm恶性可能性更大。

依据结节的密度不同，将肺结节分为三类（图5-2-1）：实性结节（solid nodule，SN）、混合性磨玻璃结节（mixed ground glass opacity，mGGO）和纯磨玻璃密度结节

（ground glass opacity，pGGO）。其中，mGGO的恶性概率较高（实性成分直径超过GGO直径的50%）。

GGO是指CT上边界清楚或不清楚的肺内密度增高影，其病变密度不足以掩盖其中走行的血管和支气管影。GGO可能是恶性肿瘤、良性肿瘤、炎症、肺间质性疾病或肺内淋巴结等。GGO的病理基础是肺泡隔增厚或部分肺泡腔充满液体、细胞或组织碎片。

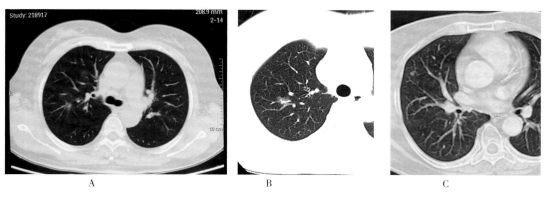

图5-2-1 GGO的三种形态
A. pGGO；B. mGGO；C. SN

二、肺结节的评估方法

肺结节的评估方法主要包括临床表现、影像学方法、临床肺癌概率、肺内结节计量诊断法、肺结节计算机人工智能（AI）辅助诊断系统等。

（一）临床评估

临床评估包括患者的病史和体征检查，包括年龄、性别、职业、吸烟史、症状、既往史、慢性肺部疾病史、个人和肿瘤家族史、职业暴露史等。

（二）影像学技术

胸部X线片、CT及MRI均可以检测到肺结节，后两种检测阳性率更高。

肺结节的检测建议将薄层图像行三维重建，采用最大密度投影（maximal intensity projection，MIP）重建，有助于结节的检出及结节形态的观察。推荐应用计算机辅助检测（computer aided detection，CAD）软件结合人工阅片，提高结节检出率。

对疑有恶性的肺结节，最好行增强CT扫描，以准确判断病灶内的血管情况。

随访CT对肺结节生长性的评估方法包括肉眼评估、二维直径评估、三维体积评估及影像AI。肉眼评估可以发现显著的结节生长，但对于较小结节及不显著的结节生长观察不准确，目前常规的评估方法为测量结节直径（最大层面长径与短径平均值）。计算机软件目前可以实现结节的容积测量，其重复性优于直径测量。依据结节的直径或容积，计算容积倍增时间（volume doubling time，VDT）可作为量化结节生长速度的指标，其计算方法为：

$$VDTv（天）=［ln2×\Delta t］/［ln（V2/V1）］$$

$$或 VDTd（天）=［ln2×\Delta t］/［3×ln（D2/D1）］$$

V代表体积，D代表直径，t代表两次扫描间隔时间

恶性SN的VDT多为30～400天，而mGGO及pGGO常呈惰性生长，其容积倍增时间显著长于400天，因此需要长时间的CT随访。磨玻璃密度结节的生长不仅可以表现为体积的增长，也可以表现为CT值的增加或新出现实性成分，部分研究者引入质量测量（结节体积与密度乘积），认为质量测量能更敏感地监测出非实性结节的生长变化。

（三）肺部结节恶性病变预测模型

目前有多种临床肺癌预测模型，其中以美国梅奥诊所临床人员研发的模型应用最为广泛。此模型中包含6种预测肺恶性肿瘤的独立预测因素，包括年龄、吸烟（目前或曾吸烟）、结节发现前的胸腔恶性肿瘤史＞5年、结节直径及毛刺、位于上叶。

三、肺部结节的肺癌风险评估

（一）SN

（1）肺癌高危结节　标准：直径≥15 mm或表现出恶性CT成像（分叶、毛刺、胸膜牵拉、含气细支气管征和小泡征、偏心厚壁空洞）的直径介于8～15mm之间的肺实性结节。

（2）肺癌中危结节　标准：直径介于5～15mm且无明显恶性CT成像的非实性结节。

（3）肺癌低危结节　标准：直径＜5mm的实性结节。

（4）CT随访过程中的新发结节　根据其直径大小进行进一步处理，高危结节处理同基线扫描，鉴于新发结节的恶性可能性相对较大，其随访频率较基线扫描结节高。

（二）mGGO

鉴于mGGO的恶性概率在三种结节中最高，因此其肺癌风险度评价标准不同。

（1）直径＞8 mm的mGGO定义为高危结节　若结节3个月后没有缩小或增大，考虑为恶性可能。若结节缩小，建议6个月、12个月和24个月持续CT监测，无变化者建议长期年度CT复查，随访时间不小于3年。

（2）直径≤8 mm的mGGO定义为中危结节　建议3个月、6个月、12个月和24个月持续薄层CT扫描，并作结节的薄层三维重建。如果结节无变化或缩小建议继续长期CT随访，随访时间不小于3年。

（三）mGGO的风险评估

持续性的mGGO多为肺腺癌。肺癌筛查中，34% GGO为恶性（pGGO 为18%，

mGGO为63%)，仅7%SN为恶性。

美国国立综合癌症网络（NCCN）在最新版本中，将基线筛查的实性结节直径修改为≤5mm、6~7mm、8~14mm及≥15mm。基线筛查中部分实性、非实性结节以及在年度随诊中结节的各个区间端点值也有相似的变动。

Fleischner指南认为对于小的pGGO，PET-CT没有诊断价值，对于8~10mm的mGGO，在进行创伤性的检查前建议进行PET-CT检查。有研究表明pGGO不会侵犯脏层胸膜，所以不会有胸膜腔播散的风险。血管进入GGO是不良因素。抗生素、PET/CT对于pGGO的价值有限。

对肺磨玻璃密度结节的风险评估及处理策略：①直径＞5mm的纯磨玻璃密度结节定义为中危结节，建议3个月、6个月、12个月和24个月持续CT检测，结节具有生长性建议手术，无变化或缩小建议继续长期CT随访，随访时间不小于3年。②直径＜5mm的纯磨玻璃密度结节定义为低危结节，建议年度CT复查观察生长性。结节具有生长性建议手术，无变化或缩小建议继续长期CT随访，随访时间不小于3年。

据统计有15%的pGGO可以发展成恶性的，而且当直径＞15mm后，其高危程度、恶性因素也随之增加。所以凡是正常人体检发现的、长期存在的、偶发性磨玻璃结节，经过抗炎或较长时期的观察不消失且具有"肿瘤微血管CT成像征"时，要考虑肺原位癌的诊断。"肿瘤微血管CT成像征"的含义是：肿瘤血管移动进入瘤体＋瘤体内微血管的互相联通（图5-2-2），因此对于肺原位腺癌的CT诊断也可以简化为以下公式（特别对有癌症家族史的）。

0期肺原位腺癌＝体检发现的、长期存在的、偶发性纯磨玻璃结节＋肿瘤微血管CT成像征

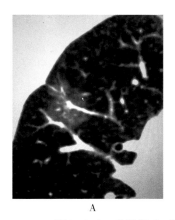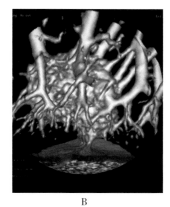

A　　　　　　　　　　　　　B

图5-2-2　肺增强CT显示GGO内有血管贯通

A. 肺增强CT显示GGO内有血管穿过；B. 肺血管重建显示GGO内有大量血管穿过

值得提醒的是千万不能以5mm的底线来划分结节的良恶性，因为实践证明4~5mm大小的原位腺癌（AIS）和微浸润腺癌（MIA）并不在少数。

通常约有50%的mGGO是恶性的，而SN恶性的比例低于mGGO，当然结节越大，其高危程度、恶性因素也随之增加。因此对于恶性概率较大的GGO，10mm以下的pGGO6～9个月作CT随访，mGGO 3～6个月作CT随访，随访期间出现边缘分叶、毛刺、内部有空泡或更多实性成分、有胸膜受累征象等，建议手术切除。

对于恶性概率较小的结节，带血管的、圆形的实性结节很可能是良性的，可先行抗炎治疗后2个月复查，或者不做任何治疗6～9个月后行CT复查。

根据国内华东医院张国桢教授建议，GGO的随访及判读方法如下：随访过程中每次CT检查使用相同的扫描参数、相同的显示视野、相同的重建方法，使用平均直径及结节的CT值随访结节大小、密度的变化，在薄层高分辨率CT上观察病灶的形态、边缘、内部结构及周围组织的变化；最好相同的医师进行阅片评估，从而使误差控制在尽可能小的范围。对于首次发现肺内非实性的磨玻璃结节，除<4mm的pGGO外，可根据个体情况需3～6个月以上随访以确定病灶是否持续存在。

3～6个月随访的依据是：①有部分病变可在3～6个月或抗感染后吸收消散，这样的病灶可中断随访，解除警报；②3～6个月随访对于大多数表现为mGGO的肺癌来说，由于其倍增时间很长，所以3～6个月的时间不会影响其预后，不存在耽误治疗的问题；③对于有些倍增时间短、生长速度较快的肿瘤，3～6个月的时间也不算太长，可及时发现、及时处理，不至于影响其治疗及预后。

结节直径<4mm（结节体积<100mm^3）与没有结节无显著差异，肺癌概率为0.6%；结节直径5～9mm（结节体积100～300mm^3）肺癌概率为0.9%～5.8%，需要CT随访；结节直径≥10mm（结节体积≥300mm^3）肺癌概率为11.1%～26.2%，需即刻采取进一步措施（支气管镜、肺穿刺或直接行电视胸腔镜外科手术等）。此外，当结节体积倍增时间VDT>600天肺癌概率为0～0.9%；体积倍增时间VDT 400～600天肺癌概率为4.0%；体积倍增时间VDT<400天肺癌概率为6.7%～25.0%。

对于难以定性的肺结节，可以推荐其进行积极抗炎治疗并作CT随访观察，随访期间一旦病灶出现"四增"特点：增大，增密，增强，增粗（肿瘤血管）中的1～2项时，建议行电视胸腔镜外科手术切除、局部消融治疗或SBRT（立体定向体部放疗）。

（四）肺腺癌病理类型

2021年国际肺癌组织将肺腺癌分为以下几种病理类型。

1. 浸润前病变

（1）不典型腺瘤样增生（atypical adenomatous hyperplasia，AAH），HRCT表现为pGGO，直径一般≤5mm，形态规则，生长缓慢。pGGO直径2～5mm，AAH的可能性为97%。

（2）原位癌（Adenocarcinoma in situ，AIS）　如图5-2-3所示。

2. 微浸润性腺癌（minimally invasive adenocarcinoma，MIA）

贴壁生长为主，直径1～3cm，浸润≤5mm，多为非黏液性。GGO出现分叶征，胸膜牵拉，支气管充气征。pGGO或mGGO，实性成分位于病变中央。

3. 浸润性腺癌

（1）贴壁生长为主 浸润灶＞5mm，mGGO实性部分为浸润的肿瘤细胞。很少pGGO。见图5-2-4。

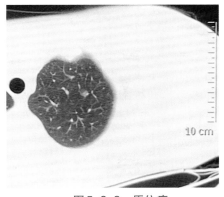
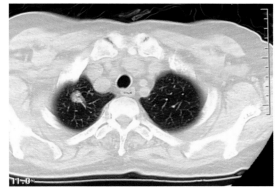

图5-2-3 原位癌　　　　　　图5-2-4 腺泡状及贴壁生长浸润性腺癌

（2）腺泡状为主。

（3）乳头状为主。

（4）微乳头状为主。

（5）实性为主。

（五）肺内结节的计量诊断方法

肺内孤立性肺结节（SPN）常见有肺炎性假瘤、肺结核瘤、肺错构瘤和周围型肺癌，早期往往无症状或症状轻微，鉴别诊断困难，容易误诊。王洪武等采取常用的概率型数学模型——最大似然法，设计出电子计算机辅助诊断系统。该方法首先制定出肺内周围型球形病灶计量鉴别诊断指数表，并制成电子计算机专家诊断系统。该研究回顾性分析了国内2937例肺内周围型球形病灶（包括肺炎性假瘤、肺结核瘤、肺错构瘤和周围型肺癌），根据临床常用的肺部球形病灶鉴别诊断要点，筛选出有价值的15个项目32个指标，编制了电子计算机计量诊断系统。经手术病理证实的711例肺内SPN。317例周围型肺癌计量诊断的阳性率为94.0%（术前诊断阳性率78.1%，提高了15.9%），204例结核瘤为94.1%（术前为24.2%，提高了69.9%），120例错构瘤为89.2%（术前为22.2%，提高了67.0%），70例炎性假瘤为82.8%（术前为13.8%，提高了69.0%）。由此可见，计量诊断可使各种疾病的诊断阳性率大幅度上升，明显提高了肺内SPN的鉴别诊断能力。方法简单易行，便于基层医院应用，但确诊还是依赖病理组织活检。

（六）肺结节AI人工智能辅助诊疗系统

为了减少医生的工作量、减少漏误诊，近年来已涌现出许多医学影像处理的计算机辅助诊断系统来辅助医生的诊断过程。

大量的肺部CT影像数据，使用3D-CNN技术，根据二维ROI分割出三维肺结节，主要通过获取生长种子点和区域生长算法，包含CT值和生长半径，得到最终的结节三维区域。计算量化参数，包括结节大小、体积、半径等信息，通过形状参数计算结节置信度，将置信度较低的结节作为假阳滤除。最终CT肺结节（≥3mm以上）的检出率大于95%，但目前对肺结节良恶性的判断还不尽人意，有待通过深度学习，提高其诊断阳性率和特异性。在AI的辅助下，医生的读片时间缩短了68%。

（七）多发性肺结节（MPN）的诊断

将影像学上表现为直径≤3 cm的局灶性、类圆形、密度增高的阴影且数量≥2个的结节定义为MPN。AI作为一种辅助诊断手段，对MPN的检出率也越来越高。MPN的筛查是重中之重，需设定必要的研究路线。首先从体检或胸部检查有异常的高分辨胸部CT（HRCT）中调取医学数字成像和通信影像，利用胸部影像AI辅助诊断系统，进行查看、分析，自动检测可疑的肺结节病灶，并对结节病灶进行自动勾勒，给出肺结节病灶形态大小和密度等具体特征，以辅助医生进行更加精确和快速的诊断，保证肺小结节风险评估的测定。在MPN的诊断中AI显示出更准确和客观的结果并结合患者的临床情况，提供了随访计划以及可能对患者更有利、更合理的治疗方法。

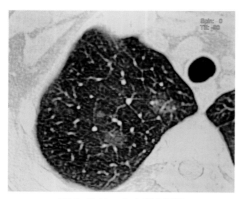

图5-2-5　右上肺MPN

右上肺叶切除术后证实，两个大的病灶为AIS，小的病灶为AAH。

对直径5 mm的非高危MPN，参考现有肺结节指南，应该以占主导地位的肺结节进行随访管理；而对于存在至少1个高危的MPN的随访，通过相关预测模型和影像学检查技术等充分评估，参考现有指南，进行CT复查，观察有无变化，必要时可考虑侵入性检查（如经支气管肺活检术、经胸壁肺穿刺活检等）。对于MPN的诊断和治疗应当是基于多学科充分讨论后做出的最佳选择（图5-2-5），从而谋求患者获益最大化。

中国专家共识认为：

① 检查过程中若发现1个占主导地位的结节伴或不伴多个小结节时，应对每个结节单独进行评估。

② 除非病理明确转移，否则不能否定根治性治疗的可行性。

③ 对于多发的纯磨玻璃密度结节，有至少1个直径>5 mm且<10 mm的结节且无主要病灶时，则推荐首次检查后3个月行CT复查；若病灶无变化，则改为常规的年度随访并至少坚持3年，随后也应长期随访，但可延长间隔随访时间。若结节的数目增多、直径增大、密度升高，随访周期则应缩短，或重新评估结节和肺功能情况，选择性切除有变化的结节；反之，若结节数目减少、密度降低，则可延长随访周期或不随访。

④ 虽然PET- CT对直径≤8 mm的结节鉴别诊断价值有限，但其对转移性肺癌的诊断价值较高，能进一步评估病情、指导诊疗。

⑤ 对肺癌患者因多个肺结节导致治疗方案选择困难时，可采用多学科讨论方式确定

治疗方式。

⑥可适当使用EBUS、VBN、ENB等新技术，在一次操作中对周围多个小病灶行病理学评估。

⑦当临床发现10个以上的弥漫性结节伴或不伴其他临床症状时，较少考虑为原发性肺癌，常为转移瘤或活动性感染所致。目前单一主要结节伴周围小结节的现象越来越多，需仔细鉴别诊断。

四、周围型肺癌的影像学表现

（一）肿块的边缘特征

1. 胸膜凹陷征（pleural indentation sign）

胸膜凹陷征（典型图像为兔耳征）阳性率CT上小肺癌为66.7%，良性结节为70%，两者相近。此征象阳性的结节至胸壁间距平均为6.8mm，而无此征者间距平均15mm，两者差异显著（图5-2-6）。

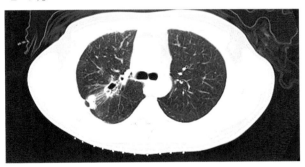

图5-2-6 胸膜凹陷（外部结节）、癌性空洞（中间）、血管集束征（大细胞癌）

2. 分叶征（lobular）

定量分析显示，90%的小肺癌有深分叶征（图5-2-7）。

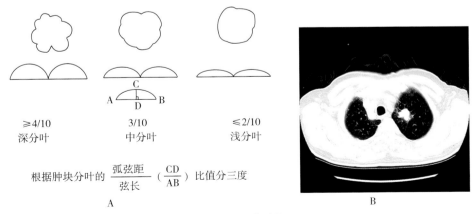

图5-2-7 分叶征

A. 分叶示意图；B. 左上肺腺癌

3. 毛刺征（spicular）

CT像上小肺癌的毛刺病理为瘤旁受侵拉直的脉管及纤维间隔等肺支架结构，而不是

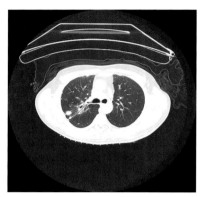

癌细胞索，薄层CT对0.2mm以下的结构不显示。CT上的毛刺不是癌细胞索。这与传统观念不同。小肺癌及良性结节均有。前者多（≥6个）、后者少（≤5个），两者差异显著。提出通过毛刺的多少来鉴别良恶性（图5-2-8）。

图5-2-8　毛刺征（外）和支气管充气征（中）

4. 血管集束征　肺癌血管集束征指肺癌常有多条血管营养，多条血管向肺癌聚集，是肺癌特征性表现之一（图5-2-6）。病理学表明，此征是由增粗的血管组成。其中近肺门侧的血管集束多由血管或血管、支气管构成，血管多为扩张的小动脉，血管壁增厚，说明肺癌供血丰富；远肺门侧的血管集束则由扩张小静脉组成，可能和静脉回流受阻有关。

（二）肿块的内部结构

肿块的内部结构有钙化（图5-2-9）、癌性空洞（图5-2-6）和细支气管充气征（图5-2-10）、空泡征（图5-2-11）。

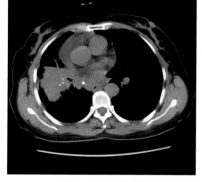

空泡征是结节内直径≤5mm的气体密度影，以示与空洞区别。空泡征可单个或多个，124例肺结节中，97例恶性结节有此征35例，小腺癌最多。而27例良性结节中均无此征。两者差异显著。

图5-2-9　钙化

肺部HRCT在肺窗上观察磨玻璃样病变，发现肺癌内支气管中断、管壁密度增高和扭曲扩张明显多于炎性病变和浸润前病变，CT值也较高，纹理质地以混合型质地为主。

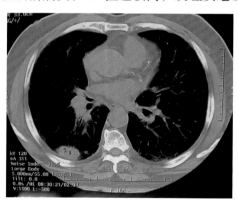

图5-2-10　细支气管充气征

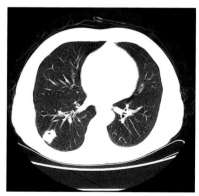

图5-2-11　空泡征

（三）正电子发射扫描（PET）-CT

PET是将发射正电子的放射性核素（如^{18}F等）标记到能够参与人体组织血流或代谢过程的化合物上，将标有带正电子化合物的放射性核素注射到受检者体内。让受检者在PET的有效视野范围内进行PET显像。

PET-CT是将PET与CT完美融为一体，由PET提供病灶详尽的功能与代谢等分子信息，而CT提供病灶的精确解剖定位，一次显像可获得全身各方位的断层图像，具有灵敏、准确、特异及定位精确等特点，可一目了然地了解全身整体状况，对肺癌诊断和鉴别诊断有重要价值。

大多数学者把SUV ≥ 2.5作为恶性病变的判断标准，其灵敏性、特异性可分别达到91.7% ~ 100%和58.3% ~ 89.7%。研究发现，在所有T1期肺癌患者中^{18}FDG-PET的假阴性率为5%，但直径 ≥ 5 mm者假阴性率只有3%。PET阴性、长期存活的肺癌患者生长不活跃。但PET对肺炎型肺癌诊断阳性率不高，对鉴别肺结核也很困难（对肉芽肿性疾病也可出现放射聚集性增强，呈现假阳性）。

现已有基于PET-CT的肺癌早期计算机辅助诊断技术，准确性更高。

五、非手术活检

肺结节诊断的"金标准"为获取病理组织，可通过经皮穿刺肺活检（PTNB）、经支气管镜肺活检或手术切除。

1. CT引导下肺穿刺活检

CT具有很高的空间分辨率和密度分辨率，应用广泛。胸部CT扫描可清晰显示病灶大小、深度，以及病灶与肋骨、纵隔、叶间裂和血管的关系，有助于设计安全的穿刺路径，同时早期发现并发症，已成为PTNB优先选择和最常用的引导方式。应用同轴技术：一次穿刺即可多次活检取材，创伤较小。在出现气胸或血胸时，可以利用同轴通道抽吸积气或积血、注射药物等，有助于即刻处理并发症。还可应用同轴针技术，在消融同时取活检，所取组织更大，并发症更少。细针抽吸活检（FNA）对恶性疾病诊断准确性为64% ~ 97%，对良性疾病诊断局限性大，准确性为10% ~ 50%，对肿瘤精准分型也有其局限性。切割针活检（CNB）对恶性疾病的诊断准确率与FNA类似（74% ~ 95%），但对良性疾病的诊断准确性高于FNA。同时，它对25%的患者造成轻微气胸，对各5%的患者造成严重气胸和咯血。

2. 经支气管镜肺活检

近年来，由于支气管镜技术的发展，可利用导航、超声小探头、C形臂或锥形束CT（CBCT）、引导鞘、冷冻肺活检、机器人支气管镜等，准确到达周围型肺病变，从而取得病理组织，对双肺MPN的确诊尤为重要。相比之下，经支气管肺活检（TBLB）中出血发生率为0.73%，气胸发生率为0.63%。

（1）常规支气管镜肺活检　支气管镜下一定要熟悉支气管开口的定位及走向（最好

采用手工绘图导航法，标明靶支气管的位置，直至靶标），如病灶处于两叶段的临界位置，可在相邻两叶段均进行探查和活检，防止术前定位错误而漏诊。一般患者采用局部麻醉即可，如患者不能配合可静脉注射咪唑地西泮 0.1mg/kg、芬太尼 0.1mg 等全身麻醉无痛下进行操作。麻醉成功后经鼻腔或口插入支气管镜。

支气管镜在完成常规的气管、支气管腔内检查后，将支气管镜先端部固定于可疑病变的段、亚段支气管开口处，注入 2% 利多卡因和 1∶10000 肾上腺素盐水溶液各 2ml，再将活检钳缓慢轻柔地伸入到所能达到的最深处，如插入顺利无障碍，则将活检钳退出并在其他亚段支气管内探查。当遇到阻力后，表明病灶已在该处，将活检钳退出 0.5～1.0cm，然后张开活检钳，于吸气相向前推进 0.5～1.0cm，呼气末令助手夹住组织后，询问患者如无疼痛，退出活检钳，立即将组织放入 10% 甲醛溶液固定。夹住组织后如患者有疼痛，表明已夹到胸膜，应将活检钳松开后重新夹取。第一次钳取组织时，用力要轻，钳取组织要小，注意观察出血情况，如出血不多，可重复此方法钳取组织 5～6块，若快速床旁细胞学（ROSE）证实已发现异常细胞，亦可钳取 3～4 块后即止，但需保证有足够的标本进一步做免疫组化或基因检测；然后在活检部位用保护型细胞刷刷检，无菌操作将标本送细菌培养，刷检涂片固定于 95% 乙醇内，送细胞学、革兰染色及抗酸染色检查。活检后如有出血以 1/20000 肾上腺素盐水溶液 5～10ml 或凝血酶 200～400 单位注入出血部位，确定无活动性出血方可退出支气管镜。

TBLB 病理诊断结果：TBLB 对周围性肺病变的诊断率为 50%～84%，对肺癌的确诊率为 85.4%。综合国内 231 例周围型肺癌 TBLB 病理诊断结果，鳞癌 72 例（31.1%），腺癌 121 例（占 52.4%），小细胞肺癌 26 例（11.4%），未分型 9 例（3.9%），转移癌 3 例（1.3%）。可见以周围型肺腺癌占半数以上。

活检阳性率受诸多因素影响。综合国内 299 例周围型肺癌支气管镜检查结果，单纯 TBLB 阳性率为 46.2%，单纯毛刷（BB）为 24.7%，而 TBLB+BB 为 52.6%，TBLB 明显优于 BB（P<0.01），TBLB+BB 与 TBLB 未见明显差异（P>0.05）。国外报道周围型肺癌 BB 的阳性率为 52%，TBLB 为 46%，经支气管肺泡灌洗（BAL）为 43%。总的诊断阳性率为 69%。

TBLB 是组织病理学诊断，而 BB 是细胞病理学诊断，因此两者阳性率存在差异。TBLB 可以获得深部肿瘤组织，较少受到肿瘤表面坏死组织的影响；而 BB 则受肿瘤表面坏死组织的影响较大，且可因背景细胞重叠影响镜检。联合 TBLB、BB 可以提高诊断阳性率，特别是活检后再行 BB，可提高 BB 的诊断阳性率，是 TBLB 的有益补充。

对局限性肿块可选用钳检、刷检和针吸，以三者结合的阳性率最高。对弥漫性小结节病变以钳检为主，还可采用 BAL 收集灌洗液进行细胞学检查。

国外报道，周围病变直径 < 2 cm 和 > 2 cm 支气管镜检查的敏感性分别为 33% 和 62%。BB 或 TBLB 再进行痰脱落细胞检查还可提高痰检阳性率，达 35%。

病灶部位与诊断率亦有关系。诊断率右肺稍高于左肺（P>0.05）。越靠近周边部位的肿瘤，活检阳性率越低。肺尖段或尖后段支气管解剖角度和支气管镜技术上限制使活检钳不易进入病变区内，会影响肺活检阳性率。

一般认为不宜在右中叶肺和左舌叶肺做TBLB，因易发生气胸和出血等并发症。但如果定位准确，谨慎操作，中叶和舌叶的病灶仍可做TBLB。

TBLB的并发症：最常见的并发症是咯血和气胸。一般术后1~3天内咯血痰可完全消失。如果谨慎操作，可无气胸发生。

（2）在X线透视下进行支气管镜检查　将超细支气管镜（外径为2.8 mm）经鼻或口插入。经胸片和CT定位并在X线（或锥形束CT-CBCT）引导下将支气管镜插入病灶所在肺段、亚段，一直到6~8级细支气管部位，在插入过程中如发现细支气管病灶，可直接进行活检3~4块组织并刷检，如果未发现病灶，转动患者体位，经多轴透视确定活检钳在肿块内时即取活检，尽可能在病灶上、下、左、右、中心多点活检，以5~8块组织为宜（若ROSE证实已发现异常细胞，亦可钳取3~4块），然后再在同一部位进行刷检或灌洗。活检标本固定送病理检查，刷检涂片和灌洗液进行瑞氏染色找瘤细胞，并行抗酸染色进行细菌学检查。其优点是可清楚看到病灶的位置取得有价值的标本，活检准确率较高，可达85%以上。

经超细支气管镜活检并刷检的主要并发症为术后咳血，但由于超细支气管镜损伤小，大多为少量出血，可自行停止或经对症治疗后停止。

（3）超细支气管镜引导下肺活检　当病变直径小于2mm时，适于超细支气镜检查活检。20世纪90年代末发明了插入部前部外径为2.8mm超细支气管镜（如BE TYPE XP40），以解决肺叶末梢小型阴影的确诊问题。超细支气管镜根据部位的不同最高可插入到第10级末梢支气管，可以深入到前部外径为5~6mm的普通支气管镜所达不到的末梢支气管部位，并可利用专用的活检钳和细胞刷提取检验组织。但是由于超细支气管镜传输线路的内径仅有1.2mm，有时专用活检钳所提取的组织量不足以完成检验，因此同时开发了可安装普通活检钳、插入部前部外径为4mm、传输线路为2mm的光镜。近年来，伴随着CCD技术向微型化发展，开发出了图像质量、可操作性兼顾的设备，这就是插入部采用光纤方式、在操作部内藏CCD的全息型内镜。

在CT实时引导下将超细支气管镜直接插到病变部位进行活检，可大大提高诊断阳性率。

德国学者Heyer报道33例常规支气管镜未能确诊的肺内肿块（直径<2 cm）用低剂量多螺旋CT引导支气管镜活检，活检前用CT确认活检装置的头端，结果24例患者得到组织学诊断（准确率72.7%），13例（54%）为原发性肺癌，11例（46%）为良性病变。

（4）在超声内镜引导下进行肺内病变活检　Yoshikawa报道用EBUS与引导鞘（EBUS-GS）相结合的方法（无需荧光透视）检测121例患者123个肺内周围型病灶（PPLs），先用EBUS检测到病变部位，然后退出EBUS，留置导管鞘，再沿导管鞘进行活检TBLB、BB或BALF。结果61.8%的病例得到确诊（其中PPLs直径>20mm者诊断阳性率75.6%，明显高于直径<20mm的阳性率29.7%（$P<0.01$）。中叶和舌叶病变的阳性率明显升高（$P<0.05$）。若配合CT扫描确认支气管镜的位置其阳性率可达79.2%。另外，实性病灶的诊断阳性率明显高于非实性病灶（67.0% vs 35.0%，$P<0.05$）。多因素分析表明，病

灶直径和部位与EBUS-GS引导支气管镜检查的敏感性明显相关（$P < 0.05$）。

Kurimoto还比较了EBUS-thick（粗）GS与EBUS-thin（细）GS在检测PPLs中的效果。第一种方法使用粗超声探头（UM-20-20R，radial OLYMPUS）配合粗引导鞘（直径2.5mm）检查150个PPLs，第二种方法使用细超声探头（XUM-20-17R，radial OLYMPUS）配合细引导鞘（直径2.0 mm）检查130个PPLs。结果表明，第一种方法可探测到140个病灶（敏感性93%），确诊116例（阳性率77%），探头在病灶内的诊断阳性率（105/121，87%）明显高于探头在病灶附近的阳性率（8/19，42%）。第二种方法可探测到128个病灶（敏感性97%），诊断阳性率83%，探头在病灶内的诊断阳性率（91/99，92%）明显高于探头接近病灶的阳性率（18/29，62%）。左肺B_{1+2}用第二种方法的诊断阳性率（88%）明显高于第一种方法的阳性率（40%）。

另有日本学者也报道了粗引导鞘与细引导鞘在周围型病变诊断中的应用，细引导鞘对恶性病变的诊断价值优于粗引导鞘（表5-2-1），不同大小的肿瘤诊断价值亦不同（表5-2-2）。另外，细引导鞘在左上叶尖后段中的诊断价值明显高于粗引导鞘（92%对40%）。

表5-2-1　粗引导鞘与细引导鞘在周围型病变诊断中的应用

	粗引导鞘			细引导鞘		
	刷检（150）	TBB（110）	结合（150）	刷检（176）	TBB（159）	结合（189）
阳性标本	90/150（60%）	89/110（81%）	116/150（77%）	137/176（78%）	119/159（75%）	167/189（88%）
良性	19/50（38%）	24/35（69%）	34/49（69%）	1/16（6%）	15/20（75%）	16/26（62%）
恶性	71/100（71%）	65/75（87%）	82/101（81%）	136/160（85%）	104/139（75%）	150/163（92%）

表5-2-2　肿瘤大小与不同型号引导鞘诊断的关系

肿瘤大小（mm）	粗引导鞘	细引导鞘
≤10	16/21（76%）	13/19（68%）
10～15	19/25（76%）	28/35（80%）
15～20	24/35（69%）	35/37（95%）
20～30	33/43（77%）	54/58（93%）
≥30	24/26（92%）	39/40（98%）

（5）导航支气管镜　Eberhardt等报道利用电磁导航（ENB）进行了一组随机对照试验：120例患者中，SPN的患者被随机分成了3组：一组单独使用ENB，二组单独使用超声内镜（EBUS），三组使用EBUS与ENB联合诊断；一组、二组、三组的确诊率分别为59%、69%、88%；研究者认为，EBUS与ENB联合使用可以提高周围型肺病灶（PPLs）的确诊率而不增加并发症的风险。另据Wilson和Bartlett报道，ENB的确诊率与结节大小无关。Jensen等对5个中心的92例患者行ENB检查发现，患者肺部结节直径平均2.61cm，结节距离胸膜平均1.81 cm；总诊断率为65%，ENB对于≤2cm的结节诊断率低于>2cm的结节诊断率（50% vs 76%，p值≥0.01），而结节与胸膜距离、肺叶分布对诊

断率无影响。因此，总体来说，对于＜2cm的结节，ENB系统可以起到更好的辅助作用。

2015年Herth等首次应用Lung Point虚拟支气管镜导航引导进行支气管镜下经肺实质结节针吸活检术（BTPNA）来获取SPN（肺结节位于支气管管腔外）组织标本，从而使得肺SPN的诊断率上升到83%。

Eberhardt等证明使用虚拟支气管镜导航引导超细支气管镜检查，到达或接近病灶后予环扫超声确定病灶并在病灶处留置活检鞘管，通过鞘管置入活检钳活检，可以使外周型SPN的诊断率达到88%～93%。

近年来，机器人支气管镜已用于周围型肺病变的活检，已取得一定效果。

3. 经支气管肺泡灌洗

经支气管肺泡灌洗作为一种液体的肺活检物质，在许多免疫性疾病中有鉴别诊断价值。分析BALF液中细胞和非细胞成分，有助于肺癌的诊断与鉴别诊断。国外13组报道中BAL诊断肺癌的阳性率为43%。

江莲等对28例周围型肺癌患者进行BALF检查，并与28例刷检，9例肺活检进行对照。结果：BALF阳性率为46.4%，刷检阳性率为32.1%，肺活检阳性率为22.2%。结论认为，BALF阳性率明显高于活检和刷检，有较高的临床诊断价值。

国内许多笔者等还报道，NSCLC患者病变侧支气管内BALF中CEA、TPA、卵巢癌抗原（CA125）、细胞角质蛋白片段21-1（CA 21-1）、神经元烯醇化酶（NSE）均明显高于肺部良性病变患者，且随TNM临床分期的升高，肿瘤标志物的含量也明显升高。BALF中四种肿瘤标志物的含量与同期血清中的含量相比，出现更早且浓度更高，尤以TPS、CA 21-1升高最为明显。腺癌患者BALF中CEA浓度最高，鳞癌CA 21-1浓度最高，小细胞肺癌（SCLC）NSE浓度最高。因此，五种肿瘤标志物的联合测定有助于肺癌的早期诊断、病理分型、分期和判断预后。

4. 液体活检

癌症早期的血液检测比目前的活体组织检查效果更佳。前面已谈到，通过切取、钳取或穿刺等方式，可从患者体内取出病变活体组织，进行病理学检查。相比较而言，血液检测可操作性更强、为非侵入性，并且检查频率更高，可更早地发现肿瘤。检测癌症患者血液中循环肿瘤细胞（CTC）、循环肿瘤DNA（ctDNA）、循环异常染色质细胞（CAC）和外泌体对肺癌的诊断有重要价值。

（1）CTC　临床研究表明，CTC的生命周期理应极短，只能存活1～2.4小时。然而，事实并非如此。在一些研究中发现，易于被免疫细胞攻击的CTC会通过在细胞表面表达PD-L1蛋白来伪装自己，让免疫系统失活。在另一些研究中，被血小板包裹的CTC也对免疫系统介导的细胞裂解有更好的保护。所以，由于肿瘤细胞容易聚集并停留在微血管中，它们很容易出现外渗，从而离开血液循环。就是这种短暂的"搭便车"，对癌症的转移起到了决定性的作用。目前，就是利用了这些细胞的物理或生物特性来富集CTC。如用抗体去特异结合表面表达上皮细胞黏附分子（epithelial cell-adhesion molecule，

EpCAM）的CTC，或是通过装置去区分血细胞与大型肿瘤细胞。相反，也能使用"反向富集"的手段，在血液中去除血细胞，留下肿瘤细胞。这些富集后的细胞可被用于免疫学、细胞生物学和功能上的分析。临床研究表明，肺癌的不同阶段，其血液中CTC浓度明显不同，由此可早期诊断肺癌或检测肺癌复发。富集的CTC还可用于基因检测，从而有助于筛选分子靶向药物。目前，在治疗前的患者分层、实时监测治疗效果、鉴定治疗靶点、检测耐药性的机制以及评估复发或转移的风险上，CTC得到了很广泛的应用。

（2）ctDNA　循环肿瘤细胞中的DNA（简称ctDNA）在肿瘤细胞发生凋亡和坏死后会释放到血液中，成为一种特征性的肿瘤生物标记物。通过ctDNA检测，能够检出血液中的肿瘤踪迹。ctDNA就像是肿瘤细胞留在血液中的指纹，在几乎所有种类的癌症中，都检测到了ctDNA所带有的标志性突变，并且肿瘤越晚期，病情越严重，肿瘤的恶性程度越高，ctDNA特有突变的频率就越高。

2016年，美国FDA批准了首个相关的诊断测试（cobas EGFR mutation Test v2），用来检测肺癌患者血液中DNA内带有的EGFR基因突变。作为EGFR抑制剂erlotinib的伴随测试，它能通过PCR扩增的手段，检测19号外显子删除或21号外显子中L858R点突变等特异性突变，对指导分子靶向药物的选择有重要意义。ctDNA与组织活检基因检测的吻合率达到80%以上，免去了组织活检或无法进行组织活检的麻烦。

ctDNA作为一种新的肿瘤标志物，将在肿瘤的诊断、治疗及预后检测等方面发挥重要作用，尤其对于一些不具有典型临床症状、检查无特异性和诊断困难的肿瘤，可避免复杂的、具有创伤性的活检。随着基因测序的飞速发展，目前已能在血液中对其进行检测并计数。ctDNA基因测序对于发现早期或癌前阶段肿瘤踪迹具有重要意义，为肿瘤的治疗提供时机，基于ctDNA的超早期肿瘤基因检测（ultra-early tumor screening，U-ets）将是未来肺癌预防、治疗的研究和发展方向。

（3）外泌体　外泌体包含了大量从母细胞中获得的细胞组分，如蛋白质、mRNA、miRNA甚至DNA。这些物质对于癌症进展来说非常关键，它们能调控癌症的微环境，在CTC抵达前，建立起一个适合转移的位点。

目前，外泌体的分离主要通过超速离心，或是基于抗体的方法。利用微流体科技，通过表面等离子体共振的新式外泌体检测技术也已成为了可能。

研究发现，检测血液和其他体液中的外泌体，可能发现肺癌新的标志物。

（王洪武）

第三节　气道内结核的诊断

肺结核是由结核分枝杆菌复合群感染肺组织、气管、支气管及胸膜引起的结核病，即肺结核包括肺组织结核、气管支气管结核及结核性胸膜炎。气管支气管结核是肺结核的特殊临床类型，属于下呼吸道结核。重症气管支气管结核可引起气管狭窄、闭塞及软化等，导致肺部反复感染、肺不张、呼吸衰竭，严重威胁人类健康。因此，气管支气管结核早期正确诊断、及时合理治疗非常重要，镜下分型分期诊断是规范治疗尤其是经支气管镜介入治疗措施选择的关键。

一、定义

气管支气管结核（tracheobronchial tuberculosis，TBTB）是指发生在气管、支气管的黏膜、黏膜下层及外膜（包括软骨、平滑肌及弹性纤维等结缔组织）的结核病。

经支气管镜可直接观察到气管、支气管的黏膜受到侵犯，加之临床上支气管病变多于气管病变，故以往多称之为支气管内膜结核（endobronchial tuberculosis，EBTB）。

随着病理学、光学相干断层成像（OCT）等技术不断发展，临床上观察到的气管、支气管的结核病变不单局限于气管、支气管的黏膜层，还波及到黏膜下层、外膜层，甚至周围组织也被累及，是气管、支气管由里到外全层病变，故应称之为气管支气管结核。

二、流行病学

世界上约1/3人口感染结核分枝杆菌，其中10%最终发展成为活动性结核病，80%以上发生在肺部。既往国外文献报道活动性肺结核患者10%～40%合并气管支气管结核，其中菌阳患者60%～70%，菌阴患者25%～30%，另外5%～10%患者肺内未发现结核病灶而单纯侵犯气管、支气管。

气管支气管结核男女患病比例为1∶（1～3.2），中青年女性多发，左主支气管好发。中青年女性多发与女性气管相对狭窄、咳嗽力量较小等导致带菌痰液易潴留气管支气管内及女性特有的内分泌功能等有关。左主支气管好发结核不但与左主支气管和气管夹角较大、走行长、易受主动脉弓及食管压迫，导致带病原菌气管分泌物引流不畅等因素有关，还与纵隔淋巴结结核好发于主支气管分叉处左侧，肿大淋巴结压迫致左主支气管外压性狭窄等有关。

三、病因及发病机制

结核病的致病菌为结核分枝杆菌复合群，包括结核分枝杆菌、牛分枝杆菌、非洲分枝杆菌及田鼠分枝杆菌。人结核病的病原菌90%以上为结核分枝杆菌，故以下述及结核分枝杆菌复合群时，简称结核分枝杆菌。

气管支气管结核是由结核分枝杆菌感染气管、支气管引起的结核病，其发生主要通过以下几种途径。

1.经支气管

肺结核患者肺部空洞或病灶内结核分枝杆菌通过引流支气管直接播散至气管、支气管，此为气管支气管结核最常见的感染途径。

2. 经淋巴系统

结核分枝杆菌沿支气管树的淋巴管感染，波及到肺门或纵隔淋巴结，直接蔓延进入气管、支气管，或纵隔或肺门淋巴结结核溃破入气管、支气管形成气管-淋巴结瘘。

3. 经血液循环系统

结核分枝杆菌通过血液循环系统形成血源性感染，血行播散至气管、支气管。

4. 原位感染

结核分枝杆菌首发感染部位即为气管、支气管，不合并肺脏结核感染。

四、发生发展及病理转归

结核分枝杆菌经呼吸道感染人体后，在气管、支气管及肺内形成局部炎症。同其他炎症一样，结核病的基本病理特征为渗出、增殖及变性坏死，因结核病为慢性病，上述三种病理变化多同时存在，也可以某一种变化为主，而且可以相互转化。

在结核分枝杆菌感染气管支气管早期，气管支气管黏膜层出现黏膜充血、水肿、肥厚伴黏膜下淋巴细胞、中性粒细胞、巨噬细胞等炎细胞浸润。随着病情进一步发展，巨噬细胞、上皮样细胞、朗格汉斯细胞、T淋巴细胞、B淋巴细胞和成纤维细胞聚集在气管支气管黏膜下层形成了结核性肉芽肿，即结核结节（tubercle）。结核性肉芽肿中心在一定时期会形成干酪样坏死，且范围逐渐扩大，坏死物脱落排出，黏膜下层出现糜烂、溃疡。随着感染的进一步深入，结核分枝杆菌可以感染到气管支气管的外膜层，并可沿淋巴管蔓延感染纵隔或肺门淋巴结。气管支气管软骨环支撑结构被破坏，可导致气管支气管管壁软化、管腔变形及塌陷。纵隔或肺门淋巴结被感染，可出现炎性淋巴结肿大，结核炎性淋巴结肿大可压迫气管支气管壁，淋巴结中心干酪样坏死溃破入气管支气管腔内则形成淋巴结瘘。

在结核病变的愈合过程中，气管支气管腔内黏膜肥厚、肉芽肿及淋巴结瘘阻塞，管腔内及管壁纤维结缔组织增生、瘢痕形成致纤维收缩牵拉，管壁软骨环破坏致管壁软化、变形及塌陷，管壁外肿大压迫淋巴结等，均可引起气管支气管管腔不同类型及不同程度的狭窄。随着修复过程中纤维组织不断增生、收缩及牵拉，气管支气管管腔瘢痕性狭窄不断加重，最后严重瘢痕性狭窄管腔可转变为管腔闭塞。

五、临床表现

气管支气管结核患者多并发于肺结核，部分具有肺结核的临床表现。肺结核的典型临床表现包括：午后低热、乏力、盗汗、纳差及月经不调等全身表现，超过2周的咳嗽、咯痰、咯血及呼吸困难等呼吸道表现，结节性红斑、虹膜睫状体炎及变态反应性关节炎

（Poncet病）等变态反应性表现。

气管支气管结核的症状及体征基本同上述肺结核的临床表现，但依据气管支气管结核的发病情况、病变部位、范围、轻重程度及并发症的不同，其临床表现也各异。

1. 症状

早期或轻型气管支气管结核临床上可完全无任何不适症状，或仅表现为轻微咳嗽、咳痰等症状，多数患者因患肺结核等进行辅助检查时才被发现。随着气管支气管结核病情加重及并发症的出现，典型表现可表现为刺激性剧烈咳嗽、咳痰、咯血、喘鸣、呼吸困难等呼吸道症状。

（1）咳嗽、咳痰　多表现为阵发性剧烈刺激性干咳，可咳白色黏痰，合并非特异性感染时则可咳黄色脓样等痰液。气管、左右主及中间干支气管等中心气管狭窄时，可表现为"犬吠"样咳嗽。

（2）咯血　多数患者表现为反复咯血，咯血量为小量、中等量、大咯血不等，可痰中带血，也可整口咯血。由于气管支气管黏膜血运丰富，气管结核病变可导致黏膜血管充血、扩张、血管通透性增高及血管壁破坏，因而导致咯血发生，并因病变严重程度不同等造成咯血量不同。

（3）喘鸣　气管支气管腔内病变阻塞型、管壁纤维瘢痕型、管壁软化型及管外压迫型狭窄，均可导致气管支气管通气不畅即气流受阻，从而发出喘鸣呼吸声音。气管可逆性狭窄表现为暂时性喘鸣，气管不可逆性狭窄多表现为持续喘鸣。气管等中心气管狭窄所致喘鸣，不借助听诊器徒耳也可闻及。喘鸣多表现在吸气相，也可表现在呼气相。

（4）呼吸困难　呼吸困难程度因病变累及到的气管、肺组织病变轻重不同而异。轻型患者多无呼吸困难，合并所属气管尤其是中心气管严重狭窄、末梢肺组织不张或损毁时多表现为明显呼吸困难。

2. 体征

早期单纯型气管支气管结核可无异常体征。严重气管支气管结核合并所属气管狭窄、肺不张时，可闻及肺部哮鸣音、干湿性啰音、呼吸音减弱及消失，出现胸廓不对称、气管偏移等体征。并发于肺结核者，具有肺结核的临床体征。

六、辅助检查

（一）影像学

肺结核是由结核分枝杆菌感染引起的慢性特异性炎症，其临床及病理学特点决定了胸部影像学特征。肺脏结核多好发于肺上叶尖后段及下叶背段，呈多形态、不同密度改变，云絮状、斑点状、斑片状、结节状、空洞状、条索状、纤维化、钙化、团块状影等，如树芽征、梅花瓣征及卫星灶等基本病变，多伴发胸膜增厚、引流支气管、支气管播散、支气管扩张、环状强化的淋巴结肿大等征象；结核性胸膜炎多表现为单侧胸膜病变，胸腔积液，胸膜增厚、粘连、包裹及钙化等。

气管支气管结核患者普通X线胸片一般表现为上述肺结核改变或无异常发现，合并气管狭窄尤其是中心气道狭窄时可有阻塞性肺炎、肺充气不良、肺不张或局限性肺气肿等表现。利用胸部CT高分辨率扫描及气管多维重建等影像学技术，可以发现有无气管支气管病变，大致判断气管病变部位及范围，观察气管狭窄与否，测量气管狭窄程度，大致推断狭窄形成原因等。气管结核特有的影像学特征：病变气管的管腔内占位效应、龛影、不光滑、连续性中断，管壁不规则增厚、管壁内钙化，管腔狭窄、闭塞及扭曲变形，管壁外肿大淋巴结压迫等，合并支气管扩张、阻塞性肺炎、肺不张、肺实变及局限性肺气肿等，部分伴肺部及胸膜结核病变表现。

活动期病变气管局部以充血、水肿、肥厚及增生等炎症为主。早期病变及炎症浸润型可无异常改变，或表现为病变气管局部不光滑、轻度狭窄；溃疡坏死型可显示病变气管光滑性中断或龛影；肉芽增殖型及淋巴管瘘型可见病变气管管腔内占位效应及阻塞性狭窄，气管远端可出现阻塞性肺不张等，淋巴结瘘型可见纵隔、肺门及支气管周围淋巴结肿大，增强扫描见肿大淋巴结环形强化，气管重建提示气管内病变与相关淋巴结相连通；管壁瘘口型气管重建CT及MRI可见气管瘘口存在。

非活动期尤其是中心型气管结核的气管解剖结构或动力学已发生改变。管壁软化型表现为病变气管软骨环连续性中断、管腔吸气相时狭窄且呼气相时反而增宽；瘢痕狭窄型显示为病变气管中重度狭窄，管壁明显不均匀厚度，病变气管走形发生改变，多伴肺不张、肺内或淋巴结钙化；管腔闭塞型提示病变气管管腔截断，所属肺组织不张，纵隔移位；反复回缩型改变基本同瘢痕狭窄型，只是球囊扩张术介入治疗前后不同时期病变管腔狭窄及增宽程度不同而已。

（二）病原学

针对肺结核及浆膜结核，临床上通常以痰液、胸腔液、腹腔液及脑脊液等体液来检测病原菌；针对气管支气管结核及部分肺结核，则以经支气管镜刷检物、冲洗液、灌洗液及活检组织等为标本等来进行检测。

目前，临床上常用的检测分枝杆菌（包括结核分枝杆菌复合群、非结核分枝杆菌、麻风杆菌）的方法有：涂片抗酸染色、培养及分子生物学方法，不同的检测方法其临床价值及意义也不同。

抗酸染色为最传统、最快速及最简单的检测分枝杆菌的方法。培养方法包括传统的罗氏培养及BACTEC MGIT 960快速培养，是基于不同培养基的表型培养，病原菌生长后可进一步行表型鉴定培养及药物敏感试验。分子生物学方法均基于PCR扩增技术为依托，包括环介导等温扩增（LAMP）、荧光定量PCR、单链构象多态性分析（SCP）、线性探针（LPA）、熔解曲线法（Melt）、Xpert、Hain、基因芯片、高通量测序（NGS）及质谱分析技术等，可以在分子水平上判断病原菌是否为分枝杆菌，并在一定程度上精确判定分枝杆菌类别及药敏鉴定。

（三）病理学

气管支气管局部病变活检组织、刷检物、冲洗液、灌洗液等标本HE染色病理学表现为渗出、增生及变性三种反应同时存在，可发现类上皮细胞、朗格汉斯细胞及干酪性坏死等慢性肉芽肿性炎改变。

针对活检组织等标本，进行抗酸染色、分子病理学检测，可显示染色阳性的抗酸杆菌及结核分枝杆菌相关等检测阳性。

（四）支气管镜检查

支气管镜检查为介入性操作，但随着支气管镜及相关技术不断发展，其临床适应证越来越广泛而禁忌证越来越少，不但可用于包括气管支气管结核在内的支气管肺部疾病的检查诊断，也适用于临床介入治疗方面。

支气管镜检查可直视气管、支气管内具体情况，观察是否存在气管支气管结核病灶，明确病灶部位、范围、形态、严重程度、大致形成原因等。依据气管支气管结核的发展进程、严重程度和病变类型等，支气管镜下可表现为：气管、支气管黏膜的充血、水肿、肥厚、糜烂、溃疡、坏死物、肉芽肿、淋巴结瘘及瘢痕形成等，管腔的阻塞性狭窄、瘢痕性狭窄、反复回缩性再狭窄、管外压迫性狭窄及管腔闭塞，管壁动力学改变引起的软化性狭窄及气管走行改变等。

经支气管镜活检钳工作通道，可在直视下或超声及导航等引导下进行钳夹、冷冻、透壁针吸等活检术，并可进行普通及保护性毛刷刷检术、支气管冲洗术及支气管肺泡灌洗术，取得相应的活检组织、刷片、冲洗液及灌洗液等标本，再有针对性地行病原学、病理学及分子生物学等检测。

临床高度怀疑气管支气管结核存在，应尽早进行支气管镜检查，支气管镜检查的适应证如下所述。

1. 肺结核患者

（1）患者咳嗽、气促、呼吸困难等临床表现与肺部影像学显示病灶范围、严重程度等不相符者。

（2）患者X线胸片检查显示存在阻塞性肺炎、肺充气不良、肺不张、局限性肺气肿及多叶段病灶广泛者。

（3）患者胸部CT平扫、高分辨率CT及气管多维重建显示气管支气管腔内、管壁、管外及动力学异常改变，以及上述X线改变者。

（4）抗结核化学治疗后，患者咳嗽、气促、呼吸困难等临床表现仍无明显改善者。

（5）抗结核化学治疗过程中，患者影像学发现肺部病灶增多、增大，出现支气管播散病灶、张力性空洞者。

（6）抗结核化学治疗后，患者影像学特征提示病灶明显吸收、空洞闭合，但患者痰涂片抗酸杆菌仍然阳性者。

2. **其他患者**　不明原因慢性持续性咳嗽、咳痰、咯血、喘鸣、声嘶及呼吸困难，尤其是痰抗酸杆菌阳性而肺部无结核病灶。

（五）其他

结核菌素皮肤试验（TST）、γ-干扰素释放试验及结核抗体（TBAb）等免疫学指标是结核病临床诊断重要参考指标，阳性提示结核感染存在或为活动性结核病。

七、诊断

（一）诊断价值

同其他疾病诊断一样，气管支气管结核的诊断也需要临床对患者病史、临床表现、相关辅助检查及治疗史的综合分析判断。

与肺结核等其他支气管肺部疾病相比较，气管支气管结核患者的临床表现往往缺乏特异性，部分患者无任何不适。胸部影像学检查是肺结核临床诊断中最为常见且必不可少的手段，影像学不仅能为气管支气管结核的诊断提供初步判断，也可为是否需要进行支气管镜检查做出评估，还可为气管内介入治疗措施选择提供重要参考，但影像学仅能间接观察气管支气管及病灶的影子的改变，而不能确定疾病性质即定性诊断。抗酸染色阳性仅提示分枝杆菌存在，确定是结核分枝杆菌还是非结核分枝杆菌等还需要进一步鉴定；结核分枝杆菌培养阳性是结核病确诊的依据；结核分枝杆菌分子病原学阳性是结核分枝杆菌感染或结核病确诊的依据。对于肺部有病灶的患者，痰病原菌阳性能明确肺结核存在，但不能区分是肺脏结核还是气管支气管结核；对于肺部无肺结核病灶但痰病原菌阳性者，提示气管支气管结核可能性极大；对于具有气管支气管结核典型临床表现或影像学提示肺部病变广泛，存在气管支气管病变，痰病原菌阴性者也不能除外气管支气管结核的存在。病理学往往提示慢性坏死性肉芽肿性炎，符合结核改变，对不典型结核病理改变的标本进一步行抗酸染色及分子病理，阳性发现也是确诊结核病的重要依据。结核菌素试验、γ-干扰素释放试验及结核抗体等阳性为结核病临床诊断标准之一。

鉴于气管支气管结核患者临床表现缺乏特异性，影像学及免疫等化验检查具有一定局限性，目前气管支气管结核的确诊仍需要依赖于支气管镜检查，并结合病原学、病理学及分子生物学依据。

（二）诊断流程

重视并严格遵循诊断流程（图5-3-1），才能做出气管支气管结核的及时正确诊断。

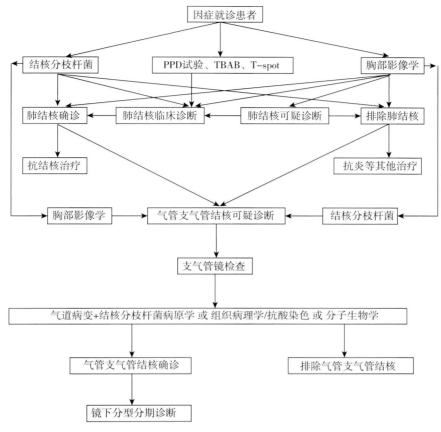

图5-3-1气管支气管结核诊断流程

（三）诊断标准

（1）疑似诊断病例标准　具有气管支气管结核典型临床表现，或典型影像学征象，或支气管镜下典型病变。

（2）临床诊断病例标准　支气管镜下直视的气管支气管结核典型病变，并具有下列条件之一者。

①气管支气管结核典型临床表现；②气管支气管结核典型影像学征象；③肺实质结核、结核性胸膜炎或其他肺外结核诊断明确；④结核菌素试验中度阳性或强阳性；⑤γ-干扰素释放试验阳性；⑥结核抗体阳性。

（3）确诊病例标准　支气管镜下直视的气管支气管结核病典型病变，并具有下列条件之一者。

①经支气管镜刷检物、冲洗液、灌洗液标本涂片抗酸染色阳性，或结核分枝杆菌培养阳性，或结核分枝杆菌分子病原学阳性。②经支气管镜活检组织病理学提示符合结核改变，组织标本抗酸染色阳性，或结核分枝杆菌分子病理学阳性。③痰涂片抗酸染色阳性，或结核分枝杆菌培养阳性，或结核分枝杆菌分子病原学阳性（注：抗酸杆菌阳性，需进一步行鉴定培养或DNA序列检测，确定为结核分枝杆菌复合群）。

（四）分型诊断

由于结核病病理特点多表现为渗出、增生及变性坏死等不同时期病理改变可同时存在，所以支气管镜下直接观察到多为两种及两种以上不同的病理学改变，随着疾病转归其镜下改变也大不相同。

依据支气管镜镜检当时观察到的镜下气管病变主要大体形态改变及组织病理学特征（以下简称病理学表现），2009年《中华结核和呼吸杂志》编委会编写的"支气管结核几点专家共识"将气管支气管结核分型为：Ⅰ型（炎症浸润型）、Ⅱ型（溃疡坏死型）、Ⅲ型（肉芽增殖型）、Ⅳ型（瘢痕狭窄型）、Ⅴ型（管壁软化型）共5个类型，2012年中华医学会结核病学分会提出"气管支气管结核诊断和治疗指南（试行）"在原5型分型基础上又增加了Ⅵ型（淋巴结瘘型）共6个类型。随着临床上对气管支气管结核认识不断深入，现将气管支气管结核镜下改变分为以下9个类型（图5-3-2至图5-3-11），每型具体特点如下所述。

Ⅰ型（炎症浸润型）：病变以气管黏膜充血、水肿及肥厚为主。①炎症急性期浸润型主要表现为气管、支气管黏膜充血、水肿，病变局部黏膜表面见灰白色粟粒状结节，气管黏膜轻度肥厚、黏膜下组织轻度肿胀及不同程度的轻度气管狭窄。②炎症慢性期浸润型主要表现为支气管、气管黏膜中重度肥厚，局部伴色素沉着及不同程度的中重度气管狭窄。急性型在气管黏膜病变处刷检或冲洗取样有较高的分枝杆菌检出率，活检组织可见支气管组织中以中心粒细胞、淋巴细胞等炎性细胞浸润为主，组织标本抗酸染色及分子病理学多有阳性发现，属结核病变早期气管组织学改变。炎症浸润型刷检或冲洗取样分枝杆菌检出率较低，但可检出X-Pert阳性，活检组织可见支气管组织中以单核细胞、淋巴细胞等炎性细胞浸润为主，组织标本抗酸染色及分子病理学可有阳性发现，属结核病变中晚期气管组织学改变。

Ⅱ型（溃疡坏死型）：病变以气管局部溃疡及坏死为主。主要表现为病变区域在充血、水肿及轻度肥厚的基础上，局部出现边缘不整、深浅不一的溃疡，溃疡表面常有灰白色干酪样坏死物覆盖，溃疡深度随病变轻重各异，轻者仅局限于黏膜层，重者可深达黏膜下层，并可导致气管、支气管软骨的破坏，病变区域触之易出血。此型在支气管黏膜溃疡处刷检或冲洗取样分枝杆菌检出率亦较高，属结核病变损伤的明显期。

Ⅲ型（肉芽增殖型）：病变以气管局部黏膜极度肥厚、肉芽组织增生为主。主要表现为气管、支气管黏膜的充血、水肿减轻，黏膜的溃疡面开始修复，病变明显处可见黏膜极度肥厚及肉芽组织增生，表面可见坏死物，增生肉芽组织将管腔部分阻塞。此时组织学改变处于结核病变损伤向修复期的过渡阶段，活检常可见到较典型的类上皮细胞、多核巨细胞及朗格汉斯细胞，部分组织病理学仅提示肉芽肿性炎，但组织标本抗酸染色及分子病理学多有结核分枝杆菌阳性发现。

Ⅳ型（淋巴结瘘型）：病变以淋巴结瘘入气管为主。纵隔或肺门淋巴结结核破溃入气管形成支气管淋巴结瘘。破溃前期主要表现为局部气管因淋巴结肿大外压、侵袭导致的气管黏膜充血、水肿、粗糙、隆起及管腔狭窄；破溃期主要表现为淋巴结破溃入气管，局部溃疡形成，白色干酪样坏死物溢入气管管腔，瘘口周围组织充血水肿，此时的瘘口多为潜在瘘口；破溃后期主要表现为炎症消失，组织修复，瘘口肉芽肿形成，瘘口愈合闭塞，气管局部遗留有色素沉着。此型组织学改变、分枝杆菌病原学、病理学检出率基本同肉芽增殖型。

V型（管壁瘘口型）：病变以气管管壁存在明显开放的瘘口为主。主要是溃疡坏死型进一步发展，病变侵及并突破黏膜下层及外膜层气管全层，形成气管–食管瘘、气管–胃瘘、气管–纵隔瘘、气管–胸膜瘘、气管–肺空腔瘘及气管–胆道瘘等；少部分为淋巴结瘘型进一步发展而致，纵隔或肺门淋巴结结核破溃入气管形成支气管淋巴结瘘，而修复期瘘口未能闭合，形成明显的气管瘘口。此型组织学改变、分枝杆菌病原学、病理学检出率基本同溃疡坏死型及淋巴结瘘型。瘘口气管局部多伴结核性坏死物、肉芽肿性炎，多合并普通菌或真菌感染，形成炎性管壁瘘；少部分瘘口局部炎性改变已消退，变为净化管壁瘘。

VI型（管壁软化型）：病变以气管可逆性狭窄、塌陷及反相运动为主。主要表现为受累的气管软骨环因破坏而缺失或断裂，因失去支撑结构导致气管管腔塌陷，并形成不同程度的狭窄阻塞，尤以吸气相及胸内压增高时明显，病变远端气管可能出现不同程度的支气管扩张。本型患者确诊时，结核病变多已稳定或痊愈，临床上可表现为反复非特异性感染，刷检或冲洗取样查分枝杆菌多为阴性，组织活检也多表现为慢性炎性改变，但分子病原学及分子病理学有时可有结核分枝杆菌阳性发现。

VII型（瘢痕狭窄型）：病变以气管内瘢痕形成、气管管腔纤维瘢痕性狭窄为主。主要表现为气管黏膜组织被增生的纤维组织所取代，局部形成纤维瘢痕，纤维组织增生及瘢痕挛缩导致所累及的气管管腔狭窄。此型病变结核趋于稳定或痊愈，刷检或冲洗取样查分枝杆菌多为阴性，组织活检多表现为慢性炎性改变，但分子病原学及分子病理学有时可有结核分枝杆菌阳性发现。

VIII型（管腔闭塞型）：病变以气管内瘢痕形成及气管管腔闭塞为主。由瘢痕狭窄型演变而来，是气管严重瘢痕性狭窄并近端或远端气管管腔完全闭塞。主要表现为气管黏膜组织被增生的纤维组织所取代，形成纤维瘢痕，纤维组织增生及瘢痕挛缩导致所累及的近端或远端气管狭窄并闭塞。刷检或冲洗取样查分枝杆菌多为阴性，组织活检多表现为慢性炎性改变，但分子病原学及分子病理学有时可有结核分枝杆菌阳性发现。

IX型（反复回缩型）：病变以气管反复瘢痕形成、回缩性再狭窄或闭塞为主。主要表现为瘢痕性狭窄的气管，经行反复多次球囊扩张术、气管管腔闭塞型经打通联合多次反复球囊扩张术，一度狭窄增宽的气管仍然反复回缩，形成气管回缩性再狭窄或闭塞。目前暂将短期内（每次间隔 1~2 周左右）连续反复行球囊导管扩张术（如瘢痕严重，扩张前可进行瘢痕热消融松解术）5 次以上，气管仍然反复回缩且回缩狭窄程度 ≥50% 者，称之为"反复回缩型"。此型是建立在介入治疗前后基础上的疗效评估，病变结核趋于稳定或痊愈，刷检或冲洗取样查分枝杆菌多为阴性，组织活检多表现为慢性炎性改变，但分子病原学及分子病理学有时可有结核分枝杆菌阳性发现。

气管支气管结核分型的目的是为便于统一诊断标准、便于临床交流及指导治疗措施选择。分型诊断主要是建立在行支气管镜检查时直接观察到的主要病理学表现，无需涵盖全部表现。随着疾病转归，再次复查支气管镜时，患者的分型诊断也可能发生改变。如：气管黏膜开始表现为充血、水肿、坏死、溃疡、肥厚及肉芽组织增生等多种病理学表现，但此时支气管镜检查以肉芽组织阻塞气管为主，故命名为肉芽增殖型；随着疾病转归，上述肉芽增殖等炎症消退，代之以纤维组织并形成瘢痕性狭窄，此时应命名为瘢痕狭窄型；经气管球囊导管扩张术治疗，近端狭窄气管明显增宽并维持了稳定气管开放，此时远端气管黏膜仍有充血、水肿及坏死物存在且为主要病理学表现，应命名为炎症浸润型。肉芽增殖型与淋巴结瘘型鉴别有困难时，应参考影像学特征等加以区分。

（五）分期诊断

依据支气管镜下直观到的气管局部病灶主要大体形态改变，可分为镜下活动期及镜下非活动期。镜下分期的内涵是分型的分类，简便易行，容易掌握，主要是为介入治疗措施及时合理选择提供重要参考依据。

镜下活动期：上述分型中Ⅰ型、Ⅱ型、Ⅲ型、Ⅳ型及部分Ⅴ型（炎性管壁瘘）为镜下活动期表现，气管病灶以渗出（充血、水肿等）、变性（溃疡、坏死等）及部分增殖（黏膜肥厚、肉芽肿及淋巴结瘘等）炎性表现为主。

镜下非活动期：Ⅵ型、Ⅶ型、Ⅷ型、Ⅸ型及部分Ⅴ型（净化管壁瘘）为镜下非活动期表现。气管病灶以增殖（纤维收缩、瘢痕形成、软骨断裂软化及钙化等）炎性后遗表现为主。

（六）命名

为便于明确诊断、合理治疗、规范介入措施选择及临床交流等，气管支气管结核具体做如下命名。

1. 病因加病变具体解剖部位命名法

（1）支气管分级法　可分为气管结核（TTB）、主支气管结核（BTB）、叶支气管结核（LBTB）、段支气管结核（SBTB）等，如气管下段结核、左主支气管结核、左上叶支气管结核、右下叶背段支气管结核等。

（2）中央型气道八分区法　Ⅰ区（气管上1/3）结核、Ⅱ区（气管中1/3）结核、Ⅲ区（气管下1/3）结核、Ⅳ区（隆突）结核、Ⅴ区（右主支气管）结核、Ⅵ区（右中间干支气管）结核、Ⅶ区（左主支气管近1/2）结核、Ⅷ区（左主支气管远1/2）结核。

2. 病变与气管管腔关系命名法

依据病变位于气管位置，分为管内型、管壁型、管外型及混合型狭窄4型。如：管内型的炎症浸润型、溃疡坏死型、肉芽增殖型，管壁型的瘢痕狭窄型、管壁软化型，管外型的管外压迫型，混合型的淋巴结瘘型、管壁瘘口型等。

3. 气管狭窄程度命名法

狭窄程度比＝狭窄段气管平均直径/相应段正常气管直径。①轻度狭窄：狭窄程度比＜25％；②中度狭窄：25％≤狭窄程度比＜50％；③重度狭窄：50％≤狭窄程度比＜75％；④极重度狭窄：75％≤狭窄程度比＜100％。如：左主支气管结核瘢痕狭窄型、管壁型并极重度狭窄等。

八、鉴别诊断

肺内结核病灶广泛者，只要注意避免漏诊，明确气管支气管结核诊断多无困难。肺内病变较少或无病灶者，需与下列疾病相鉴别，以免误诊误治。

（1）支气管哮喘　气管支气管结核临床上常被误诊为支气管哮喘，尤其是青中年女性患者，两种疾病需鉴别诊断。支气管哮喘是气管炎症导致的气管高反应性及可逆性气流受限。支气管哮喘表现为反复发作性喘息、胸闷及咳嗽症状，发病时哮鸣音具有弥漫性及可逆性、呼气相为主。肺功能检查（呼气流速、支气管激发试验或运动试验、支气管舒张试验等）、外周血及痰液嗜酸性粒细胞计数等结果有助于支气管哮喘诊断。气管支气管结核喘鸣可表现在呼气相也可表现在吸气相，多合并肺部结核病变。胸部CT气管重建、痰病原学、支气管镜检查、病原学及病理学等有助于鉴别诊断。

（2）气管支气管真菌感染　气管支气管真菌感染多发生于体弱多病者，多有长期使用抗生素或抗菌药物、免疫抑制剂史，经支气管镜获取的活体组织、保护性刷检、冲洗液及灌洗液标本真菌、结核分枝杆菌检查有助于鉴别诊断。

（3）气管支气管肿瘤　气管支气管良性肿瘤有非结核性肉芽肿、平滑肌瘤、息肉、软骨瘤、脂肪瘤、错构瘤、神经纤维鞘瘤、鳞状上皮乳头状瘤、多形性腺瘤等；恶性肿瘤有原发性支气管肺癌、腺样囊性癌、淋巴瘤、类癌、黏液表皮样癌、恶性黑色素瘤等，食管癌、胃癌、甲状腺癌等转移癌。支气管镜活检组织病理学等可鉴别诊断。

（4）支气管扩张　肺结核及气管支气管结核均可继发性支气管扩张，有时与原发支气管扩张、非结核分枝杆菌（NTM）等非结核原因引起的支气管扩张鉴别较困难。支气管扩张是支气管及其周围肺组织慢性炎症导致的支气管壁肌肉和弹性组织破坏，管腔不可逆地扩张、变形。支气管扩张典型临床表现为慢性咳嗽、咳大量脓痰和反复咯血，影像学对诊断具有决定性价值，胸部高分辨率CT扫描可表现为柱状、囊状或混合型支气管扩张。原发性支气管扩张多具有年幼时曾患麻疹、百日咳及肺炎等病史，双下肺多发，结核病相关检查阴性。NTM感染多发生在有肺部基础病变患者，好发于上叶前段、舌段及中叶，表现为炎性病灶、支气管扩张、单发或多发薄壁空洞，但纤维硬结、球型病变及胸膜渗出少见，NTM病原菌阳性。结核性支气管扩张多有明显肺结核病史，双上肺尖后段及下叶背段多发，多形态多密度改变为基本影像特征，结核分枝杆菌复合群相关检测阳性。

（5）慢性阻塞性肺疾病　多发生在老年患者，咳嗽、咳痰、喘息，每年冬春季为主，一般不伴咯血，多有肺气肿体征，两肺可闻及散在干湿啰音，痰液多为白色黏痰，感染时可呈脓性，结核病分枝杆菌复合群相关检查阴性。

（6）气管支气管其他病变　非结核性病因引起的气管支气管疾病有结节病、淀粉样变、复发性多软骨炎、骨化性气管支气管病、先天性气管支气管软化症等疾病。依据病史、临床表现及必要的相关化验检查，如：血液血管紧张素转换酶测定等，主要结合支气管镜检查取得活检标本进行组织病理学、刚果红染色等，冲洗液、灌洗液标本进行T细胞亚群测定等与气管支气管结核相鉴别。

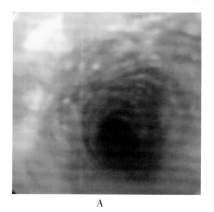
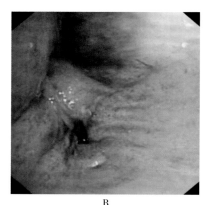

图5-3-2 炎症浸润型

A.急性炎症；B.慢性炎症

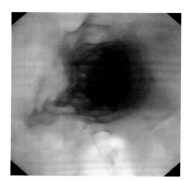
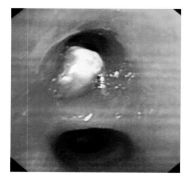

图5-3-3 溃疡坏死型　　　　　图5-3-4 肉芽增殖型

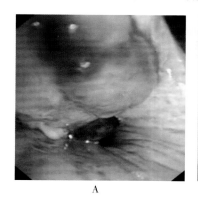
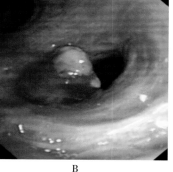
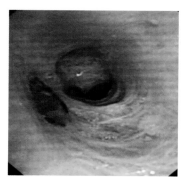

图5-3-5 淋巴结瘘型

A.溃破前；B.溃破中；C.溃破后

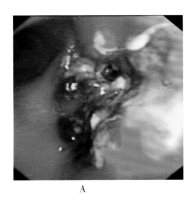
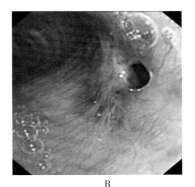

A　　　　　　　　　　　　B

图5-3-6　管壁瘘口型（炎性瘘口）

A.炎性瘘口；B.净化瘘口

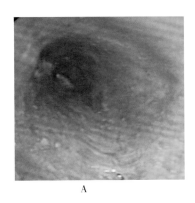
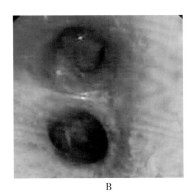

A　　　　　　　　　　　　B

图5-3-7　管壁软化型

A.近端；B.远端

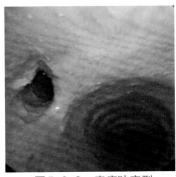
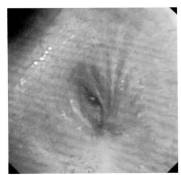

图5-3-8　瘢痕狭窄型　　　　图5-3-9　管腔闭塞型

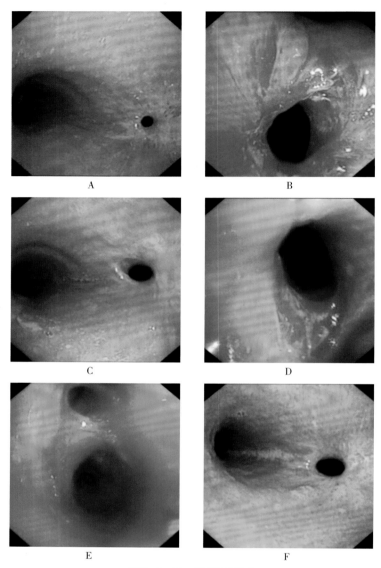

图 5-3-10 反复回缩型

A. 右主扩张前；B. 右主第1次扩张后当时；C. 右主第1次扩张后12天；D. 右主第2次扩张后当时；E. 右主第2次扩张后当时；F. 右主第6次扩张后1周

（郭　洋　丁卫民）

第四节 创伤性气道狭窄的诊断

一、概述

创伤性气管狭窄是指气管壁受到创伤性损害后致管腔内瘢痕或肉芽组织增生使气管变窄甚至闭锁，是良性气管狭窄的一种常见病因。

二、发病机制

创伤性气管狭窄常见的原因为：气管插管或气管切开术、气管外伤、烧伤、化学或物理损伤、气管手术或支气管袖状切除术、腔内热消融治疗或光动力治疗（PDT）后。国外报道创伤性气管狭窄的常见病因依次为：气管插管或气管切开术后、肺移植术后等。国内创伤性气管狭窄的主要原因是气管插管或气管切开术后。气管插管是创伤性气管狭窄的主要原因，约占所有病因的1/3。目前，低压高容性气管插管得到广泛应用，国外报道仍有1%~4%患者发生插管后气管狭窄。此外，理化性损伤也是创伤性气管狭窄的重要原因之一。3%~21%的烧伤患者会发生吸入性损伤，大部分会出现喉气管狭窄。化学性吸入损伤也可导致气管狭窄。另外，医源性损伤包括：支气管镜热消融治疗后，如氩气刀、激光等治疗后损伤，也可导致气管创伤性狭窄。

肉芽组织增生和气管软骨破坏塌陷是创伤性气管狭窄的两个重要因素。气管黏膜受到损伤后发生局部水肿、局部细菌炎症刺激后黏膜溃疡形成，严重者可累及软骨环，导致软骨膜血流中断，引起软骨膜炎及软骨炎，进一步发展则导致软骨坏死、吸收，从而导致肉芽组织增生、修复和软骨支架结构破坏，最终导致气管狭窄。气管瘢痕狭窄的病理学特点和形成机制与皮肤增生性瘢痕极其相似，气管瘢痕本质上是增生性瘢痕。增生性瘢痕是一种纤维增殖性疾病，是机体组织受到创伤后的一种异常修复结果，它以胶原为主的细胞外基质过度表达和排列紊乱为特征，往往引起组织的功能障碍或外观畸形。增生性瘢痕像是延长了的伤口愈合过程，一般出现在创伤后4周内，经过数月到数年的瘢痕增生期后，开始萎缩，瘢痕变平、变软，最终稳定，一部分甚至消退。气管瘢痕狭窄的病理特征表现为成纤维细胞的过度增生、细胞外基质的过度沉积和成分改变。

危险因素如下所述。

（1）气管插管套囊压力和插管时间 气管插管后气管狭窄主要与插管套囊压力过大或留置时间过长有关。气管插管套囊压力越大，气管壁损伤程度越大，即容易导致修复过程中肉芽组织增生、瘢痕形成等造成气管狭窄。动物实验显示，当套囊对气管壁压力达到40mmHg时，气管黏膜缺血坏死、气管软骨见血流中断。当套囊压力达到100mmHg

维持15分钟，黏膜基质暴露，4小时后可损伤软骨。

（2）气管插管或气管切开套管 动物实验发现，在一定型号的气管导管和留置时间条件下，单纯加大气管插管套囊压力并不能导致气管狭窄，也就是说气管插管套囊内充气压力并非气管插管后气管狭窄的唯一危险因素。而在相同的气管插管套囊压力和插管时间情况下，插管型号越大，对气管壁损伤越大，越容易导致气管狭窄。

（3）其他 创伤后气管狭窄的潜在危险因素还包括感染、糖尿病、气管黏膜损伤程度、创面愈合不良、遗传因素及瘢痕体质等。

三、症状及体征

如果患者的呼吸道狭窄程度比较轻，临床上可无任何临床症状。当气管狭窄超过50%以上时患者可能出现活动后气短表现；狭窄超过75%以上时，患者将出现明显呼吸困难症状。另外，患者呼吸困难症状严重程度除了与气管狭窄程度有关以外，还与气管狭窄进展速度有关，如果狭窄进展速度缓慢，患者在日常生活中逐渐适应了气管狭窄，肺部代偿后可能无明显呼吸困难症状。如果患者基础肺功能差，可能呼吸困难症状出现较早，即气管狭窄未到达50%时，患者已经出现较为严重的呼吸困难症状。

1.气管狭窄的主要症状

（1）呼吸困难 呼吸困难是气管狭窄得最主要的临床症状。根据气管狭窄的程度不同，患者可能出现活动后呼吸费力，甚至静息状态下就有呼吸困难甚至窒息。呼吸困难评级标准可参考以下两种。

①美国胸科协会气促评级标准

0级：正常；

1级：快步行走时气促；

2级：平常步行时气促；

3级：平常步行时因气促而停止；

4级：轻微活动时出现气促。

②英国医学研究学会呼吸困难指数（mMRC）

0级：仅在用力运动时才会出现喘息；

1级：平地快步行走或步行爬小坡时出现呼吸困难；

2级：平地行走时比同龄人慢，需要停下来休息；

3级：在平地行走100米左右或数分钟后需要停下来休息；

4级：因严重呼吸困难以至于不能离开家，或在穿衣服、脱衣服时出现呼吸困难。

（2）咳嗽、咳痰 气管狭窄一般都伴有气管黏膜的损伤，所以，咳嗽也是气管狭窄的主要症状。另外，气管狭窄后多数出现分泌物引流不畅的情况，常伴有咳嗽、咳痰症状。如气管狭窄严重则出现咳痰费力症状。

（3）发热　狭窄远端痰液引流不畅，肺部炎症改变，可能出现发热、反复肺部感染以及感染不易控制等症状。

（4）咽喉部异物感　靠近喉部的气管狭窄，可能会导致咽喉部异物感。

2.气管狭窄的体征

（1）强迫体位　当出现严重气管狭窄时，患者可能出现维持气管保持最大通畅的强迫体位，多数为强迫坐位，严重者可能颈部后仰保持颈部伸展状。

（2）三凹征　是由于患者出现呼吸困难（重度）导致胸骨上窝、锁骨上窝及肋间隙向内凹陷的一种表现。主要原因是呼吸运动过程中胸廓扩张，胸腔内压力出现负压导致的。

（3）异常呼吸音狭窄部位闻及异常呼吸音，比如呼吸音变粗、鼾音、哮鸣音等，相应狭窄部位以下的肺部呼吸音减弱等。声门下或气管狭窄者，鼾音或哮鸣音可出现于颈部、胸骨上窝及胸骨后。胸腔外的气管狭窄以吸气相鼾音增强、吸气相延长为主；胸腔内支气管狭窄以呼气相鼾音或哮鸣音增强、呼气相延长为主。

（4）其他　如呼吸频率增快、心率增快，或出现心律失常等。

创伤性气管呼吸困难症状多出现于拔管后1个月以内。另外，部分患者经历了气管插管及气管切开双重损伤，其狭窄部位位于气管切开口上方，可能表现有封堵气切套管后呼吸困难。严重者封堵气切套管后不能发声，甚至出现濒死感。少数患者气管上段（气管切开上方）闭锁。

四、辅助检查

1.X线胸片

可以显示肺不张及肺部炎症的状况，但对确定气管狭窄及判断其严重程度作用有限。X线胸片对严重气管狭窄者可能能够识别，但双侧主支气管显影效果较差，该部位狭窄识别能力差。

2.CT

CT是目前评价气管状况的最准确的无创性检查方法，通常情况下，对怀疑有气管狭窄者可进行胸部CT检查，但对于有气管插管病史者，其扫描范围应包括颈部，即扫描应自声门开始，以防漏诊。另外，针对怀疑有气管软化者，应进行呼气相及吸气相双相CT扫描。与吸气时比较，呼气时气管的横断面面积减少＞50%，定义为动力性气管狭窄。

CT检查可大致了解气管狭窄病变的类型（肉芽肿、瘢痕、扭曲、软化等），确定病变的长度和病变管腔及正常管腔直径（图5-4-1），对下一步支气管镜介入治疗方法的选择有重要的指导作用。

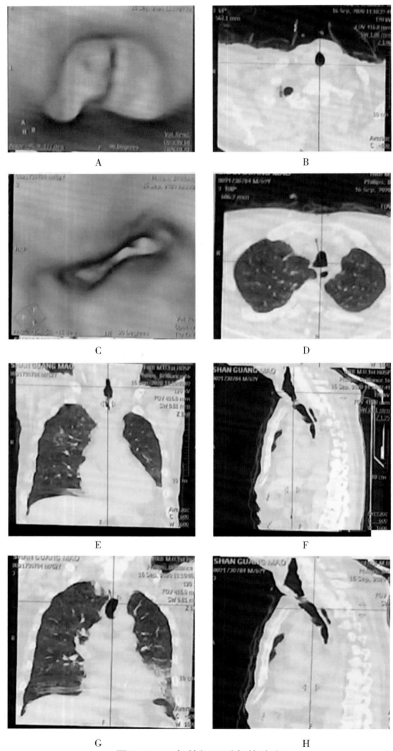

图 5-4-1　气管切开后气管狭窄

A、C. 为虚拟支气管镜，可见管腔狭窄；B. 冠状位 CT 气管腔正常；D. 冠状位 CT 气管腔呈三角形；

E、G. 矢状位 CT 气管 1 区狭窄；F、H. 侧状位 CT 气管 1 区狭窄

在测量气管狭窄程度与长度时，建议采用脂肪窗（特殊窗：窗宽500HU，窗位 −100HU）进行测量，直径的测量应垂直于气管长轴，测量狭窄长度是建议加用CT三维重建。针对拟行气管支架治疗的患者，除测量狭窄处管腔直径以外，应针对狭窄近端及远端正常管腔直径进行测量，综合考虑选择合适直径的气管支架。

多排CT（MDCT）可以在一次呼吸屏气期间收集胸部0.5~2mm层厚的所有层面信息，增强了探查气管病变的能力，而传统CT使用5~10mm层厚，可能会漏诊。MDCT还可提供高质量的多平面重建技术（即虚拟支气管镜），与可弯曲支气管镜相比，虚拟支气管镜是无创性技术，可以观察中央气管，有助于辅助制订介入治疗计划。

3. 肺功能

气管狭窄患者均有不同程度的通气功能障碍，因此，肺功能检查是评价气管狭窄的重要指标之一，如果患者条件许可均应进行肺功能检查。另外，通过对患者支气管镜介入治疗前后肺功能进行对比，可以客观评价气管狭窄改善程度。但对于有严重气管狭窄患者，肺功能检查可能诱发呼吸衰竭，检查前应充分评估，或应做好应急准备。肺功能检查对判断气管狭窄严重程度较为敏感的指标主要包括肺活量测定和流量 − 容量环（FVL）分析。当气管狭窄直径 ≤6mm 时，第一秒用力呼气容积（FEV1）才会出现显著下降，因此FVL变化可能早于FEV1出现异常。与FEV1相比，最大呼气流速（PEFR）和最大自主通气量（MVV）诊断气管狭窄的敏感度更高。在用力肺活量测定时，如果PEFR下降显著低于FEV1下降时，应疑诊气管狭窄。MVV与FEV1的比值<25%常见于气管狭窄，当MVV下降而FEV1正常时，也应该考虑诊断气管狭窄。FVL分析：评价FVL的形状可以识别气管狭窄及狭窄部位、狭窄类型。胸腔外气管软化时，用力吸气时胸腔外气管跨壁压增大，导致狭窄加重，FVL吸气支呈平台状。胸腔内气管软化时，用力呼气时胸腔内气管跨壁压增加，气流变慢，FVL呼气支呈平台状。固定性气管狭窄时，气流受限情况不会因吸气相和呼气相而改变，因此在吸气和呼气环部分均为平台状。只有气管管腔严重狭窄（直径8~10mm）才出现典型的曲线异常，因此，FVL对于诊断气管狭窄敏感度不高，不能作为气管狭窄的筛查指标，但对已有气管狭窄患者，可根据该项指标评价狭窄程度。

脉冲震荡肺功能是由外部发生器产生矩形电磁脉冲，通过扬声器转换成包含各种频率的机械波，施加在检测者的静息呼吸上，连续记录自主呼吸通过气管的压力与流速，通过计算即可得出各种震荡频率下的测定值。其优点为无需患者特殊配合，自然呼吸1~2分钟即可；能识别气管阻塞部位及程度；也是评价气管狭窄程度、判断气管狭窄部位的有效工具，尤其针对严重气管狭窄不能配合常规肺功能检查患者，脉冲震动肺功能检查具有更大的优势。目前，许多医院采用的正常值为：R5<120%预计值；R20<120%预计值。当中心气管阻塞时，R5、R20等全频段均匀抬高；周边气管阻塞时，低频时R值明显增高，随频率增加R值逐渐下降，R5明显增高，R20无明显变化，表现出频率依赖性。

4. 支气管镜检查

支气管镜检查是最特异且敏感的诊断及评价气管狭窄的检查工具。支气管镜下观察可以明确狭窄部位、形态及狭窄段的直径和长度，还可以评价狭窄病变周围情况，尤其是狭窄远端气管。创伤性气管狭窄支气管镜下的主要狭窄类型包括：膜状狭窄（图5-4-2）、瘢痕狭窄（图5-4-3）、声门状狭窄、软化、扭曲（图5-4-4）、肉芽肿（图5-4-5）。

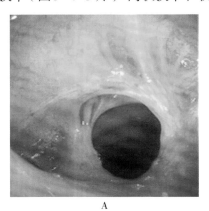
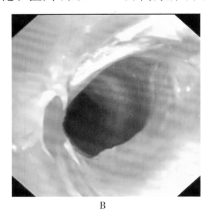

图5-4-2 气管切开术后膜状狭窄

A.气管切开术后膜状狭窄；B.球囊扩张后狭窄缓解

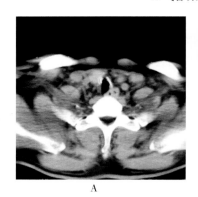
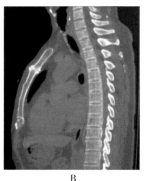
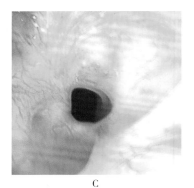

图5-4-3 气管切开术后瘢痕狭窄

A.冠状位CT可见管壁不对称狭窄；B.侧状位CT：I区狭窄；C.支气管镜：瘢痕狭窄

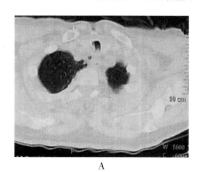
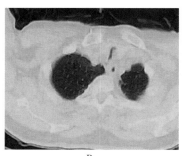
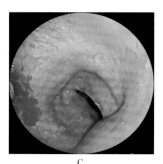

图5-4-4 气管切开后管壁呈假声门状狭窄

A.气管不规则狭窄；B.气管缝隙样狭窄；C.支气管镜下见管壁扭曲，假声门状狭窄

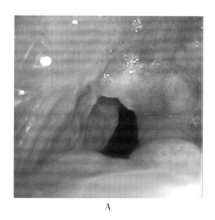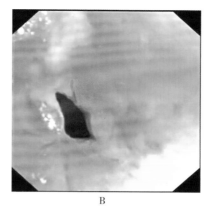

图 5-4-5 气管切开后肉芽肿形成

A. 气管切开口处肉芽肿；B. 气管切开口处瘢痕合并肉芽肿

最常见的狭窄类型为瘢痕狭窄，发病初期，瘢痕狭窄多与肉芽肿同时存在，此种提示预后不佳。膜状狭窄预后最好，大部分通过单纯机械性球囊扩张即可治愈。因支气管镜本身可能加重已狭窄管腔的阻塞，严重气管狭窄时进行支气管镜检查存在风险，应做好气管介入治疗和紧急救治的准备。对于特别严重的患者，建议在全身麻醉、建立人工气管后进行支气管镜检查，快速评价后立刻进行介入治疗。目前，支气管内超声已用于气管狭窄的评价和治疗计划的制订，可用于了解气管软骨情况，如气管软骨结构受损，提示预后不佳，可能需行气管支架治疗。

5. 血气分析

对于严重气管狭窄患者，血气分析检查可见有呼吸衰竭，多数有二氧化碳潴留表现，严重者表现为Ⅱ型呼吸衰竭，另可能存在各种类型的酸碱失衡状况。但应注意的是，血气分析并不能用于判断气管狭窄的严重程度，即使血气分析正常，也不能除外有严重的气管狭窄。对于既往肺功能正常者，即使氧分压正常，如果出现二氧化碳分压增高，也应需要紧急处理。

五、诊断与鉴别诊断

由于咳嗽、咳痰、呼吸困难是呼吸系统疾病中最为常见的临床表现，因此，部分患者可能被漏诊，往往最初被误诊为支气管哮喘或支气管炎等。另外，创伤性气管狭窄需要与气管良、恶性肿瘤相鉴别。有气管插管、气管切开或其他气管创伤病史者，如出现呼吸困难症状，应警惕有气管狭窄发生。需进一步行颈胸部 CT 或支气管镜等检查进一步明确呼吸困难原因，了解有无气管狭窄。CT 扫描及支气管镜检查是气管狭窄诊断的最为敏感、特异的确诊手段。

（李冬妹）

第五节　咯血的诊断和介入治疗

一、概述

咯血是指气管、支气管或肺组织的出血，通过咳嗽经口咯出。咯血的量并不一定和疾病的严重程度相关。少量的咯血有时仅仅表现为痰中带血，但由于血液从口鼻溢出时可阻塞气管，大咯血时甚至可能导致窒息。有时候需要仔细地进行鼻咽镜检查，以判断血液是来源于鼻、口腔、上消化道或者呼吸道，或仅仅是从口腔中咯出。首先，检查口腔和鼻咽是否有出血性病灶。鼻出血大多数来源于鼻前孔，在鼻中隔前部下可见出血性病灶，后鼻腔的出血容易和咯血混淆，尤其是出血量大时。血液从后鼻腔沿着软腭和咽后壁流出，使得患者咽喉部有异物感，鼻咽镜检查比较容易做出诊断。呕血则是指来源于上消化道的出血经口吐出。

大咯血的病死率较高，应引起临床足够的重视。因此在咯血的患者救治时，在对咯血进行对症治疗的同时，需尽快明确病因，以选择最佳的治疗方式。传统的诊断方法主要是通过病史、体征、影像及实验室检查来判断其病因及咯血部位，但由于咯血量的多少不同，影像资料往往难以确定准确的出血部位，尤其是影像无异常或影像表现复杂的患者，无法通过以上病史资料对病因及治疗提供准确的诊疗建议。

支气管镜现已成为呼吸系统疾病重要的诊疗手段，其可在直视下观察气管、支气管黏膜的病变，血管有无异常增生，并可直接观察出血的部位，出血的量和速度以及是否有管腔阻塞的情况，并通过取活检、刷检做细菌学、细胞学和组织病理学检查协助明确诊断原发病，同时可在支气管镜下进行多种治疗以协助止血及治疗原发病。因此，支气管镜在咯血的诊断和治疗方面具有重要的临床价值。

二、咯血的病因

咯血是一个涉及多学科疾病的临床表现，可见于支气管和肺部疾病、心血管和血液系统疾病以及急性感染性疾病。

（1）支气管疾病　支气管疾病常见于支气管扩张、支气管肺癌、支气管结核和COPD等。支气管结石、良性支气管肿瘤、非特异性支气管黏膜溃疡等少见疾病。主要是因为炎症、肿瘤或结石损坏支气管黏膜、毛细血管通透性增加或病变的黏膜下血管破裂。

（2）肺部疾病　肺部疾病如结核、肺炎、肺脓肿、肺淤血、肺栓塞、肺真菌病、肺吸虫病、肺阿米巴病、肺囊肿、肺泡炎、肺含铁血黄素沉着症、转移性肺恶性肿瘤。肺部疾病引起毛细血管通透性增加，血液渗出或侵蚀小血管出血。

（3）心血管疾病　心血管疾病如急性左心衰竭、原发性肺动脉高压、先天性心脏病（如房间隔缺损、动脉导管未闭引起的肺动脉高压）、肺血管炎、肺动静脉瘘等。其发生机制是因为肺淤血导致肺泡壁、支气管毛细血管或支气管黏膜下静脉曲张破裂所致。

（4）血液系统疾病 血液系统疾病如特发性血小板减少性紫癜、白血病、血友病、再生障碍性贫血、急性感染性疾病如流行性出血热、肺出血性钩端螺旋体病；风湿性疾病如韦格纳肉芽肿、白塞氏病、系统性红斑狼疮等；支气管子宫内膜异位等。其发病机制是凝血异常，异位气管、支气管子宫内膜周期性剥落导致出血。

三、咯血的临床表现

（1）发病年龄 年轻人咯血常见于结核、支气管扩张、二尖瓣狭窄等，40岁以上伴长期吸烟史者应考虑到肺癌可能；高龄合并有基础疾病如糖尿病、结核、脑血管疾病伴脑瘫的患者，如表现为砖红色胶状血痰要考虑到克雷伯杆菌肺炎，伴有饮水呛咳时应考虑到吸入性肺炎。

（2）症状和体征 咯血量每天少于100ml通常无症状；中度咯血可表现为胸闷、咽喉部发痒、咳嗽和其他先兆症状；大量咯血（500 ml/d或100～500ml/次）表现为咯出满口鲜血或短时内持续咯血，经常伴有脉搏增快、冷汗、气促、面色苍白、精神紧张或恐惧，甚至血压下降、少尿、四肢冰冷以及其他休克症状。

（3）颜色及特点 活动性出血常见于肺结核、支气管扩张、肺脓肿、出血性疾病、支气管内膜结核；铁锈色血见于肺炎球菌肺炎；砖红色胶冻样血痰考虑克雷伯杆菌肺炎；二尖瓣狭窄和肺淤血引起的咯血多为暗红色；浆液性粉红色泡沫样痰见于左心衰竭、重症肺炎和ARDS导致的肺水肿；肺梗死引起的咯血为黏性暗红液体。

（4）伴随症状 伴有发热，见于肺结核、肺炎、肺脓肿、流行性出血热等；伴有胸痛常见于大叶性肺炎、肺结核、肺栓塞、支气管肺癌等；伴有脓性痰常见于支气管扩张、肺脓肿、结核性空洞、肺囊肿合并感染、化脓性肺炎等。支气管扩张患者表现为反复咯血不伴有脓痰者称为干性支气管扩张；伴有皮肤黏膜出血常见于血液系统疾病、流行性出血热、肺出血性钩端螺旋体病、风湿性疾病；伴有杵状指（趾）常见于支气管扩张症、肺脓肿、支气管肺癌；伴有黄疸时要考虑到钩端螺旋体病、大叶性肺炎、肺梗死等。

四、咯血的鉴别要点

（1）确定是咯血 血从哪里来？呼吸道？消化道？鼻还是口腔？是否有明显的原因和前驱症状？观察血的颜色以及血中是否有混合物？

（2）咯血的颜色和特点 咯血量大、迅速出血或支气管动脉出血时一般表现为鲜红色血，暗红色血多发生于支气管静脉出血。

（3）痰的量、特点以及气味 浆液性粉红色泡沫样痰是肺水肿的特征；大量的浆液水样痰常见于支气管肺泡癌，易查见瘤细胞；铁锈色痰见于大叶性肺炎。

（4）伴随症状 是否伴随发热、胸痛、呼吸困难或其他症状？确认症状的严重程度是否与咯血有关？

（5）个人史　患者既往是否有肺结核、吸烟、职业粉尘、食用生食等暴露史？要注意月经史，因肺寄生虫病以及子宫内膜异位导致的咯血等。

（6）物治疗史　确定患者是否服用可能导致出血的药物，特别是抗凝剂。

五、支气管镜在咯血诊断中的应用

1. 适应证

（1）几乎所有病因不明的咯血都可以用支气管镜检查来协助诊断。

（2）对于反复的顽固性咯血，如内科治疗无效，可行支气管镜检查，判断其出血部位，同时还可结合活检、刷检的病理检查，细菌培养和刷检抗酸染色、革兰染色，明确病变性质，提高咯血病因的定性和定位的诊断率。

2. 器械选择：硬质支气管镜或可弯曲支气管镜

近年来硬质支气管镜的开展逐渐增加，硬质支气管镜在大咯血的诊疗中具有明显优势，在协助通气、提高氧合的同时，因为无需通过声门，使得镜下操作的其他工具更容易进出，节省时间，更有效地进行止血、清理气管堵塞的血栓等。对于远端的出血，可弯曲支气管镜单独或经硬质镜进入气管，可有效观察远端支气管的出血以及进行气管血液、血栓的清理，不易遗漏远端病变。操作器械根据咯血量的多少、设备的可及性以及医生的操作习惯综合选择。

3. 支气管镜检查的时机

由于支气管镜检查对于疾病的诊断和治疗有重要意义，因此何时进行支气管镜检查相当重要。

（1）对于少量未明原因的咯血，在内科止血治疗期间即可进行支气管镜检查，除镜下发现明确可见病变尤其是考虑恶性病变，可谨慎活检外，应避免同时进行创伤性操作如活检、刷检以免加重损伤及咯血，检查的重点在于观察气管内有无明显的异常病变、有无血栓堵塞，同时吸引并清理残留的出血，判断出血原因并留取病原微生物及病理细胞学标本协助诊断。

（2）对于中等量的咯血，无论病因是否明确，均建议先行内科止血治疗，待血量减少后再按少量咯血进行支气管镜检查；如内科止血治疗无效，则首先选择介入止血治疗，在介入止血治疗后，待血量减少或停止后再进行支气管镜检查，以确保患者诊疗安全；如病因明确，可在内科止血治疗血止后2~3天再进行支气管镜检查，目的是清理残留在气管内的陈旧性血液或血栓，观察是否还有活动性出血。

（3）对于大咯血，尤其是未明原因的大咯血，建议内科止血治疗同时进行介入止血治疗，同时评估外科手术的可行性，即将止血和保证生命安全放在第一位，待生命体征平稳，咯血减少或停止后再进行支气管镜检查。

（4）支气管镜在咯血患者中的急诊应用：对于病因明确的咯血，如支气管扩张、肺结核、恶性肿瘤等引起的咯血，如影像显示出血部位明确，而内科止血治疗效果不佳，持续咯血且血量较多，在积极准备介入治疗的同时，可试行支气管镜检查，除清理气管血液外，可观察出血部位是否与影像表现一致，以便为介入或外科手术提供更有效的证据，同时可试行支气管镜下止血治疗以协助止血；因突发大咯血出现窒息风险或咯血量虽不大，但患者出现呼吸衰竭和气管阻塞表现，无论病因是否明确，紧急状态下在充分知情后均可行支气管镜检查。其目的包括以下几个方面：①建立人工气管，在支气管镜进入吸引清理鼻腔、口腔、咽喉部血液或血栓、血块的同时，快速引导气管插管，在通气同时进行气管清理及止血治疗；②在内科止血治疗同时，经支气管镜进行镜下止血治疗，以尽可能为介入或外科手术提供机会和时间。

近年来虽有大量的临床实践及文献报道发现在咯血期间行支气管镜检查，并无明显增加咯血加剧的风险，反而能准确定位出血部位，提高病因诊断的阳性检出率；但在临床实践中，仍需结合患者的具体病情进行选择。

六、支气管镜在咯血治疗中的应用

（一）适应证

（1）病因及病变部位明确的咯血，在内科治疗或介入治疗无效的情况下，可试行支气管镜下止血治疗。

（2）病因未明的咯血，尤其是影像阴性的咯血，首先考虑血管源性出血如动脉瘤、支气管动脉畸形等。在内科治疗无效的情况下，可试行支气管镜检查，见到明确的出血部位后，可试行镜下止血治疗，在镜下止血治疗无效，且出血速度及量均无变化的情况下，可进行出血部位球囊堵塞并积极准备介入栓塞或外科手术治疗。

（3）对于诊断明确且镜下可见的病变如恶性肿瘤导致的咯血，可在内科治疗的同时，试行支气管镜下止血治疗。

（二）镜下止血治疗的方法

（1）经支气管镜出血部位灌注止血药物　为支气管镜下止血治疗最常用的方法，操作简单。如为镜下可见病变，则可直接经支气管镜操作孔道局部喷洒或灌流止血药物，常用止血药物中，效果最佳的为凝血酶冻干粉，其次为各种血凝酶产品，少量出血或渗血时，亦可使用冰盐水或肾上腺素稀释液局部喷洒止血；如病变较为弥漫且广泛，喷洒给药效果更佳；如为远端气管出血，可使支气管镜前端堵塞相应出血部位管腔，经支气管镜操作孔道直接注入止血药物或使用打药管给药（可进入更远端）。

（2）球囊堵塞止血　有两种球囊可选，一种是临床用于气管狭窄扩张的高压扩张球囊，充水后为柱状；另一种为低压球囊，充水后呈类球形。球囊堵塞出血部位进行封堵避免血液流出的同时，可经球囊导管注入止血部位进行双重止血治疗。见图5-5-1。

（3）氩气刀、激光等止血　仅适用于镜下可见病变，尤其是凸入管腔的恶性病变效果较好，但应注意探针与病变的距离，采取表面止血的方式即可。因咯血就诊患者，发现气管上段球形新生物，向管腔内生长，新生物表面血运丰富，触之易出血，硬质镜铲切后使用氩气刀烧灼并同步止血（图5-5-2）。

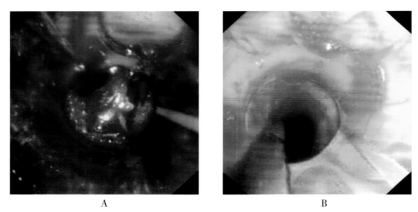

图5-5-1 右肺下叶毛霉菌感染患者，突发大咯血、窒息，给予气管插管并支气管镜下吸引，清理气管内血块后置入球囊右中间段支气管封堵止血

A.气管内血块堵塞管腔；B.右中间段支气管置入球囊封堵止血

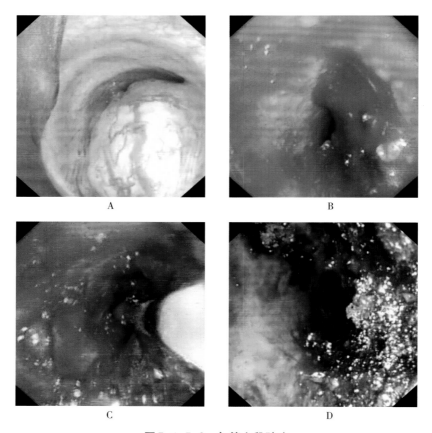

图5-1-5-2 气管上段肿瘤

A.气管Ⅰ区球形新生物，堵塞管腔95%；B.硬质镜铲切部分肿瘤，管腔扩大；C.使用氩气刀烧灼止血；D.经处理后，管腔明显扩大

（4）冷冻止血　采取冻融的方法通过病变部位的毛细血管收缩甚至继发血管内微小血栓堵塞达到止血的作用，止血效果较慢且不确定，不推荐作为常规止血方法使用。

（5）硬质镜下止血纱布直接填塞止血　可用于出血量较大时使用，对于腔内可见病变可起到压迫和止血作用，需配合硬质镜钳使用；或用止血纱布堵塞出血支气管（不可见病变），但在大量出血时可行性及止血效果均较微。

（6）支气管镜下血栓的取出　支气管血栓堵塞是咯血患者常见的合并症，轻者仅有叶段的堵塞，咯血量大的患者，可伴有多肺叶、主支气管甚至气管堵塞，也是大咯血窒息的常见原因。在大咯血窒息时，主要是新鲜形成的血栓，除快速吸引外，冷冻冻切为快速有效地清除气管内血栓的方法；对多量、反复咯血的患者，支气管内多发的陈旧性血栓可通过打药管在段支气管远端灌注生理盐水（每次20ml）的方法使得血栓游离便于吸引致脱落取出体外，或可使用冻切的方法取出，但要注意冷冻黏附后采取缓慢牵拉同时后退支气管镜的方法取出血栓，以避免用力过大时致使血栓断裂降低血栓清理的效率。一位冠心病支架置入后服用抗凝剂患者，突发大咯血，伴有呼吸衰竭，给予气管插管呼吸机辅助呼吸，急诊支气管镜检查发现左主支气管被血栓堵塞，冷冻探头进入血栓部位，拉出血栓，取除物呈支气管树样改变。取出两条血栓树后见左主支气管及各级支气管管腔均通畅（图5-5-3）。

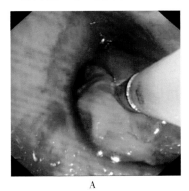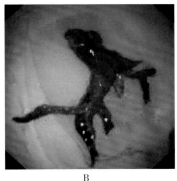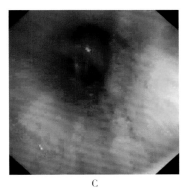

| A | B | C |

图5-5-3　冠心病患者支架置入后服用抗凝剂，突发大咯血
A.左主支气管被血栓堵塞；B.取出血栓呈支气管树样改变；C.取出血栓后管腔通畅

（7）经血管介入栓塞止血　为临床除内科止血治疗外，临床最常用于咯血患者的治疗方法，对于咯血的病因诊断尤其是血管因素所致的出血，诊断效率高。可观察有无支气管动脉、肺动静脉畸形及出血等，明确出血血管及部位，同时采取栓塞治疗。还可对如恶性肿瘤合并咯血的患者造影后寻找供瘤支并进行栓塞用以止血或用于对血供丰富的气管恶性肿瘤进行支气管镜下肿瘤腔内供瘤支进行栓塞，以减少治疗时的出血风险等。见图5-5-4。

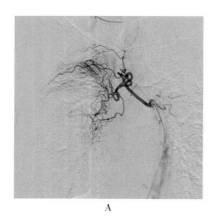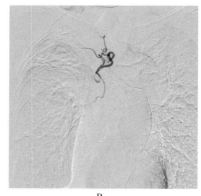

图5-5-4　大咯血患者，行支气管动脉栓塞，咯血停止

A.DSA显示造影剂外溢；B.给予支气管动脉栓塞术后，未见显影

（8）经支气管镜置入封堵支架　国内有医生对左肺毁损经内科及介入治疗无效的患者，予左主置入硅酮支架封堵止血（自制盲端），最终达到止血目的，可以作为临床治疗借鉴。

综上，咯血是一种常见的呼吸系统临床表现，病因复杂。因而对于主诉为咯血的患者，临床首先需通过一定的病史询问及影像学检查，明确是咯血还是呕血，对于确认为咯血的患者，还需进一步排除上呼吸道病变引起的咯血。对于明确来源于肺部的咯血，无论是血管性出血还是肺或气管、支气管受损后出血，无论基础病因如何，在内科止血治疗的同时，均可选择合适的时机进行支气管镜检查。支气管镜检查能够快速准确地明确出血的量、速度、部位，并能对病因结合影像学资料快速做出有效的诊断，对病因治疗提供依据。此外还可根据出血的具体情况，选择适当的治疗措施协助止血。因此，支气管镜已成为咯血患者诊疗过程中的一项重要手段，值得在临床广泛开展应用。

（李王平　金发光）

第六节　常规经支气管针吸活检

一、概述

经支气管针吸活检术（transbronchial needle aspiration，TBNA）是一项应用于硬质或软质支气管镜，对气管、支气管腔内外病变（如结节、肿块、肿大的淋巴结以及肺部的病灶等）进行针刺吸引活检，以获取细胞或组织标本进行病理学、细菌学及其他特殊检查的操作技术。TBNA具有操作简便、创伤小等特点，已成为一项支气管镜检查及治疗的普通项目；作为一项操作技术，TBNA有着独特的定位方法和操作技能；操作者需掌握其特点和规律，并不断进行操作训练，才能真正掌握TBNA。

二、设备及器械

（1）支气管镜　硬质支气管镜和任何活检通道为2mm及以上的软性支气管镜。

（2）穿刺活检针　目前国内可用于TBNA的穿刺针有美国产WANG氏针、国产新王针、日本Olympus公司N1/2C等系统穿刺活检针。TBNA所使用穿刺针均有共同的特点：①远端是可回缩的带斜面的金属穿刺针；②中间是弹性导管，由塑料或金属构成，连接金属穿刺针的塑料导管或金属丝位于其中与操作部相接，在远端有一金属环；③近端是操作部，控制远端穿刺针进出外套管，并有一侧孔用于产生抽吸的负压。活检部针长4~15mm、直径19~24G，根据不同的活检部位和不同的活检要求而选择不同类型的穿刺活检针，穿刺黏膜下病灶或管腔内较小肿物时，可选用较短的穿刺针，而穿刺纵隔病灶，则选用较长的穿刺针，穿刺针的导管通常为直径2mm、长120cm，穿刺针位于其中，并将负压由尾端传到前端。加上内芯则可增加穿刺针的硬度，使穿刺针较易透过气管壁。

不同的穿刺应用于不同部位的病灶，主要根据穿刺针的硬度进行选择，隆突前、主支气管、右气管旁等属较易接近的淋巴结区域，在这些区域的操作对支气管镜活动度的要求较小，可使用较硬的穿刺针，对于需要很大的支气管镜弯曲角度才可达到的区域，如左气管旁、主动脉-肺动脉窗（A-P window）或隆突下，选择更易弯曲的穿刺针。

三、适应证和禁忌证

（1）适应证

①诊断：纵隔或肺门淋巴结、对已知或怀疑肺癌进行分期、气管外病变对气管的外压病灶、黏膜下病变、肺周围性结节。

②治疗：纵隔囊肿及脓肿引流、纵隔及肺门肿瘤的药物注射及放射粒子置入等。

（2）禁忌证　无特殊禁忌证，适合支气管镜检查的患者均适合TBNA，通常认为下列情况应为支气管镜检查的禁忌证：①肺功能严重损害，不能耐受检查者；②心功能不全、严重高血压或心律紊乱者；③全身状态或其他器官极度衰竭者；④主动脉瘤；⑤出、凝血机制严重障碍者；⑥哮喘发作或大咯血；⑦麻醉药过敏、不能用其他药物代替者。同时，所选穿刺点如果有明显感染则不适宜进行TBNA。

四、技术操作及注意事项

1.术前准备

（1）患者术前准备同常规支气管镜检查，如检查出凝血时间、血常规、胸部CT（增强）等检查，术前禁食4~6小时，签署知情同意书。

（2）麻醉　同常规支气管镜检查。

2.技术操作

（1）操作步骤　仔细阅读胸部CT片，对需穿刺的部位进行定位。操作者可参考目前通用的WANG氏定位法（表5-6-1）对所需活检的纵隔或肺门部位的病灶进行定位及穿刺点的选择（图5-6-1～图5-6-11）。

表5-6-1　纵隔淋巴结分组与CT定位、管腔内穿刺部位

WANG氏淋巴结组	CT定位标准	WANG氏TBNA穿刺定位标准
前隆突淋巴结	左右主支气管交汇点前上方	隆突上第1、2气管间，12点
后隆突淋巴结	左右主支气管交汇点后下方	隆突后方，5～6点
右气管旁淋巴结	上腔静脉后、气管下段（近奇静脉弓的）前侧方	隆突上第2～4气管环间，1～2点
左气管旁淋巴结（主动脉肺窗）	近左气管、支气管转角处，主动脉弓下和左肺动脉之上	隆突上第1～2气管环间，9点
右主支气管淋巴结	右主支气管前上方	右主支气管起始向下第1～2软骨环间，12点
左主支气管淋巴结	左主支气管前上方	左主支气管起始向下第1～2软骨环间，12点
右上肺门淋巴结	右上支气管开口前外方	右上支气管分嵴前外方
隆突下淋巴结	左右主支气管之间或近右上支气管开口水平	右主支气管内侧壁，9点
右下肺门淋巴结	中间段支气管前侧方，近中叶支气管开口水平	中间段支气管前侧壁，3点
隆突远端淋巴结	中间支气管与左主支气管之间，近右中叶支气管开口水平	中间支气管内侧壁，近右中叶支气管开口水平，9点
左肺门淋巴结	左上下叶支气管之间	左下支气管外侧壁近背支开口，9点

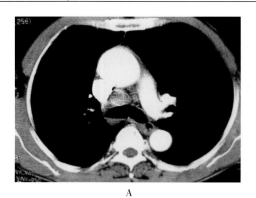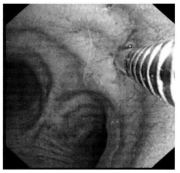

A　　　　　　　　　　　　　　　　　B

图5-1-6-1　前隆突淋巴结

A.前隆突淋巴结；B.前隆突淋巴结穿刺点

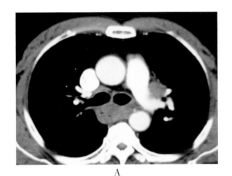
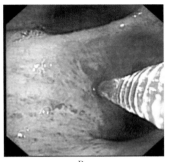

A   B

图5-6-2　后隆突淋巴结

A.后隆突淋巴结；B.后隆突淋巴结穿刺点

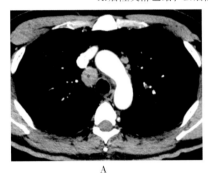
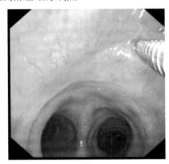

A   B

图5-6-3　右气管旁淋巴结

A.右气管旁淋巴结；B.右气管旁淋巴结穿刺点

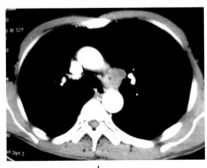
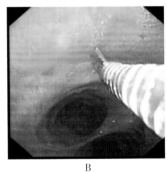

A   B

图5-6-4　左气管旁淋巴结

A.左气管旁淋巴结；B.左气管旁淋巴结穿刺位点

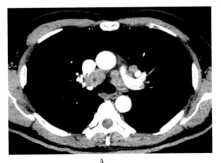
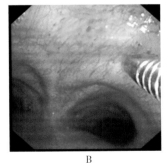

A   B

图5-6-5　右主支气管淋巴结

A.右主支气管淋巴结；B.右主支气管淋巴结穿刺点

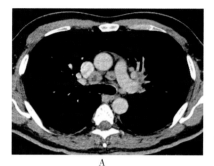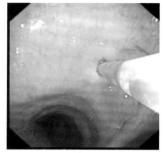

A   B

图5-6-6 左主支气管淋巴结

A.左主支气管淋巴结；B.左主支气管淋巴结穿刺点

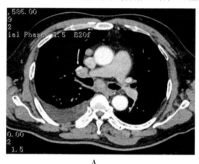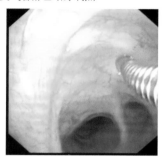

A   B

图5-6-7 右上肺门淋巴结

A.右上肺门淋巴结；B.右上肺门淋巴结穿刺点

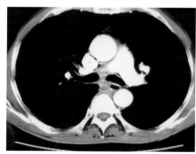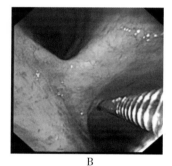

A   B

图5-6-8 隆突下淋巴结

A.隆突下淋巴结；B.隆突下淋巴结穿刺点

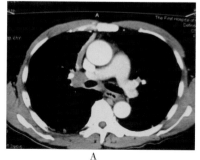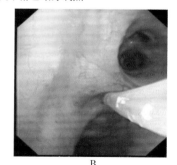

A   B

图5-6-9 右下肺门淋巴结

A.右下肺门淋巴结；B.右下肺门淋巴结穿刺点

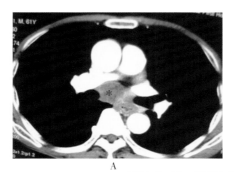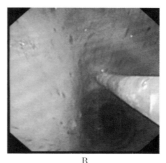

图5-6-10　隆突远端淋巴结

A.隆突远端淋巴结；B.隆突远端淋巴结穿刺点

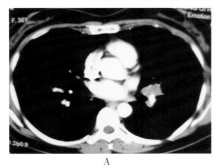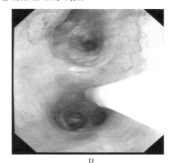

图5-6-11　左肺门淋巴结

A.左肺门淋巴结；B.左肺门淋巴结穿刺点

纵隔的淋巴结均位于纵隔内血管、气管等所构成的间隙内且位置相对固定，操作者亦可根据纵隔腔内部的气管、血管和淋巴结的解剖位置由气管腔内标志对腔外纵隔淋巴结进行定位和穿刺。与TBNA相关的纵隔间隙及其对应的纵隔淋巴结为：气管前间隙（4R或WANG3、5）、主动脉弓和左肺动脉窗间隙（4L或WANG4）、隆突上（4R或WANG1）和隆突下间隙（7、8或WANG8、10）。在气管腔内确定气管前间隙的解剖标志为主动脉弓压迹和主动脉弓搏动所对应的气管右侧1~2点（图5-6-12）；主动脉弓和左肺动脉窗间隙为气管第一软骨环上下间隙9~10点（图5-6-13）；隆突上间隙为气管第一软骨环上下间隙12~1点（图5-6-13），隆突下间隙为隆突尖至右中叶开口间8~9点区间（图5-6-14）

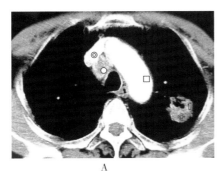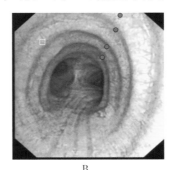

图5-6-12　主动脉弓压迹及气管前间隙

A.主动脉弓（□），上腔静脉（◎）及位于气管前间隙中的4R（WANG3、5）淋巴结（○）；B.主动脉弓在腔内的压迹（□）及4R（WANG3、5）淋巴结穿刺点（●）

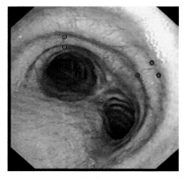 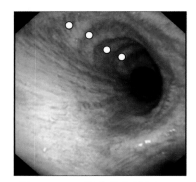

图5-6-13　主动脉-左肺动脉间隙 　　图5-6-14　隆突下间隙及7、9
　　　　　及隆突上前隙 　　　　　　　　（WANG8、10）穿刺点

主动脉-左肺动脉窗及4L穿刺点（◉）（WANG4）
及隆突上间隙及4R穿刺点（◉）（WANG1）

（2）操作技巧　准确有效地将穿刺针透过气管壁进入纵隔或肺门的病灶内是影响TBNA效果的另一重要因素，操作者必须掌握有关的操作技巧，充分利用支气管镜来调节和辅助穿刺针，使在穿刺针远端施加的力度能尽可能集中于针尖上而利于透过气管壁。

操作者可利用以下操作技巧透过气管壁，所有这些穿刺技巧均可联合应用，如突刺法不成功转为推送法、金属环贴近气管壁法转推送法等。

①突刺法：在鼻或口端固定支气管镜，手在支气管镜活检孔上方捏住穿刺针的尾端，用一较大的力度将穿刺针快速刺向预定穿刺点。

②推送法：穿刺针尖刺入气管黏膜内，调整支气镜弯曲端角度，使穿刺针尽可能与气管壁垂直，操作者左手在活检孔处将穿刺针的尾端固定，右手以一定的恒力将支气镜连同穿刺针前送，直至穿刺针透过气管壁（图5-6-15）。

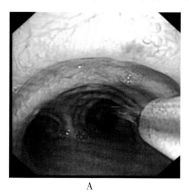 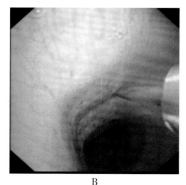 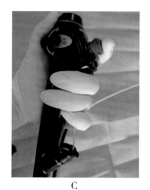

A　　　　　　　　　　　　　　B　　　　　　　　　　　　　　C

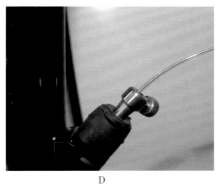
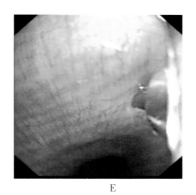

D　　　　　　　　　　　　　　　　E

图5-6-15　推送法

A.推出穿刺针；B.将穿刺针刺入气道黏膜中并固定；C.将穿刺针的尾端固定；D.借助小固件将穿刺针固定；E.推送支气管镜，将穿刺针透过气道壁

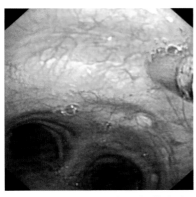

③咳嗽法：属于一种辅助方法，不能单独使用，通常在使用突刺法或推进法时，如果碰到阻力穿刺针难以透过气管壁，可要求患者咳嗽，使气管壁撞击穿刺针针尖，增加穿刺针的力度。

④金属环贴近气管壁法：穿刺针通过支气镜活检通道进入气管后，将穿刺针的金属环端紧贴在气管黏膜上（图5-6-16），操作者在患者口或鼻端将支气管镜固定，助手将穿刺针活检部推出，依靠穿刺针尖的力度来透过气管壁。

图5-6-16　金属环紧贴气管壁法

⑤辅助法（图5-6-15D）：利用一小固件将穿刺针在活检孔处固定，操作者调节支气管镜，利用推送法将穿刺针透过气管壁。

组织学穿刺针的使用技巧如下所述。

目前国内应用较广泛的组织学穿刺活检针为MW319，为双针结构，穿刺时内外针推出穿透气管壁，之后将内针后退，利用外针切割和抽吸、获取标本（图5-6-17）。组织学穿刺针较粗，通常利用推送法较易调节角度和穿透气管壁，在穿刺成功后同样可多次利用推送法，在保持穿刺针不退出气管壁的基础下进行切割活检。操作者都希望获得较好的标本，尤其是组织学标本，组织学穿刺针为切割获得标本，如果切割为血管，导致的损伤较大。为避免切割血管，在穿刺成功后，先不退出内芯而予以负压抽吸，如果极易抽出血，则表明穿刺针在血管内，避免下一步的切割动作，如果未抽出血液，则可退回内芯，利用外针进行切割活检。

现国产新王针的320、420均能获得较好的组织条，操作较MW319简易，可按普通穿刺针的操作方法。

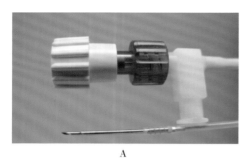
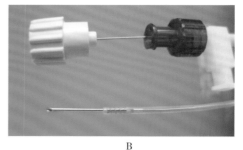

図5-6-17　组织学穿刺针的使用步骤

A.将组织学穿刺针内外针推出并锁紧；B.进入病灶后将内针退回，利用外针切割活检

3. 注意事项

（1）控制出针的长度和角度　穿刺针露出支气管镜的长度以刚好看到穿刺针鞘为好（图5-6-18），太长则不易穿透气管壁，在使用推送法时，穿刺针露出3mm较好，在调好支气管镜角度后再将穿刺针推出。穿刺针应尽可能以与气管壁垂直的角度透过气管壁（图5-6-19），穿刺角度太小，易偏离病灶和被上下的软骨卡住导致穿刺针透过气管壁障碍或针孔被切下的软骨堵塞，难以获取到标本，进针角度与出针的长度及调节支气管镜有关。

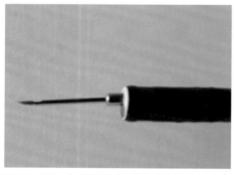
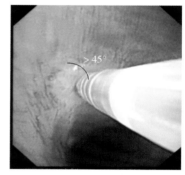

図5-6-18　穿刺针推出以看到鞘的前端为佳　　図5-6-19　穿刺针与气道壁角度 > 45°

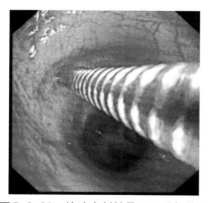

图5-6-20　检验穿刺针是否透过气管壁

（2）检验穿刺针是否穿过气管壁　在TBNA操作时，一定要检验穿刺针是否已透过气管壁，如果穿刺针透过了气管壁，操作者会有一种阻力消失的感觉，解除向前送的力度时穿刺针不向后弹，而穿刺针的金属环能紧贴气管黏膜，此时将穿刺针适当往后拉，再用力前送，金属环能基本无阻力顺利地碰击气管壁，否则穿刺针则未穿透，需要重新进行穿刺（图5-6-20）。

（3）抽吸时的负压　抽吸时的负压根据不同穿刺针有所不同，通常WANG氏穿刺针以护士抽吸时有负压感即可，而用N1/N1C穿刺针可予以5～10ml的负压，在整个穿刺抽吸过程中均予以负压维持，同时操作者将穿刺针在病灶内来回抽动。如果使用的是细胞学穿刺活检针，则穿刺针在退出病灶前应减掉负压，以免吸入气管内的分泌物污染标本，造成分析结果困难；如果使用的为组织学穿刺活检针，在拔针前应维持负压，以免丢失组织标本。

（4）标本的处理　可直接将标本喷涂在玻片上，用另一片玻片涂匀，立即置于95%乙醇中固定，此为涂片术。另一种方法是用3ml生理盐水或Hank's液冲洗穿刺针，然后送细胞检查室处理，此为液体技术，亦可作用细胞蜡块技术处理标本。组织学标本则直接用福尔马林处理送检。

五、并发症的预防和处理

多年的TBNA技术应用证明，该方法安全和实用。据报道，仅少数患者术后发生气胸，其发生率不足1%，曾有两例气胸、一例纵隔气肿和一例纵隔出血的报道。

对初学者来说，最大的并发症是损伤支气管镜，为避免这种损害则应每次将穿刺针插入活检孔前，必须肯定活检部已完全退入保护套内。在进行穿刺针活检时，特别是采用突刺法时，每次必须在支气镜的末端看到穿刺针尖才能进行，拔出穿刺针时必须肯定穿刺针已完全退回保护套内。

六、评述

作为一项技术，从初学到熟练掌握肯定有一个较艰难的过程，只有在不断地练习、总结的基础，才能有所收获。这样一项操作简便、创伤小的技术，应该在临床上发挥其应有的作用，造福于广大患者。

（荣　福）

第七节　良性气道肿瘤的诊断

原发性气道肿瘤极为少见。有报道对31年间578例原发性气道癌病例的一项分析，保守估计发病率为每100000人中2.6例。良性气道肿瘤主要发生在儿童中，只占气道肿瘤的10%。一项1998年的文献综述中，发现30年间总共只有38例原发性气道肿瘤儿童，其中约2/3为良性。

一、概述

良性气道肿瘤包括鳞状上皮乳头状瘤、血管瘤、软骨瘤、错构瘤、脂肪瘤、神经源性肿瘤和纤维瘤。气道肿瘤最常见的主诉症状是由气管内存在肿块所引起的，包括咳嗽、声音嘶哑、呼吸困难、咯血，以及伴或不伴哮鸣音的喘息。许多患者最初被误诊为哮喘，特别是肿瘤较为惰性的患者。有报道显示，首发症状到诊断的平均时间为2.5个月，然而某些病例的诊断明显延迟；40%的患者是急诊入院。胸片仅可识别出18%～28%的气管肿瘤病例。多平面重建CT是观察与检出气道或主支气管病变的最佳方法。流量-容积环肺功能测定可能显示吸气相曲线扁平（胸外肿瘤）、呼气相曲线扁平（胸内肿瘤），气管严重受累时，两者皆有；但病变较小或仅一侧主支气管受累时则没有这种表现。支气管镜检查是获取组织进行病理学确诊的常用手段，并且有助于评估肿瘤的可切除性。血管瘤、软骨瘤、错构瘤、脂肪瘤、神经源性肿瘤和纤维瘤均起源于间质组织。这些疾病在FDG-PET扫描上通常显示为很少或没有放射性示踪剂摄取，这点可以与恶性肿瘤相鉴别。

二、分类

1. 复发性呼吸道乳头瘤样增生

复发性呼吸道乳头瘤病（recurrent respiratory papillomatosis, RRP）是HPV介导的疾病，发生于儿童和成人，其特征是呼吸道多发性良性鳞状上皮乳头瘤，主要发生于喉部，偶尔发生于气管-支气管树，罕见情况下也见于肺（＜1%）。这些病变好发于鳞状上皮-纤毛上皮交接处，包括气管造瘘口，因为瘘口的慢性炎症可诱发鳞状上皮化生和医源性鳞状-纤毛上皮结合。形态学上这是一种良性病变，但其临床病程表现为多灶性多次复发，需要切除。下呼吸道受累通常导致呼吸道梗阻的后遗症，包括肺炎、脓肿、肺实质破坏和呼吸衰竭，这些病变共同构成了主要死因。儿童和青少年的RRP被认为是妊娠或分娩过程中HPV垂直传播的结果。RRP的罕见性与HPV感染和女性生殖道相关异型增生的常见性不相关，因此HPV的致病作用可能是与其他环境或宿主因素一起作为辅助因素。成人RRP可能与潜伏感染的再激活或黏膜的新发暴露有关。组织学上，该乳头瘤是鳞状上皮的良性增生，这些上皮的HPV相关病毒性病理改变与女性生殖道HPV相关改变相似。乳头瘤在整个病程中常呈现出不同程度的鳞状上皮异型增生，而异型增生在提示潜在复发或恶变方面的作用目前还有争议。被视为低危病毒型的HPV 6和HPV 11是RRP中最常见的类型。其他高危HPV病毒型（如16、18、31、33、35）罕见。儿童和成人的RRP恶变均罕见，偶尔在尸检时意外发现。上、下呼吸道都可能受累。气道鳞癌是唯一与RRP直接相关的恶性肿瘤，多次复发、吸烟、饮酒、辐射、免疫抑制及化疗都被列为SCC发生的危险因素。导致RRP恶变的确切机制还不太清楚，尤其是HPV 6和HPV 11与RRP恶变之间的不明关系。CT成像显示累及整个气管管周（包括气管膜性后壁）的多个不同大小和数量的管腔内结节。该病可向远端播散、形成空洞性肺结节以及肺实质的实变和不张（图5-7-1）。

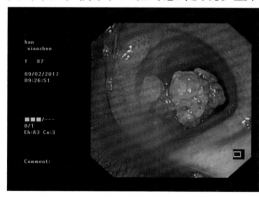

图5-7-1 复发性呼吸道乳头瘤样增生

2. 气管血管瘤

血管瘤是婴儿期最常见的肿瘤。婴幼儿血管瘤的真实发病率尚不清楚。婴幼儿血管瘤常在出生后的数日到数月内发现。若儿童颈面部、下颌部有皮肤血管瘤，并且发生进行性声音嘶哑或喘鸣，则必须考虑可能存在气管血管瘤。受累婴儿最可能在出生后的6~12周中出现症状，此时血管瘤的增殖最为迅速。症状可能会从最初的声音嘶哑或喘鸣进展为呼吸衰竭。咳嗽和发绀也是常见表现。气管受累可用内镜探查证实。气管血管瘤可在无皮肤血管瘤的儿童中发生。血管瘤的特征是具有增殖期和消退期，血管在出生后的第1年里快速增殖，之后血管成分逐渐消退并被纤维脂肪组织取代。多方面的证据表明，缺氧可能会在血管瘤的发病机制中发挥关键作用。而气管血管瘤属于需要治疗的高危血管瘤，最常见的声门下肿块，通常伴有喘鸣，CT显示为位于声门下气管后部或后外侧的边缘良好的软组织块。

全身用普萘洛尔通常是症状性气管血管瘤儿童的一线治疗。激光消融术偶尔可作为二线治疗方案。少见的情况下可能需要气管切开术。一项多中心研究中有27例1~5月龄的气管血管瘤婴儿采用口服普萘洛尔2mg/（kg·d）治疗，中位治疗时间为15个月（7~34个月）。11例儿童仅用普萘洛尔治疗，16例在启用普萘洛尔时接受了病变内皮质类固醇注射。喘鸣症状一般在开始普萘洛尔治疗的1日内消退。然而，12例儿童因呼吸系统症状复发而需要其他治疗，包括全身用类固醇、激光消融或手术切除（图5-7-2）。

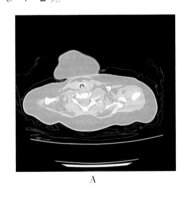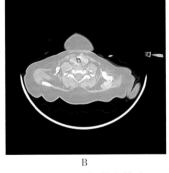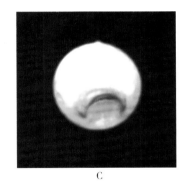

A   B   C

图5-7-2　气道血管瘤

3. 错构瘤

错构瘤由软骨、脂肪、骨骼、平滑肌细胞和结缔组织组成。它们通常存在于肺部并且在无症状患者中，作为偶发性肺结节存在。支气管内错构瘤占所有错构瘤的1.4%~3%，气管错构瘤更为罕见。在一项由43名患者组成的研究中对于支气管内错构瘤，男性发病率多于女性，且患者的平均年龄（标准偏差）为（62±12）岁，患者出现复发性肺炎，咯血或呼吸道阻塞症状，如喘鸣、喘息或组织学上与实质错构瘤相比，支气管内错构瘤含有更多的脂肪和更少的软骨成分。病变表面也可见慢性炎症细胞和鳞状化生，类似于支气管肺癌中表现。由于这些因素，支气管镜检查和支气管镜活检有时难以诊断错构瘤。

　　气管错构瘤通常是外生的，息肉状或无柄肿块，边缘光滑。因此，当在支气管或气管内病变中检测到脂肪减少或内部钙化或两者时，CT有助于建议这种诊断。MRI有助于检测与脂肪相关的T1和T2高信号在脂肪性错构瘤（图5-7-3）。

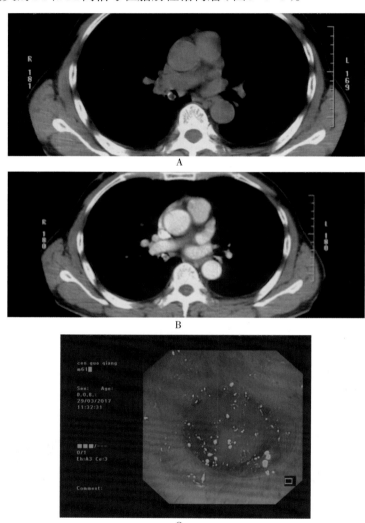

图5-7-3　错构瘤

4. 脂肪瘤

　　气道脂肪瘤是一种极为罕见的良性肿瘤，由气道的黏膜下脂肪组织引起。这些病变的大多数研究包括单个病例报告。对Muraoka等人编写的64例病例的回顾研究表明，男性发病率高于女性，患者的平均年龄为（60±11）岁。肿瘤一般位于支气管段的分区，大小范围为3～65mm。大多数患者有症状，出现咳嗽或咯血。支气管镜在本研究中，只有31%的患者能够成功诊断支气管脂肪瘤，这可能是由于炎症纤维囊和病灶周围的鳞状化生。CT和MRI都有助于气管脂肪瘤的诊断，通过证明病变完全由脂肪密度或强度组成，并防止不必要的手术，因为这些病变可以通过支气管镜切除或激光治疗成功治疗（图5-7-4）。

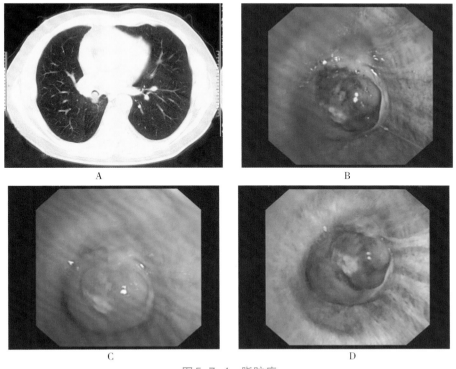

图5-7-4　脂肪瘤

二、技术操作及注意事项

支气管镜检查是最具特异性的方法。支气管镜创伤小，视野清晰，操作简单、安全可靠。其中除了通过镜下直接观察病灶以外，主要针对病变进行活检以明确病理。支气管镜检查应在确保气管安全和证实有适宜气体交换后进行。在支气管镜检查期间，可以观察气管，评估病变情况，吸出远端分泌物，必要时还可获得诊断性组织。获得的信息被用于计划进一步的干预措施，以使气道开放并保持通畅。如果没有专业的气管治疗团队，在患者病情稳定后应考虑将其转送到专科医疗中心进行治疗。对于阻塞后发生感染的患者，在重建通畅的气管后应予以合适疗程的抗生素治疗。在没有感染证据的情况下，干预后予以经验性抗生素治疗的有效性尚不明确。同样，也没有证据证实在这种情况下皮质类固醇对减少并发症有效。

初步评估完成后，可计划进行进一步干预。治疗选择的数量和范围已大大增加，医生必须结合患者个体的情况来谨慎地选择特定干预措施。多种干预手段联合应用的综合治疗是优选方法，对于病情不稳定的患者以及预计有显著出血时，优选硬质支气管镜操作。由于部分良性肿瘤如错构瘤、脂肪瘤病变表面也可见慢性炎症细胞和鳞状化生，仅仅活检无法确诊。最优方法活检及治疗一起实施，保证取得体积较大的组织方可确诊。良性气管肿瘤支气管镜治疗常用方法如下所述。

（1）电烙术和氩气刀　这些治疗也是依靠热组织破坏。电烙术治疗时，通过双极探头将高频电流作用于病变部位。当电流直接作用于组织时，可产生热量并引起组织坏死。氩气因暴露于高频电流而离子化，从而形成电弧，通过可曲性支气管镜，在不直接接触的情况下干燥并破坏组织。该技术穿透组织的深度稳定在2~3mm，这使得氩气刀成为一种治疗浅表出血、缩减肉芽组织体积和减瘤（如乳头状瘤）的重要工具。脂肪瘤一般属管内型肿瘤、有蒂，可用电圈套器将肿瘤取出。

（2）激光治疗　通常经硬质支气管镜进行，但是经验丰富的内镜医生也可使用可曲性支气管镜安全地进行操作。组织在激光的作用下引起组织热损伤并破坏阻塞性病灶。激光治疗适用于远端管腔可见的、短的支气管内中央气管阻塞灶。大型病例系列研究已证实激光治疗是安全的。其并发症包括气管内导管或纤维光学支气管镜燃烧、低氧血症、呼吸衰竭及支气管壁结构破坏。

（3）冷冻疗法　与激光疗法的热效应相反，冷冻疗法依靠反复冷冻/解冻循环来破坏组织。冷冻疗法通过可曲性支气管镜进行，由于软骨结构血供较少，该疗法不损伤软骨结构。因为治疗需重复多个周期，并且通常需要反复行支气管镜操作以清除残留物和分泌物。除冻取组织块外，冷冻治疗还可以彻底破坏肿瘤基底部组织以防止良性肿瘤的复发。

三、并发症及其处理

无严重的并发症。可能出现局部出血，量一般很小，局部可以喷洒冰盐水或去甲肾上腺素等止血。所有病变在活检前需行增强CT扫描，如肿瘤达到高度强化，提示血供丰富。这样的患者一定要在全身麻醉下，在硬质支气管镜或气管插管等有通气支持下检查，防止发生大出血引起窒息。

良性气管肿瘤虽然发病率低，但临床出现咳嗽、声音嘶哑、呼吸困难、咯血，甚至出现危及生命的呼吸困难。支气管镜检查在诊断上有着无可替代的位置，而且治疗良性气管支气管肿瘤是安全有效的，只要该程序经过精心和系统的计划。根除率令人满意，并发症的发生率可以忽略不计。这将鼓励这种方法作为一线治疗，特别是在患者（通常是老年人）中，由于伴随的呼吸衰竭或主要合并症而无法进行外科手术。

（张　楠）

第八节　气道软化的诊断

气管支气管软化症（TBM）是指气管支气管软骨环完整性受到破坏而导致的气管扁平软化；过度动态气管塌陷（EDAC）是由于气管膜部受损造成其凸向管腔导致狭窄且超

过50%的病理状态。目前认为，二者明显的不同之处在于病变累及的气管解剖部位不同。TBM的主要病变部位为气管的软骨环，EDAC的主要病变部位为气管膜部。在某些气管狭窄严重的病例，可以同时出现气管软骨环破坏和膜部正常结构的受损。

一、分类

（1）病因学分类 根据病因可分为原发性和继发性。原发性TBM和EDAC是指遗传因素导致幼年时期气管发育异常，可与各种综合征或先天性畸形并存，如Mounier-Kuhn综合征、Ehler-Danlos综合征等。而大多数TBM和EDAC患者为继发性，主要病因是气管炎症、气管机械性操作损伤等（表5-8-1）。

表5-8-1 TBM和EDAC的病因

气管炎症
　刺激性物质吸入
　　化学性刺激物的吸入（例如：香烟烟雾、粉尘和化学物质等）
　　误吸/胃食管反流病
　反复呼吸道感染（如肺囊性纤维化、原发性纤毛运动障碍、支气管扩张症和免疫缺陷性疾病等）
　慢性气管炎症性疾病（慢性阻塞性肺病、支气管哮喘等）
　血管胶原性疾病（如复发性多软骨炎等）
　长期气管插管
机械性因素
　损伤或涉及气管的操作
　闭合性胸外伤
　涉及气管的手术（如肺切除术、肺移植等）
　气管切开术
　中央气管腔内热消融治疗等
慢性气管外压迫
　气管或肺部恶性肿瘤
　非恶性胸腔占位性病变（如巨大甲状腺肿、主动脉或肺动脉瘤、支气管囊肿、脓肿、肥胖等）
先天性疾病
　Mounier-Kuhn综合征
　Ehler-Danlos综合征

（2）形态学分类 形态学分类是基于支气管镜下表现或影像学检查情况，支气管镜下常表现为剑鞘样或月牙形气管、膜部增宽、皱襞，用力呼气时管腔塌陷狭窄明显，严重时管腔几乎完全闭塞等。以呼气末气管管腔的狭窄形态来进行评估及分类。见图5-8-1，图5-8-2。

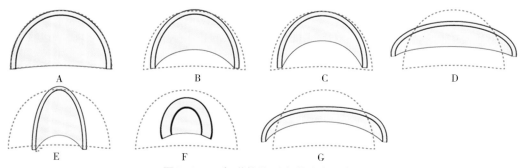

图5-8-1 气道软化形态学分类示意图

A. 气道平衡状态；B. 用力呼气DAC；C. EDAC；D. 新月形TBM；E. 剑鞘样TBM；F. 环形
TBM；G. TBM和EDAC重叠型

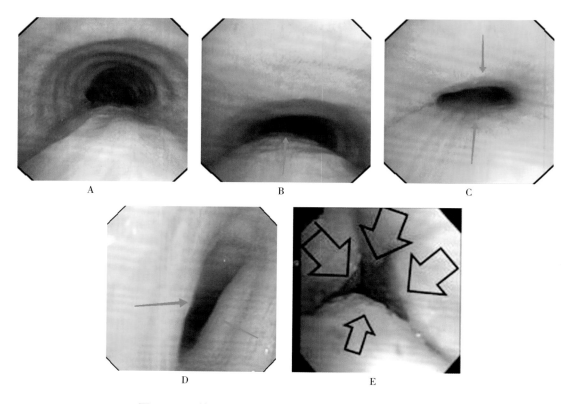

图5-8-2 基于支气管镜下TBM和EDAC的形态学分类

A. 正常气管膜部；B. EDAC气管膜部向腔内凸起＞50%；C. 新月形TBM，软骨环塌陷，膜部向腔内凸
起；D. 剑鞘形TBM，侧壁塌陷；E. 环形TBM，膜部及气管侧壁、前壁塌陷，膜部向腔内凸起

A. 动态气管塌陷 呼气相气管膜部向管腔内正常膨出；

B. 过度动态气管塌陷 呼气相气管膜部向腔内凸起使气管横截面积减少50%以上；

C. 新月形气管支气管软化 软骨环的病理性塌陷，气管前壁软骨软化，管腔呈月牙形改变，矢状位气
    管直径缩短严重；

D. 剑鞘样气管支气管软化 侧壁的软骨软化，管腔呈剑鞘样，冠状位气管直径缩短严重；

E. 混合型软化 气管前壁和侧壁均向气管腔内塌陷。

（3）FEMOS分类　Murgu和Colt提出了一套相对复杂的分类方法，涵盖5个方面，以求分型的全面性。首次将功能评估考虑在内，更有利于预后的判断。这种分类方法依据管腔通畅程度和患者的症状来动态监测疾病的转归及评判治疗效果维持情况等。也用于不同治疗策略之间的比较。包括5个方面。

①功能评估（functional status，F）：对肺功能的影响状态即呼吸困难指数（世界卫生组织定义的呼吸困难指数为4级）。

②管壁病变程度（extent，E）：指受影响的气管支气管壁的长度和段支气管的部位数。

③形态学（morphology，M）：见"形态学分类"。

④病因或起源（origin，O）：主要指先天性或获得性（继发性）。

⑤气管塌陷程度（severity，S）：以呼气相膜部凸向管腔且致气管管腔狭窄程度＞50%作为诊断标准，50%～70%为轻度，70%～90%为中度，91%以上为重度。

二、诊断

临床表现以呼吸困难最常见，还可以表现为咳嗽、咳痰、喘息、反复感染、咯血、晕厥等，但仅依靠临床表现，TBM和EDAC难以与支气管哮喘、慢性阻塞性肺疾病、阻塞性睡眠呼吸暂停综合征等其他呼吸系统疾病相鉴别，有时常把前者误诊为后者而被认为是"难治性"疾病，特别是两者同时存在时。目前诊断TBM和EDAC的方法和手段包括肺功能检查、影像学及支气管镜检查等。结合症状和体征而怀疑患者存在气管软化时，首选的常规检查方法是肺功能和影像学检查。然而，目前诊断TBM和EDAC的金标准仍是支气管镜检查。

对于通过病史采集、体格检查及影像学检查考虑为TBM和EDAC的患者，在无禁忌证的情况下均应进行支气管镜检查。镜下不仅能直接观察到狭窄部位、气管黏膜病变、狭窄程度等（视频5-8-1），而且可以在直视下进行活组织检查或通过超声支气管镜引导对管腔外病变进行穿刺活检并进行定性诊断。与硬质支气管镜相比，可弯曲支气管镜下更容易观察到患者呼气时气管管腔内狭窄及塌陷的情况。可以在平静呼吸、用力呼吸、咳嗽、颈部前屈或后仰等不同状况下显示气管软化情况。

视频5-8-1　左主支气管软化（气管淀粉样变治疗后）

三、治疗

TBM和EDAC的治疗原则取决于患者的症状、气管狭窄的程度、范围及病因等。许多TBM或（和）EDAC患者是偶然发现的，如无明显症状，则无需治疗。对于有症状的患者则需要采取个体化治疗原则，在积极查找病因的同时应根据受益与风险比来制订治疗方案。目前的治疗方案包括基础治疗、无创机械通气、气管内支架置入、外科治疗等。

（1）基础治疗　基于病因及并发症或合并症等情况进行相关的治疗，以达到控制症状的目的。

（2）机械通气　对于合并阻塞性睡眠呼吸暂停综合征患者，无创正压通气是最佳的治疗选择。同样也适用于存在呼吸衰竭或病情危急的慢性阻塞性肺疾病、重症哮喘和复发性多软骨炎患者。对于严重气管软化的呼吸衰竭患者，CPAP可作为初始治疗或联合治疗的辅助措施，以确保可以进行支气管镜检查和治疗。

（3）呼吸介入治疗　主要的介入治疗技术是气道膜部激光蚀刻及置入气管支架。对于该类型气管狭窄，支架置入的短期效果相当明显，但不建议将金属支架应用于良性气管塌陷狭窄患者，只有在激光蚀刻无效时才可考虑置入气道支架。如果置入的硅酮支架对患者的生活质量没有任何改善，基本的肺功能没有任何提高时，应及时去除硅酮支架以免出现相关并发症。如果选择外科手术，建议术前置入硅酮支架进行预治疗，有效时才可考虑外科膜成形术。随着生物材料学、医学影像及计算机重建技术在医学领域方面的研究及应用，3D打印的气管支架已在动物气管软化体内置入成功并获得良好效果，为我们提供了一种颇具发展前景的治疗手段。

举例　稀盐酸吸入后气管软化患者的诊疗

例1　患者，女，呛入稀盐酸后急诊气管切开，成功拔除气切套管后1周再次出现呼吸困难，严重CO_2潴留，急诊支气管镜下示气管中上段黏膜肿胀、粘连狭窄（狭窄约80%），球囊扩张后放置临时Ultraflex半覆膜金属支架，症状一度好转。10余天后感呼吸困难渐加重，脉氧下降，拟硅酮支架替代原支架，但诱导麻醉后氧合急剧下降，立即给予气管插管，因氧合不能改善而予气管切开。支气管镜示：声门下气管塌陷明显，半覆膜支架在位，呼气时支架明显扁平、狭窄，考虑气管软化明显而放弃移除支架。1周后拔除气切套管并置入直径11mm Montgomery-T管。1周后患者胸闷气喘明显，再次检查示：支架下缘气管至隆突及左右主支气管软化狭窄。置入Y形硅酮支架后患者症状明显缓解，复查胸部CT示气管狭窄明显改善（图5-8-2）。

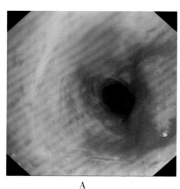 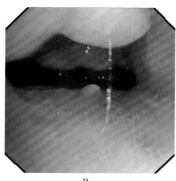 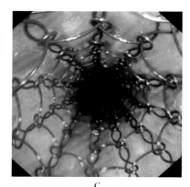

A　　　　　　　　　　　　B　　　　　　　　　　　　C

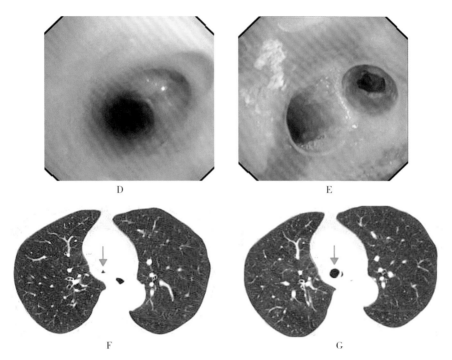

图5-8-2　稀盐酸吸入后气管软化患者置入气管支架（例1）

A. 气管软化，气管中上段狭窄约80%；B. 隆突塌陷；C. 急诊置入 Ultraflex 半覆膜金属支架缓解大气管狭窄；

D. 置入 Montgomery–T管；E.置入 Y 形硅酮支架；F. 气管下段狭窄明显；G. 置入支架后狭窄明显改善

　　例2　患者，男，呛入稀盐酸后1月余后，咳嗽、咳痰、活动后气喘逐渐加重。支气管镜示气管狭窄，气管壁1点方向环状软骨部分裸露，声门下约2cm 12点方向瘢痕组织增生并呈条状向下蔓延至隆突。松解瘢痕组织及球囊扩张后置入 Ultraflex 半覆膜气管支架，利用金属支架顺应性好的特点，先放置金属支架，塑形2个月后改换为沙漏型硅酮支架。支架远端气管下段仍软化明显，患者症状明显，7个月后于硅酮支架下方狭窄处置入全覆膜金属支架。4个月后复查支气管镜时发现金属支架移位至硅酮支架内，支架未覆盖部分气管软化较前有所改善，遂取出金属支架。患者日常生活无明显影响，咳嗽、气喘等症状明显改善（图5-8-3）。

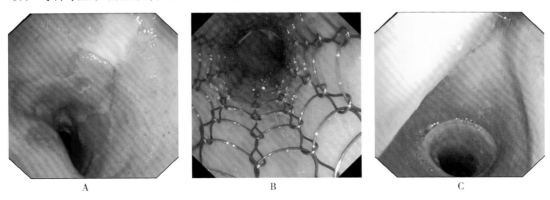

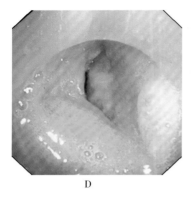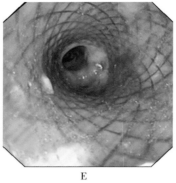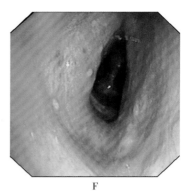

D   E   F

图5-8-3 稀盐酸吸入后气管软化患者置入气管支架（例2）

A. 气管狭窄，气管环状软骨部分裸露；B. 置入Ultraflex半覆膜金属支架塑形；C. 塑形后改为硅酮支架；D. 硅酮支架远端气管软化明显；E. 硅酮支架下方置入全覆膜金属支架；F. 取出远端金属支架后，气管软化有所改善

（4）激光蚀刻 也有学者采用激光烧灼EDAC患者的气管膜部的方法，使膜部形成肉芽、僵硬，从而明显改善呼气时膜部向腔内凸起的状况。操作方法：在全凭静脉麻醉下插入硬质镜或气管插管，将半导体或YAG：Nd激光光纤通过软镜活检孔道伸出前端5mm，设置功率5~10W，启动激光，将光纤与管壁呈10°左右的角度切割气管黏膜的膜部（视频5-8-2），在黏膜下层产生较深的褶皱（估计为3 mm），同时仍然保留两个激光治疗之间完整的黏膜区域（约5mm²），激光从远到近、横向扫射气管支气管树后壁的黏膜（类似斑马线），伤口愈合过程中形成瘢痕，后膜僵化，管壁软化缓解。患者需要2~3次激光蚀刻法来充分硬化气管支气管后壁，两个阶段间隔4~12周。

视频5-8-2 激光蚀刻

王洪武教授曾总结16例常规治疗效果不佳的气管支气管软化患者使用激光蚀刻治疗，其中男7例，女9例；平均年龄（52.3±4.8）岁（14~70岁）。原因：气管切开6例（包括重症肺炎2例、气管烧伤后2例、甲状腺癌术后和颈动脉瘤术后各1例），复发性多软骨炎3例，肺癌术后放疗2例，气管插管后2例（糖尿病酮症酸中毒和气管霍奇金淋巴瘤各1例），气管结核2例，气管淀粉样变1例。

根据中央型气管八分区方法，软化发生于主气管10例（其中Ⅰ区9例，Ⅱ区7例，Ⅲ区4例），右侧支气管3例（Ⅴ区2例，Ⅵ区2例），左主支气管4例（Ⅶ区4例，Ⅷ区1例）。同一患者可发生多个部位的软化。

所有患者均经CT和支气管镜确诊。软化的气管支气管壁在呼气相时动力性内陷，致管腔内径缩小。诊断的分度标准：气管直径内陷≥1/3为轻度，至≥1/2为中度，至≥4/5接近闭合，看不到圆形管腔为重度。本组16例轻度2例，中度11例，重度3例。

治疗方法：所有患者均在硬质镜（RB）下操作。所用激光为980nm半导体激光，功率为10W。将激光光纤通过电子支气管镜活检孔伸出到钳道外约1cm，在气管膜部将激光垂直于气管纵轴切割，仅限于黏膜下层，不能太深。间隔2mm横切一针，直至整个软化区（图5-8-4）。

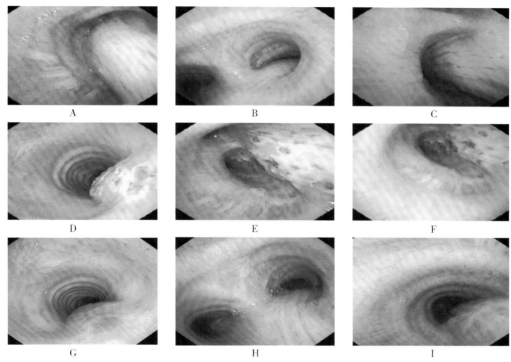

图5-8-4 激光蚀刻前后的变化

A. Ⅰ区呼气相治疗前；B. 隆突及Ⅴ区治疗前；C. Ⅶq区治疗前；D. Ⅰ区蚀刻后；E. Ⅴ区蚀刻后；F. Ⅶ区蚀刻后；G. Ⅰ区七周后；H. 隆突及Ⅲ区七周后；I. Ⅶ区七周后Ⅶ

结果：激光蚀刻后，气管阻塞程度、KPS评分和气促指数均明显改善，变为轻度13例，中度3例。随访1～3个月，治愈5例（31.2%），改善9例（56.3%），稳定2例（12.5%）。有效率87.5%，临床获益率100%（表5-8-2）。

表5-8-2 激光刻蚀前后气管直径及临床症状的变化

状态	阻塞程度（%）	KPS评分	气促指数
术前	56.8 ± 5.4	71.6 ± 5.2	2.5 ± 0.4
术后	20.4 ± 4.0**	83.5 ± 2.9*	1.1 ± 0.3**

治疗前后对比**P＜0.01

（5）外科手术 对于成年患者，手术治疗方式包括气管成形术和气管切开术。气管成形术重塑气管管壁和固定气管膜部。行气管切开治疗的不多，有学者采用T形管或Y形硅酮支架置入进行姑息性治疗。少数成年患者是因主动脉血管畸形导致的气管软化，主动脉固定术可作为有效的手术治疗手段。

（宋　玮　王继旺　王洪武）

第九节　肺不张的诊断

肺不张指任何原因引起一侧肺、一个肺叶、一个肺段或一个肺泡单位的萎缩。肺不张多发于中年男性，此年龄段亦为肺癌的高发年龄。肺不张病因较多，对于经X线胸片或胸CT不能明确病因的患者，支气管镜的检查是非常重要的手段，可直接在病变部位活检、刷检及灌洗，是获得支气管病变病理诊断的唯一方法，并且在其治疗中也起了积极的作用。

一、肺不张的病因及发病机制

肺不张最常见的三大病因是肺癌、炎症和结核。据报道2974例肺不张分析，以癌症最为常见占54.5%，次为炎症占35.9%，结核仅占4.2%。引起全肺不张和上、下叶不张最常见的病因为肺癌，右上叶支气管癌占17.2%，而右中叶肺不张最常见的病因为炎症占65.7%，结核最多发生于右中叶支气管占50.7%。

肺不张的病因与年龄亦有关系，青年组肺不张以炎症、结核为主，而老年组则以肺癌居多。

根据不同病因肺不张可分为阻塞性肺不张、非阻塞性肺不张和压迫性肺不张。

1. **阻塞性肺不张**

大多数肺不张是由叶或段的支气管内源性或外源性的阻塞所引起，引起阻塞的病变可发生在支气管腔内、腔外或支气管壁上。

（1）支气管内阻塞　多见于支气管内的良、恶性肿瘤，支气管异物、黏液性或黏液脓性痰栓、支气管结石、干酪样组织、支气管炎性肉芽肿及支气管内血凝块堵塞或支气管裂伤等均可引起支气管阻塞导致肺不张。

（2）支气管外压迫所致支气管堵塞　支气管外压性阻塞可由肿大的肺门淋巴结、纵隔肿瘤、支气管外肿瘤、肺囊肿、结核、结节病、主动脉瘤、心腔扩大及心包积液等压迫支气管而引起肺不张。

（3）支气管壁上病变　支气管壁肿瘤、肉芽肿形成、严重的炎症以及支气管结核都可使支气管内膜增厚，管腔狭窄，最后导致肺不张。

2. **非阻塞性肺不张**

当细菌性肺炎、病毒性肺炎、支气管哮喘和痰液过多且较黏稠时，可表现为叶支气管没有阻塞，但肺叶的容量减少，这种肺不张多发生于周围小的支气管和细支气管，是由于黏液栓或支气管壁的炎性肿胀所致的阻塞。另有部分反复炎症继发纤维化，使肺体积缩小，称收缩性肺不张。

右中叶炎性肺不张最为常见，其发生机制如下所述。

（1）右肺中叶开口细。

（2）与右中间段支气管成锐角相交，引流不畅，易使分泌物阻塞。

（3）右中叶开口周围有三组淋巴结分布，炎症时局部淋巴结肿大，压迫支气管致管腔狭窄，导致分泌物潴留。

（4）右肺中叶炎症时与肺泡表面活性物质减少有关。因右肺上叶与下叶的体积均较右肺中叶本身体积大，在右肺中叶炎症时，由于肺泡表面活性物质相对减少，按照表面张力的Laplace定律，右肺中叶极易产生肺叶萎陷。

3. 压迫性肺不张

压迫性肺不张是因肺组织受外挤压而引起的不张。常见的病变有大量胸腔积液、气胸、脓胸、血胸、肺大泡、肺部或胸膜肿瘤。另外，腹腔内肿瘤、大量腹水、肝脾增大等均可使膈肌上抬，使肺组织受到压迫，引起肺不张。

二、支气管镜检查对肺不张的病因学诊断

引起肺不张的病因很多，支气管镜检查是肺不张最有价值的诊断手段之一，多数情况下可在镜下看到病变部位，并在此处活检、刷检或灌洗，因此支气管镜检查是获得肺不张病理诊断最有效的方法。现在由于支气管镜的应用越来越广泛，对于肺不张的病因也越来越清楚。

（一）操作方法

患者在常规局部麻醉或／和静脉全身麻醉加强后，将支气管镜到达病变部位，在镜下观察支气管病变形态，并在病变部位进行钳检、刷检、支气管灌洗，灌洗回收液浓缩后涂片找癌细胞及细菌培养，应用聚合酶链反应法，查结核菌片段、病毒、支原体，对于镜下支气管无明显病变表现的病例，需作经支气管肺活检或经支气管镜针吸活检。对于那些黏液较多或有痰栓的病例采用双重防污染毛刷取样作细菌培养。林其昌等对678例肺不张支气管镜检查后发现，肺癌占48.2%，炎症25.8%，结核17.6%。

（二）肺不张的镜下表现

不同病因所致肺不张在镜下表现是不同的。

（1）肿瘤 癌性肺不张镜下可见到管腔内新生物的形成，呈菜花样、结节样或息肉样向管腔内凸起，或将管腔完全堵塞，表面血管丰富，质脆，触之易出血，表面可被覆白色坏死物质。

鳞癌常表现为增生性改变，表面多伴有白苔。未分化癌多表现为管壁浸润、黏膜充血、水肿（图5-9-1）。

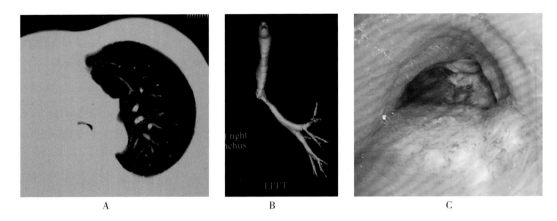

图5-9-1　右主支气管（Ⅴ区）鳞癌所致右全肺不张

A. CT所见，右全肺不张，主支气管下端狭窄；B. 气管重建所见右主支气管缺如；C. 支气管镜所见右主支气管开口完全堵塞，表面有白苔

（2）炎症　炎症所致肺不张镜下可见支气管黏膜充血、水肿、砂砾样或息肉样改变，并可见较多的黏稠的脓性分泌物或痰栓，将叶或段支气管堵塞（图5-9-2）。

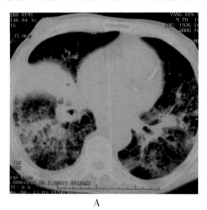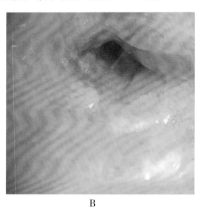

图5-9-2　右下叶炎症所致右下叶肺不张

A. 右下叶前基底段不张，两下肺外、后基底段斑片状模糊影；B. 右下叶外、后基底段支气管黏膜充血、水肿，呈砂砾样改变

（3）结核　结核所致肺不张在镜下可见支气管黏膜呈炎症改变，黏膜增厚，呈结节样凸起，并伴有干酪样分泌物，有时可见管腔纤维瘢痕样狭窄，有时呈增殖样改变（图5-9-3，图5-9-4）。

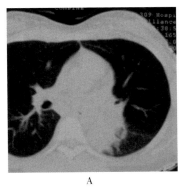 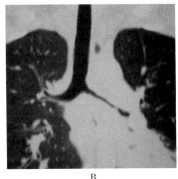 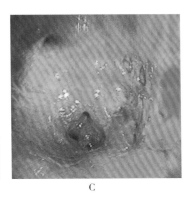

A　　　　　　　　　　B　　　　　　　　　　C

图5-9-3　左下叶结核所致肺不张

A.左肺下叶背段不张；B.左主支气管狭窄，左下肺不张 C.左上、下叶开口狭窄，背段开口闭塞，黏膜肥厚

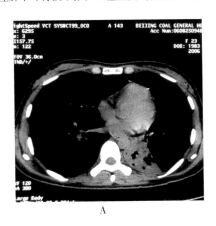 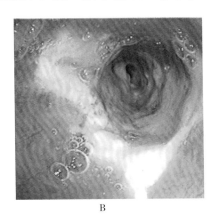

A　　　　　　　　　　　　　　B

图5-9-4　左下叶结核所致肺不张

A.左下叶后基底段大片状不均匀致密影；B.左主支气管黏膜弥漫性坏死，下叶管口堵塞

（4）放射性肺纤维化引起的肺不张　右下肺鳞癌放射性肺炎后（放射剂量70Gy）发展成右下肺纤维化，引起肺不张（图5-9-5）。

（5）胸腔积液所致肺萎陷　胸腔积液或气胸所致肺萎陷，使肺容积缩小，与肺不张有所不同（图5-9-6）。

根据中央型气道八分区方法，不同部位阻塞，引起肺不张的部位不同。病变位于Ⅳ、Ⅴ、Ⅶ、Ⅷ可引起全肺不张，位于Ⅵ区可引起右中下叶不张，位于段支气管或亚段支气管开口可引起叶或段肺不张。

据报道有520例恶性阻塞性肺不张患者发生于右侧309例，左侧211例。双侧最常见的部位均是上肺，其次是全肺和下肺。合并全肺不张137例，其中右侧64例，左侧73例。右肺不张中，以右上叶最常见（右上支气管堵塞），其次是右全肺不张（Ⅴ区堵塞）和右中下叶不张（Ⅵ区堵塞）。堵塞的原因均以肺鳞癌最常见，其次是腺癌和小细胞癌。肾癌主要位于右上叶和右主支气管。左肺不张中，以左全肺不张最常见（Ⅶ、Ⅷ区堵塞），其次是左上叶不张（左上叶支气管开口堵塞）和左下叶不张（左下叶支气管开口堵塞）。堵塞的原因亦以肺鳞癌最常见，其次是腺癌和小细胞癌。转移癌中以肾透明细胞癌和食管鳞癌最多见。

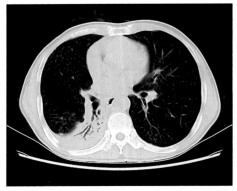
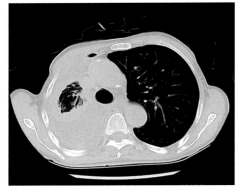

图5-9-5　放射性肺纤维化引起的肺不张　　图5-9-6　右侧结核性胸腔积液致右上肺萎陷

据报道有108例良性阻塞性肺不张患者发生于右侧68例，左侧40例。右侧最常见的是右中下肺不张（Ⅵ区堵塞），其次是右全肺不张（Ⅴ区堵塞）。结核部位以右主支气管和右中叶支气管最常见，异物肉芽肿以右中间段支气管最常见。左侧最常见是左全肺不张，其次是左上肺不张。Ⅶ区以结核最常见（气道瘢痕闭塞），Ⅷ区以异物性肉芽肿（阻塞性）常见。左上叶开口以炎性肉芽肿（阻塞性）最常见。

（王洪武）

第十节　诊断性介入肺脏医学快速现场评价

在介入肺脏病学操作中，快速现场评价（rapid on site evaluation，ROSE）是一项实时伴随取材过程的快速细胞学判读技术。精准靶部位取材时，应在尽量减少组织标本损失的前提下，将部分取材印涂于玻片，制成细胞学片基，迅速染色并以专用显微镜结合临床信息立即判读。判读内容包括细胞形态、分类、计数、构成比、排列、相互关系、背景及外来物分析。作为一种细胞学载体，ROSE具备相应功能，包括评价取材满意度，实时指导介入操作手段与方式，形成疾病的初步诊断或缩窄鉴别诊断范围，优化靶部位标本进一步处理方案，充分结合临床信息与细胞学背景进行病情分析与转归预判，并可能提高精准介入取材的阳性率。

ROSE在多数情况下是作为组学出现的。ROSE组学分析基于其完整性，而多个细胞（即细胞群）之间的空间构成关系是细胞组学的重要部分。作为立体组织的二维细胞学平铺，借助所谓"定位细胞"，ROSE能部分还原靶部位活检或针吸标本的细胞群三维构成。ROSE判读所得的细胞形态、背景以及细胞群三维构象即ROSE的细胞组学。

ROSE可帮助判断是否获取靶病灶，而靶病灶的获得也是ROSE判读病灶性质的基础。ROSE易被临床医师掌握，充分结合临床信息与细胞学背景进行病情分析与转归预判，或确认部分"可见病原"，快速地形成临床决策，从而在短时间内实现"一个人的实时多学科综合诊疗（multidisciplinary team，MDT）"。

一、ROSE在介入诊疗中的应用

1. 介入肺脏病学操作中ROSE的适用范围

在介入肺脏病学诊疗操作中可常规应用ROSE，在以下介入诊疗操作中应用ROSE会有更大获益：①使用"高值耗材"或其他需较高医疗成本的诊断操作，如磁导航、引导鞘管径向超声支气管镜（Radial-EBUS-GS）、经肺实质建隧道取材等。②取材困难，如呼吸内镜下非直视取材、靶病灶微小或难以到达等。③出现并发症风险高，拟最小化或最少化取材，适可而止。④取材量少，经ROSE初判可优化标本流向及进一步处理方法。⑤诊断与治疗干预需同步进行或一次完成，如肺外周结节磁导航定位消融或真菌感染病灶诊断与注药同步等。⑥呼吸危重症患者需紧急进行靶病灶评价，以期及时诊断、鉴别诊断并指导治疗方案的制定。⑦肺部疑难症患者需缩窄鉴别诊断范围或结合临床信息与细胞学背景进行病情评估。⑧拟送检聚合酶链反应（PCR）、染色体荧光原位杂交（FISH）、免疫细胞化学、电子显微镜检查、肿瘤相关基因检测或病原微生物宏基因组测序等时，需确认取材满意。⑨存在较大客观压力、单次介入操作必须"确切诊断"或"立即诊断"者。⑩手术演示、学术交流、技术培训或优化临床教学等。

2. ROSE的基本工作条件和设备要求

（1）ROSE所需设备专用细胞学显微镜，其目镜镜头通常是×10（即10倍），同时需有×10（10倍）和×40（40倍）广视野物镜镜头；推荐加装×100（100倍）"免油"物镜镜头，此类镜头不仅为观察特征性微生物所必需，且方便获取高质量的图文资料。

（2）图文成像、照相系统需搭载高分辨率图文成像、照相系统，用于出具报告、资料总结、病例回顾、学术交流和临床教学等。推荐将具备自动对焦功能的高分辨率照相机集成在显微镜上作为其图文系统。

（3）感染病学相关ROSE原则上需在二级生物安全柜中完成制片与染色过程，且判读后，玻片与染液应做特殊处理；操作人员需经生物安全相关培训并具备相应资质。

（4）场所要求ROSE需就位于介入诊疗操作现场，实时提供细胞学判读初步印象并实时交流分析。有条件的介入诊疗中心可装备专业ROSE室，该室需与介入诊疗操作现场相通或能经无线通讯实时交流，并将显微镜下图文信息实时向介入诊疗操作术者显示。

（5）操作前准备需备好无菌细胞学专用玻片（需具较强细胞附着性）、吸水纸、无粉乳胶手套、一次性2.5～5ml注射器针头，并将全套Diff Quik（DQ，迪夫）染液分别置于有密封盖的玻璃染缸中以便于操作。

（6）玻片的处理用于感染性疾病的玻片与染液，于使用后应按照二级生物安全的规定做相应处理。如需长期留存染色后的细胞学玻片，推荐直接置于阴凉干燥处，不推荐使用中性树胶封片以免损失部分细胞学信息。

3. ROSE 的具体工作流程

ROSE 是将制片、染色和判读 3 个步骤连续进行。由于 ROSE 需"实时指导介入操作手段与方式",故实际工作中,制片、染色和判读所有过程必须迅速连贯。

（1）ROSE 细胞学片基的制作（制片）

①印片（滚片）：最常用的制片方式,适用于经支气管肺活检（TBLB）、组织切割针（如 MW-319 型王氏针）常规 TBNA、黏膜直视下活检、内科胸腔镜直视下活检、经皮组织切割针肺活检等。

靶部位取材时,用一次性 2.5~5ml 注射器针头将组织粒从活检钳钳杯或经皮组织切割针中挑起,或从组织切割针（如 MW-319 型王氏针）尖端推出,在基本不损失组织标本的前提下,在无菌细胞学专用玻片（须具较强细胞附着性）染色端三分之一处自内向外涂抹出直径约 1cm 的圆形涂片,需薄厚适度；然后将印片（滚片）后的组织粒仍按常规方式进入病理或检验等相应后续过程,并根据 ROSE 判读结果优化靶部位标本流向,调整标本的进一步处理方式。

②刷片（涂片）：适用于普通细胞刷、防污染细胞刷或超细细胞刷的刷检标本,以及痰液、黏稠体液等半液状标本。靶部位取材时,将刷头推出,在无菌细胞学专用玻片（需具较强细胞附着性）染色端三分之一处往复涂抹出约 2cm×1cm 的长方形涂片,需薄厚适度。其他环节所需制片（如送交病理科与检验科相关检查的常规制片）仍按常规方式完成。

③喷片：适用于细针穿刺活检（FNAB）与细胞穿刺针（如 SW-121、122、521、522 型王氏针）常规 TBNA 等。靶部位取材时,将穿刺针针头抵于无菌细胞学专用玻片（需具较强细胞附着性）染色端三分之一处,穿刺针尾端空气加压的同时,自内向外涂抹出直径约 1cm 的圆形涂片,需薄厚适度。其他环节所需制片（如送交病理科与检验科相关检查的常规制片）仍按常规方式完成。

④留片：适用于支气管内超声（EBUS）引导的 TBNA,即 EBUS-TBNA。靶部位取材后,将穿刺针针头抵于无菌细胞学专用玻片（需具较强细胞附着性）中央,用穿刺针内芯将糊状组织标本推出,以尖镊子夹取吸水纸铲走大部分标本,将细胞学片基留在玻片上。然后根据 ROSE 判读结果,将糊状标本仍按常规方式,进入病理或检验等相应后续过程。或于顶出导丝留取组织学标本后,仍采用前述"喷片"法获取 ROSE 细胞学制片。

（2）ROSE 细胞学片基的快速染色（染色） WHO 推荐采用 Diff Quik（DQ,迪夫）染液对 ROSE 细胞学片基进行快速染色。迪夫染色与瑞氏染色类似,经 Romanowsky Stain 技术改良而成,结果也和瑞氏染色类似。迪夫染液含酸性染料（曙红）和碱性染料（亚甲蓝）,利用各待染物质对染料亲和力的不同呈现出不同着色,从而达到辨别其形态特征的目的。迪夫染色耗时很短,仅 30~70 秒,即靶部位取材后 1~2 分钟内即可染好细胞学片基,转到专用显微镜进行判读。因为制片、染色耗时极短,使 ROSE 判读过程几乎与介入操作过程形成"实时"反馈。

染色时推荐采用"浸染"而非"滴染"以提高染色质量与效率。分别把迪夫A溶液、迪夫B溶液、磷酸盐缓冲液（PBS）和清水适量倒于带盖玻璃染缸中。把片基浸泡于迪夫A溶液（10～30秒）；再于PBS染缸中洗掉迪夫A溶液，甩干缓冲液；而后再把片基浸泡于迪夫B溶液（20～40秒）；最后清水染缸中水洗，以吸水纸吸干、擦干玻片残留液体，完成染色。迪夫A溶液、迪夫B溶液、PBS均可挥发，用后应密封保存。

4.常见气管/支气管/肺细胞的解剖分布与形态学

用一大一小两个字母标注ROSE制片中常见细胞的类型，用一大一小两个斜体字母标注ROSE制片中常见的细胞状态。

气管与肺固有细胞成分：近端支气管导气部的固有细胞成分包括纤毛细胞、杯状细胞、刷细胞、基底细胞、神经内分泌细胞；终末支气管（细支气管）导气部的固有细胞成分包括纤毛细胞、无毛细胞；肺组织（呼吸部）固有细胞成分包括Ⅱ型肺泡上皮细胞、Ⅰ型肺泡上皮细胞；其他固有细胞成分包括纤维母细胞/肌纤维母细胞与纤维细胞、腺体细胞、内皮细胞、肌细胞。

常见气管/肺非上皮细胞（血运来源）成分：红细胞、中性粒细胞、嗜酸性粒细胞、嗜碱性粒细胞、淋巴细胞、浆细胞、单核－巨噬细胞、组织细胞、类上皮细胞、多核巨细胞、肥大细胞、其他。

（1）近端支气管导气部细胞形态学

①纤毛细胞：细胞大致呈柱形，细胞核位于中部，一端胞体逐渐变细，另一端有扁平终板，终板上附有粉染纤毛（图5-10-1）。

②杯状细胞：细胞有极性，细胞核长轴与细胞长轴垂直，细胞核位于狭窄之底部一侧，底部狭窄，细胞顶部膨大，多为空泡状胞浆，形似高脚酒杯。

③刷细胞：细胞大致呈柱形，细胞核位于中部，一端胞体逐渐变细，另一端有扁平终板，终板上附有排列整齐的微绒毛，也有假复层纤毛柱状上皮结构中无毛单纯小梭形（即两端都逐渐变细）的上皮细胞。

④基底细胞（储备细胞）：体积小，胞核直径与红细胞类似，呈锥形或立方形，自深在向表层核浆比逐渐变小，胞浆逐渐增多，胞浆嗜氰，但整体核浆比偏大，细胞间形成结构，成组成片出现，为多向干细胞，分化补充其他各类上皮细胞（图5-10-2）。

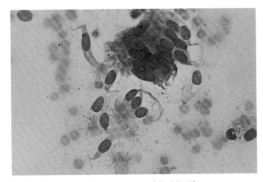

图5-10-1　纤毛细胞

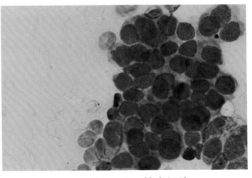

图5-10-2　基底细胞

⑤神经内分泌细胞（小颗粒细胞）：少见，呈柱形或立方形，胞浆丰富，整体核浆比小，胞浆中可见粗大的分泌颗粒。

（2）远端支气管导气部细胞形态学　Clara细胞：细胞核直径为红细胞的1.2～1.5倍；部分于疾病状态下进一步增大，但总体核浆比和形态学仍提示为非恶性细胞；细胞核染色质细腻，总体浅染，部分于疾病状态下染色加深。染色质略粗大；细胞膜菲薄，不完整，甚至不可见，有确切胞浆，但不多，呈灰蓝色或灰色；细胞核位于无细胞膜的胞浆正中为其重要特点，细胞无极性；亦有无胞浆者，此时需与激活淋巴细胞鉴别。

（3）肺组织（呼吸部）固有细胞

①Ⅱ型肺泡上皮细胞：核浆比较小，核圆或类圆形，胞质染色较肺巨噬细胞和组织细胞深，胞质中可见空泡，但无巨噬细胞之吞噬物质（图5-10-3）。

②Ⅰ型肺泡上皮细胞：仅在大量肺组织破坏时见到，少见；核扁椭圆形，细胞膜很薄。

（4）其他固有细胞

①纤维母细胞与纤维细胞：纤维母细胞大而圆，胞浆丰富、深染、嗜氰，胞核亦较大，往往红细胞直径2倍以上，核膜厚，亦深染、嗜氰；纤维细胞较纤维母细胞整体和胞核均小些，细胞呈长形或梭形，往往集中出现，串行排列（图5-10-4）。

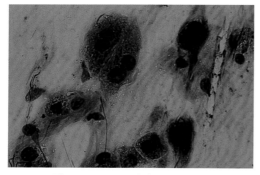

图5-10-3　Ⅱ型肺泡上皮细胞

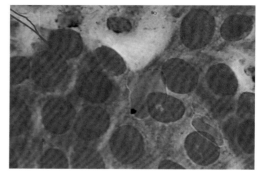

图5-10-4　纤维母细胞

②腺体细胞：常呈结构片状排列，胞浆丰富、空泡、淡染，嗜中性，核浆比较小，胞核嗜酸，多偏心。

③内皮细胞标注为En：细胞呈精致的长纺锤形，可连续地、成结构地排列；胞核大小一致，圆形或卵圆形，染色质呈细颗粒状。血管内皮细胞是Feng's cell（F细胞，即冯细胞）的一组亚型，非ROSE专业人员可不必区分，可直接判读为F细胞，且细分F细胞临床意义本就不足。其与肌纤维母细胞鉴别要点在于血管内皮细胞乏母细胞特性，与其他F细胞鉴别要点在于血管内皮细胞长纺锤形，相互形成结构，无空泡，周围乏Ⅱ型肺泡上皮细胞，亦乏较多纤毛柱状上皮细胞和其他F细胞，这是由其组学位置决定的。

④肌细胞标注为My：少见，较长的梭形；胞核呈雪茄样，两端钝圆。

（5）常见气管/肺非上皮细胞

①红细胞：直径为6～9μm，平均7.2μm；DQ染色中呈浅红色或灰色；常作为细胞

大小的标尺。

②中性粒细胞：直径10～12μm；DQ染色中胞质呈无色，核呈深染的弯曲杆状（马蹄铁形）或分叶状，分叶核一般为2～5叶，叶间有细丝相连（图5-10-5）。

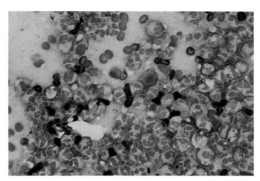

图5-10-5 中性粒细胞

一般经支气管肺活检（TBLB）中性粒细胞数量级极低，无明显感染且TBLB无明显出血时，极难见到；一般见到明显中性粒细胞分布时，即可确认相关感染存在；当中性粒细胞分布密度较大时，可确认相关感染存在且较重；须注意，黏液/分泌物中，因其本身中性粒细胞分布密度就较大，做相应判读时需综合考虑。感染激期时，中性粒细胞以杆状核与2叶核为主，胞膜相对完整，胞浆饱满呈"中毒样"；感染坏死期时，中性粒细胞以3～5叶核为主，往往无胞膜，无胞浆，呈中性粒细胞"残核碎影"。细菌感染时，大部可见明显"中性粒细胞吞噬细菌"，对感染判读有进一步提示意义；根据细胞学相关理论，中性粒细胞很少吞噬"定植菌"，而倾向吞噬"致病菌"；中性粒细胞见于细菌、真菌感染，即化脓性感染，部分风湿病及部分病灶毁损反应。

③嗜酸性粒细胞：直径13～15μm，细胞核形状与中性粒细胞类似，可2～3叶，一般2叶呈眼镜状，深紫色；胞浆可有细碎嗜酸性颗粒，胞浆嗜酸呈淡红色；嗜酸性粒细胞易脱浆，颗粒可分布于细胞周围；嗜酸性粒细胞大量崩解时，可形成菱形"查克特-雷登"结晶；见于结核、寄生虫病、肿瘤、变态反应等（图5-10-6）。

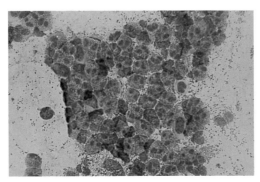

图5-10-6 嗜酸性粒细胞

④嗜碱性粒细胞：直径10～14μm，呈圆形，胞质内含粗大、大小分布不均、染成

蓝紫色的嗜碱性颗粒；颗粒覆盖于细胞核上，故细胞核形状虽与中性粒细胞类似，可2~3叶，一般2叶，但常不清楚；嗜碱性粒细胞增加亦可见于过敏性疾病。

⑤淋巴细胞：按直径分为大（11~18μm）、中（7~11μm）、小（4~7μm）三种；肺活检主要可见中、小淋巴细胞；经支气管镜针吸活检（TBNA）时可见大淋巴细胞；肺活检中淋巴细胞核浆比大，细胞质总体少；成熟稳定的淋巴细胞核呈类圆型，染色质多，染色较深，胞质蓝灰色（图5-10-7）。激活状态下的淋巴细胞核较大，染色质均匀疏松，染色较成熟稳定的淋巴细胞浅，细胞质极少或无胞质，在肺活检中常集中出现；TBNA中，大淋巴细胞呈圆形，胞质量多，淡蓝色；胞核类圆形，可有切迹；核染色质浓集，可见核仁残迹；小淋巴细胞呈圆形或类圆形，细胞质极少或无胞质，淡蓝色，无颗粒。胞核圆形，可见切迹和凹陷，核染色质成块状，紫红色，无核仁。

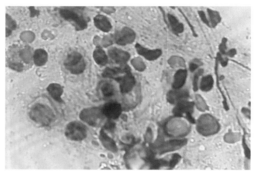

图5-10-7　淋巴细胞

（6）单核细胞来源的肺内非上皮细胞

①单核-巨噬细胞系统中包含游走巨噬细胞，即单核细胞标注为Mo；巨噬细胞标注为Ma。单核细胞直径12~20μm，圆或不规则形，偶见伪足；胞核形态不规则，可呈肾形、马蹄形、分叶状，常伴有切迹、凹陷，可有明显扭曲折叠，核染色质较细致，疏松呈丝网状或条索状，无核仁；胞质量多，染色呈灰蓝色、粉红色或嗜中性，胞质内见细小紫红色颗粒；单核细胞一旦游走进入肺内间质即分化为肺巨噬细胞；故肺内以其巨噬细胞亚型为主，典型单核细胞少见。

肺巨噬细胞由单核细胞分化而来，广泛分布于间质，在细支气管以下气管和肺泡隔内较多；部分游走至肺泡，称肺泡巨噬细胞；直径9~40μm，胞核圆形或类圆形；以胞浆丰富，并有被吞噬物或呈泡沫样为其特征；早期肺巨噬细胞相对较小，胞浆和被吞噬物也较少（图5-10-8）。

②组织细胞标注为Hi：由单核细胞分化而来或由肺巨噬细胞（亦单核细胞起源）吞噬病原（如结核菌）等以后转化而来；细胞大小不一，一般7μm以上，为圆形、卵圆形或不规则形，胞浆丰富，淡染，细胞膜菲薄甚至不完整，可"脱浆"形成裸核；核细小空泡样，呈不规则圆形、卵圆形、长形或肾形，有时可见核仁，可有核偏位。

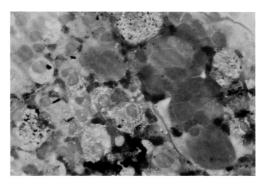

图 5-10-8　巨噬细胞

③类上皮细胞，或称上皮样细胞标注为 Ei：为肉芽肿主要细胞成分；可由单核细胞直接分化而来，或由组织细胞或肺巨噬细胞（均为单核细胞起源）吞噬消化病原（如含有蜡质膜的结核菌）等以后转化而来；梭形或多边形，胞浆丰富，淡染，细胞膜菲薄甚至不完整，相当一部分"脱浆"形成裸核；核细小空泡样、肾形、月牙形、鞋底样、狭长杆状或黄瓜状，两端钝圆。

可以认为，单核-巨噬细胞、组织细胞、类上皮细胞是同一个单核细胞系分化演变的不同阶段；在该演变过程中，细胞逐渐不规则；胞浆逐渐增多；细胞膜逐渐菲薄，逐渐"脱浆"形成裸核；细胞核由类圆形逐渐变为不规则形，最后变为肾形，再变为长形，后变为黄瓜形，越来越长；它们可与淋巴细胞混合分布并逐渐发展为环形排列，胞浆伸出伪足相互融合，形成多核巨细胞，或更多类上皮细胞可形成肉芽肿。

④多核巨细胞标注为 Gi：3 个以上甚至上百个、几百个类上皮细胞伸出胞浆突起，然后胞体相互靠近，最后经胞浆突起的融合使类上皮细胞环形排列，与淋巴细胞融合在一起形成多核巨细胞，胞浆丰富；类上皮细胞与淋巴细胞的胞核环形散在分布于巨细胞胞浆中；结核病的多核巨细胞又称为 Langhans 巨细胞。单核细胞直径 12 ~ 20 μm，圆或不规则形，偶见伪足；胞核形态不规则，可呈肾形、马蹄形、分叶状，常伴有切迹、凹陷，并有明显扭曲折叠，核染色质较细致，疏松呈丝网状或条索状，无核仁；胞质量多，染灰蓝色或粉红色，胞质内见细小紫红色颗粒；单核细胞一旦游走进入肺内即变为肺巨噬细胞；故肺内以其巨噬细胞亚型为主，典型单核细胞少见。

⑤肥大细胞：嗜碱性粒细胞在结缔组织和黏膜上皮内时，称肥大细胞，其结构和功能与嗜碱性细胞相似。和血嗜碱性粒细胞一样，具嗜碱性颗粒。DQ 染色特点为胞质中充满甲苯胺蓝染色阳性的玫瑰红色颗粒。

（7）胸膜间皮细胞　标注为 Me：呈规则圆形，核浆比小；核形规则，多居中，也可偏位，直径约为红细胞直径 1.2 ~ 1.5 倍，可有核仁；胞浆丰富，嗜中性或染成灰蓝色；细胞排列规则，细胞间可有缝隙，呈"开窗现象"。

（8）其他可标注成分　黏液标注为 Mu；镶嵌、嵌合标注为 Gp；角化标注为 Ke；胞浆标注为 Cp。

（9）细胞状态 增生标注为 Hy；坏死标注为 Nr；聚集标注为 Ag；巨细胞反应（细胞增大反应）标注为 Gc（Cm 或 MC）；多核化标注为 Mn；吞噬细胞标注为 Pc。

（10）某些外在物 菌丝标注为 Hp；分隔标注为 Se；孢子标注为 Sp；分叉标注为 Bi；包涵体标注为 Ib；无定形物标注为 Am；透明膜标注为 Hy；细菌标注为 Bt。

（11）肿瘤细胞 特别提出，肿瘤细胞标注为 TC。

（12）其他 所有其他此处未涉及的需特殊标注。

5. 常见实体恶性肿瘤 ROSE 细胞学特点

作为面目狰狞的"外来细胞"，恶性实体肿瘤细胞具有以下特点。

（1）细胞及其成分径线增加 ①恶性细胞体积常显著增大或大小不等，较大恶性细胞的直径往往是较小恶性细胞的 2 倍以上。②细胞核大，核/浆比（N/C）增加（原因是胞核成分增殖较胞浆快），一般认为 N/C < 1/3 相对正常，> 1/2 则提示恶性可能。③核仁增大或大小不等，核仁长径/核长径（n/N）> 0.25 则提示恶性可能，可有多个核仁。

（2）细胞及其成分成角度 ①恶性细胞整体成角度，多边、多角及各种不规则形。②细胞核成角度，奇形怪状，呈不规则圆形、肾形、芽状、结节状及各种不规则形，甚至突出于胞浆。③核仁成角度，奇形怪状且边缘不规则。

（3）细胞及其成分浓染 ①恶性细胞整体染色较深且胞浆不均匀浓染。②细胞核染色质浓集不均并深染。③核仁不均匀浓染。

（4）细胞成分增多 ①可双核甚至多核。②核仁数目多，3~4 个及以上。③可有多倍体、异倍体。

（5）细胞核膜厚而浆膜相对菲薄 ①核膜增厚，或核轮廓不清、退化、裸核。②细胞膜相对菲薄，外缘不清，形状不规则。

（6）细胞及其成分拥挤层叠 ①恶性细胞相互拥挤，常趋于相互重叠，边界不清。②细胞核数目增多，相互拥挤。③核仁增多，排列紊乱，相互融合拥挤。④染色质向细胞核周边浓集。

（7）细胞及其成分排列紊乱 ①恶性细胞可排列成乳头状、腺泡状、桑葚状等，甚至形成三维结构或恶性细胞"自吞噬"。②细胞核畸形，大小不等，排列紊乱。③核仁排列紊乱，相互融合拥挤。④可有病理核分裂。⑤染色体排列紊乱，失极性，可呈碎片样。

（8）细胞背景分析 ①背景可见红细胞、炎细胞及大量坏死细胞残影，成为"肿瘤素质或阳性背景"。②若伴感染，见中性粒细胞浸润。

（9）实体恶性肿瘤 ROSE 细胞学分型要点

鳞癌（分化较高时）：①癌细胞不规则形，"不圆、多角、畸形明显"，呈梭形、多角形等，边缘相对清楚。②胞浆呈"角化"的"均匀石膏样"，红染为主，部分少浆甚至裸核。③可形成角化珠，即大的类圆形癌细胞，环绕多个核，伴明显角化。④胞核染色质浓集深染，核大小不规则、成角度，畸形明显。⑤"阳性背景"明显（图 5-10-9）。

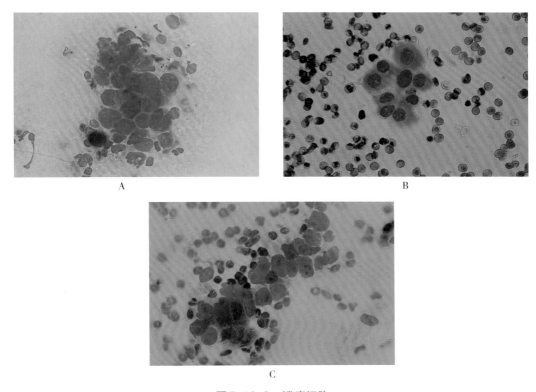

图5-10-9　鳞癌细胞

　　鳞癌（分化较低时）：①癌细胞生长活跃，角化不显著。②形状相对规则，类圆形，可成团分布。③核大而畸形，染色质粗网状，分布不均，核仁明显。④胞浆少而偏碱，边缘不清。

　　腺癌（分化较高时）：①癌细胞较大，"类圆形"，成堆、成团分布。②核大，胞浆丰富、有空泡，呈"高分泌"样甚或"印戒样"。③呈腺泡样、乳头样、桑葚样排列。④也有核呈小圆形，胞浆较多。⑤染色质呈粗颗粒状。⑥核仁大而清楚，可多个（图5-10-10）。

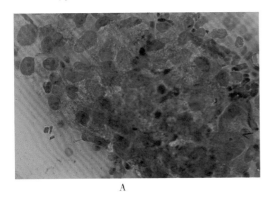

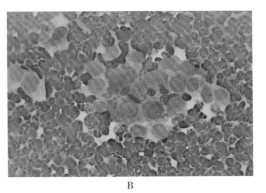

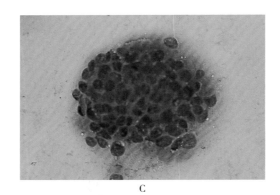

图 5-10-10　腺癌细胞

腺癌（分化较低时）：①癌细胞小，单个散在或成团，结构性脱落，界限不清。②细胞核可偏于边缘，边缘隆起。③也有核大者，呈圆形、不规则形。④染色质浓集不均，胞浆可少而嗜碱，可有透明空泡。

腺鳞癌：有角化、癌珠、细胞间桥等鳞状细胞癌特征。有胞浆分泌蛋白或高分泌，三维腺腔结构等腺癌特征。可并存形成腺鳞癌 ROSE 特征。

未分化癌：①小细胞未分化癌：癌细胞相对较小，"没（细胞）浆、没（核）仁、鬼脸、镶嵌"，即胞浆少或裸核无浆（高核浆比），核仁模糊不清或缺如，核染色质呈颗粒块状，不均匀"鬼脸"样分布，癌细胞可呈队列或镶嵌样排列（呈"脊椎骨样"），并常密集成团（图 5-10-11）。②大细胞未分化癌（大细胞癌和大细胞神经内分泌癌）："（细胞）个大、（细胞）核大、（核）仁大、（细胞）浆少、镶嵌，即三多一少伴镶嵌"，癌细胞体积大，细胞核大，核染色质丰富，呈粗颗粒状，核仁大，病理性核分裂常见；排列呈镶嵌样，胞浆少或中等量，可偏碱；细胞成团坏死常见。③梭形细胞癌："有（细胞）核有（核）仁堆积的类上皮样细胞"，即细胞呈长梭形，细胞核大，呈卵圆形、梭形，核染色质浓集不均，核仁清楚，可多个。

不典型类癌：①癌细胞大小一致，呈索状、网状排列，与典型类癌相比，细胞较大，坏死及病理性核分裂常见。②胞核圆形或卵圆形，可见特征性细颗粒状染色质（胡椒盐），胞浆少。

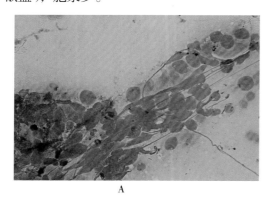

A

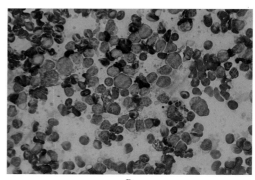

B

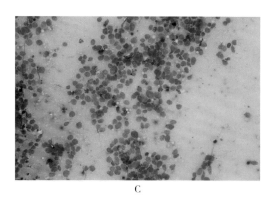

C

图5-10-11 小细胞癌

腺样囊性癌：①癌细胞小、大小较一致，异型性不明显，胞核圆形或卵圆形，染色较深。②癌细胞排列成立体球形结构（半透明球形体，癌细胞围绕其表面，球形团周边细胞染色较深，团与团之间界限较清，细胞团内癌细胞数量多且重叠，立体感强，细胞团内可见黏液样基质，共同构成一较大筛状结构，亦有癌细胞形成团块而很少或没有典型球形体，但一般仍可见半透明黏液样基质球，图5-10-12）。

黏液表皮样癌：黏液表皮样癌由黏液样细胞、表皮样细胞和中间细胞组成。黏液样细胞分化成熟时呈杯状或柱状，胞浆透明，核在基底部；分化不成熟时，似腺癌细胞，胞浆内含黏液，胭脂红染色阳性。表皮样细胞类似口腔黏膜的复层鳞状上皮，可见细胞间桥，偶见角化。中间细胞呈立方形，体积较小，大小一致，胞浆少，类似上皮的基底细胞。中间细胞可向黏液样细胞和表皮样细胞演变。高分化者，黏液样细胞和表皮样细胞较多，中间细胞较少，瘤细胞可形成不规则的片状，但常形成大小不等的囊腔，囊壁衬里常见黏液细胞。黏液样细胞可覆盖于表皮样细胞上，也可夹杂在表皮样细胞之间。较大的囊腔可有乳头突入，腔内有红染的黏液。低分化者，主要为表皮样细胞和中间细胞，而黏液样细胞较少，瘤细胞间变明显，可见核分裂，实质性上皮团块多，囊腔少，并可见肿瘤向周围组织侵犯（图5-10-13）。

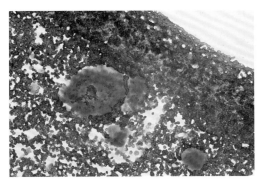

图5-10-12 腺样囊性癌

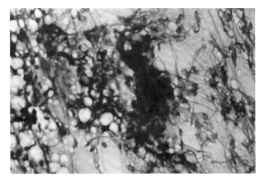

图5-10-13 黏液表皮样癌

淋巴瘤：①肺脏原发淋巴瘤少见，多为黏膜相关淋巴组织型结外边缘区B细胞淋巴瘤（MALT型），亦可为弥漫性大B细胞淋巴瘤及霍奇金淋巴瘤。②MALT淋巴瘤以大量小淋巴样瘤细胞为主，染色质浓染，分布不均，向细胞核外周集中，形成"鬼脸"或"空心"样改变；较多浆细胞分散分布于淋巴细胞中。③弥漫性大B细胞淋巴瘤细胞较大，是邻近正常淋巴细胞的2~4倍。④霍奇金淋巴瘤细胞异型较明显，细胞核较一般淋巴细胞明显增大，形态不规则（多呈不规则圆形，有缺口、疝出、有裂），成角度，大小不一，胞浆少而浅染，染色质呈粗网状或粗颗粒状，核膜增厚；可见Reed-Sternberg细胞（RS细胞，又称镜影细胞）。⑤需与良性淋巴组织增生性疾病、低分化癌、小细胞未分化癌等鉴别，常需流式细胞术与免疫细胞化学辅助鉴别。

肾透明细胞癌肺转移：癌细胞较大，胞浆多而透明；核仁大，位于细胞核中心。

胃肠道腺癌肺转移：癌细胞可排列为腺管样、乳头样。癌细胞可呈高柱状，肠道癌细胞较胃癌细胞大，坏死多，可有明显黏液分泌，形成"印戒样"癌细胞。常需免疫细胞化学染色辅助鉴别。

促结缔组织增生性间皮瘤：瘤细胞重度异型，部分细胞呈"梭形"；体积大或大小不等，核、浆比异常不明显，核仁大。瘤细胞整体成角度、核成角度、核仁成角度，细胞浆浓、细胞核浓、核仁浓，核膜增厚。瘤细胞相互拥挤，相互重叠，界限不清。染色质向细胞核周边集中。

浸润性黏液型腺癌（黏液腺癌）：①癌细胞内可见黏液，细胞核挤压到细胞一侧，呈"新月"形，分化好的黏液性上皮细胞呈立方状或柱状，部分核大深染。②立方或柱状癌细胞常呈单层排列，常为黏液背景。

肉瘤样癌：①癌细胞形态变化大，各阶段细胞混杂存在，可见巨细胞样、梭形细胞样等。②细胞核从平滑的圆形到高度不规则都可见，染色质颗粒粗大深染，核仁大，可多个。③胞浆丰富、深染。

上皮样间皮瘤：细胞相对较小，细胞核多呈圆形。

肉瘤：细胞体积大，部分呈梭形。

二、ROSE用于肺移植后排斥反应的监测

GVHD（graft-versus-host disease）移植物抗宿主反应是一种特异的免疫现象，是移植物组织中的免疫活性细胞与免疫受抑制的、不相融性抗原受者的组织之间的反应。肺移植患者发生的GVHD常表现为闭塞性细支气管炎综合征（bronchiolitis obliterans syndrome，BOS），BOS的发生率与病死率呈正相关。急性细胞排斥反应和淋巴细胞性细支气管炎是发展为BOS的主要危险因素，目前尚无有效治疗BOS的方法，因此及时监测、早期发现和早期治疗急性细胞排斥反应是降低肺移植患者病死率的重要途径。以前使用标准活检钳进行TBFB是评估肺移植后排斥反应的主要方法，目前已有研究证明冷冻肺活检（TBCB）能够提供更大、更高质量的组织标本，可以安全替代常规的TBFB来监测肺移植后排斥反应的情况。

三、ROSE在常见肺/纵隔感染性疾病中的应用

1. 结核病关键ROSE特点

（1）"炎症改变" 缺乏特异性，且存在程度上的差异。取材对应解剖部位的细胞（如气管上皮细胞）增生、退化、坏死、变性；或者偶见炎症细胞，如散在中性粒细胞、激活淋巴细胞、浆细胞以及过多肺泡巨噬细胞。

（2）肉芽肿性炎

①炎症期："淋间类上皮细胞亚群"特征，即较多淋巴细胞，间杂组织细胞和类上皮细胞（图5-10-14）；

②增殖期：组织细胞和类上皮细胞为主的多种炎症细胞，见多核巨细胞（图5-10-15）。

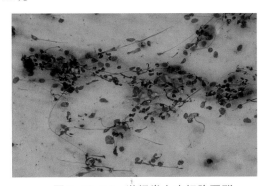

图5-10-14 淋间类上皮细胞亚群

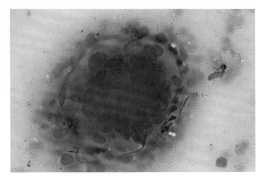

图5-10-15 多核巨细胞

（3）淋巴细胞为主的免疫性炎症反应 较多活化淋巴细胞，有不同程度"炎症改变"。

（4）干酪样坏死 嗜酸性浆液背景，细胞成分不可分辨（图5-10-16），多见于肺结核病。

2. 细菌性肺炎关键ROSE特点

（1）"炎症改变" 缺乏特异性，且存在程度上的差异。取材对应解剖部位的细胞（如气管上皮细胞）增生、退化、坏死、变性；或者偶见炎症细胞，如散在中性粒细胞、激活淋巴细胞、浆细胞以及过多肺泡巨噬细胞。

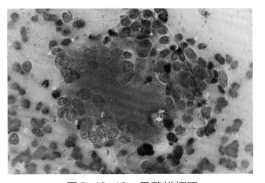

图5-10-16 干酪样坏死

（2）化脓性感染（可有或无可见病原） 见中性粒细胞为主的多种炎症细胞，包括较多活化淋巴细胞和巨噬细胞，坏死较明显；上皮细胞增生、退化、坏死、变性。

（3）有可见病原，特征性表现或外来物 可有菌丝、孢子、包囊、菌体、虫体等可见病原，部分病原可伴嗜酸性粒细胞。

（4）坏死性"炎症改变"　坏死明显，大部分细胞破碎崩解，难以分类和计数，黏液背景。

3. 病毒性肺炎关键ROSE特点

（1）"炎症改变"　缺乏特异性，且存在程度上的差异。取材对应解剖部位的细胞（如气管上皮细胞）增生、退化、坏死、变性；或者偶见炎症细胞，如散在中性粒细胞、激活淋巴细胞、浆细胞以及过多肺泡巨噬细胞。

（2）可符合病毒感染　见活化淋巴细胞为主的多种炎症细胞，包括散在中性粒细胞和巨噬细胞；Ⅱ型肺泡上皮细胞增生明显；不同程度"炎症改变"；可有"巨细胞反应"、病毒包涵体和"纤毛柱状上皮细胞断裂"等表现。

（3）淋巴细胞为主的免疫性炎症反应　较多活化淋巴细胞，有不同程度"炎症改变"。

4. 巨细胞病毒肺炎关键ROSE特点

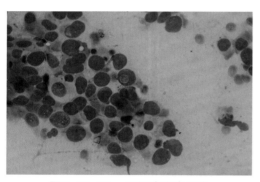

图5-10-17　巨细胞病毒感染

（1）"炎症改变"　缺乏特异性，且存在程度上的差异。取材对应解剖部位的细胞（如气管上皮细胞）增生、退化、坏死、变性；或者偶见炎症细胞，如散在中性粒细胞、激活淋巴细胞、浆细胞以及过多肺泡巨噬细胞。

（2）可符合病毒感染　见活化淋巴细胞为主的多种炎症细胞，包括散在中性粒细胞和巨噬细胞；Ⅱ型肺泡上皮细胞增生明显；不同程度"炎症改变"；可有"巨细胞反应"、病毒包涵体和"纤毛柱状上皮细胞断裂"等表现（图5-10-17）。

（3）淋巴细胞为主的免疫性炎症反应：较多活化淋巴细胞，有不同程度"炎症改变"。

5. 支原体肺炎关键ROSE特点

（1）"炎症改变"　缺乏特异性，且存在程度上的差异。取材对应解剖部位的细胞（如气管上皮细胞）增生、退化、坏死、变性；或者偶见炎症细胞，如散在中性粒细胞、激活淋巴细胞、浆细胞以及过多肺泡巨噬细胞。

（2）可符合支原体感染　见单核细胞（早期游走巨噬细胞）为主的多种炎症细胞，包括散在中性粒细胞，"炎症改变"明显。

（3）坏死性"炎症改变"　坏死明显，大部分细胞破碎崩解，难以分类和计数，黏液背景。

6. 曲霉菌病关键ROSE特点

霉菌感染的"冯氏背景"：当临床与影像疑诊而活检或灌洗ROSE未见确切霉菌菌丝时，在ROSE同时具备以下特点时，应考虑可能存在霉菌感染：①嗜氰无定形物或碎片、碎粒（嗜氰）；②化脓性坏死伴中性粒细胞或嗜酸性粒细胞浸润，并散在碎细胞器（坏死）；③巨噬细胞、中性粒细胞胞浆嗜氰或笔画感（笔画）；伴或不伴肉芽肿，即可见或不见淋间类上皮细胞亚群。同时具备嗜氰、坏死、笔画，伴或不伴肉芽肿的细胞学背景称为霉菌感染的"冯氏背景"，如同时有支气管肺泡灌洗液GM实验的佐证，判读的把握就更加充足。

有可见病原，特征性表现或外来物：可有菌丝、孢子、包囊、菌体、虫体等可见病原，部分病原可伴嗜酸性粒细胞（图5-10-18）。

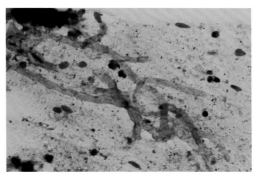

图5-10-18　曲霉菌

7. 侵袭性肺毛霉菌病关键ROSE特点

（1）"炎症改变"　缺乏特异性，且存在程度上的差异。取材对应解剖部位的细胞（如气管上皮细胞）增生、退化、坏死、变性；或者偶见炎症细胞，如散在中性粒细胞、激活淋巴细胞、浆细胞以及过多肺泡巨噬细胞。

（2）化脓性感染（可有或无可见病原）　见中性粒细胞为主的多种炎症细胞，包括较多活化淋巴细胞和巨噬细胞，坏死较明显；上皮细胞增生、退化、坏死、变性。

（3）嗜酸性粒细胞为主的免疫性炎症反应　较多嗜酸性粒细胞，有不同程度"炎症改变"。

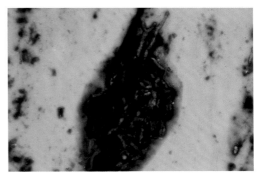

图5-10-19　毛霉菌

（4）有可见病原，特征性表现或外来物可有菌丝、孢子、包囊、菌体、虫体等可见病原，部分病原可伴嗜酸性粒细胞（图5-10-19）。

（5）坏死性"炎症改变"　坏死明显，大部分细胞破碎崩解，难以分类和计数，黏液背景。

8. 毛霉菌曲霉菌混合感染关键ROSE特点

同7.侵袭性肺毛霉菌病。

9. 肺隐球菌病关键ROSE特点

（1）"炎症改变"　缺乏特异性，且存在程度上的差异。取材对应解剖部位的细胞（如气管上皮细胞）增生、退化、坏死、变性；或者偶见炎症细胞，如散在中性粒细胞、激活淋巴细胞、浆细胞以及过多肺泡巨噬细胞。

（2）肉芽肿性炎　炎症期，"淋间类上皮细胞亚群"特征，即较多淋巴细胞，间杂组织细胞和类上皮细胞；增殖期，组织细胞和类上皮细胞为主的多种炎症细胞，见多核巨细胞。

（3）淋巴细胞为主的免疫性炎症反应：较多活化淋巴细胞，有不同程度"炎症改变"。

（4）有可见病原，特征性表现或外来物 可有菌丝、孢子、包囊、菌体、虫体等可见病原，部分病原可伴嗜酸性粒细胞（图5-10-20）。

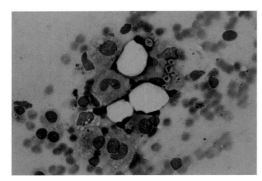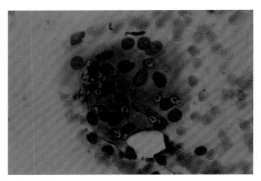

图5-10-20 隐球菌

10. 伊氏肺孢子菌肺炎关键ROSE特点

（1）"炎症改变" 缺乏特异性，且存在程度上的差异。取材对应解剖部位的细胞（如气管上皮细胞）增生、退化、坏死、变性；或者偶见炎症细胞，如散在中性粒细胞、激活淋巴细胞、浆细胞以及过多肺泡巨噬细胞。

（2）可符合机化 见于感染后或免疫原因，较多泡沫样巨噬细胞聚集，散在活化淋巴细胞与纤维母细胞，可有或无嗜碱性坏死物。

（3）淋巴细胞为主的免疫性炎症反应 较多活化淋巴细胞，有不同程度"炎症改变"。

（4）增殖/修复性炎症反应 组织细胞为主，偶见多核巨细胞和不典型肉芽肿，伴不同数目激活淋巴细胞及浆细胞；伴不同程度"炎症改变"。

11. 其他特殊或特征性细胞状态

（1）红细胞反向着色 在特殊微环境下，如pH值变化或浸有脂肪滴等，红细胞染色嗜中，不着色。

（2）红细胞过度着色 在特殊微环境下，如肉芽肿、嗜酸性坏死、角化等，红细胞染色过度嗜酸。

（3）向日葵样排列 在机化状态等ROSE组学中，泡沫样巨噬细胞聚集成团，并呈向心样排列，形似向日葵，可伴有巨噬细胞部分转化为组织细胞，可伴有激活淋巴细胞、肌纤维母细胞。

（4）Ⅱ型肺泡上皮细胞空泡样变 Ⅱ型肺泡上皮细胞在炎症如病毒感染等的ROSE组学中，胞浆内出现较多细致、干净的小空泡，伴或不伴Ⅱ型肺泡上皮细胞增生。

（5）纤毛柱状上皮细胞断裂/刷细胞断裂 某些病毒（如腺病毒、呼吸道合胞病毒）感染时，可见纤毛柱状上皮细胞或刷细胞出现断裂线或直接断裂，一般胞核与胞浆梭形尾部断于一端，柱形胞浆与纤毛或绒毛断于另一端。

（冯 靖 李 强 施 毅 陶梅梅）

第十一节 冷冻肺活检的临床应用

经支气管冷冻肺活检（TBCB）是将冷冻探头经支气管伸入到远端小支气管，利用冷冻探头在冷冻过程中的黏附性，将探头周围的肺组织撕裂，获得远端细支气管与肺组织标本的一项技术。Hetzel等在2008年正式提出冷冻活检的概念，将该技术引入呼吸介入领域；2009年Babiak等将冷冻活检技术成功用于肺活检，就是现在的TBCB。TBCB具有创伤小、标本较大且质量高、费用较低、并发症少等优点，已成为许多呼吸系统疾病的新型活检方式，主要适用于弥漫性实质性肺疾病（DPLD）的病因诊断，也可用于肺外周局部病变的活检。自2009年以来该技术在欧洲迅速传播和应用，国内于2015年开展首例TBCB后该技术发展迅速，近几年在国内多家单位得到推广和应用，推动了间质性肺病从经验诊断模式向精准诊断模式的转变。本文结合国内外研究文献和国内实施TBCB的经验对该技术进行介绍。

一、适应证和禁忌证

（一）适应证

（1）弥漫性实质性肺疾病（DPLD） DPLD是TBCB的主要适应证。目前国内外已有较多文献证实TBCB用于DPLD具有良好的有效性和安全性，且被认为是有希望替代或大部分替代外科肺活检（SLB）诊断DPLD病因的微创检查方法。对于综合高分辨率CT（HRCT）、临床和常规检查方法（如痰液检查、血液检查、常规支气管镜等）仍不能明确病因的DPLD患者，建议行TBCB确诊，TBCB仍然不能确诊者，再考虑行SLB。

（2）肺外周局部病变 已有研究表明，TBCB可以获取比经支气管钳夹活检（TBFB）体积更大、质量更高的组织标本，且TBCB与TBFB相比并发症（出血与气胸）发生率无显著差异，TBCB获取的肺组织标本用于进一步的分子病理学、免疫组化检查及标本冻存有优势。对于径向超声和/或C形臂X光机（以下简称C形臂）引导下TBFB无法明确诊断的肺外周局部病变，也可考虑行TBCB。

（3）肺移植后排异反应的监测 既往评估肺移植排异反应常用TBFB取材，国外已有研究表明采用TBCB对肺移植术后患者进行取材，能够获取体积更大、质量更高（保留更多的肺泡、小血管和终末细支气管）的组织标本，可以安全替代常规的TBFB来监测肺移植后排斥反应的情况。

（4）其他疾病 近年来随着TBCB技术的推广和临床研究的增多，该技术的应用范围也有所增加，在纵隔病变、肺结核、结节病、重症哮喘等疾病的诊断，细支气管炎的病因诊断和分型，ARDS的病因诊断及肺癌EGFR突变和PD-L1表达的检测等方面均有研究报道应用TBCB技术。因此，对使用常规检查方法仍诊断困难的呼吸系统疾病，可以考虑使用TBCB获取肺组织标本进行病理诊断。

（二）禁忌证

TBCB的禁忌证与常规TBFB基本相同，结合技术特点及国内外相关经验总结如下。

1. 绝对禁忌证

（1）存在常规支气管镜检查禁忌证者。

（2）不能纠正的出凝血功能障碍、血流动力学不稳定、严重呼吸衰竭患者。

（3）已经通过HRCT等明确诊断的特发性肺纤维化（IPF）。

2. 相对禁忌证

（1）未控制的肺动脉高压或高血压。

（2）肺功能极差 肺一氧化碳弥散能力（D_LCO）< 35%或用力肺活量（FVC）< 50%。

（3）拟活检的局限性病变靠近中大血管、空洞或肺大泡。

（4）存在硬质支气管镜（简称"硬质镜"）或气管插管禁忌证者。有报道此类患者可在喉罩下开展TBCB，但存在着较大的安全隐患（对出血风险控制弱，可能冻住声带，导致声带损伤和窒息等）。

二、术前准备

（1）术前检查 患者完善胸部HRCT、肺功能检查，疑有肺动脉高压者完善经胸超声心动图肺动脉压力检查，其余同常规支气管镜检查。

（2）术前沟通 术前与患者及家属充分沟通，讲解手术原理、过程及必要性、有效性、安全性和性价比，其余同常规支气管镜检查。

（3）仪器设备、物品及药品 冷冻治疗仪、灭菌（低温等离子等）冷冻探头、硬质镜设备或气管插管设备、支气管内封堵用止血球囊（Fogarty球囊或扩张球囊）、止血药品、胸腔闭式引流术相关物品、标本采集及保存物品（包括装有10%中性甲醛固定液或2.5%戊二醛固定液的标本瓶、病原微生物培养瓶、标本大小测量工具等），其余同常规支气管镜检查。有条件的单位建议在C臂X光机、径向超声探头等可视化设备引导下实施TBCB，便于精准定位，减少气胸和出血等并发症的发生，导航设备更有利于肺外周病灶的快速定位。

（4）术前多学科讨论（MDD）DPLD是一组异质性疾病，病因复杂，术前建议由临床医师、放射科医师、麻醉医师和病理科专家进行多学科讨论，共同制订手术方案（如确定取材部位等）和风险防控预案。

三、技术方法

1. 麻醉及气管管理 TBCB时可弯曲支气管镜（简称"可弯曲镜"）和冷冻探头需要

整体移出体外。为了保护上气管、保护声带及控制出血情况，TBCB术建议在全身麻醉或深度镇静、建立人工气管（硬质支气管镜或气管插管）下进行，有条件者优先选择硬质镜鞘管。虽然有部分研究报道在局部麻醉且未建立人工气管情况下进行TBCB，但从安全角度考虑不建议在局部麻醉、没有建立人工气管条件下进行TBCB。建立人工气管的两种主要方法介绍如下。

（1）插入硬质镜鞘管　同常规硬质镜插入方法，建议选用较大管径的鞘管便于操作。硬质镜鞘管连接高频喷射呼吸机及麻醉机通气，通气参数设置及注意事项同常规硬质镜操作。根据患者情况每5～10分钟监测血气分析一次，根据pH值、$PaCO_2$、PaO_2、胸廓起伏等情况来调整通气参数。

（2）气管插管　全身麻醉或深度镇静后，经咬口在可弯曲镜引导下置入7.5～8.0mm气管导管。通气参数设置同常规气管插管下支气管镜操作。

2．预置或备用止血球囊　硬质镜下TBCB可以不需常规预置球囊而仅需备用球囊。气管插管下TBCB建议常规预置止血球囊以更好防控出血。气管插管下TBCB预置球囊方法如下：气管插管后，可弯曲镜经鼻进入，从气管导管旁通过声门进入气管，排空气管导管的气囊，通过气管进入目标叶段支气管，经支气管镜工作孔道置入球囊导丝至拟活检目标叶段支气管内，留置导丝后退出支气管镜。可弯曲镜经三通及气管导管进入气管，助手将止血球囊经已放置的导丝引导送至拟活检目标叶段支气管开口，支气管镜直视下注气使球囊充盈，注气量以能完全封闭目标段或叶支气管开口为宜，记住所需注入的气量，测试完毕后放气备用。重新充盈气管导管气囊、鼻孔处胶布粘贴固定止血球囊防止移位和滑出。

3．TBCB操作

（1）确定活检部位　对于弥漫性病变，选择离胸膜下1～2cm附近活动性（渗出性）病灶最多、最集中部位进行活检，建议在同一肺叶不同肺段或同侧肺病灶密集的不同肺叶活检以提高诊断率，同时在病灶–相对正常组织交界面和同侧肺病灶最少或"正常"部位作活检，以作对比。对局限性病灶，需要运用径向超声、C形臂、导航等可视化设备确认活检部位。注意避免选择以下部位活检：①纤维化病变密集处（诊断价值有限，且蜂窝样病灶活检易发生气胸）；②距离胸膜＜1 cm的病灶（气胸风险大）；③靠近肺门内中2/3处的支气管（有伴行、软骨保护不全的中等大小的血管，活检易致大出血且不能获得细支气管和肺组织）；④空洞部位（有潜在的动脉瘤，可能导致大出血）；⑤可弯曲镜下观察病灶所在叶段支气管黏膜肿胀明显、触之易出血者（易引起较大量出血）；⑥双侧肺同时活检（发生出血或气胸后有致命风险）。

（2）插入可弯曲镜　经硬质镜鞘管或气管导管插入可弯曲镜，将支气管镜前端置于拟活检段支气管开口。对于局限性病灶，需采用径向超声、C形臂、导航等可视化设备引导，确认病灶所在的目标段支气管。

（3）选择冷冻探头　目前国内用于TBCB的常用冷冻探头有外径2.4mm和1.9mm两种，2.4mm探头的冷冻效能高于1.9mm探头，为了获得相同大小的标本，使用1.9mm

的探头可能需要更长的冷冻时间。若目标支气管过小过细，或病灶位于需要较大操作角度才能到达的部位，2.4mm冷冻探头可能无法进入目标支气管远端，在此情况下可以选择1.9mm冷冻探头。国外有研究显示外径2.4mm和1.9mm的冷冻探头诊断效能无差异，但使用1.9mm冷冻探头的气胸发生率更低；Chest关于TBCB的专家共识指出，出于安全性考虑，更推荐1.9mm冷冻探头。目前还有报道使用更小的1.1mm的冷冻探头联合径向超声对肺外周病变进行TBCB，为TBLB难以触及的区域（如肺尖部位病灶）采集足够的组织标本提供了一种选择，但有待更多研究进一步确定其诊断效能。

（4）插入冷冻探头到拟活检部位　固定可弯曲镜前端在拟活检的目标段支气管开口，将冷冻探头经可弯曲镜工作孔道置入拟活检段支气管内。气管插管下预置有止血封堵球囊时，冷冻探头从排空的止血球囊旁边进入拟活检段支气管。对弥漫性病灶盲检时，向前推送冷冻探头直至遇到阻力不能再进入（表明冷冻探头前端已到达脏层胸膜，回撤-再送入来回几次确认），回撤冷冻探头1~2cm，准备TBCB活检；对于局限性病灶，先采用径向超声、导航等可视化设备精准找到病灶，然后沿着相同的路径等距离送入冷冻探头实施TBCB活检。使用C形臂有利于使冷冻探头更精准到达拟活检部位，建议积极采用。

（5）冻取组织　冷冻探头到达拟活检部位后，将二氧化碳冷冻气源工作压力调整到50~60bar，踏下开关，冷冻数秒后立即将冷冻探头与可弯曲镜一起拉出，取下探头上的组织标本送检。在冷冻时间上，建议外径2.4mm探头从3秒开始，1.9mm探头从4秒开始，如果标本过小则再逐步增加时间以获得满意的标本。注意防止过度暴力拽拉。

（6）冷冻活检标本的处理　冻取的标本随冷冻探头立即放入37℃或室温生理盐水中解冻，用湿纱布轻柔取下，注意避免暴力剥取组织。取下的标本尽快完成大小测量（测量标本长、宽和厚度并记录其大小），随后立即转移到10%中性甲醛液（用于病理等检查）或培养液中（用于微生物培养）。甲醛固定的标本在6小时内送至病理科进行后续流程如石蜡包埋、HE染色以及免疫组化等。放入培养液中的标本在2小时内送至检验科进行细菌和真菌等微生物培养。

（7）出血及气胸的观察与处理　若在硬质镜下行TBCB，取下标本后可弯曲镜迅速经硬质镜鞘管进入到活检叶段支气管，仔细观察出血情况并处理；若在气管插管下进行，冷冻探头自活检叶段支气管取出后，助手立即按预测试的气量注气充盈球囊封堵止血。取下标本后可弯曲镜经气管导管快速进入到活检叶段支气管，仔细观察球囊部位及出血情况，观察1分钟左右若无血液从球囊与支气管间隙溢出，在可弯曲镜监视下缓慢放空球囊，边放空边观察出血情况，有继续出血则将球囊再充盈封堵，直至出血完全停止。若无出血或出血停止，则可放空球囊。

同时助手仔细观察活检侧胸廓动度，听诊呼吸音，并结合血氧饱和度等监测结果判断是否有气胸发生，若在C形臂监视下可直接观察是否有气胸发生。若无出血、气胸或出血停止，则可实施新一次的活检。若有出血或气胸发生，予以处置，出血停止或气胸处理完毕后再行新一次的活检。

（8）再次冷冻活检　冷冻探头再次进入拟活检部位行更多次活检。在气管插管下行TBCB时，若需在新的叶段支气管活检，需要先将止血球囊放置到新的拟活检的目标段支气管内。硬质镜下TBCB，因无需预置和调整封堵止血球囊，可弯曲镜和冷冻探头可以直接进入新的目标段支气管行新一次的活检。根据送检需要获取标本数目3~5块。

四、常见并发症的处理

与TBCB直接相关的并发症包括出血、气胸/纵隔气肿/皮下气肿、感染、基础病急性加重等。此外，间接并发症还有与支气管镜操作、麻醉、机械通气相关的并发症。这里重点讨论与TBCB直接相关的并发症。总体而言，TBCB的并发症发生率显著低于SLB，而与TBFB相当，其中最常见的并发症是出血和气胸。

（1）出血　出血是TBCB最常见的并发症，通常在内镜下容易控制，大多数文献按照以下四个不同等级进行出血量界定：①无出血；②轻度出血：负压吸引即可清除出血，无需其他内镜止血措施；③中度出血：需要内镜下介入止血（局部注入冰盐水、1：10000的冰肾上腺素稀释液或支气管封堵球囊止血）；④严重出血：引起血流动力学或呼吸功能不稳定、需要血管介入或其他外科手术、输血或入住重症监护病房。大部分文献报道TBCB总体出血率为70%~80%，但多以轻度出血为主，轻度出血率为53%~57%，中度出血率为17.7%~22.3%，重度出血率为0.5%~6%。

气管插管下TBCB因预置球囊封堵，多出血微小，无需特殊止血处理，如排空球囊后仍有反复出血，可重新充盈球囊并经球囊中空导管向封堵远端叶段支气管内注入凝血酶、血凝酶等止血药物加速止血。如因球囊发生移位封堵效果不佳而出现较大量出血，可重新调整球囊至合适位置封堵止血，并按下述硬质镜下TBCB方法止血。

硬质镜下TBCB处理出血的方法如下：若出血量少，保持可弯曲镜持续抽吸，多能有效止血。对于经抽吸不能止血或出血量较多者，可经可弯曲镜工作通道镜下局部注入冰生理盐水或1：10000肾上腺素止血，可单次或多次注入，也可同时静脉推注血凝酶、垂体后叶素等药物止血。但对于较大量出血者，需慎用或不用气管内注入血凝酶或凝血酶等促凝药物，以免形成血凝块导致抽吸和取出困难而发生窒息风险。极少数仍然无法止血患者，可经可弯曲镜工作通道置入前述止血球囊至出血叶段支气管封堵止血。也可以在硬质镜下直接填塞止血纱布至出血叶段支气管内止血，但要注意防止止血纱布脱出堵塞其他支气管而致窒息。需要采用支气管动脉栓塞或外科手术方法止血的病例极其罕见，但仍需做好支气管动脉栓塞或外科手术止血的应急预案。

Chest关于TBCB的专家共识（2020年）提出无论是硬质镜还是气管插管，建议常规预置球囊以降低大出血风险，结合国内开展TBCB的经验，建议可视患者出血风险和后果以及操作者经验决定。

（2）气胸、纵隔气肿及皮下气肿　文献报道TBCB发生气胸、纵隔气肿和皮下气肿的概率为0~20%。气胸量不等，从微量至全肺压缩均有发生。症状因肺压缩程度及基础肺功能不同而不同。

　　若为少量气胸、纵隔气肿、皮下气肿且患者无明显呼吸困难，可不需特殊处理，予以吸氧后多可自行吸收。对于肺压缩＞30%、有呼吸困难表现或气胸加重的病例，可给予胸腔穿刺抽气或胸腔闭式引流；对于伴有呼吸困难的纵隔气肿和皮下气肿，可作胸骨上窝皮肤切开引流气体，常可在短时间内愈合。如果患者术后出现氧饱和度下降、持续性咳嗽和/或胸部疼痛，应立即进行胸部X线检查或超声检查以评估是否有气胸发生。术后72小时内应需密切随访患者症状和体征，及时发现迟发性气胸并处置。

　　（3）感染　术中规范操作，术后密切观察患者体温、呼吸道症状及体征、实验室检查，必要时进行影像学检查。TBCB术后一过性发热，无需治疗可自行退热。若发热时间超过24小时，咳嗽、咳痰、呼吸困难等症状加重或外周血白细胞总数明显升高者，应做病原学检测，并给予抗菌药物治疗。特别是对于术中出血较多、肺部原发病变较多、机体免疫力低等感染风险高的患者，应给予积极抗菌治疗，以防病情加重。

　　（4）基础病急性加重　有报道极少数病例TBCB术后出现基础病急性加重，其发生可能与气胸、严重出血以及后续的正压通气相关，应密切观察，及时处置。文献提示HRCT扫描中最近出现斑片状毛玻璃影、肺功能恶化明显、过去1个月内出现进行性呼吸困难、高炎症因子水平和/或更特异性的标记物可能是急性加重高风险的预测因子。

　　TBCB是一种安全有效、微创、实施性强的新型肺活检方式，适用于弥漫性肺疾病、肺外周病变的诊断、肺移植后的监测以及诊断困难的呼吸系统疑难疾病。TBCB的开展有助于推动目前国内DPLD病因由临床–放射影像学（即CR经验诊断模式）向临床–放射影像学–病理学（即CRP精准诊断模式）的转型，显著提升DPLD的病因诊断率，是有望大部分替代SLB诊断DPLD病因的首选技术，十分重要并值得开展。

（江瑾玥　李一诗　郭述良）

第六章　支气管镜在肺部疾病治疗中的应用

第一节　内镜下药物注射

肺癌发病率逐年增高，位居恶性肿瘤的第一位。而中央型肺癌往往累及中央气管，引发患者咳嗽、咯血、呼吸困难等，严重时可危及生命。随着肺脏介入学的发展，呼吸内镜下介入技术手段的增多，将中央气管腔内肿瘤快速削除成为现实。而如何控制肿瘤生长，更好地延长管腔通畅时间是我们急需解决的问题。支气管镜下药物注射（TBNI）是指通过支气管镜下专用注射针将各种药物注射入肺实质或气管黏膜内，用于治疗疾病或明确诊断。随着治疗药物的不断增加，支气管镜下药物注射逐步发展成为一种新的治疗方法。经支气管镜下局部注射化疗药物等，可明显提高瘤体内的药物浓度，有效控制肿瘤生长，从而解除呼吸道阻塞，延长管腔通畅时间，缓解呼吸困难。对肿瘤所致的阻塞性肺不张和阻塞性肺炎，可有效改善通气，减轻痛苦，提高生活质量，延长寿命。支气管镜下瘤内注射化疗药物也被称为对手术无法切除的中央型肺癌的姑息性治疗手段。

（一）历史

1893年肿瘤外科威廉·科力教授将化脓性链球菌直接注射入肿瘤内，肿瘤出现缩小。这是世界第一例瘤内注射药物治疗肿瘤的报道。之后人们陆续开始采用这个方法进行肿瘤的治疗，但因为适用的病例有限，疗效不确定等因素，该项技术未能推广。

1967年日本池田教授发明了可弯曲支气管镜后，可以更好地进入到叶段支气管。自此医生们开始尝试应用注射针通过支气管镜活检通道向肿瘤内注射化疗药物（如卡介苗、无水乙醇、5-氟尿嘧啶、丝裂霉素、博来霉素、米托蒽醌、铂类、紫杉醇等），促进肿瘤细胞坏死，并取得了一定疗效，副作用极少，证实该项技术是安全可行的。

（二）原理

化疗是治疗肺癌的重要方法之一。常用的给药方法是口服或静脉全身化疗或经动脉局部化疗。近年，随着支气管镜治疗技术的发展，镜下药物注射也成为肺癌化疗的重要方法。癌细胞对药物的反应率除与药物构型、剂型及剂量等因素有关外，还直接取决于药物与癌细胞直接接触的浓度和持续时间。口服或静脉途径给药，循环血中药物浓度很快达到峰值，半衰期短，肿瘤局部药物浓度相对低，所以很难达到有效的治疗效果，这是临床上中晚期肺癌全身静脉化疗效果欠佳的原因之一。直接向肿瘤内注射化疗药物，可使肿瘤内的药物浓度高于静脉注射时肿瘤内药物浓度的10～30倍，并持续更长的时间。有体外试验研究显示，应用注射针向猪的气管管壁黏膜内注射紫杉醇，局部的药物浓度比全身治疗时全身药物浓度多存在28天。如使用脂质体或载药微球的药物载体可进一步延长局部药物浓度。Vitor Mori报道通过超声支气管镜下向一位复发性肺癌患者的瘤体内均匀地注射顺铂8mg，每次间隔18分钟，共注射5次，之后于末次注射后5、15、30、60、120分钟取静脉血测定顺铂浓度，在30分钟时血液中药物浓度最高，接近1mg/L。顺铂进入肿瘤内，随着瘤体内药物浓度增高，异常血管结构破坏，药物扩散至间质液中，随后透过毛细血管管壁进入血液，经间质液进入淋巴结，最终经胸导管及锁骨下静脉进入体循环。因而瘤体内药物浓度较高，而全身较低的药物浓度可明显减轻药物所致的不良反应。研究中也显示瘤内药物注射可引流到靶向淋巴结，证实了肺癌淋巴结转移途径。同时这篇文章表明多次单独注射所需的顺铂剂量比单次注射所需的剂量要少，且多次注射可使瘤体内药物浓度更均匀，通过计算模型模拟出6次注射需要的顺铂剂量最少及最佳的注射位置，见图6-1-1。

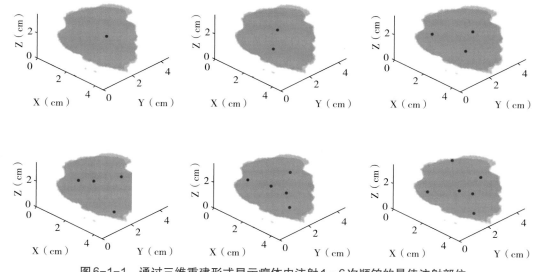

图6-1-1　通过三维重建形式显示瘤体内注射1~6次顺铂的最佳注射部位

（三）适应证和禁忌证

1. 适应证

（1）原发性气管癌如腺样囊性癌、鳞癌等。

（2）原发性及继发性肺癌，累及中央气管、叶段支气管，呈管内型、管壁型、管外型、混合型。

（3）恶性肿瘤纵膈或肺门淋巴结转移。

2. 禁忌证

（1）存在支气管镜检查的禁忌证。

（2）对气管及隆突部位肿瘤，若肿瘤阻塞管腔超过3/4则列为治疗禁忌。

（3）病变区域管壁结构破坏、恶性瘘（气管/支气管食管瘘、气管支气管纵隔瘘）。

（4）凝血功能异常。

（5）严重的肝肾功能衰竭。

（6）恶性心律失常、心功能不全。

（7）骨髓抑制（Ⅱ度及以上）。

（四）操作方法

1. 器械

（1）支气管镜专用注射针/针形注射管　针尖规格为21G、23G、25G，针长4mm、5mm、6mm，建议选择21G、4mm。

（2）超声支气管镜专用活检穿刺针　19G、20G、21G、22G。

2. 术前准备

（1）实验室检查　血常规、血凝、肝肾功能、电解质、心肌酶等。

（2）辅助检查　心电图、超声心动图、胸部CT平扫+增强。

（3）签署知情同意书。

3. 药物

（1）化疗药物　阿霉素、博来霉素、米托蒽醌、丝裂霉素、顺铂、卡铂、氟尿嘧啶、甲氨蝶呤等。一般应用化疗药物1～2支，溶于2～4ml生理盐水中，每次注射0.3～0.5ml。阿霉素、博来霉素、米托蒽醌的毒副作用较大，逐渐被淘汰。局部注射丝裂霉素后患者会因刺激性强，咳嗽较剧烈，目前极少应用。顺铂、卡铂因为抗癌谱广、价廉，对支气管黏膜及肺组织损伤小，被广泛应用。

（2）分子靶向药物　P53基因、重组人血管内皮抑制素注射液等。根据病灶大小选用1～2支药物，每次注射0.5ml，可与化疗药物同时注射。治疗后主要是高热、乏力、四肢酸痛等类流感样症状。

（3）生物制剂　白介素-2（IL-2）、重组人肿瘤坏死因子α（TNF-α）。有人报道27例非小细胞肺癌患者采用瘤体内注射TNF-α和IL-2联合全身化疗，结果发现治疗组近期有效率均高于对照组，且毒副反应轻，患者耐受性好。为肺癌的治疗提供了较好的尝试。

（4）有机溶剂　无水乙醇。刘新发等报道40例晚期气管管壁型或管内型肺癌，给予支气管镜下多点瘤内注射99.5%无水乙醇0.5～1ml，分3～5点注射。有效率达90%。有报道称无水乙醇瘤内注射联合氩气刀治疗气管黏膜相关性淋巴瘤及气管大细胞癌取得了很好的疗效。治疗过程中最主要的是避免无水乙醇的外漏，一旦外漏主要表现为剧烈咳嗽及气管黏膜糜烂。

因瘤体内药物注射毒副作用小，常常多药联合使用。王洪武教授团队报道应用顺铂+重组人血管内皮抑制素治疗恶性中心气管阻塞，共319例患者，其中206例患者接受药物注射，113例未接受药物注射。治疗1周后患者的呼吸困难、气管狭窄程度、生活质量及肺功能均较治疗前明显改善。随访2月，注射组的气管通畅率（75.2%）高于非注射组（17.7%），气管再狭窄的发生率（22.5%）低于非注射组（81.1%）。因而，顺铂联合重组人血管内皮抑制素支气管镜下瘤内注射治疗恶性中心气管狭窄是安全有效的。

有文献报道将顺铂溶于不同浓度的乙醇注射至荷瘤裸鼠的瘤体内，观察到顺铂加入5%乙醇中可以最好地缩小肿瘤和延缓肿瘤生长，乙醇与顺铂联合对肿瘤血管生成有明显的抑制作用。该项研究为控制肿瘤生长提供了一种新的药物联合方法。

4. 操作流程

（1）患者术前禁食水6小时。

（2）麻醉方式：局部麻醉、地西泮镇痛、全凭静脉麻醉。建议在地西泮镇痛、全凭静脉麻醉下进行，患者舒适度高，术中可避免因剧烈咳嗽、患者躁动造成气管黏膜损伤、瘤体出血、支气管镜损伤等。

（3）建议治疗开始时静脉给予地塞米松10mg或托烷司琼5mg，以防止术后恶心、呕吐。

（4）术中进行心电监护、鼻导管吸氧或内镜面罩下吸氧或呼吸机通气。

（5）如肿瘤堵塞主气管、双侧主支气管、叶支气管需要进行肿瘤减瘤术时，建议在硬质支气管镜下进行；如只需要进行药物注射，可直接在可弯曲支气管镜（软镜）下进行。

①全身麻醉后经口插入硬质支气管镜，接高频呼吸机，经硬质支气管镜进可弯曲支气管镜，到达病变区域，如肿瘤堵塞>50%，先予电圈套器套扎、二氧化碳冻取、激光消融、硬质镜铲切等方法进行减瘤治疗，治疗后针对残存肿瘤进行瘤内注射药物。或麻醉下经鼻或口进软镜，软镜过声门至病变区域处。

②先将顺铂推入注射针内，排出注射针管内空气，一般需要1ml左右。在支气管镜直视下将专用注射针送入活检孔道，将注射针鞘管伸出2~3cm，嘱助手出针，逐步后退鞘管至可看到针头，此法可避免因支气管镜前端角度过大，导致针头自鞘管侧面伸出扎伤镜身。将针头刺入瘤体内，对于较硬的瘤体嘱助手固定软镜镜身，便于刺入。刺入深度为3~4mm，注射毕将针头退回鞘管内。至下一个注射点重复上述步骤。一般注射点为4~6个，6点最优。

③每个部位注射0.3~0.5ml，速度1ml/min，顺铂10mg+0.9%氯化钠3ml，国外多使用1mg/ml，但考虑10mg/10ml，液体量太大，无法注入。我们最初使用的5mg/ml，但因顺铂粉剂难溶，后改为此浓度。建议使用1ml注射器或2.5ml注射器，可保证推液速度，避免因瘤体较硬、推注困难导致液体喷洒，伤及操作者及助手。注射部位的选择如瘤体较小或生长位置无法多点注射，单次注射尽量选择肿瘤中部，注射量可1~2ml。多点注射多注射肿瘤中部。

④最后将针管内残存的药物喷洒于肿瘤表面，并将病变远端支气管内流入的药物吸引清除。检查针头退回入鞘管内，再将注射针自活检孔道内取出。

⑤给药剂量方案较多：a. 有文献报道根据肿瘤的体积计算，按照体积=0.5×最大直径×最大宽度×最大深度（cm），顺铂$1mg/cm^3$（联合全身化疗），$4~5mg/cm^3$（不联合

全身化疗），考虑到药物损失，用药剂量可以两倍。b. 我们的经验：病变长度＜2cm，顺铂10mg+恩度15mg；病变长度＞2cm，顺铂20mg+恩度15mg。多数文献报道中建议顺铂的总剂量不超过40mg，少数文献中提到建议用药剂量为全身剂量的70%。顺铂用量最高的报道为100mg，治疗后患者出现轻度骨髓抑制。

⑥治疗频率：不联合全身化疗：建议每周治疗1次，4次为1个疗程。疗程结束后1周复查支气管镜；对左右主支气管均有病变者，治疗应分别进行，并选择较重一侧先治疗。联合化疗方案1：第1周全身化疗，从第2周开始联合支气管镜下药物注射，每周1次，共3次；方案2：第1~3周，每周进行1次支气管镜下药物注射，第4周行全身化疗。

（6）针对肺门、纵隔转移淋巴结、气管旁肿瘤（管外型）可在超声支气管镜引导下进行瘤体内注射。

麻醉下经口进超声支气管镜，到达病变区域处，向超声探头处水囊内注入1~3ml生理盐水充盈水囊，水囊抵住病变区域，开启超声探及肿瘤，建议寻找肿瘤的最深处或中心区为注射点，将超声支气管镜专用活检穿刺针送入活检孔道并固定，在超声实时引导下伸出针鞘，根据病灶长度调整进针长度，先穿刺至瘤体最远端，退出针芯，连接注射器，缓慢注入药物（顺铂10mg/3ml+重组人血管内皮抑制素15mg/3ml）各0.5ml，退针0.5cm，重复注药，再退针0.5cm直至进针0.5cm处，注药毕直接退出穿刺针。在超声引导下寻找下一个注射点，重复上述步骤。一般注射6个位点。不联合全身化疗的情况下，每次顺铂总量不超过40mg，每周1次，连续4周，进行复查评效及随访。

（五）疗效评价标准

该项治疗主要用于气管腔内病变的评效，RESIST标准不适用。本文引用光动力治疗呼吸道肿瘤的疗效评价标准。

1. 近期疗效（治疗后1个月）

显效：腔内瘤体直径缩小达50%以上；

有效：腔内瘤体直径缩小达25%~50%；

无效：治疗结束后瘤体未见缩小。

2. 远期疗效

（1）总生存期（OS）　从治疗开始到因任何原因引起死亡的时间。

（2）无进展生存时间（PFS）　从治疗开始到肿瘤进展或死亡的时间。

疗效评价：有报道临床有效率及支气管镜下疗效均为90%左右，明显优于全身化疗组。是对全身化疗效果不佳或不能耐受大剂量持久化疗者，控制原发病灶较为理想的手段之一。

对于气管旁肿瘤及纵隔淋巴结转移灶疗效评价，按照RESIST标准进行。

（六）并发症及注意事项

最主要的风险是局部出血、感染、气胸、咳嗽；此外，注射针上所输注的药物在治疗过程中溢出，会对周围正常黏膜、肺组织造成损伤，治疗过程中我们需要及时吸引清除下溢药物，对症处理即可。如瘤内注射后，肿瘤组织大块肿胀、坏死堵塞气管，则可继发肺不张或肺部感染，严重时出现肺脓肿。此时需尽快经支气管镜清除坏死组织，并局部灌洗结合抗感染治疗，可很快好转。曾有报道对复发性肺癌支气管镜下瘤内注射基因药物后出现心包填塞、金黄色葡萄球菌感染的化脓性心包炎的并发症，此种并发症虽然很少见，需要我们警惕，考虑可能是注射针穿透管壁，将气管内分泌物携带入心包内所致。少数患者出现骨髓抑制，由单次使用化疗药物量大或联合全身化疗所致，给予对症治疗即可。使用顺铂的患者如单次用量大，或是给药间隔过近，极少数患者出现肾功能不全，与药物相关，暂停治疗直至肾功能恢复。如单次给予顺铂超过30mg建议术后给予水化。

此外，对于操作者还需注意对支气管镜的损伤，在注射针的使用过程中一定要确保针鞘在镜身外再出针，且要确认针头已退回针鞘内，再自活检孔道内退出穿刺针。

（七）技术展望

支气管镜下药物注射操作简单、危险性小，与常规支气管镜相比不会更多地增加患者痛苦，特别是中央型肺癌疗效确切，具有支气管镜操作技术的单位均可施行，且治疗上相对于手术的治疗费用低，并发症少。经支气管镜直视下局部药物注射可与APC、冷冻、球囊扩张、支架等多种方法联合介入治疗气管支气管腔内病变，是一项很有前景的微创治疗手段。

（八）典型病例

男性，74岁，2019年10月因咳嗽、咳痰、喘憋在外院就诊，行胸部CT示右肺下叶占位，行"右肺上叶部分切除+右肺下叶切除术"，术后病理为鳞状细胞癌，淋巴结未见转移。

术后辅助化疗：紫杉醇+洛铂1周期，紫杉醇3周期；定期复查未见复发。2021年5月出现咳嗽、咯血丝痰，喘憋，行胸部CT示右肺下叶残端及右中间段支气管腔内病变，外院行支气管镜下可见右中间段支气管被肿瘤完全堵塞，活检病理为非小细胞肺癌。2021年6月于我科住院，2021年6月30日行硬质镜+支气管镜下治疗，术中可见右主支气管被肿瘤完全堵塞，应用电圈套器套扎、二氧化碳冷冻冻取将肿物基本清除，可见肿瘤残根位于右下叶手术残端处。2021年6月30日右主支气管被肿瘤完全堵塞（图6-1-2A），治疗后可见肿瘤残根位于右下叶手术残端处（图6-1-2B），给予局部瘤内注射恩度15mg+顺铂10mg（图6-1-2C），每周1次，连续治疗4周。治疗后肿瘤局部可见坏死物（图6-1-2D），2021年9月15日复查支气管镜可见右下叶支气管残端处瘢痕狭窄，未见肿瘤生长（图6-1-2E）。后续患者进行免疫治疗（PD1抑制剂）。

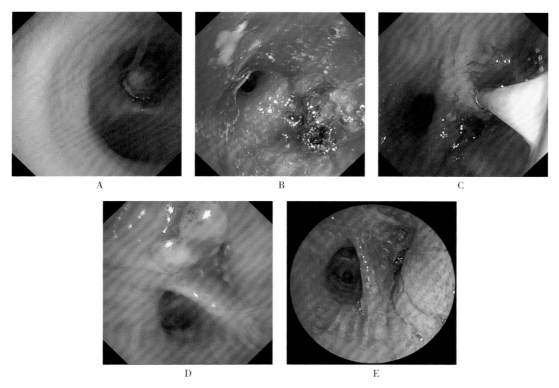

图6-1-2　右下肺鳞癌术后右中间段、右主支气管受累

A. 右主支气管开口被肿瘤完全堵塞；B. 治疗后右中叶开口及右下叶手术残端；C. 右下叶手术残端处药物注射；
D. 右下叶手术残端处可见坏死物；E. 右下叶手术残端处瘢痕形成

（邹　珩）

第二节　冷冻治疗

　　冷冻手术是利用超低温度破坏异常活组织的一种方法，由于其操作简便、安全有效，在临床得到广泛应用。

一、冷冻治疗的历史

　　古埃及和古希腊已有学者知道冷冻具有止痛和抗感染作用。200多年来，从普通应用的水疗发展到具有特殊、局部组织破坏作用的冷冻手术。

　　英国医师Arnott（1797–1883）一生致力于冷冻的研究，1819～1879发表了用冷冻治疗疾病的文章。他用盐和碎冰的混合物缓解肿瘤症状，如止痛和局部止血，并用此治疗乳腺癌、子宫癌和某些皮肤癌。他建议用冷冻治疗痤疮、神经痛和头痛，温度要达到−24℃。但由于温度问题，盐/冰混合物不能达到有效治疗肿瘤的温度。White在纽约第一次将制冷剂用于医学。1899年，他报道成功应用液态气体治疗红斑狼疮、带状疱疹、软下疳、疣、下肢静脉曲张溃疡、痫和上皮瘤等。他认为，液态氧治疗肿瘤有效，并坚称液态氧能治愈上皮癌。美国芝加哥的Pusey主要用CO_2雪治疗疾病。CO_2雪简便易得。Pusey第一次报道用CO_2雪治疗一位年轻女性脸上大片带毛的黑痣（naevus），这是第一篇关于冷冻对黑色变皮肤治疗有效的报道，他还成功地治疗了其他黑痣、疣和红斑狼疮。Pusey认为能够准确测量的病变可用CO_2雪破坏，病变可以被控制，且结瘢很轻。1917年De Quervain报道用CO_2雪成功治疗膀胱多发性息肉和癌。

伯明翰放射学家Hall-Edwards于1911年第1次在The Lancet上描述了CO_2搜集器的模型，并在1913年详述了CO_2的应用和搜集方法。但用固体CO_2并不能使表面温度降到−79℃以下，这对深部恶性肿瘤的治疗是不够的，因为当温度在−50℃时，组织的冷冻深度是3mm。因此，20世纪60年代以前CO_2冷冻主要广泛应用于皮肤良性病变。1986年英国学者Maiwand首先报道用冷冻姑息性治疗气管内肿瘤，现在他们已治疗1000多例患者。

二、CO_2冷冻治疗的原理

1899年焦耳-汤姆逊（Joule-Thomson）效应首次被提出。根据焦耳-汤姆逊原理，高压CO_2气体通过小孔释放、节流膨胀制冷产生低温，最低温度可达−80℃，在冷冻探针的前段形成一定大小的冰球（图6-2-1），可有效杀灭肿瘤。

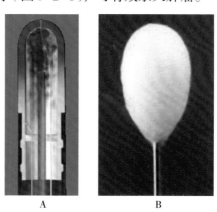

图6-2-1　高压的二氧化碳气体通过微细孔截流，产生冰球
A.气体截流；B.冷冻探针前端形成冰球

三、设备及特点

CO_2冷冻设备主要包括3个部分：致冷源（CO_2储存罐）、控制装置和冷冻探头。应用CO_2可使探头顶端温度达−80℃，组织温度约−30℃。从冷冻到融化期间为1分钟/周期。专家们对冷冻探头也进行了各种改进，设计了周围不传热的探头，成角的、弯曲的、顶端可更换不同形状的探头，以适用于不同部位的病变。

目前国内可供选择的CO_2冷冻治疗设备主要为德国ERBE及国产北京库兰公司的产品（图6-2-2）。

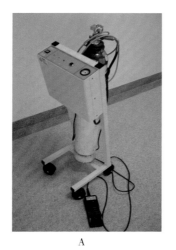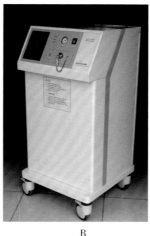

A   B

图6-2-2　二氧化碳冷冻机

A. 德国ERBE；B. 国产Kooland320

新的可弯性冷冻电极具有更好的冻结能力。操作端与电极末端坚固的联结可防止电极过伸，不同类型的电极末端增加治疗用途，电极上覆有亲水膜且能防止电极扭结。

冷冻治疗是在支气管镜的工作通道中用冷冻探针进行的。冷冻探针前端的直径为1.1~2.4mm，长度约为100cm，末端长度约为7mm，这些特点允许它能够在支气管镜的工作通道内进行冷冻治疗（表6-2-1）。通常支气管镜通过鼻腔或口腔进入，而探针是由活检孔进入的。冷冻探针末端可以看见，并直接作用于肿瘤区域。一旦进入气管腔中，冷冻探针由踩动脚踏板配合开始，探针离支气管镜末端4mm，探针末端在15mm范围内出现一个冰球，持续1~3分钟的1~3次冻融循环作用于相同的或当前的区域，探针末端垂直地沿切线方向直接地作用于并深入到肿块内部。组织被冷冻至-70~-60℃。

表6-2-1　适用于气管腔内介入治疗的冷冻探针

探头	长度（cm）	直径（mm）
硬式	38 × 3.0	45 × 5.0
	52 × 3.0	60 × 3.0
可弯曲	100	1.5~2.4
	200	2.4~2.8

四、适应证与禁忌证

1. 适应证

冷冻治疗可用于治疗良性和恶性病灶。

（1）气管或支气管内恶性肿瘤　几乎没有外部受压（管腔外压时，闭塞不应超过

75%）的大多数恶性肿瘤可以用冷冻治疗。其主要适应证是鳞状细胞癌或腺癌，约占80%。这些病灶可每周或每月用冷冻治疗数次，冷冻明显减轻梗阻症状。尤其是不能用外科治疗的情况下，用冷冻可得到一个较好的结果。恶性肿瘤的姑息性切除可使肺功能得到改善、气管阻塞得到缓解。应用冷冻电极对肿瘤组织取活检及直接切除肿瘤组织，虽然一般来讲冷冻是通过使组织发生继发坏死的延迟效应方法，但是对于较为疏松的病变组织可以用冷冻探头直接粘出，达到直接即刻切除肿瘤组织的效果（图6-2-3），类似于激光、高频电刀或APC的效果，但去除病变的速度更快，值得进一步研究。

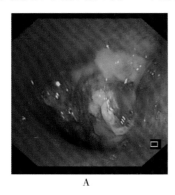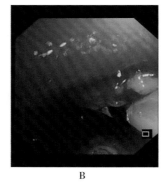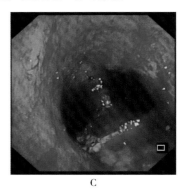

图6-2-3　冷冻结合APC将气管内肿瘤切除

A. 气管下端肿物，将管腔大部分堵塞；B. 软镜下用CO_2冷冻将肿瘤冻切，很快将大部分肿瘤取出；

C. 冷冻结合APC，既切除肿瘤，又将出血部位止血

经放疗、化疗、肺切除或其他支气管内治疗（如Nd：YAG激光，腔内放疗等）后，肿瘤复发的患者亦可用冷冻治疗。

支气管内早期肺癌的根除：国外报道一组35例支气管内早期肺癌患者采用经支气管镜腔内冷冻治疗的方法根除，1年治愈率为91%，4年内局部复发率为28%，疗效并不低于开胸手术。

（2）气管或支气管内良性肿瘤、肉芽肿或管腔瘢痕狭窄　某种良性肿瘤如脂肪瘤不宜于用冷冻治疗，脂肪、软骨和骨头抗冷冻。但其他种类的良性肿瘤，炎症或手术后的瘢痕狭窄、肉芽肿性病变，经支气管镜行冷冻疗法可达到根治性目的。

气管插管或气管切开后，容易形成瘢痕性气管狭窄，单纯用APC处理，能很快消除狭窄，畅通气管，但易复发，如结合冷冻治疗，可延长复发时间或治愈；或与球囊扩张结合应用，以达治愈目的（图6-2-4，图6-2-5）。疗程一般为3～6个月。

（3）气管-支气管内多发炎性息肉是一组原因不明的疾病　支气管镜检查可发现气管内单发或多发息肉。可用APC将突出管壁的息肉切除，残根部用CO_2冷冻处理。

气管支架置入后支架两端易形成肉芽肿，切勿用烧灼法过度处理肉芽，否则易很快复发。由于冷冻对金属及硅酮支架没有损伤，用冻融处理肉芽肿能引起组织坏死，肉芽不易复发。亦可冻取肉芽组织，同时用冻融处理基底部，以防肉芽肿再次形成。

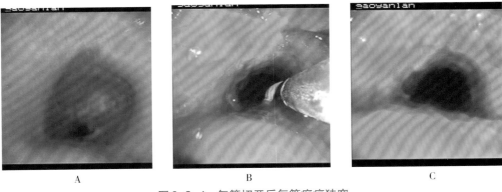

图6-2-4 气管切开后气管瘢痕狭窄

A.瘢痕形成，管腔狭窄；B.球囊扩张后冻融；C.管腔扩大

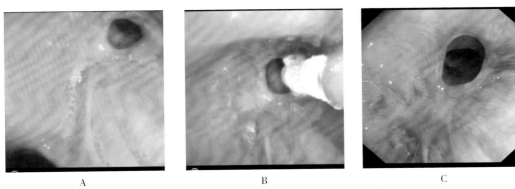

图6-2-5 支气管术后瘢痕狭窄给予冻融治疗

A.支气管术后引起的瘢痕狭窄；B.冻融处理；C.3个月后狭窄段好转

对气管内弥漫性或干酪性结核，可采取APC与冷冻技术相结合的方法，既能快速消灭气管内结核杆菌，又能保持气管畅通，可预防气管狭窄，避免放置内支架（图6-2-6）。

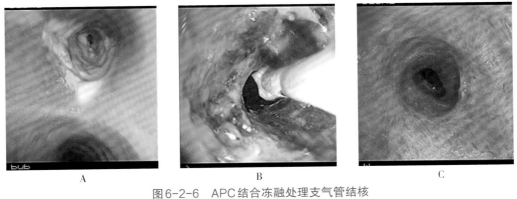

图6-2-6 APC结合冻融处理支气管结核

A.左主支气管溃疡型结核；B.用APC结合冻融处理结核灶；C.半年后病灶治愈

管壁病变或活检后引起的出血，冷冻有止血效果。然而，对出血量较多者不能立即见效，

效果要等到冷冻治疗后几天才可看到。事实上冷冻探针插进肿瘤有时会引起短暂的咯血。

（4）坏死物及异物的取出 用冷冻治疗可以成功取出异物（图6-2-7），如吸入的药丸或花生米，用钳子取时会引起异物破碎。这项技术还可用于去除血块凝结物或痰栓，并用于取出先前用冷冻引起的脱皮，方式和取异物一样。

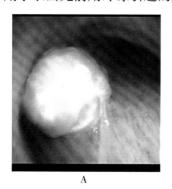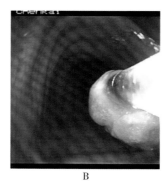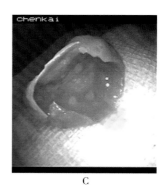

图6-2-7 用冷冻将管腔内的异物取出

A.左主支气管开口异物；B.用冷冻将异物冻粘；C.取出的异物（胶囊）

2. 禁忌证

经支气管镜腔内冷冻治疗的禁忌证为气管重度狭窄。气管狭窄过于严重时，患者濒临呼吸衰竭，冷冻疗法因延迟效应而不能用于此类患者。

3. 治疗方法

冷冻治疗可分为冻切和冻融治疗两部分。对体积较大的肿瘤可采取冻切的办法，将大部分肿瘤一次性取出；而对比较表浅的肿瘤，可采取冻融的办法，使肿瘤慢慢坏死。

冷冻可在硬质镜或软支气管镜（纤维支气管镜或电子支气管镜）下进行。如采用硬质支气管镜来实施冷冻治疗，即需给予地西泮镇痛剂或全身麻醉。在全身麻醉和预氧合（充分吸氧）后插入硬质支气管镜，其常能达到安全氧合和通气，操作在直视下进行，简便、快捷。将冷冻探头的金属头部放在肿瘤表面或推进到肿瘤内，使其能在周围产生最大体积的冰球，在冷冻状态下将探头及其黏附的肿瘤组织取出（这是硬质镜优于软镜的最大好处），此谓冻切，然后再插入探头，直至将腔内的肿瘤全部取出，在残留区域再进行另外两个冷冻-复温周期，直至将所有能看到的肿瘤组织全部冷冻，此谓冻融，并保持创面不出血，必要时与APC结合应用止血。

软镜下冷冻将可弯曲式冷冻探头经支气管镜的活检孔插入。然后把探头放到肿瘤区，探头顶端可置于肿瘤表面或插入肿瘤内部，保持探头位置并制冷，30秒内在探头头部可出现冰球，进行1~3次的冷冻-复温周期，每次持续1~3分钟，如病灶较大，可设定几个冷冻点，在每一点反复冻融1~3次（图6-2-8）。每次冷冻时间根据肿瘤生长深度，

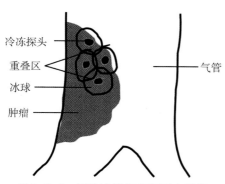

图6-2-8 受冷冻的组织相互有重叠

探头周围形成冰球大小和凭经验决定，一般1~3分钟，组织可冷冻达-40~-30℃。软镜下冷冻若将探头连同肿瘤组织一并取出，需将软镜一并退出，操作较麻烦。

冷冻治疗效果较慢，通常在第一次冷冻治疗后8~10天进行支气管镜复查，并评估组织的破坏情况，取出坏死组织。如果需要的话，再进行第二次冷冻治疗。若单次治疗即通畅气管，有引起气管管壁或动脉壁穿孔的危险。治疗的间歇时间分别为2周、4周和8周，根据患者的治疗反应和临床情况决定，因冷冻疗法引起的坏死肿瘤组织在下一次治疗时可以用活检钳轻易地钳出，一般不致出血，必要时也可局部应用1:1000肾上腺素。在冷冻治疗后的任何时候，也可加用其他治疗。

冷冻治疗只破坏恶性肿瘤支气管内的可见部分，因此，要评价其确切疗效比较困难，取决于采用的评价方法和标准，如内镜的观察、肿瘤组织学或临床症状。对支气管恶性肿瘤来说冷冻治疗是一种姑息性治疗。不管应用哪种疗效评价的方法和标准，冷冻治疗的总有效率为70%~80%。经冷冻治疗后，患者的气道阻塞症状可以减轻，生活质量无疑可以得到改善。但恶性肿瘤患者的生存率是否可以明显改善，生存期是否可以明显延长则还没有证明。

经支气管镜腔内冷冻治疗体现了一些优势：容易使用，并发症少，费用低。激光或APC的使用需要受过专门的训练，而冷冻治疗就比较简单。这两种技术互补：冷冻治疗可治疗激光难以触及的病灶。用软性探针甚至能破坏小气道中的肿瘤而无需直视，这用激光是难以想象的。冷冻治疗后肿瘤再生要比激光治疗后缓慢，长远结果看起来更好，几乎很少复发，但这仅是印象，还需要长期研究去证实。此外，冷冻治疗和放射或化学治疗的结合非常重要，需进一步研究。必须说明的一个事实是冷冻治疗在缓解气道阻塞中效果缓慢，意味着在治疗呼吸疾病时冷冻治疗不能作为一个急救方法。但如果肿瘤阻塞气道，特别是由肺内蔓延到气道内的肿瘤，可在全身麻醉下利用硬质镜，大块肿瘤即可被快速冻切，且冷冻过程中能保持周围结构清楚，出血少，可很快畅通气道，这是激光或APC所无法比拟的。一般堵塞一侧支气管内的肿瘤（单侧全肺不张），1小时左右即可将腔内肿瘤全部取出，而用APC则需4次以上操作。APC操作过程中由于耗氧较多，患者极易发生低氧血症，而术中又不宜吸高浓度氧，需中断操作，待血氧饱和度上升之后才能继续进行，需时间较长；而冷冻过程中患者可持续吸高浓度氧，无燃烧之虞，患者不会发生低氧血症，大大缩短了操作时间，并发症也较少，而APC将组织烧灼后，结构模糊，容易发生出血等并发症。但哪些肿瘤适合直接冻切，哪些肿瘤首先采用APC，需视肿瘤来源和表面性状而定。一般从远端支气管蔓延到近端支气管的肿瘤（游离肿瘤，与管壁无粘连）或有蒂肿瘤适合直接冻切；而基底较宽、较表浅的肿瘤，则需首选APC，凝结部分再用冷冻粘出。基底较宽、明显突出管壁的肿瘤，如果质地较韧，可直接冻切，同时配合APC止血；如果质地较脆，触之易出血，则宜先采用APC，将表面显露的血管或脆弱的部分烧灼，然后结合冷冻将肿瘤取出。亦可结合铲切、电圈套器、电切等，将大块组织游离后，再结合冷冻将病变组织取出。

对肺内病变，可在超声小探头或导航下，将冷冻探头送到预定位置，进行冷冻肺活检，可取得较大组织，提高活检效率。

对气道内的良性肿瘤、炎症或手术后的瘢痕狭窄、肉芽肿性病变，经支气管镜冷冻疗法可达根治目的。良性病变，尤其是肉芽肿组织，应用冷冻治疗具有很好的效果，治疗后常数月或甚至数年都没有复发。低度或中度恶性肿瘤是较少见的，但已有文献报道对这些肿瘤进行冷冻治疗取得了良好效果，这些患者均不能进行外科手术。类癌、圆柱瘤、黏液样鳞癌、喉气管乳头状瘤等都已有冷冻治疗成功的报道。

4. 并发症

经支气管镜腔内冷冻治疗的并发症很少，文献报道的病例均无出血、穿孔、水肿等并发症的发生。但冻切可引起大出血，术前最好对血供丰富的病灶进行血管栓塞治疗。有报道冷冻治疗后部分病例可有轻度发热，极少患者发生心律失常，但这在通常的支气管镜检查中也可发生。

（王洪武　张　杰）

第三节　微波治疗

一、技术发展历史

微波是一种高频电磁波，在电磁波频谱位于远红外线与射频之间。其波长1mm～1m、频率300～300000MHz。生物医学研究中常用的频率为433MHz、915MHz、2450MHz。按其波长不同可分为分米波（波长由几十厘米至一米，如434MHz、915MHz微波）、厘米波（波长1～10cm，如2450MHz微波）和毫米波（波长1～10mm，如30GHz微波）。

1888年德国物理学家赫兹用莱顿瓶放电，让放电产生的快速交变电流通过一根导线，产生了赫兹波，这实质是一种分米波频段的电磁波辐射，从而开创了现代微波技术的起点。第二次世界大战，微波首次应用于预警系统探测敌方飞机的雷达中。由于它具有波长短，可折射、漫射、反射，可穿透除金属以外的任何物体，易被水分吸收，可通过同轴电缆传输等特性，战后很快进入医学领域。20世纪60～70年代用于体外的外辐射治疗。1971年高仓将微波应用于组织凝固术。20世纪70年代后期，微波开始用于外科手术中的止血和组织切割，因手术野出血少而取得满意疗效。1978年由Taylor首次报道将微波通过硬同轴电缆插入肿瘤组织进行热凝固治疗，由此推动了微波在医学上的应用。1982年日本田伏克淳应用微波治疗消化性溃疡及胃出血。20世纪80年代中期，国内开始经纤维支气管镜应用微波辐射治疗中央型肺癌，以后又用于某些良性气管狭窄性病变的治疗。20世纪90年代国内外学者开始进行定位引导经皮直接将微波辐射器插入肿瘤内进行凝固治疗，如1994年解放军总医院采用超声引导微波穿刺将微波导入肿瘤内进行治疗，可与手术根治性切除媲美。

随着微波作为一种治疗手段广泛应用于医学的各个领域，可弯曲支气管镜介导的微波组织凝固（microwave tissue coagulation，MTC）被广泛地应用于气管的良、恶性病变的治疗，特别是在一些良性肿瘤及肉芽肿性疾病的根治，中央气管的恶性肿瘤所致的气管阻塞的姑息性治疗等方面发挥着重要的作用。

二、微波的治疗原理

微波虽然是电磁波，但它不同于激光与高频电。激光与高频电所发出的高能量从组织外集聚于组织表面的小面积中，引起局部组织发热和温度升高，是一种外部加热法。而微波治疗则是以生物组织内部本身作为热源，利用其丰富的水性成分产生不导电的热，是一种内部加热法。

人体内有70%～80%的成分是水。水分子是极性分子，微波治疗时，病变组织内的水分子正负极的位置随着微波电磁场极性的超高速变化（2450×10^6次/秒）而变化，水分子的剧烈运动使局部迅速升温，组织自身发热，由于热不散发到外部，故局部温热效应良好，并引起生物组织的生理、病理反应，从而达到治疗目的。

（1）微波的抗肿瘤作用　①直接杀死肿瘤细胞。实验和临床研究表明，对恶性肿瘤进行微波辐射加温到41～45℃，能选择性抑制和杀伤肿瘤细胞。微波辐射加温可以抑制肿瘤细胞DNA复制、RNA转录和蛋白质合成；损伤肿瘤细胞染色体，抑制有丝分裂，防止肿瘤细胞增生；损伤肿瘤细胞的超微结构，如线粒体、膜性结构和细胞。②提高宿主抗肿瘤细胞免疫功能。增强巨噬细胞和T细胞吞噬能力，抑制肿瘤生长，促进肿瘤退化。③凝固肿瘤滋养血管。④降低肿瘤扩散转移率。

（2）微波的组织凝固作用　微波作用于人体并集中微波能量于局部组织，以其很小范围的高温造成组织瞬间凝固坏死，并使凝固坏死组织周围的小血管痉挛、血管壁肿胀、管腔狭窄及内皮细胞破坏等导致凝固血栓形成，从而达到凝固治疗出血、切除肿瘤等目的。

三、适应证与禁忌证

1.适应证
（1）中央型肺癌（管内型）伴有支气管狭窄、阻塞，而又不适合手术治疗者。
（2）肺癌术后复发伴有大气管阻塞者。
（3）气道内良性肿瘤或肉芽肿致狭窄者。
（4）支气管镜可及范围内的出血。
（5）部分类型的支气管结核。

2.禁忌证
（1）有支气管镜检查禁忌证患者。

（2）管外型肿瘤或肿大淋巴结压迫支气管狭窄者。

（3）伴有气管/支气管食管瘘的肿瘤。

（4）气管重度狭窄。

（5）支气管镜无法到达的外周病变。

（6）孕妇慎用。

四、操作规程或方法

（一）术前准备

患者的准备同常规支气管镜检查。

器械的准备如下所述。

（1）支气管镜　工作孔道应≥2mm。最好应用治疗型支气管镜，如Olympus BF-1T240型、Olympus BF-1T40型、Olympus BF-XT40型等。这些支气管镜先端部末端加有磁性保护物，可减少其损伤。

（2）微波治疗仪　微波发生器，输出功率为0～200W，频率2450MHz，波长12cm。

①开机前先将脚踏开关线、电源线、微波传输线和辐射器接好。

②打开电源开关，电源开关指示灯亮。

③调节微波输出功率。一般将微波治疗机的输出功率调至40～70W。

④选择辐射时间。每次3～6秒。

（3）微波辐射器　用单极同轴微波天线，直径1.5mm，长100～150cm，分为接触式和插入式，接触式尖端为柱状，多用于扁平病变；插入式尖端为针状，多用于隆起病变及止血治疗。

（二）操作的具体步骤与方法

（1）插入可弯曲支气管镜，加强麻醉并观察病变情况，如气道内病灶部位、大小、形态及管腔狭窄程度、出血的范围，并清理病变部位的分泌物及坏死组织。

（2）经支气管镜活检孔插入微波天线，将微波输出头插入或深入到腔内病灶的内部或表面。通过踩踏脚踏开关，开机辐射。输出功率一般为40～70W，每次辐射时间为3～6秒。操作者可根据不同需要调节输出功率。一次治疗可选择2～3个点进行。

（3）每次微波治疗后，局部组织由于受热而出现变性和凝固，镜下表现为组织变为灰白色，但一般很少出现碳化。

（4）治疗结束后，关闭微波机电源。若微波天线末端黏附坏死组织，需缓慢将微波天线与支气管镜一同拔出，尽量避免坏死组织脱落，不慎脱落时及时处理。

（5）由于每次微波治疗3～5日后组织完全坏死，因此每次治疗的间隔时间以3～5日为宜。一般腔内病变的微波治疗需要3～6次。

五、临床疗效监测与评价

1. 气道良性肿瘤及肉芽肿的治疗

经支气管镜介导的微波热凝对于各种气道良性肿瘤，如血管瘤、平滑肌瘤、乳头状纤维瘤、结核性和异物性肉芽肿及慢性炎性增生等均可进行根治性治疗。对于气道良性肿瘤及局限性肉芽肿，视肿物大小进行 3 ~ 10 次治疗，可达到根治目的，从而避免开胸手术治疗。

2. 治疗气道内恶性肿瘤

微波组织凝固是用大剂量的微波加温达 60℃ 以上，直接热凝和切割肿瘤组织。微波天线直接与肿瘤组织接触，随着温度的升高，可直接摧毁和切割肿瘤。凝固的范围取决于辐射器的长度、能量输出及辐射时间。凝固后的组织分为三个区，辐射中心为坏死区，远离辐射中心处为正常区，两者之间为反应区。经支气管镜微波凝固治疗具有止血效果好，对深层组织损伤小，安全可靠的特点。

理论上组织的局部温度在数秒内即可达到 100℃，组织内细胞因胞内蛋白质变性和磷脂双分子层裂解而死亡，从而达到靶组织灭活的目的；但实际应用中，局部温度往往控制在 50 ~ 60℃，因为过高的温度会造成组织的汽化和碳化，不利于能量扩散传播。微波透热是以中等剂量的微波加温至 42 ~ 50℃，这样在治疗癌肿时，既可避免在 40℃ 左右造成癌细胞扩散，又可有效地破坏癌细胞，而对正常细胞则杀伤作用较小，这样，不仅能用于肿瘤组织，而且可用于正常细胞和肿瘤细胞相互重叠的病变区域。因为肿瘤细胞含水量比正常组织高，可吸收较多的微波能量，肿瘤细胞对高热损伤比正常细胞敏感，42.5℃ 作用 2 小时，可杀死 95% 肿瘤细胞，对正常细胞只为 43%。

由于微波治疗是通过组织中带离子的胶粒在微波运动中产生热量，不使病变组织碳化或汽化，治疗的范围和深度有限，对于病变范围小的肿瘤病灶，一般需要 3 ~ 5 次的治疗。而对于一些病变范围较大的病灶，有时需要 5 ~ 10 次的治疗才能将病灶去除。但较激光、高频电等更为安全，对深层组织损伤小，穿孔、出血等并发症发生率甚低。

3. 止血

微波止血的机制是使血管及其周围组织凝固，血管痉挛，内皮细胞破坏，血管壁肿胀，管腔狭窄，形成凝固性血栓。但也有人认为微波治疗后，病变组织受热后肿胀，并挤压邻近的血管使管腔狭窄，血流速度减慢，血栓形成。采用针状微波输出器插入出血部位的组织，止血效果确实可靠。但气管腔内微波热凝止血的前提是出血的部位必须在可见的范围内，且微波输出器必须可以接触到病变的出血部位。最适合于肿瘤组织活检后活检处的出血。对于局限性出血效果好，而对于弥漫性出血疗效欠佳。氩等离子凝固术对于弥漫性出血疗效优于微波。

4. 支气管结核的治疗

对于溃疡型、干酪坏死型、肉芽增生型支气管结核，在全身抗结核治疗的同时，辅以经支气管镜微波热凝治疗，也可联合局部钳夹、局部注药等方法，可使病变区域干酪坏死组织凝固坏死；溃疡愈合；清除突出于管腔的增生肉芽组织，从而解除支气管腔狭窄或阻塞，预防和减少气管不可逆狭窄、闭塞的发生。微波对局部含水组织产生的高温使局部肉芽组织、瘢痕等病变产生凝固性坏死而脱落，使管腔较前扩大，从而避免了瘢痕性狭窄、闭塞。微波局部的热效应也可减少病灶的结核杆菌的菌负荷，加快痰菌阴转的进程。对于结核性瘢痕挛缩性狭窄，由于病变处组织的质地较硬，无论是针状或是柱状微波输出器均很难插入到病变组织内部，因此热凝效果较差，对这类病变的治疗激光或针状高频电刀的治疗效果要优于微波，常常需要联合球囊扩张治疗。还需提到的是，个别肉芽肿或增生型支气管结核，微波治疗数日后观察病变"有增无减"，对此需慎重选择治疗时机或选择冷冻等其他治疗方法。

典型病例

例1. 患者，男，62岁。以"咳嗽、咳痰2个月"为主诉入院。胸片提示"右下肺炎症"，给予抗感染治疗，疗效欠佳。

支气管镜检查，发现右下叶管口新生物几乎完全阻塞（图6-3-1A），新生物表面呈浅分叶，光滑，质地坚韧，不易钳取。反复两次活检，病理组织学报告均为"右下叶气管黏膜慢性炎"。

在支气管镜下共进行6次微波热凝治疗。治疗3次后仅见右下叶基底干管口内壁部分新生物隆起（图6-3-1B），治疗6次后，右下叶管口完全通畅，黏膜光滑（图6-3-1C）。复查胸片见右下肺片状阴影消失，痊愈出院。半年后复查支气管镜，右下叶管口通畅，黏膜光滑。

讨论：对于气道内良性病变，患者主观上不愿意接受手术治疗，经支气管镜微波治疗痛苦小、安全、无损伤，患者易接受，且可达根治目的。

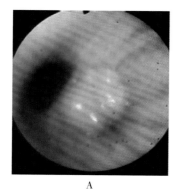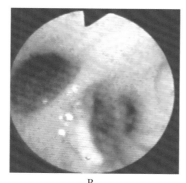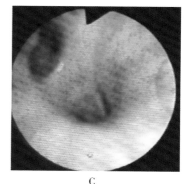

图6-3-1 支气管腔内良性肉芽肿的微波治疗

A.右下叶管口新生物治疗前；B.微波治疗3次后；C.治疗6次后管口通畅

例2. 患者，男，55岁。以"咳嗽、咯血半年"为主诉就诊。患者半年前无明显诱因出现咳嗽、咯血，量时多时少。在外院行抗感染、止血治疗。近一月咯血量增加，有时一次十余口。胸片及胸部CT提示右上肺块影（图6-3-2A）。在外院行支气管镜检查，病理报告"右上叶出血并真菌感染，未见癌细胞"，按"真菌性肺炎"给予"氟康唑"等药物治疗，仍咯血。为明确诊断，来我院支气管镜室进一步检查。

支气管镜检查发现，右上叶管口凝血栓样物完全阻塞并突入右主支气管管腔（图6-3-2B），局部触之易出血。用针状微波辐射器，插入凝血栓样物内行微波热凝治疗（图6-3-2C、D），再用活检钳逐步清除凝固坏死组织致右上叶管口基本通畅（图6-3-2E），直到右上叶尖、后段管口通畅，前段管腔内窥见新生物阻塞并出血（图6-3-2F），局部止血治疗后活检，病理诊断"右上肺恶性肿瘤，考虑小细胞癌"。患者住院化疗。

讨论：肺部恶性肿瘤合并出血极为常见，当出血量大并出现凝血栓时，直接活检，易引起大出血且不能明确诊断，局部微波治疗，止血效果确切并能祛除凝血栓等表面覆盖的非病变组织，以明确诊断，但应注意对尚未明确诊断的病变组织进行微波治疗，会影响病理诊断。

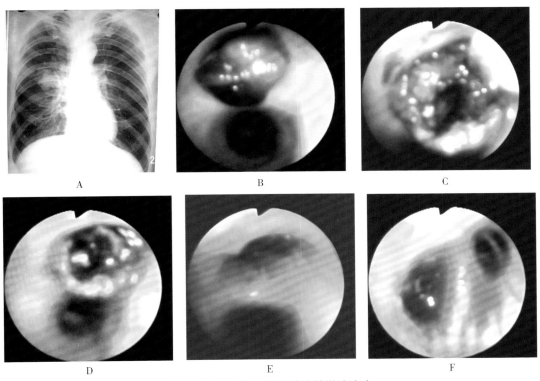

图6-3-2 管腔内恶性肿瘤的微波治疗

A. 胸片提示右上肺块影；B. 支气管镜提示右上支气管肺块影；C. 支气管镜引导下微波热凝治疗；D. 右上叶凝血栓样物凝固坏死；E. 右上叶管口基本通畅；F. 治疗后显示病变位于右上叶前段

六、常见并发症及注意事项

1. 并发症及处理

（1）支气管壁穿孔　为严重的并发症。多由于针状辐射器刺入支气管壁过深、微波治疗输出功率过大、治疗时间过长所致。可造成气胸、纵隔气肿及支气管胸膜瘘等。首先要掌握治疗的适应证和禁忌证；其次应严格控制输出功率、穿刺深度及治疗时间，对于管壁内的病灶尽量用柱状辐射器；还要注意麻醉充分，操作轻柔准确。

（2）出血　如果微波凝固治疗的范围过大、过深，当凝固坏死组织脱落时可能引起出血，严重时出现窒息。微波凝固治疗时，辐射范围不能过大、过深，每次治疗以2~3个点为宜。出血时应根据出血情况给予局部止血药物，必要时静脉滴注止血药物。

（3）脱落的坏死物致肺不张　微波凝固治疗后凝固坏死组织脱落可阻塞肺叶或肺段管口导致肺叶或肺段不张。故治疗后的坏死组织要用活检钳逐步地将其取出。

（4）胸疼　个别患者在微波治疗过程中，感到治疗部位有刺痛或烧灼感。应及时降低输出功率，变换治疗部位。治疗结束后上述不适感多消失。

（5）正常组织损伤　微波照射过强，可引起神经变性以及不可逆的血流停滞、组织坏死和萎缩，故应严格掌握输出功率，以免损伤正常组织。

2．注意事项

（1）微波辐射器尖端至少深出支气管镜操作孔道外2.5~3cm，辐射治疗时应开通吸引器通风，以避免支气管镜操作孔道内壁受热损伤。

（2）细针状微波辐射器置入时支气管镜尽量处于直位，以防针状微波辐射器刺穿工作管道的内壁，造成漏水。笔者应用的针状辐射器先端的细针较常规短且钝，既可满足治疗需要，又可避免损伤支气管镜内管道。

（3）微波辐射的功率不得超过80W，辐射时间不宜超过7秒。

（4）操作时应看清治疗部位，以防烧穿支气管管壁。有形成支气管-食管瘘倾向的病变部位，治疗时应慎重。

（5）对于气管的严重狭窄，由于微波治疗后病变组织有可能会出现一过性的肿胀而使业已存在的气管狭窄进一步加重，并有导致窒息的可能，故应特别注意。

（6）微波治疗机开机前微波输出口必须连接电缆及相应辐射器，决不能空载开机。

（7）辐射器不要靠近金属物体或暴露在空气中，调试输出功率时用纱布包住辐射器。

（8）植入心脏起搏器电极的患者不能接受微波治疗。

（9）使用几次后若发觉辐射器热效果变差，应定期清除黏附于辐射器针部表面的坏死组织、焦痂，保持辐射治疗时的输出功率，不能盲目加大微波功率。

（马　芸）

第四节　氩等离子体凝固术

一、概述

氩等离子体凝固术（APC）又称氩气刀，是一种非接触式电凝固技术。20世纪90年代早期ERBE公司开发了特殊的探针，使该项技术可以应用于可弯曲内镜中。1991年德国Farin G，Grand KE将APC引入消化内镜治疗，1994年德国将其引入呼吸内镜。由于其电凝深度控制在3~5mm以内，可减少薄壁组织穿孔的概率，同时其与常规高频电刀相比不用接触创面，产生碳化、烟雾少而广泛应用于临床。

二、设备、器械

氩等离子体凝固器包括一个高频电能发射器、一个氩气源和控制开关。氩气是一种无色、无臭、稳定的惰性气体，在普通大气压下对人体无害，具有很好的导电性，可以连续传导电流。APC就是通过高频电发射器电离被传导到目标组织上的氩气，产生大量的氩离子，产生的热能使蛋白变性，引起局部的高温凝固效应，造成组织的失活、血液凝固从而起到治疗作用。

氩等离子体凝固束具有以下特点。

（1）非接触式电凝 当开启高频电凝的控制开关后，氩气喷出，当高频电功率达到一定程度，高频电极与目标组织距离适当时，高频电极与组织间形成超过5000V/mm的电场强度，将通过氩气流电离而产生氩离子束，离子化的氩离子束使电极的高频电流流向目标组织，产生高频的电凝固效应。治疗时导管前端距离病灶上方0.3~0.5cm，与目标组织的角度为30°~60°，可以避免探头粘连组织堵塞导管和触碰出血。

（2）有限凝固深度 当氩气从电极根部喷出时，在电极的周围形成一层氩气隔离层，将氧气与电极隔离开，由于氩气本身是惰性气体，从而减少了周围组织的氧化反应，减少切割时冒烟，组织烫伤更小，一般仅仅为3~5mm，避免薄壁组织的穿孔。由于氧化反应的减少，电能转化成无效热能的能量也减少，使电极输出的高频电能集中在切割目标组织上，从而增强对目标组织的切割治疗作用。

（3）自动导向性 根据物理原理，氩等离子束可以自动避开已凝固区（高阻抗区），流向尚在出血或尚未充分凝固区（低阻抗区），即氩离子束既可以沿电极喷射方向直线扩散，亦可以侧向扩散及自行逆向扩散，从而自动限制局部过量凝固，并能在大范围内均匀凝固。

（4）视野好 由于治疗过程中的烟雾少，在未达到3~5mm时因氩气是惰性气体仅起到吹干净目标组织的作用，故治疗过程中视野好，便于操作。

（5）伤口愈合快 因组织电凝深度有限，产生的碳化少，故有利于伤口的愈合。

氩气电极喷头有直喷型、侧喷型和环喷型（图6-4-1~图6-4-3）。常使用的一次性探针的直径为1.5mm、2.3mm。氩气的流量为1~4（2.4）L/min，氩离子束凝固术器功率为20~60W。不同的功率对组织的作用不同，详见图6-4-4，形成脱水干燥区、凝固区、失活区（图6-4-5）。

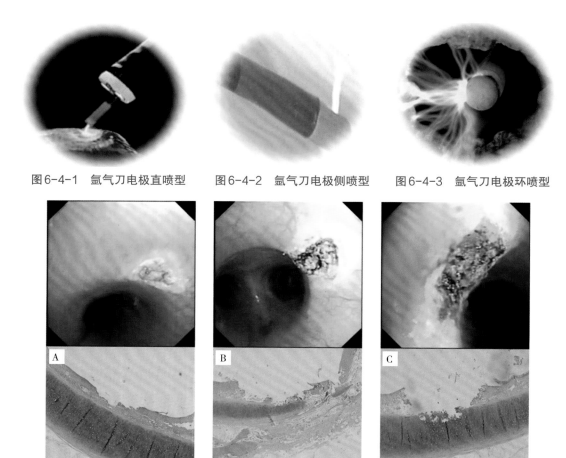

图6-4-1 氩气刀电极直喷型　　图6-4-2 氩气刀电极侧喷型　　图6-4-3 氩气刀电极环喷型

图6-4-4 在不同功率下APC对组织损伤程度不同

A为40w×1s支气管镜下及气管黏膜病理改变，B为40w×3s支气管镜下及气管黏膜病理改变，C为40w×5s支气管镜下及气管黏膜病理改变

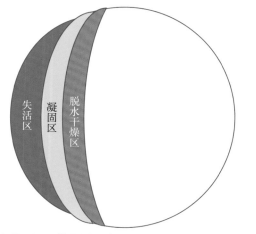

图6-4-5 APC作用后形成脱水干燥区、凝固区、失活区

三、适应证

APC因其非接触式、有限的凝固深度等特点，是一种立即起效的疗法，可以应用于缓解良性或恶性疾病引起的中央型气道阻塞。它非常适合应用于治疗短（小于4cm）、平的中央型气道管腔内病变或出血（图6-4-6）。引起中央型气道阻塞的各类疾病详见表6-4-1。非小细胞肺癌是最常见的恶性肿瘤，目前已有较多的应用APC治疗中央型气道非小细胞肺癌病例的报道，同时也有支气管类癌、黏液表皮样癌及其他气道内恶性转移癌的报道。对于良性气管狭窄，如瘢痕狭窄，可以应用APC临时解除气道狭窄，但因其易造成肉芽增生，效应是暂时性的，故不易单独、过多使用，应与球囊扩张、二氧化碳冷冻、气道内支架等联合应用。

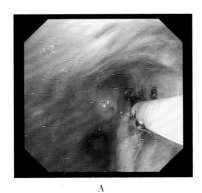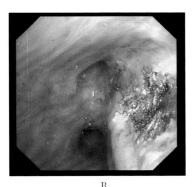

A　　　　　　　　　　　　　B

图6-4-6　气管内浅表病变的APC治疗

A.气管内浅表病变治疗前；B.气管内浅表病变APC治疗后

在一项针对364名患者的前瞻性研究中，90%为恶性肿瘤患者，50%患者有中央型气道阻塞，经APC治疗后三分之二的患者气道通畅。在对60例患者的回顾性研究中，90%的患者患有支气管肺癌，用APC治疗后气道阻塞程度从76%全面降低到18%。据报道，支气管镜下APC在可见的恶性或良性支气管内咯血的患者中有较好的止血效果，尤其是恶性病变造成的咯血。但APC在治疗大量甚至危及生命的咯血中的作用可能是有限的。在对364名患者（大多数为支气管肺癌患者）进行的一项前瞻性队列研究中，APC止血率为三分之一。在肺移植合并出血性息肉样病变的患者和Dieulafoy病患者中已经有成功应用支气管镜下APC止血报道，但均为个案报道。

表6-4-1　引起中央型气管阻塞的各类疾病

恶性	良性
原发管腔内的恶性肿瘤	良性气道肿瘤
原发支气管肺癌	乳头状瘤
腺样囊性癌	错构瘤
黏液表皮样癌	淋巴结病变
类癌	结节病
浆细胞恶性肿瘤	传染病（肺结核）
气道转移的恶性肿瘤	血管病变
原发支气管肺癌转移	血管环
肾恶性肿瘤	血管瘤
乳腺恶性肿瘤	软骨
甲状腺恶性肿瘤	复发性软骨炎
结肠恶性肿瘤	肉芽
肉瘤	插管后肉芽增生
黑色素恶性肿瘤	气管切开后肉芽增生
喉和鼻咽恶性肿瘤	气道支架后肉芽增生
食管恶性肿瘤	异物造成肉芽增生
纵隔恶性肿瘤	外科吻合术后（如切除或移植）
胸腺恶性肿瘤	血管炎合并肉芽肿（Wegener's）
甲状腺恶性肿瘤	鼻硬结病
生殖细胞肿瘤（如畸胎瘤）	动力性疾病
淋巴瘤	气管软化
	支气管软化
	沙漏样狭窄
	特发性进行性声门下狭窄
	结核病
	结节病
	其他
	烧/烟雾损伤
	淀粉样变

四、禁忌证

全身状况差，不能耐受操作者；合并严重的心、肺疾患，操作可能加重病情或造成死亡的；需要高流量吸氧的（大于40%）；气管内有可以熔化、着火的支架或其他物品；不适合行支气管镜检查的患者不适合行APC治疗；超出可视范围的病灶、出血不宜用APC治疗；装有心脏起搏器的患者。上述禁忌证均为相对禁忌证，术者应根据病情、术后疗效、术者经验具体而定。

五、技术操作及注意事项

（1）术前准备　术前检查同支气管镜前检查，如胸部CT、心电图、凝血四项、肺功能等。术前应评估是否为APC适应证/禁忌证，评估APC的可行性及安全性，评估术中风险及应急方案。向患者及家属交代病情，说明手术过程及风险，取得良好配合。准备需要的急救药品及设备。

（2）麻醉方式　根据患者病情，选择不同的麻醉方法。局部表面麻醉，在行支气管镜前30分钟，肌内注射地西泮10mg或鲁米那100mg，以减少患者的紧张心理，用2%的利多卡因5～8ml为患者做压缩雾化吸入进行麻醉，局部麻醉一般适合于气管梗阻较轻、病变范围较小、耐受能力较强的患者，术中鼻导管或面罩吸氧。静脉监控麻醉（局部麻醉加静脉强化）又称保留自主呼吸监控性麻醉，主要用于耐受能力较差、手术持续时间较长或高龄患者，在局部麻醉后，再静脉给予丙泊酚2～3mg（kg·min）、瑞芬太尼0.06～0.12μg（kg·min）持续泵入，可以经鼻、口或喉罩进镜，术中面罩吸氧或高频通气给氧。全凭静脉麻醉，多用于严重的呼吸困难、不能平卧、大气管梗阻、一侧或两侧主支气管严重狭窄的患者，全身麻醉下先插入喉罩、气管插管或硬质支气管镜，保持呼吸通路，再经软性支气管镜进行治疗，术中高频通气和麻醉机给氧。在任何麻醉方式下，手术全程均检测心率、血压、血氧饱和度、呼吸频率，全身麻醉时间超过1小时或有慢性阻塞性肺疾病者术中要监测血气分析。

（3）器械准备　将电极板置于患者一侧下肢上，确保接触良好，连接氩气导管，接上电源，打开开关，打开氩气瓶气阀，进行排气，调节气流速度，根据病变组织特点调剂输出功率，对于出血、瘢痕、松软组织选择小功率，对于致密组织选择较大功率，根据病变反应可以逐步提高功率，避免过大功率造成组织穿孔。根据具体病变选择不同的可弯曲支气管镜或硬质支气管镜。

（4）操作注意事项

①根据患者情况选择不同的支气管镜，如纤维支气管镜、电子支气管镜或硬质镜。松软组织选择较小功率，致密组织选择较大功率，出血、疤痕选择较小功率。

②术前去除随身携带的金属物品。

③APC探头至少伸出活检孔道直至至少见第一个标记环。

④距离病变1～2mm最佳，避免过近，过近容易堵塞电极，避免焦痂堵塞电极，一旦焦痂或组织堵塞电极应及时进行清理。

⑤APC功率控制在50W以下，每次治疗时间避免大于5秒，避免损伤气管壁，造成穿孔。

⑥保持视野清晰，APC电极应保持在视野之内，未看清组织结构时不要盲目烧灼。

⑦咳嗽或呼吸运动时要注意APC电极位置。

⑧术中吸氧浓度小于40%，避免着火。

⑨烧灼后创面均有肿胀、坏死物附着造成管腔狭窄，故应在术后2～3天复查支气管镜进行清理。

对范围较小、出血量小的病灶，可用短促的APC操作来止血（视频6-4-1，点式烧灼）；对范围较广、出血较多的病灶，可用扫荡式操作来止血（视频6-4-2，扫荡式烧灼）；而对出血不止的管腔内肿瘤，还可将APC电极直接贴近肿瘤烧灼，并将焦痂一并取出（视频6-4-3，此为烧取，以别于冻取），但需注意，焦痂不宜烧灼时间太长，以免着火。

视频6-4-1　点烧

视频6-4-2　扫荡式烧灼

视频6-4-3　烧取

六、并发症及其处理

视频6-4-4　气道内APC烧断金属支架，易着火

支气管镜APC的并发症很少，通常少于1%，有报道在0.5到4%不等，并发症可能与支气管镜检查、镇静、麻醉或APC本身有关。最常见的APC相关并发症是气管着火（视频6-4-4）和气管穿孔，其他并发症包括气体栓塞、非金属支架或支气管导管的熔化、严重出血、电击、设备烧伤，极少有死亡报道。

为减少着火，在APC烧灼期间避免高流量氧气（即避免吸入氧气浓度＞40%）、限制所施加的功率（小于80瓦）、减少应用时间（小于3秒）。此外，要保持探针尖端距任何可燃材料几厘米远。

对于气管内放置非金属（通常是硅酮）支架、非金属管道的患者，在气道内应用APC有熔化风险，故烧灼时应尽量避开。虽APC较常规高频电刀、激光的烧灼浅，但仍有气道穿孔可能，对于气道壁较薄、病变较广泛的病变在烧灼前应评估气道再通的益处及气道穿孔的风险，谨慎使用。理论上较高的气流产生的火焰越长，治疗效果越好，但因肿瘤生长的形状不规则及在气管分叉处氩气可能会拐弯到不可见的区域，造成对该区域的治疗作用，从而增加穿孔风险。

功率的设置及应用的时间会影响组织破坏程度，功率越高、时间越长，组织的破坏越多。越高的功率产生的焦痂越多，容易堵塞电极造成排气困难，从而影响治疗效果。

对于有植入除颤器、起搏器等电植入装置的患者，在应用APC烧灼前应与相关学科进行讨论，避免不良事件的发生。

七、评述

APC是一种非接触、热消融技术，它使用氩气产生热量，进而可用于清创和削弱气道组织和/或实现止血。它必须由有经验丰富的支气管镜介入医生进行操作。支气管镜下APC是一种即时有效的治疗方法，用于缓解由于恶性或良性病变引起的中央气道阻塞。它非常适合治疗短、平、腔内阻塞和/或出血性病变，特别是非小细胞肺癌。其他适应证包括与中央气道阻塞相关的良性疾病的治疗（例如息肉切除、支气管内支架周围肉芽组织清创、气道出血等）。支气管镜下APC不适合治疗由支气管肿瘤、气管支气管软化造成的外源性压迫或狭窄。使用高流量氧气（吸入氧气浓度＞40%）的患者不适合用支气管镜APC。APC可以通过可弯曲或硬质支气管镜进行操作，烧灼时探针尖端超过支气管镜尖端，但最好不接触目标病变。支气管镜下APC的并发症较少见（小于1%）。最常见的APC相关并发症是气道炎症。

（王洪武　高　鸿）

第五节　激光治疗

1960年美国科学家Maimon成功研制世界上第一台红宝石激光器，开启了激光治疗的新时代。之后各种激光器相继问世，并逐渐开始应用于医学各个领域。经支气管镜激光治疗呼吸道病变始于20世纪70年代，Laforet等在1976年首先发表了应用CO_2激光治疗气管内恶性肿瘤的报道。之后多种激光如氩离子激光、Nd:YAG激光、钬激光等纷纷应用于呼吸系统疾病的治疗。目前临床上主要应用Nd:YAG激光及钬激光治疗呼吸道阻塞性疾病，能迅速缓解呼吸困难症状，改善患者生命质量。

一、技术原理及激光分类

1. 激光的产生原理和特征

（1）激光的产生原理　激光是由于某些物质原子中的粒子受入射光子的激发，由低能级的原子跃迁为高能级的原子，当高能级原子的数目大于低能级原子的数目时，就发射出相位、频率、传播方向和偏振方向完全相同的光子聚集而成的光束。激光的产生需要三个条件：①激发源：向工作物质提供能量，将工作物质的激活粒子从基态激发到高能态；②工作物质：包括激活粒子和基质，前者要求存在适合于产生光子的能级结构，后者用于寄存激活粒子的材料；③谐振腔：在激光器两端装有两块反射率很高的镜子，一块为全反射，一块为部分反射，激光可透过这块镜子射出，被反射回到工作物质的光继续诱发新的受激辐射，使受激辐射强度增大。

（2）激光的特征　根据激光的产生特点，其特征有以下四点：①方向性强：激光几乎是一束定向发射的平行光，其发散角很小；②亮度高：激光能使光能在空间和时间上高度集中，是一种非常密集的强有力的光源，可在极小的局部范围内产生几百万摄氏度的高温、几百万个大气压和几十亿伏特每米的强电磁；③单色性好：激光是由统一规格且相等振动频率的光子组成，因此是近乎理想的单色光；④相干性好：激光的线谱宽度极窄，其相干长度可达到100km，其横向相干面积也很大。

2. **激光的治疗原理**

激光的四大基本特征，决定了激光有广泛的医学用途。在气管病变中，激光能精确聚焦目标病灶，通过其高能量作用，对病灶进行快速、有效处理。激光应用于临床治疗的作用原理主要包括热效应、光化学效应、机械效应、电磁场效应、生物刺激效应等。经支气管镜激光治疗，主要利用激光的热效应，在能量密度极高的激光照射下，生物组织在几毫秒内达数百甚至上千度的高温后发生不同程度的变化，如细胞坏死、蛋白质变性凝固、组织汽化、脱水组织燃烧和碳化等，从而达到组织切割效果。激光的治疗作用与生物组织光学特性及激光参数有关，进而造成不同激光在临床治疗上有不同的作用。当低功率激光照射组织时，可出现小血管的收缩及闭塞，加大功率可使组织出现凝固、汽化或碳化而达到消除病变的目的。

3. **医用激光的分类**

激光器的种类较多，按工作物质可分为：气体激光器（如N2激光、CO_2激光），液体激光器（如Ar^+激光），固体激光器（如Nd:YAG激光、钬激光），半导体激光器。每种激光都有不同程度的切割和凝固性能。目前用于经支气管镜治疗的高能量激光主要有四种：①CO_2激光：波长为10600nm，组织穿透力0.1mm，组织的热损伤低，因此CO_2激光凝固、止血作用弱，同时由于CO_2激光无适当光导纤维耦合，不能通过可弯曲内镜传导，均限制了CO_2激光在临床上的推广应用，仅适用于硬质支气管镜下的喉部或近端大气管的介入治疗。②Nd:YAG激光：即钕激光，波长为1064nm，组织穿透力5mm，组织的热损伤高，Nd:YAG激光对组织穿透深，组织凝固及止血作用强，是目前用于气管病变治疗较多的激光；③钬激光：即Ho:YAG激光，波长为2140nm，组织穿透力0.4mm，组织的热损伤低，可最大限度减少病灶周围组织损伤。钬激光对组织穿透深度浅，精确可控性高，主要用于碎石和切割金属支架，但止血效果较Nd:YAG激光弱，也不可用于消融治疗。④半导体激光器：是所有激光中体积最小的一种，是常见的气体、固体激光的重要补充，也是现代医疗激光领域的重点研究方向。

二、设备与器械

（1）硬质支气管镜或可弯曲支气管镜　后者包括各种类型的电子支气管镜，操作孔直径一般都适合。对于支气管镜的选择，大部分内镜医生倾向于使用硬质支气管镜，因其有更好的操作视野、坏死组织容易清理及通气方便等优势。然而可弯曲支气管镜可协助医生清除支气管远端病灶。

（2）医用激光治疗机　其中包括激光发射器、石英光导纤维、防护眼镜。

（3）活检钳、异物钳等其他辅助器械。

三、激光治疗的适应证

原则上只要支气管镜能看到气道内的各种良、恶性病变及各种原因引起的气道狭窄，均可用激光治疗。具体包括：①气管、支气管原发与转移性恶性肿瘤：对失去手术机会或晚期恶性肿瘤阻塞气道造成呼吸困难者，激光可以有效清除腔内病灶，改善通气，缓解呼吸困难。激光治疗最常见适用于非小细胞肺癌的切除。当然也可适用于其他类型恶性肿瘤的治疗，比如类癌、囊性癌、黏液表皮样癌以及支气管内转移癌等；②气管、支气管良性肿瘤：如错构瘤、脂肪瘤、息肉等，良性肿瘤一般比较局限，用激光容易清除，极少复发，若有复发，可重复治疗。激光对某些部位的良性肿瘤可以代替外科手术；③气管、支气管肉芽肿性病变：主要包括结核性肉芽肿、炎性肉芽肿、手术缝线及气管切开金属套管等刺激引起的异物性肉芽肿。④气管、支气管瘢痕狭窄：如果软骨环未被破坏，激光治疗效果较好。⑤止血：由于激光具有蛋白质凝固及血管封闭作用，适当降低激光功率可用于气管内止血治疗。⑥其他：气管支架的消融、去除异物、激光蚀刻、气管内结石等。

四、激光治疗的禁忌证

除支气管镜检查的一般禁忌证外，主要包括：①气管、支气管腔外压性狭窄：激光治疗容易引起气管穿孔；②气管黏膜弥漫性病变或长距离漏斗状狭窄时，激光治疗效果较差；③气道完全闭塞时，选择激光治疗应慎重，术前需评价阻塞的路径和阻塞远端的情况，否则易致管壁穿孔；④肿瘤压迫或侵犯到大血管或食管等，不慎易致大出血或食管穿孔。⑤已置入气道内的支架，有被激光融化或点燃的风险。

五、激光治疗的技术操作及注意事项

（1）术前准备　术前常规进行患者一般情况和凝血功能的评价，充分评估患者能否耐受介入治疗并预测介入治疗的风险。所有患者均应进行常规支气管镜检查，明确气管病变的部位及程度。做好术中动态监测患者心电、呼吸、血压和血氧饱和度的准备。

（2）麻醉方法　采用经可弯曲支气管镜激光治疗可在局部麻醉或全身麻醉下进行，如果在全身麻醉下操作，患者相对安静，故操作也更加方便及安全。采用硬质支气管镜下治疗必须在全身麻醉下进行。

（3）具体步骤　先预热激光机。常规麻醉，同时应用2%利多卡因行气管表面麻醉以减少刺激反应。常规支气管镜检查后，将光导纤维经支气管镜工作孔道插入，伸出支

气管镜远端约1cm，应用可见光定位，对准且距离目标至少0.5cm，发射激光。脚踏开关由操作者控制，所用钬激光脉冲能量为0.8~1.5J，脉冲频率为8~20Hz；如使用Nd：YAG激光治疗，所用功率一般为15~30W，每次照射0.5~1秒，间隔0.1~0.5秒，也可以使用连续脉冲模式。所用能量根据病灶大小而定，对较大病灶可以分次治疗。治疗的目的：①使较小病变完全汽化；②使病灶充分凝固和碳化，然后坏死物质通过吸引、活检钳清除或术后患者自己咳出。

（4）注意事项　①治疗前必须仔细检查光导纤维的完整性，保证无损伤和无折断漏光处；可使用一次性支气管镜。②在内镜下行激光治疗，激光烧灼时尽量避免同时高浓度给氧，以免发生氧燃烧。若需吸氧，吸氧浓度应低于40%；③操作时激光距离病变组织约0.5cm，能量的方向与气管壁尽可能平行，以免引起管壁穿孔；④治疗时产生的坏死组织及焦痂、烟雾，应及时进行负压吸引和清除，避免引起患者咳嗽及影响操作者的视线；⑤远端病变治疗时要注意不能过度弯曲支气管镜，以免引起孔道内的光导纤维断裂；⑥激光治疗为一种姑息性治疗手段，需结合其他介入方法综合处理；⑦不同的激光参数会带来不同的治疗效果，最合适的功率和频率等还需要不断地总结和探索。

六、激光治疗的并发症及防治

如果操作适当，经支气管镜激光治疗是一项比较安全的治疗手段，Cavaliere等进行1396次Nd：YAG激光治疗，总的并发症发生率为2%，致死性并发症的发生率为0.35%。我国学者郭纪全等对87例患者共进行116次激光治疗，主要表现为一过性低氧血症，对症处理后很快得到纠正，研究中共出现1例第2次激光手术后第3周突发大咯血的死亡病例。主要并发症有：①穿孔：长时间同一部位激光照射可引起支气管及其相邻组织的穿孔，可表现为气胸、纵隔气肿、气管-食管瘘、致命性大出血等，因此要严格控制激光照射方向、治疗功率和照射时间。操作时能量的方向与气管壁尽可能平行，可避免气管穿孔的发生。②阻塞性肺炎：由于术后局部组织水肿阻塞管腔引起的继发肺部感染，一般用抗生素均可恢复正常。③出血：与治疗过程中损伤肺动脉和肿瘤的血管床有关。少量出血时无需特殊处理；中少量出血时可直接用激光凝固止血；大出血时应立即停止治疗，并尽快清除血块，保持呼吸道通畅，必要时行机械通气。④氧燃烧：吸氧浓度应低于40%，同时操作前确保光导纤维是否完整，一旦出现氧燃烧，应立即撤离气管插管和支气管镜等带有易燃材料的设备。⑤心血管系统并发症：主要表现为心律失常、心力衰竭、心肌梗死和血压改变等，治疗过程中应严密监测生命体征的变化，如发生异常，暂停治疗及给予必要的对症处理。⑥低氧血症：比较常见，主要由于麻醉后出现呼吸抑制、坏死组织水肿和脱落、出血、分泌物阻塞气管所致，应暂停激光治疗并予吸氧，及时清除气道内坏死组织及分泌物。

七、评述

激光是一种精准度较高的呼吸介入治疗方法，适合呼吸内镜下的呼吸道阻塞性疾病的治疗，随着能量的提高，治疗效率可进一步提高。目前临床上主要应用 Nd∶YAG 激光及半导体激光，两者同样具有适合呼吸道治疗的优缺点。激光治疗大气道占位性病变的安全性比治疗小气道病灶高。激光治疗的疗效跟病变的部位、范围及性质有关，病变越趋近端、范围越小，疗效越佳，局部的增生性病灶疗效比广泛浸润性病灶好。疗效判断可通过观察激光治疗前后患者的气促分级、气道内径、呼吸频率、肺功能检查、动脉血气变化及呼吸困难等症状的改善及狭窄管腔再通的疗效（分为完全有效、部分有效、轻度有效和无效）来评估近期临床疗效。1996 年 Cavaliere 等报道他们在 13 年间对 2008 例恶性气道阻塞患者分别联合采用多种介入治疗，93% 患者在 Nd∶YAG 激光治疗后气道阻塞得到迅速缓解，研究还发现其中 17 例早期支气管原位癌患者进行激光根治性治疗后，随访多年均未见复发。Hermes 等报道了他们用 Nd∶YAG 激光治疗 121 例气道恶性肿瘤的患者，其中位于气管、主支气管、叶支气管的狭窄病变达到部分有效甚至完全有效的总再通率分别为 95%、80%、68%，并且激光对这三个部位病变的止血效果分别达到 100%、100%、88%。郭纪全等报道 Nd∶YAG 激光治疗 26 例气道内良性肿瘤患者，除 1 例乳头状瘤术后出现复发，其余均治愈。由于 Nd∶YAG 激光具有良好的切割和凝固性能，目前是呼吸介入治疗最常用的激光类型。钬激光是一种新发展起来的多用途医用激光，已广泛应用在泌尿外科、耳鼻喉科及妇科，由于其穿透深度较 Nd∶YAG 浅，发生穿孔的并发症降低，所以应用在气管病变的治疗报道也越来越多。1996 年 McCaughan 等首次在呼吸系统疾病治疗中使用钬激光治疗支气管结石病。许海平等报道钬激光治疗 7 例气管内新生物，其中良性病变 3 例、恶性病变 4 例，均顺利完成手术，且气促马上改善。2014 年 Squiers 等总结他们 8 年来对 99 例气管阻塞患者采用钬激光治疗的疗效，这些患者共接受了 261 次激光治疗，其中良性和恶性气管阻塞患者得到症状缓解率分别为 90% 和 77%，总的并发症发生率为 2.3%，死亡率小于 1%。钬激光不宜用于止血。

铥激光是一种新型的医用激光，波长为 2000nm 左右，其穿透深度力仅为 0.2mm，因此肿瘤组织能迅速汽化，同时充分保护病变组织后方的正常组织。与 Nd∶YAG 激光比较，铥激光对组织损伤深度更浅，降低了气道穿孔的风险，特别是处理基底部位的肿瘤时其优势更加显著。铥激光还可以去除气道支架内的组织。虽然铥激光目前在国内应用于气管的报道较少，但在国外已得到医学界的广泛认可。在国外一项队列研究中，对 132 名气管狭窄患者进行 187 次支气管镜下铥激光治疗。结果显示铥激光可以进行精准、快速的组织消融，完全汽化微小病灶，止血效果佳，其中 47 例气管支架经铥激光消融支架间组织后仍保持支架的完整性。有 5.8% 病灶在激光治疗过程中出现出血，没有出现其他并发症。

激光治疗作为处理气道疾病的一种内镜介入治疗方法，往往需要联合其他支气管镜治疗综合处理，比如冷冻治疗、球囊扩张、APC及气道支架置入术等。Han等研究多模式治疗与单次激光治疗相比的有效性，发现多模式治疗显著延长NSCLC患者的中位干预时间1.7个月，中位生存期延长4.9个月。然而目前尚无对比激光与其他局部治疗技术的高质量临床研究。通常，支气管镜治疗的选择取决于气道梗阻的部位、外部与内部压迫的程度，结合患者的一般情况，采用个体化治疗。在热消融治疗方法中，激光治疗、APC和电凝都可以迅速破坏组织。激光治疗有较好的切除肿瘤能力，但止血效果可能劣于APC，并且有较高的穿孔风险。

总之，经支气管镜激光治疗气道病变是比较安全的治疗手段，只要对并发症有充分的认识，操作时选择合适激光参数，麻醉选择恰当，可以减少或避免并发症的发生。同时对不同气管病变激光种类的选择和最佳激光参数的设定均应进一步确定，以达到最优的治疗效果。

八、病例

1. 患者男，58岁，因"咳嗽、咯血8月余"入院（图6-5-1）。支气管镜检查见右中叶内侧段开口新生物，行激光、APC等介入手段切除腔内肿块，术后麻醉复苏后患者诉有胸痛并出现皮下气肿，急诊胸部CT见"两侧气胸；纵隔气肿"，予吸氧、胸腔闭式引流，次日复查胸片示右肺复张。患者症状好转。后肿块病理回报示黏液表皮样癌，予外科肺癌根治术，过程顺利。

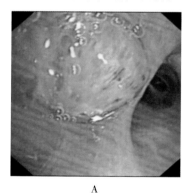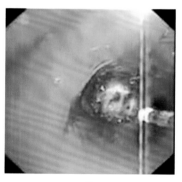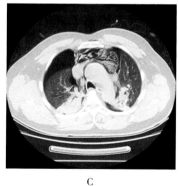

A　　　　　　　　　　B　　　　　　　　　　C

图6-5-1　激光、APC等介入治疗后出现气管穿孔

A.支气管镜检查见右中叶内侧段开口新生物；B.激光切除肿块；C.并发症纵隔气肿、两侧气胸

2. 患者女，53岁，因咳嗽伴咯血3月入院，支气管镜示气管中上段新生物伴管腔阻塞，活检钳活检新生物后，予激光处理残余病变组织时，因吸氧浓度未及时降到40%以下，出现光导纤维燃烧，气管局部病灶及周边其管壁黏膜烧灼改变，立即关闭激光仪，并予冰生理盐水冲洗气管黏膜，局部未见明显出血（图6-5-2）。

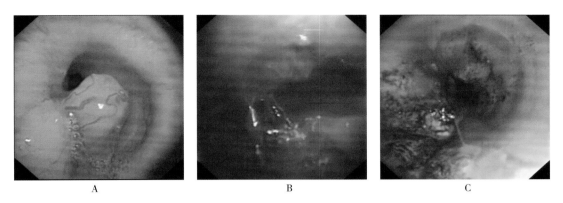

图6-5-2 激光治疗过程中出现光导纤维燃烧

A.气管中上段新生物；B.激光治疗中；C.气管黏膜灼伤改变

3. 患者男，25岁，11个月前因全身多处烧伤住院，有气管切开术史。本次因呼吸费力住院，支气管镜诊断"气管狭窄"，并行支气管镜下介入治疗（激光），呼吸困难症状好转（图6-5-3）。

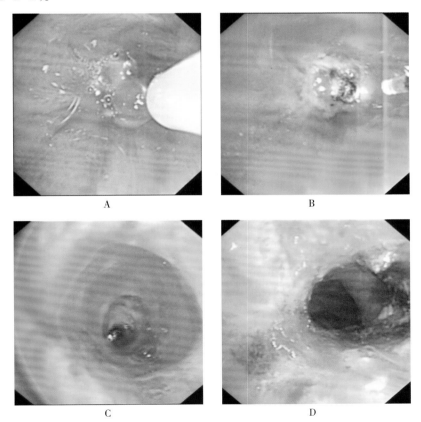

图6-5-3 气管狭窄患者激光治疗过程

A.气管切开根部肉芽堵塞管腔激光治疗前；B.气管切开根部肉芽堵塞管腔激光治疗中；C.气管环状狭窄；

D.气管狭窄环激光松解后

4.患者男，51岁，有车祸外伤史，4年前行气管狭窄金属支架置入术。现因呼吸费力住院。CT提示气管内支架断裂，支气管镜示上端气管支架后再狭窄，以钬激光消融气管内支架肉芽组织，以硬质镜钳旋转、游离支架后，以钬激光离断支架后不断去除破碎的支架丝。最后以冷冻处理基底病灶。1周复查支气管镜示原支架位置的气管表面黏膜恢复尚可（图6-5-4）。

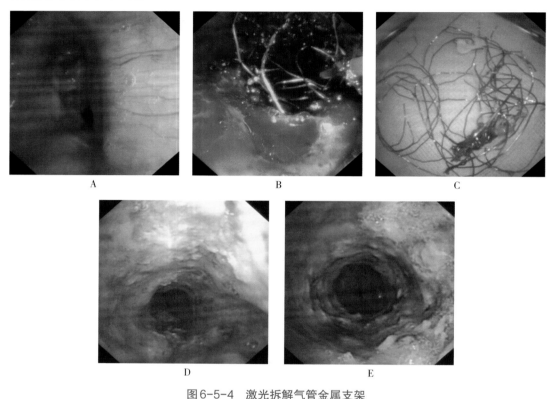

图6-5-4　激光拆解气管金属支架

A.气管上端支架后再狭窄；B.钬激光离断金属支架；C.取出后的金属支架丝；D.2天后原支架位置的气管病灶；E.1周后原支架位置的气管病灶

（林晓晓　陈成水）

第六节　光动力治疗

一、概述

光动力治疗（photodynamic therapy，PDT）是一种光激发的化学疗法，光敏剂吸收光子的能量跃迁到激发态，受激发的光敏剂将能量传递给氧，产生一些氧化活性分子（radical oxygen species，ROS）。氧化活性分子通过氧化作用来攻击细胞结构，这种损伤可能是细胞膜或蛋白的氧化损伤，当氧化损伤的积累超过一定的阈值时，细胞便开始死亡。光敏剂注入患者体内后，会在肿瘤组织中形成相对较高的蓄积，尤其高分布于肿瘤组织的新生血管内皮上，因而光动力作用还可引起血管损伤及由此导致的病变组织局部的缺血缺氧，在PDT的临床治疗机制中起着关键性的作用，并决定着PDT的选择性杀伤特性。这种光敏剂选择性在肿瘤组织蓄积和选择性针对病变组织照光一起构成了光动力疗法治疗肿瘤的双靶向性（药物靶向性富集和光照靶向性激活）。20世纪70年代末PDT逐渐成为一项治疗肿瘤的新技术。随着介入肺脏病学的发展，光动力治疗因其创伤小、特异性高，逐步应用于肺癌的治疗中。光动力疗法治疗肺癌具有很多明显的优势，与传统或常用疗法有很好的兼容性，在很多综合治疗中能发挥独特的作用，临床应用前景广阔。

（一）原理

光动力治疗是一种药物与机械联合技术，涉及给药和照光两个步骤。其原理是通过病灶局部的选择性光敏化作用来破坏肿瘤和其他病理性靶组织，即给予吸收了光敏剂的病变部位适当波长的光照，通过光敏剂介导和氧分子参与的能量和/或电子转移，在病变组织内产生具有细胞毒性的活性氧，通过氧化损伤作用破坏靶部位细胞器的结构和功能，引起靶细胞的凋亡和坏死。

1.光敏反应

不同光敏剂的光物理和光化学特性差异很大，但是产生光敏效应的途径相似。机体在接受光敏剂后的一段时间内，光敏剂可较多地潴留于肿瘤组织内，此时以特定波长的光照射肿瘤部位，光敏剂在吸收了合适波长的激活光线后，从基态转变为激活的单线态，再与氧发生反应，产生高活性单线态分子（$^0O_2$），后者与分子氧发生反应，产生激发态反应性单态氧，再与邻近的分子（如氨基酸、脂肪酸或核酸）相互反应，产生毒性光化学产物，引起细胞毒性和局部微血管损伤。

2.PDT杀伤肿瘤的体内作用机制

（1）PDT对肿瘤细胞的影响　PDT对肿瘤细胞有杀伤作用，在PDT治疗肿瘤时，有的以直接杀伤肿瘤为主，有的可导致肿瘤细胞凋亡。

（2）PDT对微血管的影响　PDT的光敏反应可造成微血管破坏，激活血小板及炎性细胞，导致炎性因子释放，引起血管收缩、血细胞滞留凝集、血流停滞造成组织水肿、缺血、缺氧，从而杀伤肿瘤。

（3）PDT对间质的影响　间质是肿瘤细胞生长的"瘤床"，对物质扩散、运输和新生血管形成具有重要作用，间质中光敏剂含量很高。PDT引起间质的破坏，对防止肿瘤残留或复发极为重要。

（4）PDT的抗肿瘤免疫作用　PDT没有放化疗引起的明显抑制机体免疫功能的副作用，相反，PDT可诱导抗肿瘤免疫效应，增强机体的各种免疫细胞的抗肿瘤作用，引起局部炎性反应、趋化细胞因子、活化补体等多种免疫分子，从而有效清除肿瘤细胞，对肿瘤的复发有很好的控制作用。

二、设备及器械

氧、光敏剂和可见光是光动力反应发生的基本条件。其中光敏剂和与之相匹配的特定波长的光是光动力反应的两个关键因素。

（一）光敏剂

根据来源和结构可笼统地将光敏剂分为血卟啉、叶绿素和染料三大类。

1. 第一代光敏剂

第一代光敏剂是以血卟啉衍生物为代表的混合卟啉类光敏剂。

（1）Photofrin（商品名：卟非姆钠）　为其代表药物，是迄今为止唯一获准在临床上正式用于多种实体恶性肿瘤治疗的光敏药物。Photofrin是一种从牛血中提取并进行化学改性的卟啉低聚体混合物，于1984年在美国Roswell Park癌症研究所开发成功。Photofrin经世界各地肿瘤医疗单位多年使用，其有效性和安全性均得到专业人士的充分肯定。但由于激活该药的630nm红光，并非处于该药的最佳吸收光波长范围，也不处于组织的最佳透过光波长范围，而是兼顾二者的折中选择，这就决定了该药的杀伤深度较浅的主要缺点，另一明显的缺点是这种光敏剂在皮肤中的存留时间长达数周，容易引起皮肤光敏副作用。该药的药物剂量为2mg/kg，给药48～96小时内进行光照。

（2）我国也先后研制成功3种混合卟啉类制剂，即癌卟啉（HpD，北京）、癌光啉（PsD-007，上海）和光卟啉（HpD，扬州）。其中癌卟啉在2001年获国家药监部门批准用于肿瘤治疗，现用名为血卟啉注射液（商品名：喜泊分）。

第一代光敏剂在临床上虽疗效肯定，但有许多不足之处：组成复杂，各成分在光动力治疗中尚不明确，对肿瘤的组织选择性和光动力学活性的稳定性较差，易引起皮肤光过敏反应，需要的避光时间也很长，组织穿透深度小，对大而深的肿瘤疗效欠佳。

2. 第二代光敏剂

第二代光敏剂大多是卟啉类化合物的衍生物，包括卟啉、卟吩、红紫素、内源性卟啉，以及金属酚菁、稠环醌类化合物等，它们在光动力活性、吸收光谱和对组织的选择性方面均有所改善。

（1）血卟啉单甲醚（HMME）　也称海姆泊芬是我国首创的一种单体卟啉，具有成分单一、结构稳定明确、肿瘤摄取率高，对体内外癌细胞具有明显的杀伤作用，且药物消除快，毒副作用小。起初是用于治疗肿瘤，但目前主要被用于治疗鲜红斑痣。

（2）替莫泊芬（Temoporfin Foscan TM）　是1989年开发出来的，由英国Scotia Quanta Nova公司研发，2001年10月被批准在欧洲上市，用于头颈部肿瘤的光动力治疗。该药是高效的，药物剂量为0.15mg/kg，光照通常在注射给药72～96小时后进行，以避免治疗外的急性损伤。该药仅需要$20J/cm^2$的光照就能起效。该药的缺点：①治疗过程中有明显痛感；②治疗腔道内肿瘤（如食管、支气管等）时极易致瘘；③给药后，患者即使在避光的情况下，仍会出现光敏毒性，整个治疗过程需在暗室里进行；④由于光敏活性很高，即使用量为0.1或0.5mg/kg，给药48小时或96小时后光照剂量仅为5或$10J/cm^2$，仍能观察到明显的对正常组织的损伤。目前该药不许使用于腔道病变。

（3）他拉泊芬（Talaporfin，NPe6） 是叶绿素 α 降解产物衍生物。由日本石化公司开发，于2003年10月率先在日本通过了对早期肺癌的光动力治疗，其商品名为Laserphyrin，规格为每瓶100mg（注射用），最大吸收波长664nm处的吸收系数是血卟啉的10倍，在体内存留时间短，清除快，几乎不引起皮肤光敏反应，可在门诊应用，不用长时间避光。

（4）5-氨基酮戊酸（ALA 艾拉） 为血红素的前体，本身不是光敏剂，没有光敏活性。可口服，在体内经ALA脱水酶及一系列酶促作用，转化为光反应性原卟啉Ⅸ衍生物（PpⅨ），代谢旺盛的肿瘤细胞吸收ALA明显增加，产生大量的PpⅨ，并蓄积在细胞内，经激光照射后发生光动力反应，杀伤肿瘤细胞。由于ALA本身是正常细胞的成分，毒性很低，但穿透力只达0.3～0.5cm，主要用于非肿瘤性疾病（如老年性眼底黄斑病变、光化学性角化病）和表浅肿瘤的治疗。ALA的半衰期很短，一般在3～6小时PpⅨ的浓度达高峰，24小时后各器官已很少显示PpⅨ的荧光。2007年1月我国批准该药上市，用于治疗尖锐湿疣。目前也用于皮肤肿瘤如基底细胞癌、鳞状细胞癌等光动力治疗，给药方式为表面敷贴，目前注射剂型已进入临床试验。

其他如竹红菌素是自我国云南的一种箭竹的竹果中提取出的天然产物，该类化合物光毒性强而暗毒性低，结构明确，分离纯化和结构修饰相对简单，光动力效率较高，是较有前景的一类光敏剂。

3. 第三代光敏剂

第三代光敏剂主要是在卟啉类及其衍生物、叶绿素降解产物衍生物，以及酞菁类等第二代光敏剂的基础上，耦联具有靶向性的特殊化学物质（即靶向基团）以提高光敏剂对肿瘤组织的识别和靶向功能（表6-6-1）。这些靶向基团包括多聚体、脂质体、肿瘤组织表达的抗原或受体的相应抗体和配体等。在这些靶向基团中多肽的应用研究十分活跃，这主要缘于其细胞毒性低，渗透性和选择性好，在合成和修饰方面相对简单，对一些在肿瘤组织中过量表达的受体具有靶向性等特点。

表6-6-1 目前国内在研的光敏剂

	品名	商品名	类别	申请单位	适应证	进展状态	状态开始时间
1	舒他兰锌	福大赛因	酞菁类	福建省龙华药业有限责任公司/福大学	肿瘤	Ⅱ期临床试验中	2014/1/23
2	华卟啉钠		卟啉类	青龙高科技股份有限公司（江西）	食管癌晚期实体瘤	Ⅱ期临床试验，招募中	2015-12-24/2017-10-31

	品名	商品名	类别	申请单位	适应证	进展状态	状态开始时间
3	多替泊芬	艾拉（ALA）	卟啉类	上海复旦张江生物医药股份有限公司	不可手术切除晚期肝门部胆管癌患者／高危性非肌层浸润性膀胱癌	Ⅱ期临床试验中	2016-08-31/2017-9-3
4	盐酸氨酮戊酸		卟啉前体物	上海复旦张江生物医药股份有限公司	子宫颈上皮肉瘤变	Ⅰ期临床试验，招募中	2015/12/24
5	血卟啉醚酯		卟啉类	深圳市中兴扬帆生物工程有限公司	食管癌	Ⅲ期临床试验中	2018/1/7
6	HPPH		叶绿素类	浙江海正药业股份有限公司	食道癌	Ⅱ期临床试验中	2016/11/12

　　光敏药物与抗癌化疗药物不同。光敏药物进入人体后，在不同的组织中很快形成不同的浓度分布，然后又以不同的速率下降，并在数天后大部分排出体外。摄取了药物的人体组织，如果没有受到光的照射就不会引发光动力反应、产生细胞毒性。即使受到了光的照射，只要光的波长、辐照量或组织中的药浓度未达到一定要求，细胞也不会受到大的损伤。光敏药物必须和专用的光动力激光治疗机联合使用才能对患者产生治疗效果。一般化疗药物的作用原理则完全不同，它们进入人体后无需外加条件和专用设备便具有细胞毒性，不但能杀伤癌细胞，对许多正常器官和细胞也能引起不同程度的损伤，是一种全身性的毒性作用，如对造血系统和免疫系统的抑制作用，往往给患者带来很大痛苦。

（二）光动力激光治疗仪

　　照射光常采用可见红光。目前常用 630nm 或 650nm 激光。研究发现，在深度超过 1.2cm ± 0.5cm 的肿瘤中引起坏死效应最为明显的是红光，绿光在浅表肿瘤中更为有效，而紫光则仅在深度小于 0.2cm ± 0.1cm 的病变中最为有效。光源发出的光通过光纤耦合传输可进入体内，临床上光动力所需的光导纤维并不复杂，主要变化在其末端性状，可分为下列四种：①柱状光纤，光纤末端经弥散处理，使激光像日光灯管那样向四周射出，适用于内镜下的治疗，也可由粗注射器针头引导插入肿瘤组织作组织间照射，常用的柱状光纤长度分别为 2cm、3cm、4cm；②扩束光纤：光纤末端装有小透镜，使光斑放大，均匀，适用于体表较大病变（如体表癌等）的治疗；③球状光纤，光纤末端呈球状，像老式电灯泡，激光可以向前、四周、向后射出，适于膀胱癌或大腔内照射；④裸光纤，光纤末端只是简单地切平，能传输激光，但若光斑较大，则不甚均匀，在光剂量方面难以精确，仅对较小病变适用。

　　目前用于临床的腔道病变的光动力激光治疗仪主要是半导体激光器和高功率氦氖激光肿瘤治疗仪。其中半导体激光器因其小巧、功率稳定备受人们喜爱。应用于支气管肺癌的光纤为柱状光纤，常用的长度分别为 2cm、3cm、4cm（图 6-6-2）。

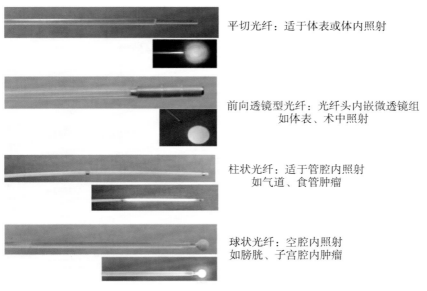

平切光纤：适于体表或体内照射

前向透镜型光纤：光纤头内嵌微透镜组
　　　　　　如体表、术中照射

柱状光纤：适于管腔内照射
　　　　如气道、食管肿瘤

球状光纤：空腔内照射
　　　如膀胱、子宫腔内肿瘤

图6-6-2　不同的治疗光纤

三、适应证

（1）早期中央型肺癌、癌前病变　病变表浅，直径<1cm；内镜下能看到病灶且肿瘤所在部位能被光纤对准；无远处血行或淋巴结转移；患者无法耐受手术或不接受手术治疗。

Kato等对1980~2006年间使用PDT的204位早期中央型肺癌进行回顾性分析，共264处病变，光敏剂为photofrin和NPe6，结果显示224处病变（84.8%）获得完全缓解。继续分层分析，按浸润深度分为4组：<0.5cm（56处），0.5~0.9cm（124处），1.0~2.0cm（50处），>2.0cm（34处）。结果分析前两组完全缓解率分别为94.6%和93.5%，而1.0~2.0cm组完全缓解者占80%，>2.0cm仅占44.1%。因而浸润<1cm的早期中央型肺癌被认为是使用PDT的最佳适应证。美国国家癌症研究所将PDT作为0期TisN0M0和I期T1N0M0肺癌患者的一项治疗选择。

（2）晚期中央型肺癌及其他肿瘤转移至气管支气管　为姑息性治疗，手术无法切除的气管支气管阻塞性肿瘤，伴有或即将出现相关症状如呼吸困难、咯血、咳嗽等；手术、放疗后的局部残留或复发之小病灶；先做PDT治疗，为后期手术创造条件。

回顾性分析国外12篇相关文献，共有超过600例晚期肺癌患者接受了治疗，对于恶性气管阻塞而言，光动力治疗被认为是一种安全有效的治疗手段。所有患者的症状均有所缓解，生存质量均有所提高，无远处转移者生存期较长。这些患者的症状缓解率为74%~100%，光动力治疗疗效与恶性阻塞性病变（原发性、转移性肺癌）的病理无明显相关性，与如下几个因素有关：不同组织如色素沉着、出血和坏死光学特性不同，可影响光的吸收和穿透深度；浅表病变与巨大肿物堵塞治疗后坏死的范围也不同；病变所在的位置（大气管、细支气管）也影响治疗效果。肿瘤位置与支气管形成锐角，则治疗效果难以预料。

晚期肺癌患者的KPS＞50分，一项非对照研究显示PDT后呼吸困难、咯血、咳嗽明显减轻，支气管阻塞和肺不张得以缓解。该研究包括68例男性和32例女性（平均年龄为62.5岁），均为不能手术的晚期支气管癌和支气管阻塞。根据WHO身体状况评分（PS评分）：43例患者低于2分，54例高于2分。患者在随后的1年内，每6～8周根据病情进行重复治疗，此后每3～6个月复查一次直至死亡。每位患者平均行光动力治疗的次数为

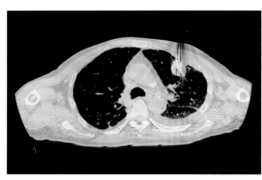

图6-6-3　CT引导下针对周围型肺癌穿刺后送入光纤进行照射

1.47次。PS评分＜2分的患者平均生存时间和中位生存时间分别为17.8月和14月。而PS评分≥2者，平均生存时间和中位生存时间分别为6.9月和4月，这可能表明身体状况良好者，PDT效果更好。

（3）周围型肺癌　Okunaka T等报道针对9例周围型肺癌患者，进行经皮穿刺至病变处，经穿刺针送入光纤，根据肿瘤的大小选用1～6根光纤，其中7例达到PR，2例稳定，术后出现气胸2例，无致命性并发症发生，治疗是安全、有效的（图6-6-3）。

（4）胸膜间皮瘤　常规方法治疗胸膜间皮瘤的效果常不理想。PDT与外科切除结合，可明显提高疗效。Moskal等报道40例，先进行外科切除，紧接着实施胸腔内的PDT。全组的中位生存期为15个月，2年预估生存率为23%，其中Ⅰ、Ⅱ期患者为36个月和61%，说明PDT与外科协同有效提高了治疗效果。Takita等对23例胸膜间皮瘤给予手术切除加PDT，其中6例接受胸膜-肺切除、15例胸膜切除以及2例未能切除，均在手术中作胸腔内PDT。结果：总中位生存期12个月，Ⅲ、Ⅳ期病例为7个月；5例属Ⅰ、Ⅱ期，术后分别生存11、17、18、21和33个月。

举例　在支气管镜代胸腔镜下氩气刀结合光动力治疗1例恶性胸膜间皮瘤。

患者男，73岁，CT发现左胸膜多发结节影，包裹性胸腔积液。因患者肺功能较差，不能行手术治疗。患者在局部麻醉下从胸壁插入电子支气管镜。镜下可见胸腔广泛粘连，多发包裹性积液。将胸液抽净后，将胸膜上的肿瘤用氩气刀烧灼，最后再将PDT光纤插入胸腔（术前已静脉注射光敏剂），从多个角度用激光照射（图6-6-4）。术后3天将引流管拔出，患者恢复良好，胸憋减轻，食欲增强，能下地活动。存活8个月。

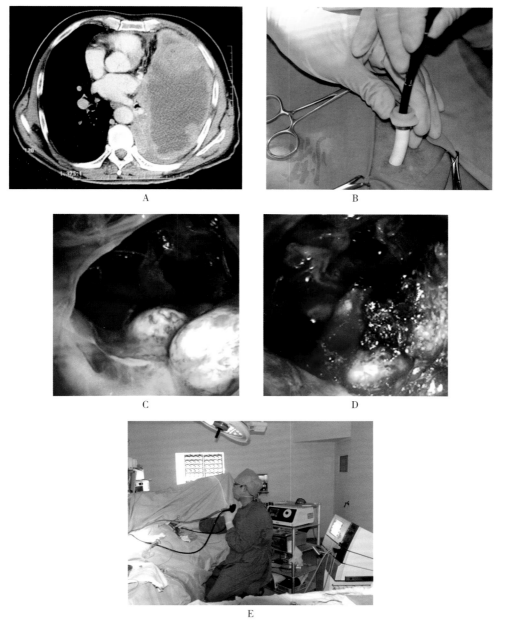

图6-6-4　光动力配合氩气刀治疗胸膜恶性间皮瘤

A. CT示左胸腔大量积液，弥漫性不规则胸膜增厚，可见多发性结节突向胸膜腔；B. 局部麻醉下插
入戳卡，电子支气管镜通过戳卡进入胸腔；C. 镜下可见胸膜多发鸽蛋样肿物；D. 用APC切除病灶
并止血；E. 支气管镜代胸腔镜引导下进行胸腔内的光动力治疗

（5）非肿瘤性疾病　PDT不仅在气管恶性疾病中发挥着很好的作用，在良性疾病中也
有很好的疗效。在难治性良性肉芽肿，PDT可破坏新生肉芽组织，减少复发。在感染性疾
病中，韩国学者用于治疗上颌窦细菌感染，取得良好效果。笔者曾用PDT治疗1例喉癌伴

支气管结核患者，两个部位同时行PDT，结果喉癌达PR，支气管结核达CR（图6-6-5）。

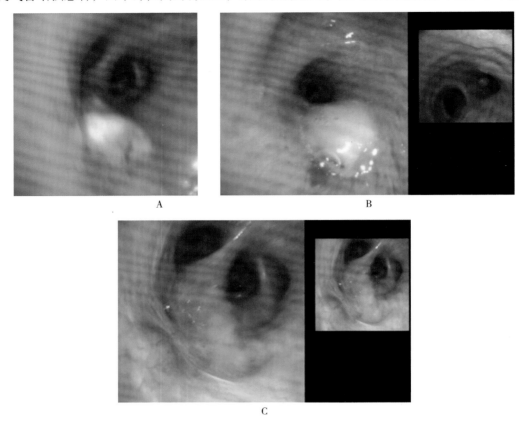

图6-6-5　右中间段支气管结核APC联合PDT

A 治疗前右中间段支气管结核（肉芽肿型+溃疡型），肉芽组织中找到抗酸杆菌；B. PDT后第二天，病变处可见坏死物附着；C. PDT 2个月后，病变愈合，遗有黑色素沉着

四、禁忌证

（1）血卟啉症及其他因光而恶化的疾病。

（2）已知对卟啉类或对任何赋形剂过敏者。

（3）肿瘤已侵犯大血管及邻近主要血管或存在食管气管瘘：光动力治疗后肿瘤坏死可导致瘘口增大，新发食管气管瘘及致命性大咯血。

（4）计划在30天内行手术治疗者。

（5）存在眼科疾病需在30天内进行灯光检查者。

（6）正在用光敏剂进行治疗。

（7）光纤无法到达部位的肿瘤。

（8）气管肿瘤致重度狭窄者：由于光动力治疗需在给予光敏剂photofrin 40～50小时后进行，且几天后才能诱发肿瘤坏死，治疗期间可出现黏膜水肿，加重梗阻。

（9）孕妇慎用：photofrin被认为是怀孕风险C级（毒性，无致畸）的药物，具有非透析性。

五、技术操作及注意事项

（一）术前准备

（1）病房要求　病房的门窗必须用黑色遮光布，采用小功率乳白色灯光照明或使用台灯。

（2）对患者进行避光宣教　告知其避光的时间及程度。给药第1周时患者的皮肤和眼睛对光线十分敏感，此时需严格避光，避免直接暴露在阳光下的一切可能。需留在暗室内，暗室内可使用一个60瓦以下的黄炽灯泡的台灯，可以观看电视，安全距离至少2米以上，并戴墨镜。最好不要使用电脑或手机。第2周患者眼睛对明亮的光线仍十分敏感，患者仍需继续佩戴墨镜，皮肤对光线也是敏感的，仍需避免直接暴露于阳光下。但本周光敏药物处于代谢过程中，应逐渐增加室内光线照射的亮度，直至恢复至正常的室内照明状态。本周仍需避免使用手机或电脑，观看电视需保持安全距离。第3~4周患者皮肤对光线还有一定的敏感性，需避免强烈阳光直射和室内强光照明。患者可以在夜晚外出活动。如必须白天去户外，建议其阴天出行，或避开上午10点至下午2点光线最强时段。患者需戴上墨镜（＜4%透光率）、手套、宽边帽，穿长袖衬衫、长裤和袜子。此期间建议患者要避免明亮的光线如阅读灯的照射；尽管普通室内光线不是有害的，但天窗直接照射的光线也应该避免，需要挂窗帘或躲避在阴影内。30天后，建议患者进行光敏感试验，把他们的手放在一个有直径2cm洞的纸袋内，暴露在阳光下照射10分钟；如果在24小时内出现肿胀、发红或水疱，则患者应继续避光直到2周之后，再重新进行测试；如果在24小时之内没有任何反应发生，患者可逐渐恢复接触阳光。可尝试第一天暴露于光照下15分钟，如没问题，可逐步增加暴露时间。初期建议避开阳光最强时段（10：00~14：00）。至少三个月不要进行日光浴或使用太阳灯或日光浴床。还需避免眼部检查。

（3）患者注射光敏剂后需及时戴墨镜，入住暗房，医生应密切注意观察病情变化。

（4）患者注射光敏剂40~50小时后做PDT。

（5）医务人员在操作过程中需佩戴防护眼镜。

（二）操作过程及技巧

1. 进行支气管镜下光动力治疗的步骤

首先通过可弯曲支气管镜评估需治疗的肿瘤长度，确定照射范围，并制定相应的治疗计划。然后，在致敏阶段中静脉注射光敏剂或喜泊分，2~3天后（肿瘤组织与周围正常组织中药物浓度差最佳时）可使用点光谱学进行血药浓度水平检测，也可直接进行光纤照射。应用波长为630nm、能量密度为200J/cm^{2}的光纤照射可缓解支气管肺癌的梗阻症状，并对支气管黏膜病变进行治疗。此后第2、3天光动力照射前，需先清理治疗部位表面的坏死物。在每次激光照射治疗前应清除残存坏死组织，切忌过度清理，避免出血，如果出血量较多，则说明清理范围大大超出光动力治疗的深度，需立即停止。根据残存病变的情况决定是否行第三次照射，如在注射药物后的96～120小时内重复照射，则无需再注射光敏剂。实际上多数患者在院期间会接受至少二次照射，少数患者接受三次照射。在光动力照射1周后需再次清理治疗部位表面的坏死物，避免管腔堵塞。对于气管及主支气管处病变建议先将大块的肿瘤削除，针对肿瘤的残根进行光动力治疗，可获得更优的疗效。

2. 光照射剂量

光照射功率密度一般为100～250mW/cm^2，能量密度为100～500J/cm^2，视肿瘤的类型、大小、部位等具体情况而定（表6-6-1）。

照射深度的估计：据报道支气管癌照射剂量为495J/cm^2（330mW，30min），照射后切除肿瘤，发现肿瘤组织深度在3cm以内有明显的退行性变化，正常组织无此改变。据此认为630nm的红光对肿瘤的杀伤深度为3cm。照射前需清除肿瘤表面污物，以免影响疗效。

表6-6-1 激光能量计算方法

肿瘤厚度（cm）	照光功率密度（mW/cm^2）	能量密度（J/cm^2）
< 0.5	200	400
0.5～1.0	300	480
1.0～1.4	400	720
> 1.5	组织间插入照射	

光动力疗法是一种局部治疗方法，对肿瘤的杀伤效果在很大程度上决定于病变区的照光剂量是否充分。由于光进入组织后会因组织的吸收和散射而衰减，所以无论采用哪种光照方式，一次照射的杀伤深度和范围都是有限的，必要时应重复进行，间隔时间根据肿瘤大小和范围而定，一般为2个月左右。

3. 操作技巧

在支气管镜引导下将柱状光纤送入需要照射的病变区。当肿瘤相对平整时可将光纤放置于肿瘤的一侧，对于巨大及腔内型的瘤体可将光纤插入瘤体内。柱状光纤通常用于中央型气管梗阻患者，一般根据所需治疗肿瘤的长度选择不同治疗长度的光纤。将光纤恰当地分布，避免过多照射非肿瘤组织，同时避免肿瘤组织重复照射。因此，在光动力照射前，需要在支气管镜下评估肿瘤的长度，选择合适长度的光纤对肿瘤进行照射是尤为重要的。在肺和肿瘤组织中，630nm波长的光线穿透深度为5～10mm，主要取决于功率密度和光纤长度。目前常用的光源为半导体激光器。它所发射的激光，是一种非热能的激光，不会引起气管内着火。光敏剂的光活化作用主要通过总的照射剂量所控制。在支气管肿瘤治疗时，能量密度为200J/cm^2，设定好总功率后进行相应的照射。

4. 工作人员注意事项

（1）光动力仪产生的4级激光对眼睛有危险。应避免眼睛或皮肤暴露于光束，所有激光使用的区域必须给予保护措施。特别是当激光系统工作的时候，所有人一定要戴防护眼镜。不要注视正在定位的光束或直接通过光学设备观察激光射线。室内避免放置金属和玻璃等反射材料。必须注意在手术室门上贴上明显标志，防止未戴防护眼镜的人员进入治疗室。防护眼镜应该使用适用于半导体激光波长630nm、光密度大于4的专用护眼镜，其他墨镜对眼睛保护是不适当的。合格的眼镜可以从代理商处得到。

（2）应确保防护套消毒，避免光纤污染。防护套由PTFE材料制成，可反复使用和用普通消毒液消毒，推荐消毒方法为121℃的高温高压蒸汽消毒。光纤不可高温高压消毒，但可用普通消毒液消毒。

（3）不要使用可燃或易爆、可能被激光点燃的麻醉气体。避免在设备操作场所使用其他的可燃或挥发气体物质。

（4）使用者应该在操作激光设备之前通读并且彻底地熟悉机器的操作手册。

（三）疗效评价

（1）近期疗效标准（2019年）

①完全缓解（CR）　可见的肿瘤完全消失，黏膜活检病理未见肿瘤细胞，持续1个月。

②部分缓解（PR）　肿瘤的最大直径和其垂直直径或肿瘤高度的乘积缩小30%以上，但黏膜活检病理可见肿瘤细胞并持续一个月。

③疾病稳定（SD）　肿瘤的最大直径和其垂直直径或肿瘤高度的乘积不足30%，但黏膜活检病理可见肿瘤细胞并持续一个月。

④疾病进展（PD）　肿瘤无缩小或增大，黏膜活检有肿瘤细胞。

（2）中数稳定期　第一次治疗开始到病灶两径乘积增大25%。

（3）中数治疗后生存期　第一次治疗开始到死亡或末次随诊的时间。

六、并发症及其处理

1. 常见并发症

（1）光敏反应　发生率：5%~28%。临床表现主要为皮肤过度晒伤样改变，如充血、红肿、辣痛，少数出现皮疹，多为红斑、丘疹，伴瘙痒或灼痛，重者可能出现脱皮、水疱。后期可能出现色素沉着。对患者进行避光教育是整个治疗的一部分，告知患者使用保护性服装及注意事项是十分重要的。一旦发生，在皮肤最初出现麻刺感或红斑时，应立即躲避阳光，用冷水湿敷发热红肿的部位，此后需避免阳光直射两周。对于出现皮疹者，可口服抗过敏药物，局部涂抹含激素类的药膏。对于明显肿胀、出现水疱者，为严重的光毒性反应，需静脉使用激素类药物、口服抗过敏药，避免接触阳光。

需要设立专门宣传患者的治疗组，治疗期间指导患者避光程度，安抚患者的紧张情绪。另外，在初期接触光线时还应避免服用可引起光敏反应的药物，主要包括喹诺酮类、磺胺类、四环素类、磺酰脲类、噻嗪类利尿剂、吩噻嗪类、非甾体抗炎药、口服避孕药、胺碘酮等。尽可能选用毒副作用小的光敏剂。

（2）咳嗽　发生率为15%～34%。以刺激性咳嗽为主，常伴有咳痰费力，为少量白色黏痰。进行照射后可以常规给予口服止咳祛痰药物如氨溴索、乙酰半胱氨酸等，对于咳嗽较剧的患者，给予中枢镇咳药物如阿桔片、磷酸可待因片口服，辅以中药止咳化痰药物苏黄止咳胶囊、十味龙胆花胶囊等。夜间因咳嗽不能入睡者，可根据病情加用镇静药物。

（3）呼吸困难　发生率为18%～32%。PDT的光敏反应可导致肿瘤坏死形成，与分泌物混合堵塞管腔，或因大块肿瘤组织坏死脱落堵塞管腔，导致段支气管、叶支气管堵塞，严重时可引起全肺不张、气管狭窄，引发呼吸困难，主要表现为胸闷、活动后气短。有患者可出现胸痛。较为严重的患者，多为气管病变时PDT照射后坏死物形成，形成活瓣样改变时患者喘憋明显，不能平卧，大汗，口唇发绀，血压升高，心率增快，血氧饱和度可迅速下降。一旦发生应及时行支气管镜下治疗，清理坏死物，维持管腔通畅。对于中央气道（气管、主支气管）肿瘤堵塞＞50%者，应先削瘤，待管腔狭窄＜50%，再行PDT。每次照射前应先将上次照射后形成的坏死物清除后再予后续PDT。PDT照射结束2～3天、1周后应再行支气管镜，镜下清理坏死物。清理时可应用活检钳钳取或二氧化碳冷冻冻取坏死物，一旦出现出血，则是清理过深，累及肿瘤组织，可停止清理。患者喘憋明显时可给予解痉平喘药物，监测血气变化，如有条件立即行支气管镜下清理坏死物。如不行，必要时行气管插管。

（4）发热　一般体温为37～38℃。PDT后肿瘤细胞死亡、裂解，细胞内毒素释放入血，出现肿瘤坏死吸收热。此外因肿瘤表面坏死物形成堵塞气管支气管管腔，或大块肿瘤组织坏死后脱落堵塞支气管管腔，导致分泌物引流不畅，导致细菌快速繁殖，引发下呼吸道感染所致。可对症退热、抗感染等治疗，必要时行支气管镜下清理坏死物。

（5）咯血　以血丝痰为主，可能是在清理坏死物时损伤正常组织，或对于结构较为松散的肿瘤组织照射后组织坏死脱落，肿瘤创面过大，渗血所致。可对症给予止血药物或支气管镜下氩气刀烧灼止血。

常见并发症相对比较轻微，患者能耐受，对症处理后症状很快可以消失。

2.严重并发症

（1）急性黏膜水肿　光照后炎性因子释放，引起血管收缩、血细胞滞留凝集、血流停滞造成组织水肿。临床表现为突发呼吸困难，口唇发绀，喉鸣，大汗，不能平卧，血氧饱和度进行性下降。心率增快，血压升高。严重时可出现窒息死亡。病变多发生于中央气管Ⅰ区邻近声门处，光照后声门水肿所致。对于此类患者术后连用3天激素如甲泼尼龙40mg，静脉注射，一天一次。术后气切包备于床旁。一旦出现呼吸困难、血氧饱和度进行性下降，立即在支气管镜引导下行气管插管，插管困难时立即行气管切开。

（2）穿孔　当气管支气管、食管、胃肠道等空腔脏器的恶性肿瘤进行PDT时，如肿瘤侵及空腔脏器管壁的全层时，照射后肿瘤组织坏死形成，随着坏死物的脱落，较易形成穿孔。当病变累及邻近脏器（如食管）则出现食管气管/支气管瘘。常表现为咳嗽、咳痰突然加重，痰中带血量明显增多，伴有进食饮水呛咳时，需高度怀疑穿孔的可能。尽快行胸部CT、上消化道造影及支气管镜检查明确。一旦明确有食管气管瘘，可考虑放置气管覆膜支架封堵瘘口。在瘘口未封堵成功前禁止经口进食水，需放置肠内营养管或是空肠造瘘，营养支持治疗。

（3）瘢痕狭窄　PDT治疗后肿瘤组织坏死脱落，局部黏膜纤维化形成瘢痕，瘢痕组织收缩导致管腔狭窄，病变累及黏膜下肌层，照射时总能量过大，可增加发生概率。临床表现：早期可无症状，后期随气道管腔狭窄加重，逐步出现咳嗽、咳痰费力、活动后气短，进行性加重。行支气管镜检查可见PDT治疗后中央气道内的肿瘤消失，局部黏膜形成瘢痕，管腔狭窄。因肿瘤组织已消失，此为良性病变，可选用球囊扩张、气道内支架置入等治疗，维持管腔通畅。

（4）致死性大咯血　考虑原因：肿瘤侵及邻近大血管，当肿瘤组织经PDT后出现坏死，随着坏死组织脱落，形成支气管动脉瘘，导致致命性大咯血的发生。一旦出现应立即行气管插管，并建立静脉通路、患侧卧位，给予药物止血、支气管镜下球囊压迫止血、支气管动脉栓塞止血等治疗，必要时可行外科干预。

七、评述

与传统治疗方法（手术、化疗、放疗等）相比，光动力疗法（PDT）具有以下特点。

（1）靶向性准　PDT的主要攻击目标是光照区的病变组织，对病灶周边的正常组织损伤轻微，同时具备药物靶向和光照靶向双靶向性，这种选择性的杀伤作用是许多其他治疗手段难以实现的。

（2）创伤性小　借助光纤、内镜和其他介入技术，可将激光引导到体内深部进行治疗，避免了开胸、开腹等手术造成的创伤和痛苦。治疗时间短，48～72小时即可起到效果。

（3）适用性好　对肿瘤细胞具有相对选择性和组织特异性，但对不同细胞类型的癌组织都有效，适用范围宽。

（4）重复治疗　癌细胞对光敏药物无耐药性，患者也不会因多次光动力治疗而增加毒性反应，所以可做多疗程，无药物耐受性。

（5）根治或姑息治疗　对早期表浅的肿瘤，光动力治疗可将肿瘤完全消除，达到根治效果。而对晚期肿瘤患者，或因高龄、心、肺、肝、肾功能不全、血友病而不能接受手术治疗的肿瘤患者，光动力治疗是一种能有效减轻痛苦、提高生活质量、延长生命的姑息性治疗手段。

（6）协同治疗　光动力治疗可与其他治疗产生协同作用。放疗、化疗或手术均不排除光动力治疗。对放疗、化疗、手术失败的患者仍可选用PDT。

（7）消灭隐性癌灶　临床上有些肿瘤，如膀胱移行细胞癌，在主病灶外可能有散在的肉眼看不见的微小癌巢，常规治疗手段只能去除主病灶，对隐性癌巢无能为力，但可用PDT采取全膀胱充盈后表面照射的方法，消灭可能存在的所有微小病变，从而大大减少肿瘤复发的机会。

（8）保护容貌及重要器官功能　对于颜面部的皮肤癌、口腔癌、阴茎癌、宫颈癌、视网膜母细胞瘤等，应用PDT有可能在有效杀伤癌组织的情况下，尽可能减少对发病器官上皮结构和胶原支架的损伤，使创面愈合后容貌少受影响、保持器官外形完整和正常的生理功能。

（9）毒性低微　毒性低，安全，不会引起免疫抑制和骨髓抑制。进入组织的光敏药物，只有达到一定浓度并受到足量特定光照射，才会引发光毒反应杀伤肿瘤细胞，是一种靶向治疗的方法。人体未受到光照射的部分，并不产生这种反应，其他部位的器官和组织都不受损伤，也不影响造血功能，因此PDT的毒副作用是很低微的，治疗后患者恢复迅速，缩短住院时间。

光动力治疗对早期中央型肺癌或癌前病变可达治愈效果，因此，肺癌的早期诊断非常重要，结合荧光支气管镜或窄波光支气管镜、超声内镜等先进技术手段，首选光动力治疗能提高治愈率。对晚期肺癌，则需结合消融治疗，先清除腔内肿瘤，再结合光动力治疗，可消灭残余肿瘤。因而尽早行光动力治疗可使患者获得最佳的气道功能改善，减轻阻塞性气道的病理生理变化，使之更好地耐受后续化疗和放疗。因而光动力治疗肺癌是一种安全、有效的精准治疗手段。

八、病例举例

患者男性，57岁。因咳嗽、咳痰伴气短1月余，喘憋1周收入院。入院后当时因其喘憋不能平卧，外院胸部CT示左全肺不张，紧急行支气管镜示左主支气管被肿物完全堵塞，经支气管镜下氩气刀、二氧化碳冷冻联合治疗，将左主支气管完全打通，左肺复张。患者呼吸困难完全缓解，术后病理为腺鳞癌，至院外行全身化疗，方案为吉西他滨+顺铂，第一周期化疗未结束，患者再次出现明显的呼吸困难再次入院，入院后行支气管镜示左主支气管再次被肿瘤完全堵塞，再行支气管镜下削瘤。治疗后左主支气管完全通畅。随后给予静脉内注射光敏剂photofrin 2mg/kg，同时开始避光。连续照射2次，将波长为630nm的治疗光纤分别置于左主支气管的左右侧，给予功率为1W，照射时间分别为15分钟，总能量为1800J。照射前先清除病变表面的坏死物，再行照射，清理过程中避免出血，一旦出现出血，则已清理到肿瘤组织，不要再继续向深部清除。因患者7区淋巴结增大，经支气管镜下向7区淋巴结内植入^{125}I粒子共10枚，此后定期复查左主支气管管腔通畅，7区淋巴结明显缩小，治疗有效。2年后复查，支气管镜示左主支气管完全通畅（图6-6-6）。

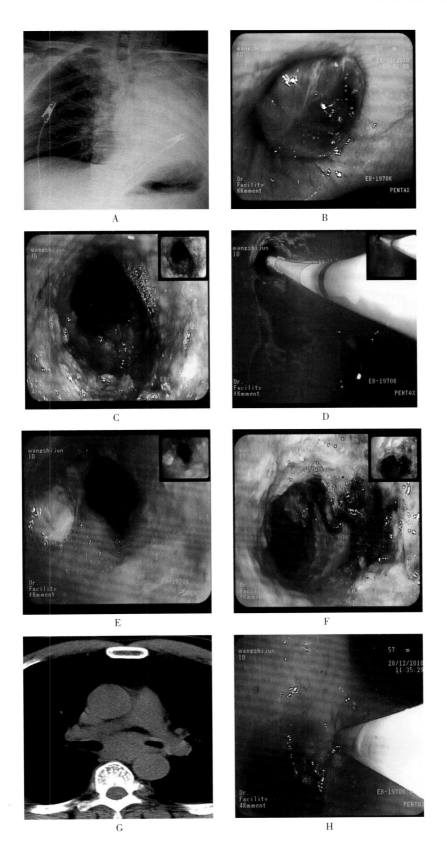

A

B

C

D

E

F

G

H

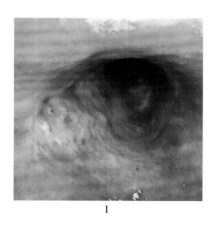
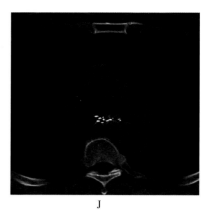

I   J

图6-6-6　左肺腺鳞癌患者的综合治疗

A. 胸片示左全肺不张；B. 支气管镜下见左主支气管被肿瘤完全堵塞；C. 支气管镜下左主支气管内肿瘤被完全削除；D. 左主支气管内进行光动力照射；E. 照射第2天见病变表面坏死物形成；F. 清理坏死物；G. CT示7区淋巴结肿大；H. 支气管镜下针对7区淋巴结植入 ¹²⁵I粒子；I. 2年后复查支气管镜示左主支气管仍完全通畅；J. CT示7区淋巴结明显缩小

（邹　珩　王洪武）

第七节　经支气管热消融治疗周围型肺癌

在世界范围内肺癌居癌症发病率之首，同时也是癌症相关死亡最重要的原因。对于早期非小细胞肺癌（NSCLC），外科切除是治愈的主要手段，但是由于患者心肺功能不全或其他合并症，大约80%的肺癌无法通过手术切除治疗。对于无法手术切除的多数肺癌患者在传统的放化疗中获益有限，因此许多新的局部治疗方法应运而生，包括局部消融治疗等。局部热消融术作为一种微创技术已经应用于早期肺癌的治疗，每年治疗肺癌患者的例数迅速增加。

肿瘤热消融是针对某一脏器中特定的一个或多个肿瘤病灶，利用热产生的生物学效应直接导致病灶组织中的肿瘤细胞发生不可逆损伤或凝固性坏死的一种精准微创治疗技术。热消融治疗技术目前主要包括射频消融（RFA）、微波消融（MWA）、激光消融和高强度聚焦超声（HIFU）消融，HIFU消融很少用于肺部肿瘤的消融治疗。对于不适宜手术及拒绝手术的早期周围型肺癌患者，热消融术是一种重要的局部治疗方式。传统的热消融多是经胸壁方式进行，气胸、出血发生率很高，一些部位经胸壁难以到达，且有发生胸膜转移的风险，经支气管方式则减少了此类并发症的发生。经支气管热消融经自然腔道进行，汽化和坏死的消融组织可从支气管管腔中直接排除，减少感染并发症的发生。

Koizumi等对20例不适宜手术或拒绝手术临床分期为T1-2aN0M0的患者进行经支气管射频消融，其中2例患者出现轻微胸痛，3例患者出现发热，保守治疗后缓解，并无严重并发症出现。经支气管热消融治疗周围型肺癌目前仍处于探索阶段，本节主要介绍经支气管热消融治疗周围型肺癌的并发症。

（一）不良反应

1. 疼痛

（1）发生率 在局部麻醉下手术，一般均有不同程度的疼痛，尤其是邻近胸膜的病变。在全身麻醉下手术，少数患者会有术后疼痛出现。

（2）原因 可能是热传导刺激胸膜神经所致，疼痛的发生与病变距离胸壁在1cm以内显著相关。

（3）临床表现 疼痛程度较轻，持续几天到2周不等，一般均可耐受，无需特殊处理，很少出现中度以上疼痛。

（4）预防及处理 对于可耐受的疼痛，可以不用特殊处理，对于中度以上疼痛可以用非甾体类药物止痛，对于剧烈疼痛者可以用阿片类药物止痛，同时给予适量镇静剂。

2. 消融后综合征

（1）发生率 半数左右患者会发生。

（2）原因 由消融后坏死物质的吸收和炎性因子的释放引起。

（3）临床表现 主要为低热、乏力、全身不适、恶心、呕吐等，一般持续几天，少数持续2周左右。发热较为常见，多为低热，病灶较大者，发热较高，一般不超过39℃。

（4）预防及处理 一般症状较轻，对症处理即可，必要时可给予非甾体类药物或小剂量糖皮质激素，同时加强营养支持。

3. 咳嗽

（1）发生率 局部麻醉手术术中常见，经支气管热消融多在全身麻醉下进行，常见术后咳嗽。

（2）原因 局部麻醉手术术中咳嗽与消融时局部温度增高刺激肺泡、支气管内膜或胸膜所致，术后咳嗽是肿瘤组织坏死及其周围肺组织热损伤引起的炎症反应所致。

（3）临床表现 轻度咳嗽不影响消融手术，剧烈咳嗽可导致消融手术停止或间断消融。

（4）预防及处理 术前1小时口服可待因可减轻咳嗽反应。术中咳嗽经过注水孔注入利多卡因即可缓解。术后咳嗽可适当给予止咳化痰药物，必要时给予抗生素治疗。

4. 胸膜反应

（1）发生率 很少发生。

（2）原因 消融过程中刺激了支配壁层胸膜的迷走神经。

（3）临床表现 迷走神经兴奋可使心率减慢，甚至心跳停止。

（4）预防及处理 局部麻醉手术术前要充分麻醉，并适当应用阿托品、镇静剂等药物。术中出现这种情况应立即停止消融。

（二）并发症

1. 气胸

（1）发生率 目前经支气管热消融发生气胸的报道较少，但相对经胸壁热消融发生率大大降低。

（2）原因 气胸的发生与高龄、肺气肿、消融多个病灶、同一病灶多点消融、中下叶病灶、多极伸展针有关。

（3）临床表现 轻者可表现为胸痛、胸闷，大量气胸可表现为呼吸困难。

（4）预防及处理 大部分气胸容易治疗，或者是自限性的，不需要治疗即可自愈，中等至大量气胸可胸穿抽气或行胸腔闭式引流。如果患者经过胸腔闭式引流仍然有气体漏出，可以持续负压吸引，行胸膜固定术，支气管镜下注入硬化剂，气管内置入阀门等。另外，要注意迟发性气胸的发生，一般认为消融后72小时后发生的气胸称为迟发性气胸。对于易出现气胸的患者，术前应做好预防，操作过程中动作要轻柔，操作时间不应太长，经注水孔注入利多卡因于胸膜连接处，使肺外组织增厚。对于高风险患者，应延长术后观察时间，出现气急或不适时应急诊行胸部X线检查。

2. 胸腔积液

（1）发生率 消融术后常可见到少量胸腔积液，发生率为1%～60%。

（2）原因 与消融过程中胸膜受高温刺激有关，机体对热损伤发生反应。发生胸腔积液的危险因素包括大病灶、一次消融多个病灶、病灶靠近胸膜（<10mm）、消融时间长。

（3）临床表现 积液量少时可无明显症状，积液量增多时可出现胸痛、胸闷、呼吸困难，严重者端坐呼吸并伴有发绀。

（4）预防及处理 积液量少时，一般观察或保守处理即可。中到大量胸腔积液，需要行穿刺抽吸或胸腔闭式引流。消融时尽量远离胸膜有一定预防作用。

3. 出血

（1）发生率 经支气管热消融是经自然腔道进行消融，其出血发生率相对较低。

（2）原因 可能与消融针损伤周围肺血管有关。

（3）临床表现 主要表现为咯血、血胸。

（4）预防及处理 如果出现中等以上的咯血应立即消融，同时静脉输注止血药。由于消融本身可以使血液凝固，随着消融治疗的进行出血会逐渐停止，故在具体消融治疗过程中大出血的发生率并不高。术后咯血，多具有自限性，可持续数天。保守治疗无效者，可行介入栓塞治疗或剖胸探查。对于有出血风险的患者，支气管镜检查前，常规查血小板计数、凝血酶原和血红蛋白检测；支气管镜操作过程中动作应轻柔，避免损伤血管，尽可能缩短检查时间。

4. 感染

（1）发生率 经胸壁热消融手术引起的肺部感染的发生率为1%～6%，经支气管热消融是经自然腔道进行消融，坏死物质可通过支气管管腔排出，其感染发生率大大降低。

（2）原因　可能由于消融后肿瘤组织坏死所致。

（3）临床表现　主要表现为发热、咳嗽。

（4）预防及处理　术前0.5～1小时可以预防性应用抗生素，24小时内再用一次。若消融手术后5天体温仍然＞38.5℃，首先要考虑肺部感染，要根据痰液、血液或脓液培养的结果调整抗生素。如果发生肺部或胸腔脓肿可以置管引流并冲洗。

举例　肾癌肺转移，经支气管射频消融治疗肺转移瘤后

患者男性，66岁，因"发现右下肺结节1年"入院。2014年因右肾透明细胞癌行右肾切除术，期间发现右下肺结节。2015年2月行TBB示右B8见黄色胶冻状分泌物堵塞管腔，抽吸后予以冲洗，仍有部分残留，冲洗液未找到癌细胞。2015年12月8日复查CT较前增大。PET-CT提示右肺下叶结节未见FDG代谢异常增高。2015年12月底右B8支活检，病理提示高度异型细胞，胞浆透明，结合酶标及临床病史，首先考虑肾源性。患者拒绝手术，于2016年1月底行X线透视下经支气管射频消融治疗（图6-7-1），术后出现右下叶远端浸润影，经抗感染治疗后好转。

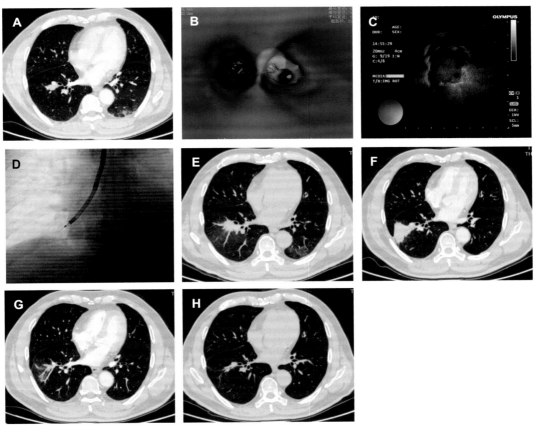

图6-7-1　X线透视下经支气管射频消融治疗

A.术前胸部CT提示右肺下叶结节；B.虚拟导航引导路径；C.超声探头确认病灶位置；D.透视下进行射频消融；E.射频消融术后3天胸部CT提示消融区域比原病灶区域增大；F.射频消融术后1月胸部CT提示消融区域继续增大，感染可疑；G.射频消融术后3月胸部CT提示消融区域减小；H.射频消融术后1年胸部CT提示消融区域仅残留线状瘢痕

5. 空洞形成

（1）发生率　空洞形成的发生率为14%～17%。

（2）原因　空洞形成是肺部肿瘤热消融后的常见征象，可以视为术后的自然转归过程，但是也可能成为感染、出血等严重并发症的根源。邻近胸壁的肿瘤、复发肿瘤和合并肺气肿的肿瘤，更易于出现空洞形成。

（3）临床表现　空洞大多于术后1～2个月出现，2～4个月后吸收，大部分空洞没有症状，有症状者多见于发热。

（4）预防及处理　对于无症状空洞，仅需观察不需处理。如果出现发热、衰弱，应考虑空洞感染、脓肿形成。另外，要警惕曲霉菌感染。空洞引起的反复出血如果保守治疗效果不佳时可以用介入栓塞治疗。

6. 其他少见并发症

主要有支气管胸膜瘘、急性呼吸窘迫综合征、非靶区热灼伤等，胸部肿瘤消融手术的并发症大多轻微且易于处理，但是严重甚至致命的并发症也有一定的发生率。主要死亡原因为各种肺炎、肺脓肿、大出血/大咯血、支气管胸膜瘘和急性呼吸窘迫综合征。

微创治疗是肺部肿瘤的治疗发展方向之一，尤其是经支气管热消融技术在治疗肺部肿瘤方面具有创伤小、疗效明确、安全性高、患者恢复快等特点，在多种治疗方式中具有独特优势。但目前经支气管热消融技术治疗肺部肿瘤仍处于探索阶段，尚需进一步开展工作以改变传统肿瘤经胸壁穿刺对热消融技术的认知，使得该治疗方法得以普及和规范化应用。

（孙加源）

第八节　气道金属支架置入术

气道金属支架是治疗气道狭窄的重要手段，可迅速重建气道，缓解患者呼吸困难等症状。

早在1965年Montgonery即发明了T形硅酮橡胶支架，用于气管狭窄的治疗。1986年Wallstentace首先报道了Gianturco金属支架在动物及患者气管内的应用，此后，一些早期应用于血管的金属支架逐渐应用于气管狭窄的治疗。1992年Nashef等报道将金属支架用于良性气管支气管狭窄。1994年Kishi等报道将涤纶织物被覆的Z形支架（Dacron Mesh covered Z-stent）用于治疗恶性气管狭窄。国内1993年刘阳、孙玉鹤等报道将镍钛记忆合金螺旋丝支架治疗气管癌性狭窄及气管手术后吻合口狭窄获得成功。1999年及2001年葛荣、吴雄等报道将被覆Z形气管支架和气管隆突支架应用于临床治疗气管狭窄及气管瘘取得较好效果。2000年刘巍等报告将Ultraflex支架应用于气管。目前气管支架的临床应用已较多，被膜支架的临床应用使气管支架增加了封闭气管瘘的功能。

一、气道金属支架的种类及性能

根据材质，气道支架可分为金属支架和非金属支架两种（表6-8-1）。

表6-8-1 气道支架的种类

	金属支架	非金属支架	
镍钛记忆合金	螺旋丝支架	Dumon硅酮支架	直筒形支架
	Ultraflex编织样支架		Y-Dumon支架
	Wallstent网状支架		
不锈钢	Palmaz网状不锈钢支架	Polyflex塑料支架	被膜支架
	Gianturco-Z形不锈钢支架		裸支架
	动力型（Dynamic）（Y形）支架		
	Aero不锈钢支架		

（一）Gianturco支架

Gianturco支架及其改进型，是由直径0.41～0.46mm的不锈钢丝316L或3J21等材料Z形弯曲形成单节骨架，两节或两节以上骨架连接成支架，又称为Z形支架（图6-8-1）。支架直径15～25mm，长度规格不一。该裸支架的优点是支撑力强，释放时无长度变化，对分泌物排出影响小，带支架放疗时散射线少。缺点是较短的支架易移位，组织易向裸支架内生长，对气管瘘无效，不可回收。该支架硬度较大，机械性刺激强，不适感较明显，现裸支架已较少应用。

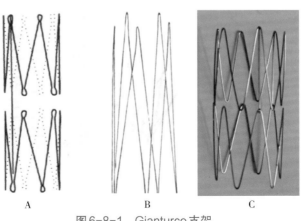

A   B   C

图6-8-1 Gianturco支架

Gianturco改进型被膜支架骨架丝径0.4～0.5mm，支架直径10～24mm，长度12～100mm。根据需要，可制成直筒形支架、L形支架和Y形分叉支架（图6-8-2），后者可用于隆突部的瘘或癌肿的内支撑治疗。有的产品于支架的下端或相应于气管支气管分叉处部分不被膜，仅将支架面向增生部位的一侧被膜，以有利于引流和通气，即为部分被膜支架。该支架的优点是支撑力强，释放时无长度变化，阻挡肿瘤及肉芽组织向支架腔内生长，可回收，带支架放疗时散射线少，可以用于气管瘘封堵。亦可在支架膜上定制粒子袋，成为放射性粒子支架。缺点是对分泌物的排出有一定的影响，支架较长、直径较小或患者没有咳嗽功能时，痰液可能在支架内黏附而增加气管阻力。全被膜支架如放置在气管树的分叉处，会阻塞支架侧面的支气管分支，故叶支气管以下使用受限。

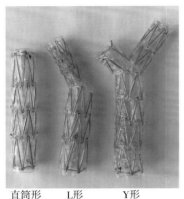

图6-8-2　Gianturco改进型被膜支架

直筒形　　L形　　Y形

（二）Wallstent支架

用于气管的Wallstent支架是由1根或多根直径0.2～0.3mm的镍钛记忆合金丝网格状编织而成的圆管，直径6～20mm，长度规格不一，在20～110mm之间。该支架的优点是具有形状记忆功能，放置时可压缩变细，支架纵向延长后易于进入人体，在体温下恢复记忆的形状，顺应性较好，对分泌物排出影响较小。缺点是支架放置时长度有变化，不利于准确定位；组织可向支架内生长，对气管瘘无效；支撑力较弱，带支架放疗时散射线多，置入气管两周后不易再回收。

目前根据需要又制成裸支架、半被膜支架和被膜支架（图6-8-3）。

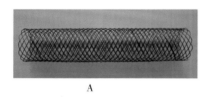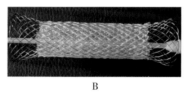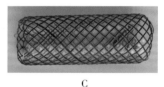

A　　　　　　　　　　　B　　　　　　　　　　　C

图6-8-3　Wallstent支架

A.裸支架；B.半被膜支架；C.被膜支架

国内韩新巍等设计了气管内主支架部分性被膜、主支气管内分支支架全被膜的分支状镍钛温度记忆合金内支架，能有效封堵胸腔胃-气管瘘和治疗主支气管良恶性狭窄，操作简单、安全，近期疗效可靠（图6-8-4）。

还有一种形状与Wallstent支架类似的Palmaz支架，但材料为不锈钢，也分为被膜支架和裸支架两种。Palmaz支架属被动膨胀式金属支架，送至狭窄处时需要靠球囊的扩张钳使其扩张至所需形状，特点是可塑性好弹性差，故受压后容易变形，咳嗽产生的压力常会损坏支架。因此不宜在良性气管或主支气管狭窄以及气管、支气管软化症治疗中长期使用。

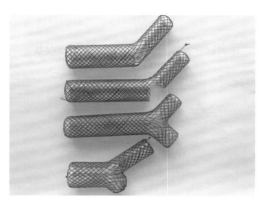

图6-8-4　特殊用途的支架

（三）Ultraflex支架

Ultraflex支架是以直径0.16～0.2mm镍钛记忆合金丝针织样编织而成的圆管，由美国波士顿科学（Boston Scientific）公司生产。该支架的优点是具有形状记忆功能，质地较柔软，纵向顺应性好，后期扩张力强。缺点是组织可向裸支架内生长，刚释放时支撑力较弱，对气管瘘无效；支架结构密集，带支架放疗时散射线多，支架一旦部分释放，回收和再定位困难。

目前根据需要又制成被膜支架和裸支架（图6-8-5）。

被覆支架和部分被覆支架，国内又称为被膜支架，是用硅橡胶、尼龙、聚氯乙烯、涤纶等材料制成的薄膜覆盖于裸支架（一般为Z形支架或网状支架，以下简称Z形被膜支架）上制成，以防止肿瘤及肉芽组织长入支架腔内造成再狭窄。

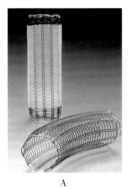
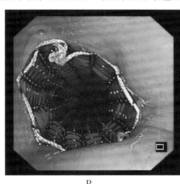
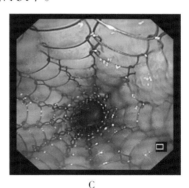

| A | B | C |

图6-8-5　Ultraflex支架

A. Ultraflex支架；B. 支架上端；C. 支架中段

（四）动力型（dynamic）支架

由德国专家Freitag最先设计，由硅胶和金属丝制成。其横断面呈马蹄形，结构类似人的气管，前部的硅胶内有金属丝，后部则为较薄的硅胶单独构成（图6-8-6），类似气管的膜部，形成与气管类似的空气动力学作用，便于气管分泌物的排泄。在患者呼吸或咳嗽时，支架随气管的扩张而扩张，使患者感觉舒畅。

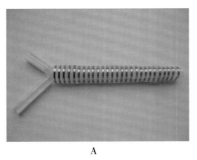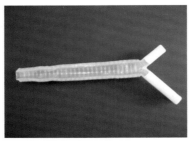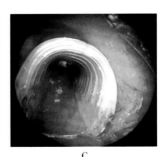

A　　　　　　　　　　　B　　　　　　　　　　　C

图6-8-6　动力型支架

A.正面观；B.背面观；C.置入气管内的支架

（五）Aero气管–支气管支架

Aero系气管支架是由美国MERIT医疗公司生产的，是一种全被膜、激光切割的气管–支气管自膨式不锈钢金属支架（图6-8-7），具有可弯曲、通过导丝的直接可视化推送系统（图6-8-8），提供一致、可靠的结果。

还有一系列微型支架（图6-8-9）。

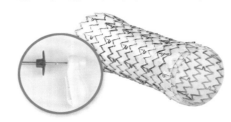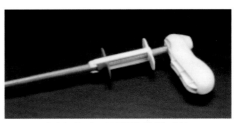

图6-8-7　Aero支架　　　　　　　图6-8-8　可视化推送系统

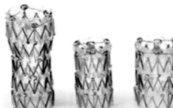

8mm×20mm　8mm×15mm　10mm×15mm　12mm×15mm　14mm×15mm

图6-8-9　微型被膜支架

Aero气管–支气管支架的特点：激光切割镍钛支架是为气管特殊解剖异常而设计，几何形状的支架在真实动态膨胀时提供了增加和一致的径向力，聚氨酯膜减少了肉芽组织形成和内向增生，防滑倒刺降低了支架移位，特殊制造的光滑的亲水性腔内涂层有助于预防黏液栓形成，近端缝合结的包绳设计有利于重新定位和支架置入后立即取出。

（六）涂层支架

涂层支架是将药物直接或者通过适当的载体涂布于支架表面，使支架成为一个局部药物缓慢释放系统，置入气管后，药物持续释放既可以增加治疗药物的局部浓度及作用时间，又可以避免全身用药带来的不良反应，达到减少支架置入后再狭窄的目的。目前用于制备涂层的药物有丝裂霉素 C（MMC，化疗药）、紫杉醇（化疗药）、西罗莫司（大环内酯类抗生素，具有抗真菌及免疫抑制作用），能明显减少支架内再狭窄的发生率，被认为是解决支架再狭窄的有效且最有前景的治疗方法。但现在大多数仍限于实验阶段，体内效果如何尚待时日。

实验设计以镍钛合金气管支架为平台，用聚乳酸/乙醇酸共聚物（PLGA）作为载药材料，制作携带有 MMC、紫杉醇、西罗莫司的气管药物支架，可较好地抑制肉芽组织增生和胶原纤维沉积，减小气管狭窄程度。

二、适应证

（1）结构性气管狭窄

①恶性气管狭窄　原发气管肿瘤，继发性气管肿瘤（图6-8-10A，B）。

②良性气管狭窄　创伤后或炎症后形成瘢痕的气管狭窄（图6-8-10C，D）；外科术后气管吻合口狭窄；气管外压性狭窄（图6-8-10E）。

（2）功能性气管狭窄　如气管软化症，复发性多发性软骨炎（图6-8-10F），其他原因引起的气管塌陷。

（3）气管-食管瘘（图6-8-10G）及某些部位的肺叶或肺段支气管-胸膜瘘（图6-8-10H）等。

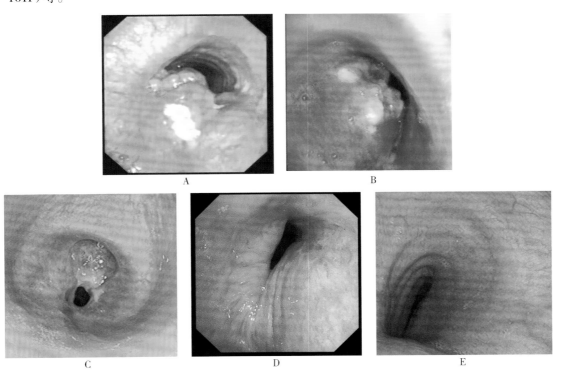

A

B

C

D

E

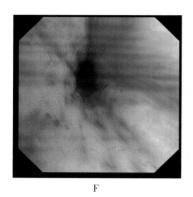 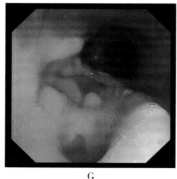 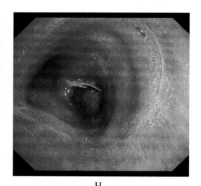

F G H

图6-8-10　气管内支架的适应证

A. 气管腺样囊性癌；B. 食道癌气管转移致气管狭窄；C. 气管切开致瘢痕性气管狭窄；D. 右主支气管结核致瘢痕狭窄；E. 管外型肺癌所致气管狭窄；F. 复发性多发性软骨炎致管壁肥厚、管腔狭窄；G. 食道癌气管转移致气管食管瘘；H. 肺癌右全肺切除后支气管胸膜瘘

三、禁忌证

（1）气管出血。

（2）大气管狭窄合并多发小气管狭窄、阻塞，严重气胸、纵隔皮下气肿；狭窄远端肺不张。

（3）心肺功能严重损害者。

（4）肿瘤累及声门引起声门及声门下狭窄、支架规格与病灶情况不符等应为相对禁忌证。

四、金属支架种类和规格的选择

根据胸部CT、支气管镜等检查，了解病变形态、长度、气管的内径等，以选择支架种类和规格。

1. 支架种类选择

（1）良性气管狭窄患者主要放置可回收支架（被膜金属支架或李氏支架），近期内即予取出，慎用Wallstent裸支架或Ultraflex支架。

（2）恶性病变，如生存期较长的患者首选放置被膜金属支架，生存期较短的患者可用Ultraflex支架或Wallstent，慎用Gianturco支架。

（3）气管软化患者，永久性支架可选用Z形被膜支架或Ultraflex支架，代替气管软骨，但要充分考虑支架长期使用后有无损坏的可能；临时性支架采用Wallstent支架，3~6月后取出，必要时可再置入。Wallstent支架膜易破碎，丝易断裂，不宜长期放置。

（4）气管、支气管瘘患者使用被膜金属支架。

2. 支架规格选择

（1）Ultraflex支架和Wallstent支架，直径大于正常气管内径（气管横径和矢状径的平均值）10%～20%或等于气管的前后径，长度大于病变段20mm左右，使用Wallstent支架时也可等于病变段长度。

（2）Gianturco支架、Z形被膜支架：直径小于正常气管内径5%～10%或小于气管的前后径1～2mm，长度大于病变段20～40mm。封闭气管瘘时支架直径等于正常段气管矢状径，长度可适当加长。

五、放置方法

（一）术前准备

（1）向患者和家属交待病情，说明手术过程，做好患者工作，以获得良好的配合，因气管狭窄是呼吸病重症，气管支架置入术是高风险手术，术前谈话和签字尤为重要，应向家属充分讲清楚手术风险及可能产生的并发症及其后果，取得完全理解和配合方可进行手术。

术前禁食4～6小时，紧张焦虑患者可肌内注射地西泮5～10mg；地塞米松5～10mg静脉注射，有良好的解痉、预防气管黏膜水肿及抗过敏作用。

（2）准备急救设备：包括氧气、吸痰器、抢救药品、心电监护仪等。

（3）常用药品器械准备：4%去甲肾上腺素盐水溶液100ml，并用之冲洗消毒后的器械，液体石蜡，2%利多卡因15ml，常用敷料，5～6F单弯导管、导丝等。

（4）患者仰卧或侧卧于手术床上，去掉义齿，置牙托，头尽可能后仰，经鼻导管吸氧。

（5）麻醉：麻醉的质量直接影响气管支架置入术的进行，绝大多数患者使用局部麻醉即可，患者在清醒的状态下可以观察其反应，有无出现窒息等危象，支架置入后可观察患者呼吸困难的症状有无缓解，也有助于患者咳嗽排痰。一般咽喉部麻醉采用2%利多卡因3～5ml喷雾，气管支气管黏膜麻醉采用2%利多卡因10ml超声雾化吸入或气管内直接注入2ml。不能配合手术、儿童及使用硬质支气管镜者应用全身麻醉。全身麻醉时需密切观察患者的情况，及时吸痰，即使支架放置成功后短期内亦需注意患者的排痰情况等，避免发生窒息。

（6）定位：一般通过支气管镜可直接观察病变远端和近端；或在胸部体表放置金属标记，标明病变位置，因大部分病例X线透视可以清楚地显示气管和狭窄段范围，故操作熟练者可利用X线透视显示的声门、气管隆突、胸锁关节及病变段等直接定位。

（二）网状支架的放置方法

镍钛记忆合金支架和Ultraflex支架均有特殊的推送器，这些市售的支架出厂时已将支架压缩在输送器内导引头的后方或压缩后用尼龙线固定，按说明书放置即可。若放置不成功，需将支架取出，返回厂家重新安装，或作废重新购置，事前一定与厂家协商好，否则，会增加患者经济负担，引起不必要的纠纷。

（三）Z形被膜金属支架放置方法

以Z形被膜气管支架为例简述放置方法。

Z形被膜支架输送器由带有导引头（输送鞘内芯）的支架输送鞘、装有支架的内管和支架后方的顶推管组成，故又称为三套管放置法（图6-8-11）。

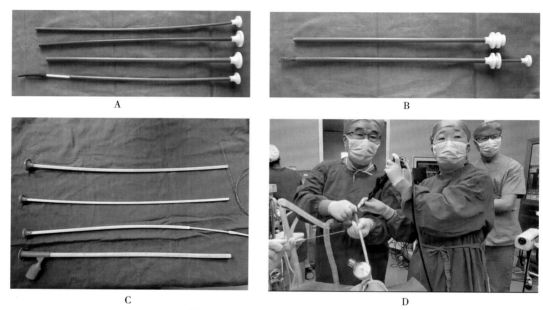

图6-8-11 Z形被膜支架输送器

A.顶推管，支架内管，支架输送鞘，导引头（输送鞘内芯）；B.装有支架的输送鞘；C.改进型支架推送器（可直接连呼吸机）D.支架输送鞘近端直接连接呼吸机，保证患者术中安全

（1）在X线电视监视下操作，主要用于Y形支架的放置。患者取仰卧位，尽量使患者的头后仰并固定好，先将单弯导管或前端弯成90°的导引头置于声门上，向气管内插入导丝，进入左主支气管。将带导引头的气管支架输送鞘涂少许润滑油，经导丝引导送入左主支气管，撤去固定插销，抽出输送鞘内芯，保留鞘管维持呼吸通畅，将已装有支架的内管送进鞘管内，注意内管把手上的定位孔方向。在X线监视下先将分叉的长臂释放在左支气管内，短臂释放在气管内，然后下推支架，短臂则自动进入右支气管内。放置支架后，抽出顶推管及内管，观察患者呼吸困难是否缓解和支架位置是否准确，如支架位置正确而患者呼吸困难并不缓解则要分析原因，必要时取出支架。如支架位置偏低，可提拉鞘管上方的调整尼龙线，使支架上移，定位准确后剪断和抽出尼龙线、退出鞘管即可。如支架位置偏高，将支架拉出体外重新放置。

（2）支气管镜结合定位尺放置支架（主要适用于气管内放置支架），先用支气管镜测量病变段下缘至门齿的距离S，将带有支架和顶推管的内管插入鞘管内，将定位尺预先调整至鞘管刻度上的S点至顶推管后缘把手的长度，经支气管镜活检孔送入导丝进入气管狭窄段，沿导丝送入支架输送鞘，使输送鞘长度标尺的S点平门齿，固定鞘管，退出内芯，插入带有支架和顶推管的内管，将定位尺前缘顶住门齿，后端紧靠顶推管把手，卡在鞘管上，后退鞘管，支架即放置在气管内（图6-8-12）。

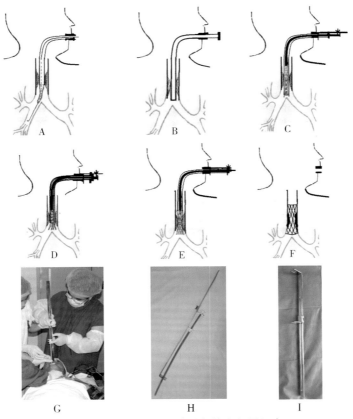

图6-8-12 定位尺辅助气管支架置入术

A. 支气管镜测量气管病变上缘距门齿距离，并插入导丝，然后沿导丝插入气管支架输送器；B. 退出输送鞘内芯，沿输送鞘插入支气管镜，观察输送鞘插入的深度并观察气管病变下端的情况；C. 插入带有支架和顶推管的内管，将定位尺前缘顶住门齿，并调整好卡尺的距离，固定顶推管的内管；D. 后退鞘管，支架即放置在气管内；E. 拔出顶推管及内管，再次沿输送鞘插入支气管镜，观察支架的释放情况；F. 如支架释放良好，即退出输送鞘；G. 定位尺辅助气管支架置入术示意图；H. 气管支架置入术辅助定位尺；I. 定位尺

六、气管支架术疗效观察

呼吸困难症状缓解，面部发绀改善，痰液能够咳出，原端坐呼吸者能够平卧。患者由烦躁转为平静。

血氧分压升高，二氧化碳分压下降，肺部呼吸音增强，喘鸣音消失，肺功能检查有不同程度的改善。

摄片检查显示支架于24~48小时扩展到位。

支架用于封闭支气管胸膜瘘时，平静呼吸时负压瓶内无气体逸出，咳嗽时有少量气体逸出。

支架用于封闭气管食管瘘时，饮水时呛咳症状明显好转。

七、回收支架方法

支架是一种异物，没有人是最适合放支架的。无论是良性病变，还是恶性肿瘤，支架都应该取放自如。因此，灵活掌握支架取出的指征非常必要，包括：肉芽肿或肿瘤引起气道严重阻塞，结构断裂，支架移位，支架相关呼吸道感染（SARTI），黏膜撕裂引起出血，支架任务完成。

根据支架有无被膜，取出的难易程度不同。被膜支架取出简单，裸支架取出较难。

支气管镜下回收支架方法为：经口将支气管镜置入气管，经内镜的活检孔置入回收钩，进入支架上口内，上提回收钩，将支架上口的回收线收入活检孔内，使支架上口聚拢后随内镜一起退出体外（图6-8-13）。

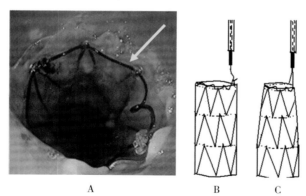

图6-8-13　支气管镜下回收支架

A.支架回收线（黑线）；B.钩住回收线；C.拉紧回收线

裸支架取出比较困难，置入后1个月内一般不易取出，强行取出后支架一般不完整，需耐心地用激光将网丝打断，一根根取出（图6-8-14）。如有硬质镜，最好用镜鞘前段将裸支架从粘连的黏膜上基本剥离后，再用硬质异物钳将其取出。

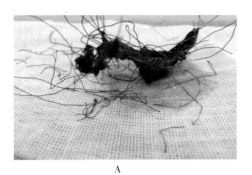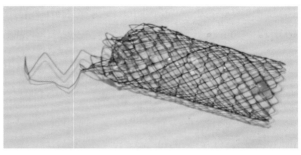

A　　　　　　　　　　　　　　　　B

图6-8-14　气管内长期放置裸支架取出后支架破坏

A.置入支架半年，取出后已断裂；B.置入支架1个月取出后已变形

八、术后处理

抗感染，止痛、止血。

超声雾化吸入结合补液湿化痰液、祛痰、镇咳等治疗。

九、并发症

金属内支架引起的并发症分为围手术期和远期两种，且与支架材料及形状等有关，也与治疗的疾病有关（表6-8-2）。

表6-8-2　金属裸支架、被膜支架

并发症	裸支架	被膜支架	直筒形	分叉形	良性病	恶性病
支架移位	+	++	++++	±	+++	+
分泌物潴留	+	++++	+	+++	++	++
黏膜炎性反应	+	+++	+	+	+++	+
窒息	+	+++	+	++	++	++
肉芽或肿瘤增生	++++	++	++	++	++++	+
支架断裂	++++	+	+	±	+++	+
支架疲劳	++++	++	++	±	+++	+

（1）窒息　反复器械操作易引起气管支气管及声门水肿，加重呼吸道狭窄甚至窒息死亡。缩短手术时间，避免反复操作，尽可能使手术一次成功是减少该并发症的关键。

（2）出血　对症处理，注意体位引流，避免引起窒息。术前气管内给予4%去甲肾上腺素溶液可减少出血的可能性。

（3）支架靠声门或隆突引起失声或阻挡气管通气，选择Wallstent支架前需充分考虑病变段对支架的压迫导致支架延长的长度，避免选择支架过长造成上述情况。

（4）支架移位　Wallstent支架放置初期尚可向上调准或取出重放，但需注意避免支架网格拉动肿瘤组织时引起出血，Z形被膜支架可在支气管镜或电视透视下使用支架回收器进行调整或取出重新放置。

（5）气管支气管破裂，引起纵隔、皮下气肿或气胸，为严重并发症，以粗针头插入皮下排气，必要时可取出支架。

（6）分泌物潴留　目前尚无成熟的判断气管支架并发症程度的标准，为便于比较，根据经验，划分标准如图6-8-15所示。

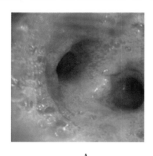 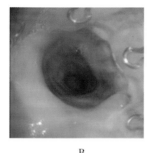 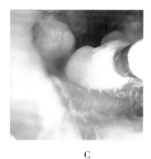

　　　　A　　　　　　　　　　　B　　　　　　　　　　　C

图6-8-15　气管内分泌物潴留的严重程度

A.（＋）：支架表面或支架后悬挂少量稀薄分泌物，管腔无堵塞，易在支气管镜下清除；B.（＋＋）：支架表面或支架后黏附较多分泌物，堵塞管腔1/3以下，影响通气，但易在支气管镜下清除；C.（＋＋＋）：支架表面或支架后吸附较多黏稠分泌物，堵塞管腔1/3以上，影响通气，且难以在支气管镜下直接吸出，需冻取黏稠的分泌物

（7）气管黏膜炎症反应可分为三级，如图6-8-16所示。

（8）肉芽肿或肿瘤阻塞的程度如图6-8-17所示。

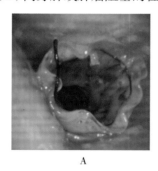 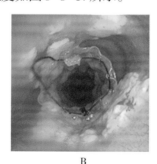 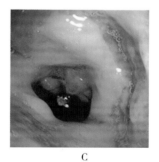

　　　　A　　　　　　　　　　　B　　　　　　　　　　　C

图6-8-16　气管黏膜炎症反应的程度

A.（＋）：支架两端的黏膜轻度充血、水肿，有少量白色分泌物附着；B.（＋＋）：支架两端的黏膜轻度糜烂，距支架末端3mm以内的黏膜上有白色分泌物附着，支架边缘可见；C.（＋＋＋）：支架两端的黏膜糜烂，距支架末端3mm以外的黏膜上有白色分泌物附着，或将支架边缘覆盖，或黏膜呈砂砾样改变

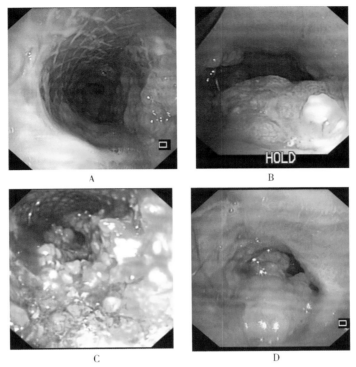

图6-8-17　肉芽肿或肿瘤阻塞的程度

A.（＋）：支架内肉芽肿使管腔直径缩窄25%以内；B.（＋＋）：支架上端肉芽肿使管腔直径缩窄25%～50%；C.（＋＋＋）：支架内肉芽肿使管腔直径缩窄50%～75%；D.（＋＋＋＋）：支架末端肿瘤组织使管腔直径缩窄75%以上

近年来为了预防肿瘤复发和肉芽肿形成，将 ^{125}I 粒子装入内支架的袋中（图6-8-18），既对狭窄的部位起支撑作用，又对附近的肿瘤进行近距离放疗，可谓一举两得，放射性粒子（ ^{125}I ）支架发挥着越来越重要的作用。

（9）支架感染　SARTI是支架置入后的常见并发症，直接影响疾病诊治的结局，其防治已成为临床医生迫切需要解决的难题。但

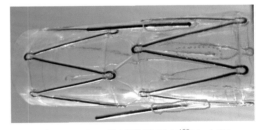

图6-8-18　放射性粒子（ ^{125}I ）支架

因为SARTI的诊断需满足多个特定条件，且获取病原学证据比较困难，因此国内外尚缺少这方面的大样本临床研究。张洁莉等曾报道，约1/4气管支架患者发生SARTI，主要致病菌为金黄色葡萄球菌和铜绿假单胞菌。女性是减少SARTI发生的保护因素，而年龄＞50岁是增加SARTI风险的危险因素。笔者还观察到，利奈唑胺片剂治疗气管支架相关肺部MRSA感染，用药方便，疗效明显，不良反应少，可作为此类疾病的首选药物之一。

（10）支架被压扁、折断或损坏，与金属丝的直径和质量有关，有可能需取出或更换支架，无法取出时可套接支架。

十、后续治疗

气管支架术只是一种对症治疗，术后肿瘤、结核、炎性增生等均可向支架网眼内生长，即使是Z形被膜支架，肿瘤亦会向支架两端生长，最终长入支架上口或下口引起再狭窄。支架术后应进行病因治疗，以控制或延缓病情发展。

十一、临床疗效评价

气管支架治疗气管狭窄的近期疗效立竿见影，绝大多数患者在支架置入后其主观症状如呼吸困难、喘鸣可立即得到改善，90%卧床不起患者可于手术后下地活动，需机械辅助通气者可立即脱离呼吸机，在置入后2周内，主观症状可得到持续改善。

放置Wallstent支架和Ultraflex支架，输送器直径较小，操作方便，医生易于掌握。用于气管恶性肿瘤和外压性病变的内支撑的短期效果均较好。需注意的是，放置Wallstent支架时，选择支架直径一般是按正常气管内径，当置于狭窄段后支架受病变的压缩可延长甚多，甚至影响到声门及隆突，导致声门水肿或失声，或刺激隆突引起持续咳嗽及反复出血，使临床处理甚为困难。另用于一些良性病变如气管软化，置入一段时间支架被黏膜覆盖，可起到替代气管软骨的作用，但支架置入后，气管带动支架随着呼吸运动会不断地轻度收缩和扩张，长期以往，可能引起金属疲劳，有的病例由于外压的应力不均匀，使支架承受剪切力，故Wallstent支架长期置于体内导致断裂并不罕见。另外，镍钛合金丝刚性较大，过多弯曲的结构亦容易断裂。故需置入体内时间较长的病例，尤其是良性病变，需注意到支架的质量和允许使用年限。

有学者曾使用丝径0.3mm、不同口径的Wallstent支架作动物（山羊）试验，发现支架口径大于山羊气管内径10%~20%时，2个月后支架大部分被上皮组织所覆盖，支架口径大于山羊气管内径40%~50%时，支架的镍钛合金丝慢性切割气管黏膜及软骨，2个月后大部分支架已穿透气管软骨位于气管外膜层，支架两端气管组织增生狭窄。这说明支架的直径选择与气管组织增生狭窄有关，提示我们需选用与气管的内径相匹配的支架，以达到较长久的内支撑效果。

气道支架置入后只是起到支撑作用，暂时缓解症状。对肿瘤患者，随后还需结合放疗、化疗等综合治疗方法，待肿瘤缩小后，还需将支架取出（图6-8-19）。既往认为恶性气管肿瘤没必要将支架取出，这种观念是错误的。一定要放置被膜支架；放置裸支架是不对的，其会导致肿瘤很快从支架网眼中长出，引起再狭窄。

被膜支架置入气道用于封闭食管气管瘘，效果优于食管支架，但食管气管瘘狭窄合并食管狭窄，需使用食管气管双支架；食管手术后气管残胃瘘病例，因残胃不能使用支架堵瘘，只能使用气道支架。

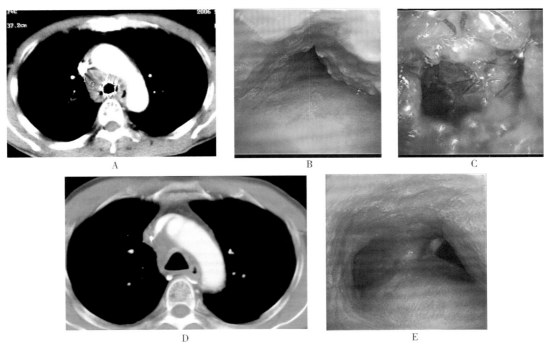

图6-8-19　肺癌治疗好转后取出支架

A. 治疗前纵隔内可见肿块，已放置气管内支架；B. 镜下见黏膜粗糙不平，有肿瘤生长，管腔狭窄；C. 气管内放置Y形被膜内支架；D. 治疗4个月后纵隔内肿瘤消失，内支架已取出；E. 支架取出后黏膜光滑，管腔正常

被膜分叉支架对于外科手术后支气管-胸膜瘘（BPF）有较好的效果，BPF是肺切除后极严重的并发症，再次手术后复发率较高，有很高的病残率和死亡率。支架封堵BPF，是将连接成一体的全被膜气管支气管支架（L形支架）或子弹头分叉支架（Y形支架的一支完全封堵）置入患者的气管内，并与之较紧密地接触，封闭患侧的BPF（图6-8-20），上叶支气管锲状切除后残端瘘的处理是将支架置入主支气管封闭该瘘口。

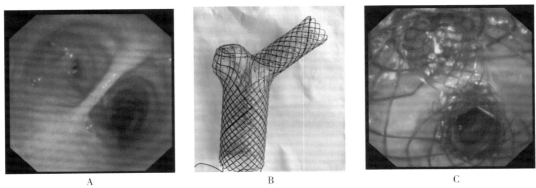

图6-8-20　左支封闭的子弹头支架封堵左主支气管残端瘘

A. 左主支气管残端瘘；B. 左支封闭的子弹头支架；C. 子弹头支架堵瘘

还可采用房间隔封堵器，封堵支气管残端瘘（图6-8-21）。

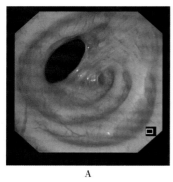
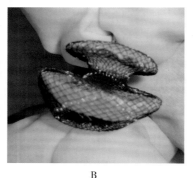
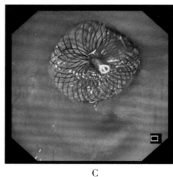

A　　　　　　　　　　B　　　　　　　　　　C

图6-8-21　用房间隔封堵器堵支气管残端瘘

A.左主支气管残端瘘；B.房间隔封堵器；C.用房间隔封堵器堵瘘

还可采用特制的瘘封堵器或单向阀堵瘘（图6-8-22）。

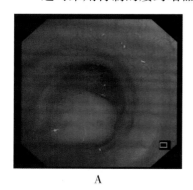
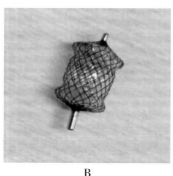
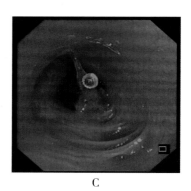

A　　　　　　　　　　B　　　　　　　　　　C

图6-8-22　用特制的封瘘器封堵支气管胸膜瘘

A.左下叶支气管胸膜瘘；B.特制封堵器；C.用特制封堵器堵漏

良性气管狭窄病例因生存期较长，如支架长期留置体内，可能出现难以处理的并发症，如支架断裂、再狭窄等。故放置支架应能取出或能定期更换为好，笔者观察放置金属被膜支架一般在3~6个月后取出，观察其效果；如出现再狭窄，可再置入支架或更换支架。

（王洪武）

第九节　气道硅酮支架置入术

气道硅酮支架已有60多年的历史。1962年哈佛医学院及麻省总医院眼耳科的威廉·蒙哥马利医生最早发明了T管。1987年法国著名支气管镜专家Jean-François Dumon医生又发明了硅酮支架，1989年获得专利，并由法国NOVATECH公司生产，命名为DUMON®硅酮支架，可长期置入，长达12年之后仍具备良好的生物相容性及耐受性。可提供多种规格的支架，成为治疗良性及恶性气管和支气管狭窄的"金标准"。2014年3月硅酮支架被引进我国，近年来也在临床广泛应用。

一、硅酮支架的分类

根据用途不同，硅酮支架可分为两种。

（1）蒙哥马利安全T管（Montgomery-Safe-T-Tube），体外分支，多种设计。

1986年Boston公司改进蒙哥马利T管为"安全T管"（图6-9-1）。安全T管设计独特，环形及凹槽，植入级硅胶（"不受限"），表面高度抛光，防止结痂及粘连。锥形接头提供舒适性并帮助防止肉芽组织增生。无菌，不同长度可定制，可长期保留。

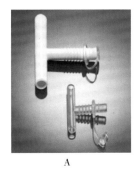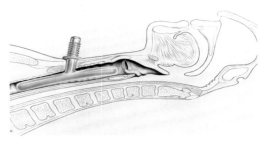

A   B

图6-9-1　安全T管

A.安全T管；B.放置方式示意图

（2）Dumon支架（图6-9-2）：分为透明白色支架及不透射线两种。

每个支架上都带有生产商及批次号。支架两端斜边设计，可防止损伤及肉芽生成，也有利于黏膜纤毛清除功能。支架外部防滑钉，将支气管固定于环状软骨之间，防止其迁移；支架内侧硅酮层，具有抗黏附作用，降低阻塞风险。

①Y形支架（图6-9-3）：Y形支架3排凸起，后壁无防滑钉设计，以避免气管-食管壁损伤，适用最长可达110mm的气管分支。分支的角度根据解剖学定义生产，长度及直径均符合要求。更多个别修改：在右支气管分支中使用开窗术以保证右肺上叶的空气流通/对于肺切除的患者，采取关闭右部分支。

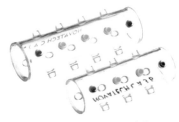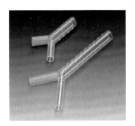

图6-9-2　Dumon支架　　　　　图6-9-3　Y形支架

②沙漏状支架（图6-9-4）：由法国圣·艾蒂安大学Vergnon教授合作研发，用于复杂的良性气管狭窄，如插管术后气管狭窄，气管造口术后狭窄，气管进行激光手术或扩张之后易嵌入，这种支架设计用来内部挤压复原后防止滑脱，远端和近端支架的直径尺寸符合正常气管的大小。中端部分略窄，在保证足够气管内腔的同时降低气管狭窄处的损失。

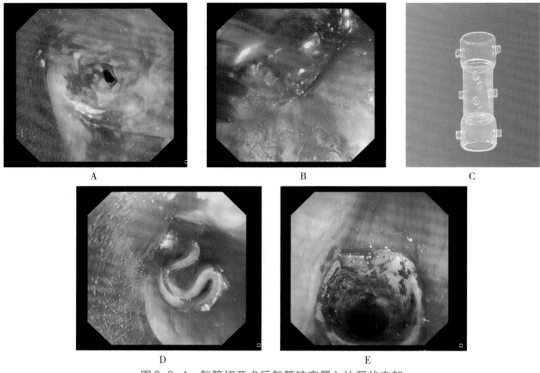

图6-9-4 气管切开术后气管狭窄置入沙漏状支架

A. 气管切开术后气管狭窄；B. 球囊扩张；C. 沙漏状硅酮支架；D. 支架置入后上段不完全扩张；

E. 再次用球囊将其扩张后，支架完全张开

③底座设计隆突–支气管支架（CB，图6-9-5）：壁厚1.0mm，可以在靠近隆突的气管狭窄处使用，无需Y形支架。

④OKI支架（图6-9-6，图6-9-7）：作为常规支架，OKI支架可定制不同直径及长度的OKI支架。

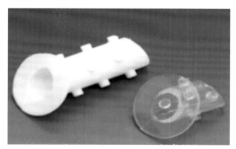

图6-9-5 隆突支架

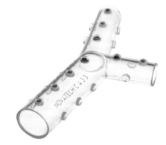

图6-9-6 OKI支架

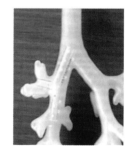

图6-9-7 置入管内的
OKI支架

⑤儿科用支架：具有不同规格（长度/外径）。只有两排防滑钉，壁很薄的支架可制造成具有四排防滑钉，还可用可弯曲的支气管镜置入。

二、硅酮支架的置入操作

以蒙哥马利安全T管的置入为例。

T形管置入操作相对简便和安全，大部分病例可以在全身麻醉和镇静下通过气管造口处置入。如已有气管造口，可直接放置T管。如无造口，需先行气管切开（切开方式同普通气管切开）。然后用弯钳夹住T形管的长臂下端，通过气管造口插入到气管下端，再夹住T形管的短臂插入到气管造口的上方，必要时通过硬质镜活检钳将T形管上臂拉直。

插入过程中麻醉师无法控制呼吸，不能通气，因此，操作要快，尽快放置到位，建立气管，控制呼吸。

T形管的选择与支架不同，但也要根据不同形状、直径和长度来选择。在放置T形管之前，需要评估声门的功能、气管狭窄的长度及患者气管直径的大小。T形管的管径不能太大，否则会摩擦气管壁或管的两端形成肉芽组织；管径太小则不能维持正常的呼吸，也不宜支气管镜下清理。Carretta等指出T形管的长度需要超出气管狭窄两端至少3mm左右，且近端支应在声门下至少有5mm距离，以降低声带、声门下水肿和减少肉芽肿的形成。

置入过程中避免把T形管的长、短支放反，否则，长支会穿过声门。T形管较软，放置过程中易扭结，需及时调整位置。

三、临床应用

（一）安全T管

T形管主要用于声门或声门下高位气管狭窄（图6-9-8），包括良性气管狭窄（手术、外伤、气管切开后或插管后引起的瘢痕狭窄；特发性声门下狭窄），恶性肿瘤致气管狭窄如甲状腺、食管、肺及气管转移恶性肿瘤致气管狭窄患者。

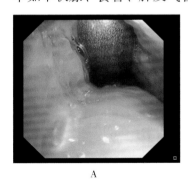 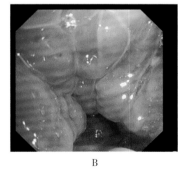 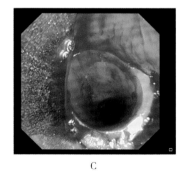

| A | B | C |

图6-9-8　气管切开后置入T形管

A. 气管切开插管；B. 切口上端黏膜肥厚，管腔狭窄；C. 置入T形管

T形硅胶管有较好的弹性和韧性，能降低对气管黏膜的刺激，组织相容性好。长时间

与气管接触后，其顺应性无明显变化；容易固定，咳嗽时不易将其咳出；支撑力强、无毒，带管时可不影响患者的日常生活，因而易被患者接受。侧孔可以用来清除气管分泌物，关闭侧孔时可发声。侧支可以固定在气管造口处，并且在紧急情况下也容易拔除。对于位置在声门和声门下的气管狭窄，T形管有时可能是唯一可以解除气管狭窄的置入物。

但并不是所有气管狭窄的患者都适合T形管置入。T形管无法连接正压通气治疗，所以那些需要长期进行机械通气的患者不适合T形管置入。

与气管造口术相比，T形管置入后不需要特别护理，但气管造口术后需要充分镇静和细心护理，并且术后患者的不当管理有可能危及患者的生命。

当T形管长度超过声门时，容易引起误吸，所以对于有明确误吸病史的患者应慎重考虑。

放置T形管后，要根据病变情况及术后评估的结果来决定是否需要拔除或更换T形管。良性气管狭窄患者在放置T形管后应定期进行内镜检查，以清理气管及评估是否可以取出T形管。长时间放置T形管不能为气管的稳定性带来更大的益处。Caretta等建议在T形管放置9~12个月后根据检查情况以决定是否取出或更换T形管。文献报告T形管放置最长可达20年。拔除T形管后应定期随访，在T形管拔除后前3个月内应每月随访一次，以有利于早期发现再狭窄及尽早进行干预治疗。

笔者曾报道5例T管均于1年后拔出，但无1例治愈，且并发症均较重，后期还需其他处理。有2例在T形管治疗过程中即有气管上端闭塞，不能再通。1例在T形管拔除后半个月死于窒息，即因患者不听劝阻，不及时随访，拒绝再放支架所致，应引以为戒。

（二）DUMON®气管支架

置入适应证主要包括4个方面。

（1）中央型气管器质性狭窄的管腔重建（图6-9-9）。

（2）气管、支气管软化症软骨薄弱处的支撑。

（3）气管、支气管瘘口或裂口的封堵。

（4）外压性气管支气管狭窄。

疗效与支架的形状、直径明显有关。对Ⅰ、Ⅱ、Ⅵ、Ⅷ区病变以直筒形支架为宜，Ⅱ、Ⅲ、Ⅳ、Ⅴ、Ⅶ以分叉形支架为宜，Ⅴ、Ⅵ区以OKI支架为宜。

选择硅酮支架长度=狭窄长度+10mm，支架直径<10%气管直径。

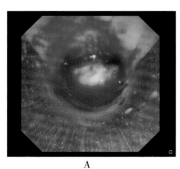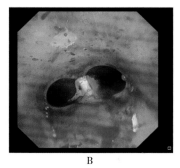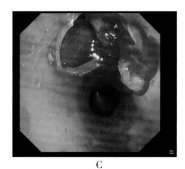

图6-9-9　中央型肺癌致气管Ⅲ、Ⅴ、Ⅵ、Ⅶ区狭窄

A.硬质镜下可见中央型气管Ⅲ、Ⅴ、Ⅵ、Ⅶ区狭窄；B.置入Y形硅酮支架；C.支架右侧支至右中间段，右上支气管开口处开洞

　　硅酮支架的置入方法：硅酮支架置入需特殊的推送装量，并在硬质镜下放置（图6-9-10）。

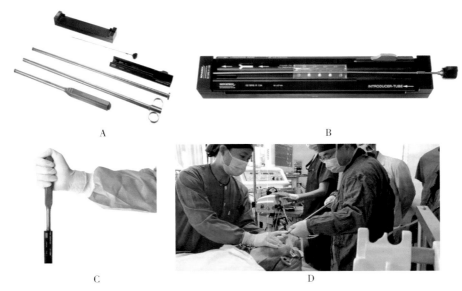

图6-9-10　硅酮支架的置入过程

A. 支架推送套装；B. 将支架压放在折叠系统内；C. 通过"加载杆"将支架推入"导引管"；D. 通过硬镜将支架推送到预定位置

　　既往气管消化道瘘主要放置金属覆膜支架来堵瘘。近年来国内应用硅酮支架也取得很好疗效。柯明耀团队报道Dumon®支架治疗31例气管瘘患者，包括气管食管瘘23例、气管胸腔胃瘘6例、气管吻合口瘘1例。结果发现，Dumon®支架不仅能有效地封堵瘘口，而且较为安全。此后又报道16例Dumon®支架治疗气管胸腔胃瘘，也取得非常满意的疗效。笔者也有硅酮支架堵瘘病例，有效率达90%以上（图6-9-11）。

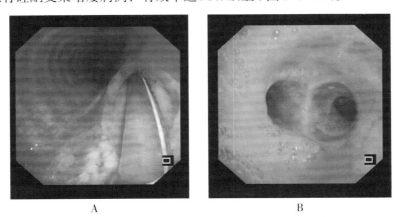

图6-9-11　食管癌术后气管食管瘘置入Y形硅酮支架

A. 气管食管瘘，可见胃管裸露在气管中；B. 气管中置入Y形硅酮支架，将瘘口完全封堵

硅酮支架也不是一劳永逸，取出支架的指征是：管腔通畅，支架任务完成，通常是良性气管狭窄已稳定；支架直径或长度不再适合，如肿瘤增大或缩小；持续感染或远端发生不张；瘘口愈合。

四、硅酮支架与金属支架的区别

硅酮支架与金属覆膜支架相比，有许多不同，术前应充分评估（表6-9-1）。为方便置入，硅酮支架需要硬质支气管镜，而金属支架的置入可以使用可弯曲支气管镜。对良性气管狭窄，尽量不要选用金属裸支架。对严重气管狭窄或气管外压力较大的患者，可能金属支架更适合。但对管内病变，最好将病灶清除，没必要放置任何材质的支架。

表6-9-1　硅酮支架与金属覆膜支架的区别

特点	硅酮支架	金属覆膜支架
麻醉方式	全身	局部麻醉或镇静状态
置入方式	硬质镜	软镜或硬质镜
释放	困难	容易
定制	现场	预先
肉芽增生	较少	较多
支架内肿瘤生长	无	有
扭曲气管	无法适应	较易适应
分泌物潴留	少	多
断裂	没有	可能有
放置时间	长期	短期

不同类型的硅酮支架并发症发生情况亦不同（表6-9-2），Y形支架易感染和发生肉芽，但一般不会发生移位和断裂。Dumon®直筒形支架易移位，但一般不会发生断裂。一旦发生支架移位，需在全身麻醉下再次调整。术后应常规做雾化，以防分泌物堵塞，应定时在支气管镜下吸痰。

表6-9-2　硅酮支架的并发症

类型	与支架有关的并发症粗发生率（%）			
	Ultraflex	Aero	Dumon®直筒形支架	Dumon®Y形支架
感染	0.00477	0.01259	0.00393	0.00761
移位	0.00116	0.00278	0.00467	0.0
肉芽增生	0.00135	0.00328	0.00368	0.00537
痰栓	0.00188	0.00498	0.00464	0.00373
断裂	0.00022	0.00054	0.0	0.0

注：发生率为每个支架每天发生并发症的概率。

发生肉芽肿时应及时在支气管镜下清除。据台湾学者研究发现，硅酮支架的直径与气管横径的比值＞90%，易形成肉芽，所以术前应准确评估。

美国Ost等发现，下呼吸道感染易诱发肉芽组织增生。

若有气管或支气管壁溃疡出血，应将支架取出。如果气道近端或远端再狭窄，应在全身麻醉下将支架取出或更换较长支架。反复真菌感染时，应用盐水清洗支架，必要时更换支架。

王洪武教授课题组曾系统研究了气管狭窄患者置入金属支架（50例）与硅酮支架（50例）的区别。从近期疗效来看，硅酮支架与金属支架治疗气管狭窄的呼吸困难改善情况无明显统计学差异。从两组数据分析显示，并发症发生率有所不同。支架移位是直筒形支架的主要问题，多发生于支架置入30天内。本研究中移位的总发生率为12.1%，硅酮支架移位的发生率为18%，金属覆膜支架移位的发生率为6%。硅酮支架与金属覆膜支架移位的发生率相比具有统计学差异（$P < 0.05$）。移位发生的时间多在支架置入后第1个月内，病变位置为气管Ⅰ区，可能因支架放置于声门下，支架无法完全释放，且硅酮支架外表面的柱状突起不能位于狭窄段上方，无法起到防滑脱的作用，均可导致支架反复移位。故对于高位气管狭窄最好放T形管或改用沙漏状支架，必要时把支架缝合固定于颈部皮肤处，则可大大减少支架移位。

分泌物潴留也是支架的严重并发症。本研究对比1个月时支架上分泌物附着情况，其中发生2级以上分泌物堵塞的发生率金属覆膜支架为16%，硅酮支架为14.3%，无明显统计学差异（$P > 0.05$）；3个月时3级黏液栓形成的发生率金属覆膜支架约为12%，硅酮支架约6.1%，具有统计学意义（$P < 0.05$）。长期放置硅酮支架黏液栓形成发生率低，与气管硅酮支架内表面光滑，分泌物不易附着有关。此外，分层研究发现支架长度越长则分泌物附着情况越重。而一旦黏液栓形成堵塞管腔，导致呼吸困难，故支架置入后应定期复查支气管镜，并及时清除气管内和支架上黏附的分泌物，同时加强雾化吸入是十分必要的。

金属覆膜支架肉芽增生发生较早，3个月时出现3～4级肉芽增生的发生率约33.2%，而硅酮支架的发生率仅24.1%，两者均有统计学差异（$P < 0.05$）。因金属覆膜支架肉芽增生较为明显，相对放置时间短，本研究中放置时间达到6个月者仅17例，而硅酮支架放置时间相对较长，其6个月时3～4级肉芽增生的发生率约34.6%，金属覆膜支架的发生率约41.1%，但因病例数差异较大，无法进行统计学比较。综上分析，长期放置气管支架，硅酮支架较金属覆膜支架肉芽增生少，程度轻，适合长期放置。

（王洪武）

第十节 气道球囊扩张术

一、概述

20世纪90年代初，随着心内科、消化内科等球囊导管介入治疗术在临床上广泛开展，经支气管镜介入狭窄气管球囊导管扩张术也被应用于呼吸系统疾病治疗领域。随着对呼吸系统气管球囊扩张术治疗价值及安全性的认识不断深入，气道球囊扩张术已成为临床治疗气管良性及恶性狭窄的主要手段之一。

气道球囊扩张术的原理是经支气管镜介导将球囊导管的球囊部送至气道狭窄部位，用液压枪泵通过球囊导管的导管部向球囊内注水或注气使球囊充盈膨胀，充盈的球囊部导致狭窄部位气道形成多处小的纵行撕裂伤，从而使狭窄气道得以向外展扩张。

气道小的纵行撕裂伤最终被增生的纤维组织填充而愈合，气道撕裂在愈合过程中可发生纤维组织收缩，一方面，因纵行撕裂的纤维组织收缩方向与气管长轴走行方向一致，扩张增大的气道回缩性再狭窄程度远远低于横行撕裂伤；另一方面，因气道撕裂部分填充有纤维组织，纤维瘢痕支撑气道管腔使其保持持续外展而扩张。

二、设备及器械

（一）支气管镜、主机系统及呼吸内镜医用工作站

1. 支气管镜

（1）可弯曲支气管镜　支气管镜临床上按功能可分为治疗型、常规检查型及特殊类型。治疗型支气管镜均拥有直径≥2.8mm的活检钳工作通道，便于经支气管镜直接放入扩张用球囊导管，所以比较适合用于球囊扩张术。常规检查型支气管镜活检钳工作通道一般为2.0mm左右（小于2.8mm），若选择则需经导引丝引导放置球囊导管。特殊类型支气管镜，如超声支气管镜、荧光支气管镜及超细支气管镜等，仅用于临床特殊类型检查诊断需要，一般不适于球囊扩张术，但超细支气管镜可用于球囊扩张术中对狭窄气管远端气管情况的评估。

（2）硬质支气管镜　经硬质支气管镜气管球囊扩张术全身麻醉下可以实施。因必须在全身麻醉下实施，比可弯曲支气管镜实施具有操作繁琐、术后患者恢复慢、经济负担较高等不足。

2. 主机系统　各类型支气管镜配套冷光源、成像系统，以保证球囊扩张术的顺利实施。

3. 呼吸内镜医用工作站　包括电子计算机、图像采集及打印机系统，以便球囊扩张术的图像收集保存及图文报告书写。

（二）球囊导管

早先临床上使用的球囊导管多为消化用中心型球囊导管、血管用侧壁性球囊导管（图6-10-1A、图6-10-1B）；近年来，专为气管扩张术设计球囊导管也逐渐面世并用于临床（图6-10-1C）。球囊导管整体性能主要包括球囊导管外径、灵活性、跟踪性、推送性及顺应性等方面。球囊导管主要由尖端、球囊及导管组成。尖端由不同材质组成，长软头利于引导球囊通过扭曲气管，短硬头利于通过严重狭窄气管。球囊是球囊导管的主要部分，囊内注入水或气体后可膨胀增大。导管也称推进杆，内含双腔、单腔、三腔，允许导引钢丝及注入物等分别通过。

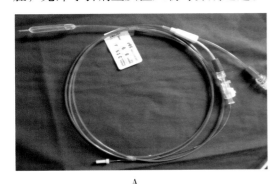

A

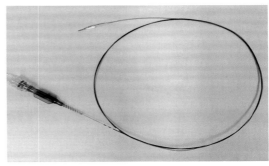

B

C

图6-10-1　球囊导管

A.消化用中心型球囊导管（带导丝）；B.血管用侧壁型球囊导管；C.呼吸用中心型球囊导管（带导丝）

（三）球囊扩充压力泵

球囊扩充压力泵是用于向球囊导管中充水或气，使球囊导管球囊部充盈扩张的一种装置。压力泵带有压力检测装置，可通过导管使球囊部维持一定充盈压力。早期临床使用的为反复使用型压力泵（图6-10-2A），为了避免交叉感染目前临床使用的为一次性无菌型压力泵（图6-10-2B、图6-10-2C）。

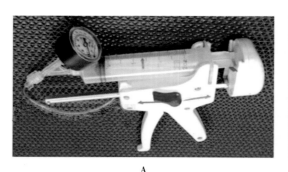
A

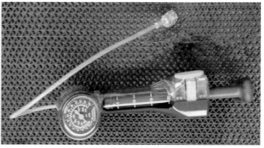
B

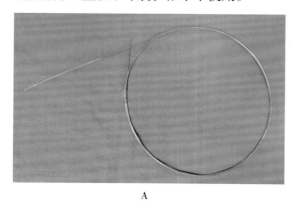
C

图6-10-2 球囊扩充压力泵

A.反复使用型压力泵；B.一次性无菌型压力泵；C.一次性无菌型压力泵

（四）引导钢丝

引导钢丝是辅助球囊导管导入的一种装置，简称导丝（图6-10-3）。导丝由尖端、芯丝及护套构成。尖端为导丝最重要部分，多采用金属弹簧圈设计，具有良好的柔韧性，可弯曲，表面光滑，易导入，不易损伤人体组织。多于经非治疗型支气管镜直视下或放射介入监视下球囊扩张术中使用。

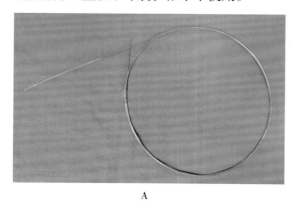
A

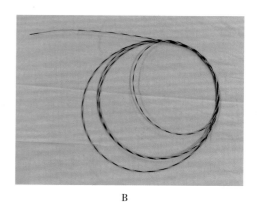
B

图6-10-3 引导钢丝

A.通用引导钢丝；B.气管专用引导钢丝

（五）抢救用物及药品

氧气、心电监护、呼吸机、除颤器、气管插管、气管切开包、吸痰器等急救设备；肾上腺素、阿托品及尼可刹米等急救用药；盐酸利多卡因、异丙酚等麻醉用药。

三、适应证与禁忌证

（一）适应证

1. 良性气管狭窄

各种病因导致的中心气管等较大气管纤维瘢痕性狭窄是绝对适应证，叶段气管狭窄为相对适应证。

按病因气管狭窄可分为以下几类。

（1）感染性病变，如气管结核、真菌感染等，最常见为气管支气管结核。

（2）医源性因素，如长期气管插管、气管切开造口术后、气管支气管袖状切除术后、肺移植及放射治疗术后狭窄。

（3）创伤性因素，如气管支气管外伤、吸入性烧伤等。

（4）气管良性肿瘤，如息肉、平滑肌瘤、错构瘤、支气管软骨瘤等。

（5）气管肉芽肿性疾病，除结核外常见为结节病、Wegener肉芽肿、硅沉着病等。

（6）先天因素，如先天性发育畸形。

（7）其他因素，如复发性多软骨炎、气管支气管淀粉样变、骨化性气管支气管病等。

2. 恶性气管狭窄

原发气管支气管癌或转移癌等恶性病变导致的中心气管狭窄，临床上一般采用支架置入术、热消融术、冷冻治疗术等介入治疗，而不使用球囊扩张术。球囊扩张术有时可作为辅助或补充治疗手段，以便气管插管或其他介入治疗术（如支架置入术等）的顺利进行。

3. 支架复张不良

硅酮支架置入后、部分金属支架置入后支架复张不佳，可使用球囊扩张术辅助支架复张，利于通畅气管。

4. 气管内大出血

球囊扩张术是气管内大出血止血最重要的介入手段之一。各种原因导致气管内大出血，在保持呼吸道通畅、给氧、出血侧卧位、全身应用止血药物、气管内局部喷洒止血药物、APC等介入止血的同时或以前，可应用球囊扩张术阻塞出血侧气管，以达到气管内完全止血的目的，或为其他止血措施（如：支气管动脉栓塞术、外科手术等）的实施创造机会。

（二）禁忌证

（1）同可弯曲支气管镜、硬质支气管镜检查禁忌证。

（2）气道非瘢痕性狭窄即急性炎症期，扩张时易引起局部撕裂大出血、急性炎症扩散，扩张后回缩型再狭窄发生率高。

（3）气道狭窄所属末梢肺组织损毁、较大或多发空洞、支气管扩张等丧失肺功能者。

（4）气管支气管软化型狭窄。

（5）气管支气管严重狭窄或闭塞，球囊导管无法进入气管者，为相对禁忌证。部分病例先以冷冻术、针形激光刀及针形高频电刀电切术等介入治疗手段处理闭塞或严重狭窄，可使相对禁忌证变为适应证。

四、技术操作及注意事项

（一）术前准备

在球囊扩张术前，需进行适应证及禁忌证，气道狭窄的位置、大小及程度，肺功能测定，成本－效益分析等综合临床评估。

1. 一般准备

（1）详细询问病史，仔细体格检查，完善胸部影像学、心肺功能、血小板计数、凝血功能等检查，明确适应证、禁忌证。

（2）进行乙型病毒性肝炎、丙型病毒性肝炎、梅毒、艾滋病等传染病学指标检查。

（3）抗凝处理：口服抗凝剂治疗的患者，术前停用2～3天或应用维生素K_3或维生素K_4；处于抗凝剂情况下，使用肝素抗凝，并将其凝血酶原时间国际标准化比（INR）降至2.5以下等。

（4）局部麻醉患者，术前4小时禁饮食，术前2小时禁饮水；全身麻醉患者，术前6小时禁食、水。

（5）知情同意。术前向患者及家属告知球囊扩张治疗术的必要性、操作过程中可能出现的问题及风险等，对患者及家属有告知的义务，征得患者、家属同意并签署书面知情同意书。

（6）申请医院伦理委员会批准。

2. 器械及药物准备　包括扩张用球囊导管、扩张用球囊扩充压力泵、导引钢丝，支气管镜、主机系统及呼吸内镜图文工作站，抢救用物及药品等准备，其中球囊导管选择为球囊扩张术实施前必做重要工作之一。

依据胸部CT扫描气管重建技术、支气管镜检查对狭窄气管的部位、直径、长度等评估结果选择合适的球囊导管，大致概括为以下标准。

（1）球囊导管直径　一般不大于狭窄气道部位正常气道直径。太大易造成狭窄气道较大撕裂伤，甚至气道全层撕裂；太小可能达不到扩张目的。球囊导管选择应遵循初选较细、次选较粗即直径由小到大原则。扩张气管时，一般应选择最大外径为18、15、

12mm球囊导管；扩张左右主支气管及中间干支气管时，一般应选择最大外径为12、10mm球囊导管；扩张叶支气管时，一般应选择外径为10、8、6mm球囊导管。

（2）球囊导管长度　一般稍长于狭窄气道长度。太短达不到治疗目的；太长过度扩张时容易损伤狭窄气道两端正常气道。原则上要求扩张狭窄气道时球囊导管长度不应太长，以免堵塞气道而致呼吸道梗阻。

3. 气管狭窄部位、范围、程度等评估

球囊扩张术前应常规行胸部CT扫描（尤其是HRCT技术）、气道重建及支气管镜检查，以便明确气道狭窄的病因并对气道狭窄情况进行初步影像学评估。胸部CT可显示狭窄气道所属肺组织有无病变、空洞、损毁及支气管扩张等情况，同时还可对狭窄气道进行细致（如：狭窄气道为管壁型、管内型或管外型，狭窄段为局部、弥漫等）评估。

依据胸部CT扫描气管支气管气管重建技术间接测量，结合支气管镜检查直接目测及标尺测量，必要时进行超细支气管镜检查，可对狭窄气管的部位、直径、长度、厚度及狭窄气管周围组织等情况进行临床评估。气道轻中度狭窄，普通支气管镜可以用来评估；较严重气道狭窄，可使用超细支气管镜检查了解狭窄气道内部、远端情况；气道更严重狭窄或气道管腔闭塞，需借助胸部CT气道重建技术来完成。

4. 麻醉

麻醉分为局部麻醉、基础麻醉（镇静镇痛）、静脉复合麻醉及全身麻醉。

（1）局部麻醉　分为口腔、鼻咽部及气管内麻醉。①口腔及鼻咽部麻醉：采用麻醉药喷射器喷入1%盐酸丁卡因或2%盐酸利多卡因1～3ml于口腔或鼻腔、咽喉部，以便麻醉两侧咽弓、悬雍垂、舌中部、咽后壁、会厌部分。②雾化吸入麻醉：采用超声雾化器、氧气导入面罩等将1%盐酸丁卡因3～5ml或2%盐酸利多卡因3～5ml雾化吸入呼吸道。③气管内麻醉：可应用支气管镜进入气管内后补充给药、环甲膜穿刺给药、利用喉镜气管内注射给药等多种方法，一般每次给予2%盐酸利多卡因5～10ml等，以便气管麻醉充分。

（2）基础麻醉　在上述局部麻醉基础上，可给予镇静镇痛药物，以达到解除患者焦虑及恐惧、减轻疼痛及其他伤害性刺激，提高支气管镜检查或介入治疗的安全性及舒适性。

目前有以下几种用药方式：①镇静药物应用：术前30分钟给予地西泮5～10mg或咪达唑仑5～10mg肌内注射，或者术前给予地西泮5～10mg或咪达唑仑2.5～5mg缓慢静脉注射。②镇痛药物应用：一般于术前5～10分钟给予芬太尼0.05～0.15mg缓慢静脉注射，2分钟起效，药效持续时间为10～30分钟。③镇静镇痛药物联合应用：一般应用咪达唑仑3～5mg、芬太尼0.1～0.15mg。

（3）静脉复合全身麻醉　重症患者、介入治疗手段较复杂、硬质镜下等估计术中可能发生大出血或呼吸功能不全等患者，应实施气管插管或喉罩应用，间断人工气囊按压或呼吸机机械通气，丙泊酚等静脉内给药的静脉复合麻醉，以及联合其他药物应用的全身麻醉。

一般情况下，丙泊酚麻醉诱导阶段成人初始剂量为每10秒约给药4ml（40mg），麻醉维持所需的给药速率通常为4～12mg/（kg·h）。

（4）全身麻醉 必须由专业麻醉师实施，需要麻醉师提供特殊的麻醉服务，检测患者生命体征，并根据需要适当给予麻醉药物或者其他治疗，被称为监测下的麻醉管理（MAC）。

（5）其他用药 对于气管内分泌物过多患者，可给予硫酸阿托品0.5mg肌内注射。

注意事项：麻醉药物过敏反应及其用法用量。目前国内大多数将"局部麻醉+镇静镇痛"称之为"无痛支气管镜技术"。鉴于肺脏解剖学特点，"无痛支气管镜技术"概念不太合适，应将这种用药后患者处于清醒或者随时可以唤醒、呼吸稳定的镇静镇痛状态命名为"清醒镇静"。

5. 患者体位及进镜路径

患者一般多采用仰卧位，特殊患者也可采用坐位等体位。仰卧位时术者一般站在患者头侧，患者坐位等操作时术者应站在患者右侧面向患者。无论何种体位，总的要求是患者体位舒适，术者操作方便，便于术中观察患者变化。

支气管镜进镜路径可采用经鼻腔或口腔进入。原来多采用鼻腔进镜法，随着经支气管镜介入治疗手段（如球囊扩张术、冷冻术等）、特殊检查手段（如EBUS等）不断出现并广泛开展，因支气管镜外径较大、下鼻甲肥大等因素，患者经鼻腔进镜困难或操作时痛苦大，因而近年多采用经口腔进镜法。

但需注意：经口腔进镜法具有局部麻醉时支气管镜容易被患者咬伤、患者咳痰不易自行排除而口腔积痰等缺点；支气管镜进入声门裂时两种进镜方法操作手法不同；硬质支气管镜必须在全身麻醉下经口插入。

（二）术后处理

术中需对临床症状较重或全身麻醉患者进行心电图、血压及血氧饱和度等进行监护，术后仍需以下处理。

（1）临床症状较重或全身麻醉患者，专人护送患者回恢复间，密切观察患者生命体征变化，保持呼吸道通畅。

（2）密切观察患者术后有无大咯血、呼吸困难等严重并发症，若发生应积极处理。

（3）口头或书面告知患者家属：局部麻醉患者术后2小时方可进食、进水，静脉麻醉及全身麻醉患者术后6小时方可进食、进水；对使用镇静剂的患者，最好有人陪伴，术后24小时内不要驾车、签署法律文件或操作机械设备；重症患者当日应有人陪夜。

（4）书写经支气管镜球囊扩张术介入治疗报告及相关医疗文书。

（5）支气管镜等清洗、消毒及保养维护。

（三）操作步骤

经支气管镜球囊扩张术操作要点，依据使用的支气管镜工作通道大小及球囊导管的导管部结构的不同，即球囊导管导入方式的不同，而有所差异。具体操作步骤如下。

1. 插入支气管镜

充分麻醉后，经口腔或鼻腔将支气管镜缓慢插入到狭窄气道的近端。

2. 导入球囊导管

以直接插入导入法或导丝引导导入法将球囊导管送至气道狭窄部位，球囊导管的球囊中间部刚好处于狭窄段中心处为宜。

（1）直接插入导入法　选择活检钳工作通道≥2.8mm的支气管镜（即治疗型支气管镜），将事先选择好的球囊导管自支气管镜活检钳工作通道送入，直视下将球囊导管送至气道狭窄部位。

（2）导丝引导导入法　选择活检钳工作通道＜2.8mm的支气管镜（即检查型支气管镜），将事先准备好的导丝自支气管镜工作通道送至气道狭窄部位远端，固定导丝并退出支气管镜。将选择好的球囊导管中空尖端套入到导丝尖端，缓慢用力将球囊导管沿导丝送入。重新插入支气管镜，直视下将球囊导管送至气道狭窄部位。

3. 充盈球囊扩张

将球囊扩充压力泵与球囊导管的导管部近端连接，用球囊扩充压力泵向球囊导管内注入生理盐水或空气，使球囊导管充盈并向外扩张。

充盈扩张压力可选择1、2、3～8个大气压（1大气压＝101kPa），压力通常由低到高，维持球囊膨胀时间第一次时间0.5～1分钟。若无明显出血，可再反复2～4次充盈球囊扩张，球囊持续膨胀时间每次保持1分钟。扩张狭窄气管时充盈时间一般不要超过5～10秒。

4. 退出球囊导管

将球囊扩充压力泵减压，抽回球囊中充盈的液体或气体，必要时球囊导管的导管部接20ml注射器辅助抽吸，使球囊回缩。目测狭窄气道直径改变，若气道直径明显变大，缓慢退出球囊导管。

5. 评估扩张效果

观察测量狭窄气道直径改变，大致判断本次扩张成功与否。仔细观察扩张部位气道有无大的气道撕裂伤、有无活动性出血，清除气道积血及分泌物。

6. 退出支气管镜

操作结束，目测评估完毕，缓慢拔出支气管镜。

（四）操作技巧

经支气管镜行球囊扩张术治疗气道狭窄临床上已广泛开展，不同学者有不同感受及经验，操作技巧归纳为以下几个方面。

（1）球囊导管导入临床上一般采用球囊导管直接插入导入法、导丝引导导入法，前者较后者简单、方便、省时省力，前提条件必须拥有治疗型支气管镜。送入球囊导管时，无论采用球囊导管直接插入导入法还是导丝引导导入法，最好均带导丝，以利于球囊导管快速、准确地被送达指定位置。

（2）球囊导管直接插入导入法导入球囊达气道狭窄部位时，最关键技术是保持镜下视野清晰。球囊导管导入致气管内现存的分泌物顺支气管镜活检钳工作通道内溢出，分泌物遮盖支气管镜前端部，导致图像采集不清晰。球囊导管导入前必须充分吸引清除气管内及工作通道内大部分分泌物，或事先以生理盐水冲洗活检钳工作通道；球囊导管导入时前端部不要距离目标狭窄气管太近，以便支气管镜活检钳工作通道内残存的分泌物先溢出到近端较阔气管，而较易观察到球囊导管前端。

（3）扩张充盈球囊时，气道缩窄部（狭窄环）产生反作用力即反向压力作用于球囊，可使球囊中间部发生环形收缩或球囊两端其中一端收缩。球囊导入太浅或狭窄环挤压球囊远端部时，会挤压球囊向近端气道移位，可能导致气道堵塞；球囊导入太深或狭窄环挤压球囊近端部时，会挤压球囊向远端气道移位，可能发生远端气道撕裂。于球囊充盈前，操作者应将球囊导入到合适位置；充盈球囊时，操作者应以右手轻推或轻拉球囊导管的导管部，尽量使球囊导管的球囊中间部刚好处于狭窄段中心处。

（4）球囊充盈扩张位置固定时，首先操作者应以右手轻推球囊导管的导管部同时以左手轻拉支气管镜的镜体，观察球囊近端，明确球囊近端是否堵塞气道远端；其次观察球囊狭窄环处及远端气道，了解狭窄气道撕裂程度及有无气管内活动性出血。若镜下视野不清晰，操作者可采取相对运动支气管镜的镜体与球囊导管、左右转动支气管镜镜体并同时配合吸引等方法来解决。注意术者应先观察球囊近端气道有无阻塞，再观察球囊远端狭窄气道有无撕裂出血，并时刻保持呼吸道通畅。

（5）助手充盈球囊时，应缓慢充盈球囊使球囊内充盈压逐渐增加，压力应先小后渐大，切不可骤然增加压力。球囊充盈持续时间结束，抽吸球囊内液体或气体减压时，也应缓慢减压并充分抽吸。

（6）扩张中遇气管狭窄处瘢痕组织较硬，应逐渐增加球囊扩张压力及球囊扩张维持时间，或事先以针形激光刀、针形高频电刀对纤维瘢痕行放射状切割松解。

（7）对于气道狭窄程度较重且气管开口较小病例，目测不易判断狭窄程度及球囊导管能否顺利进入时，可先以探针试探能否进入狭窄气管并大致估计狭窄程度（直径及深度），再导入球囊进入狭窄气道开口内。若不能进入或导入深度太浅，可尝试冷冻术、针形激光刀或针形高频电刀等进行气道狭窄口处理，再行球囊扩张术。

（8）对于气道近端或远端完全闭锁病例，若经临床综合评估有处理价值，可尝试冷冻术或在气管内超声引导下用针形激光刀或针形高频电刀打通闭锁，闭锁打通后再进行球囊扩张术。

（9）针对非中心较小气管瘢痕型狭窄是否有必要进行介入治疗处理，应明确所属肺组织是否存在毁损，并仔细进行成本–效益分析评估，要抓住矛盾的主要方面，认真权衡利弊。如若选择球囊扩张术，建议扩张压力不要超过3kPa。

（五）注意事项

（1）球囊扩张术作为临床呼吸内镜诊疗技术，目前应参照三级手术管理，实施球囊扩张介入治疗术的相关医疗单位及医务人员必须具备相应的资质。建议球囊扩张之气道球囊扩张术按四级手术管理。使用的一次性耗材（如球囊导管、导丝等）应具有合法资质并应加强出入库及使用管理。

（2）气道狭窄由众多气道良恶性疾病引起，球囊扩张术作为气道狭窄介入治疗方式之一，应同时治疗原发疾病，应在治疗原发疾病基础上实施或为治疗原发疾病创造条件。如：气管支气管结核引起的气道狭窄，应在全身正规抗结核化学治疗的基础上实施。

（3）术前应进行充分临床综合评估，确定是否球囊扩张术适应证、禁忌证、球囊扩张介入治疗方案及应急预案。

（4）充分进行术前准备，及时把握扩张时机，既不能操之过急（如气管局部急性炎症期）也不能延误扩张机会（如气管完全闭锁）。对于狭窄严重即将闭锁的急性炎症期气道狭窄，可暂时给予小压力实施球囊扩张术，以防气管完全闭锁。

（5）球囊扩张时应保持呼吸道通畅。气道狭窄扩张时，切记不能长时间阻塞气道，球囊充盈时间一般短于10秒；距隆突较近部位主支气管狭窄行球囊扩张时，注意球囊近端是否堵塞对侧主支气管及气管下段、肺部通气功能是否受到影响。

（6）球囊导管导入后充盈球囊时，务必确认球囊近端完全被推出支气管镜前端，以免球囊充盈扩张时损伤支气管镜。

（7）充盈球囊扩张时，切不可骤增扩张压力，以防止出现较大的撕裂伤，甚至造成气管撕裂而出现纵隔气肿、气胸、气管–胸膜瘘及气管–食管瘘等严重并发症。

（8）局部麻醉下充盈球囊扩张时，一方面要术前充分麻醉，另一方面应嘱咐患者缓慢深呼吸，尽量避免或减少咳嗽，以免咳嗽导致充盈压突然增大。

（9）部分患者需多次实施球囊扩张术，应采取定期、适时、多次、反复、渐进的扩张模式，必要时可由小到大逐渐换用较大号球囊导管。

（10）多部位中心气道等较大气道狭窄，应采用先处理近端气道再处理远端气道，即由近端向远端扩张方案。

（11）对于非中心气道等较小气道瘢痕型狭窄，如叶段支气管瘢痕性狭窄，由于支气管壁缺乏软骨成分，若实施球囊扩张术介入治疗处理较小狭窄气道，病变气道发生撕裂或破裂伤而引起气胸、大出血发生率会大大提高。

（12）对高龄（60岁以上）患者，因气管弹性差、心肺功能减退等，慎重选择球囊扩张术。

（13）临床上只要严格掌握适应证、禁忌证，综合术前评估及充分术前准备，选择合适球囊导管，逐渐增加充盈压力并有效控制扩张时间，精心操作，球囊扩张术是一种安全有效的介入治疗方法，但部分患者单纯球囊扩张术有时不能很好解决气道狭窄，多采用冷冻术、针形激光刀、针形高频电及支架置入术等联合球囊扩张术的综合介入治疗。

（14）球囊扩张术后气管回缩型再狭窄的处理是临床上需要解决的难题，需进行临床多中心、前瞻性研究。

五、并发症及其预防和处理

球囊扩张术临床上并发症主要包括胸痛、出血、气胸、纵隔气肿、纵隔炎、支气管－胸膜瘘、气管－食管瘘及气道回缩性再狭窄等。

（1）胸痛　球囊扩张时狭窄气道发生纵行撕裂伤，疼痛与气道撕裂程度有关。多数患者感觉到轻微胀痛，少数患者可有明显胸痛。疼痛多随着扩张治疗结束而自行缓解，少数于扩张治疗结束后数天内缓解，一般无需特殊处理。剧烈胸痛者，应警惕合并气胸可能。

（2）出血　球囊扩张时狭窄气道发生纵行撕裂伤可损伤气道血管，出血量与血管损伤部位、程度有关。黏膜血管损伤多表现为痰中带血、小量出血，少数损伤黏膜下层及较大血管时表现中等量以上出血。少量出血无需特殊处理，可自行停止。较大量出血应按气管内大出血积极处理，如在保持呼吸道通畅、加大吸氧量、出血侧卧位等基础上，局部给予喷洒酒石酸肾上腺素，也可全身（肌肉、静脉）应用止血药物，并做好必要时可立即插管、球囊导管压迫等方法止血准备及抢救措施。球囊导管扩张术是封堵止血最有效、最方便方法。

（3）呼吸困难　球囊扩张时球囊阻塞气道、狭窄气道发生撕裂伤穿孔均可以引起呼吸困难。阻塞支气管时患者仅感胸闷，阻塞气管时有窒息感，阻塞结束可立即缓解。气管撕裂穿孔形成气胸、纵隔气肿时，依据肺脏、纵隔压迫程度而表现出不同程度的呼吸困难。轻度气胸、纵隔气肿无需特殊处理，高浓度吸氧有助于气体消散；严重者，需行胸膜腔、纵隔穿刺抽气或闭式引流术等处理。

（4）纵隔感染　球囊扩张术实施时发生纵隔感染机会极低，合并纵隔气肿后有机会发生纵隔感染，但发生率较低。发生纵隔感染时应给予抗感染、纵隔引流术等治疗。

（5）气管瘘　狭窄气管发生撕裂伤穿孔后损伤胸膜、食管可发生支气管－胸膜瘘、气管支气管－食管瘘，发生气管瘘时需做闭式引流术、瘘口封堵术等处理。

（6）气道回缩性再狭窄　球囊扩张术后气道撕裂愈合过程中增生的纤维组织牵拉收缩，导致气道回缩性再狭窄。回缩性再狭窄程度与纤维组织增生程度有关，患者瘢痕体质、气道局部急性炎症存在者，回缩性再狭窄发生率高。球囊扩张后严重回缩性再狭窄是目前临床上需要解决的难题，临床上多采用局部糖皮质激素、冷冻、硅酮支架、覆膜支架、药物涂层支架及可吸收生物学支架置入等方法处理。若合并反复感染、咯血，有手术指征者，建议手术切除。若合并呼吸困难，无手术指征，经评估生存期较短者，在审慎评价后可考虑永久性支架置入。

（7）肺不张 扩张后肺不张临床发生率较低。

急性肺不张多发生于扩张后的 24～48 小时、扩张间隔时间太短患者，扩张后开放的狭窄气管局部黏膜充血水肿、坏死物或分泌物堵塞气管，导致所属肺组织不全或完全肺不张，一般数日后可逐渐缓解，局部糖皮质激素雾化吸入、祛痰药物应用、重行球囊扩张术等可解决。

慢性肺不张多发生于扩张间隔时间太久而未及时复查随访患者，其气管回缩性再狭窄气管闭锁，导致慢性肺完全不张。综合评估有治疗价值后，可尝试冷冻术、针形激光刀或针形高频电打通闭锁再行联合球囊扩张术，联合介入治疗术不失为有效处理方法之一。

（8）黏膜损伤 充盈扩张的球囊长时间压迫瘢痕狭窄气管两侧正常气管黏膜，可导致正常气管黏膜发生缺血性损伤，损伤程度与黏膜被压时间及压强有关。可变现为咳嗽、咳痰、咯血等。选择合适的球囊导管，给予适当的充盈压及充盈维持时间，可避免黏膜损伤发生，黏膜损伤一般不需特殊处理。

（9）气道软化 多次反复较大压力球囊扩张术可引起气道软骨的损伤、断裂、失去完整性，软骨环因失去连接支撑作用而导致气道软化甚至塌陷。气道软化、塌陷可导致气管引流不畅而反复发生肺部感染、肺阻塞性通气功能障碍。

六、典型扩张效果图例

单纯球囊扩张术临床典型病例见图 6-10-4A～图 6-10-4C；联合球囊扩张术临床典型病例见图 6-10-4D～图 6-10-4F。

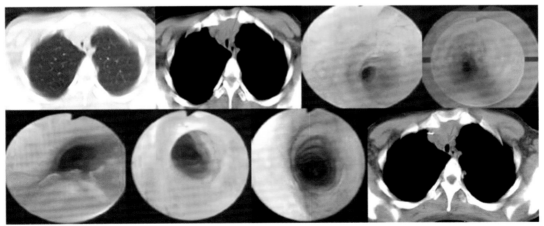

A

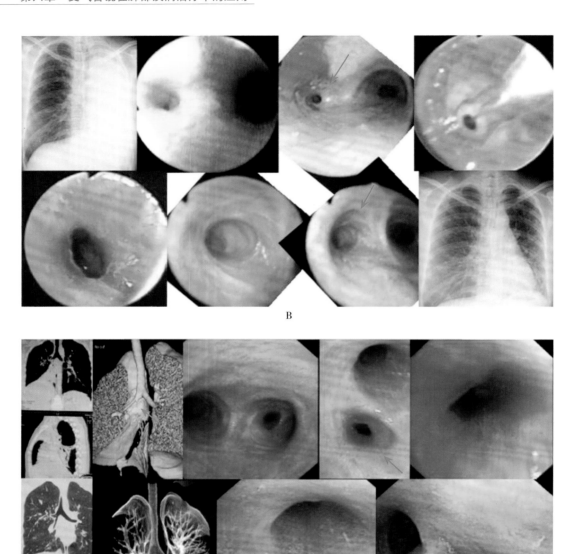

B

C

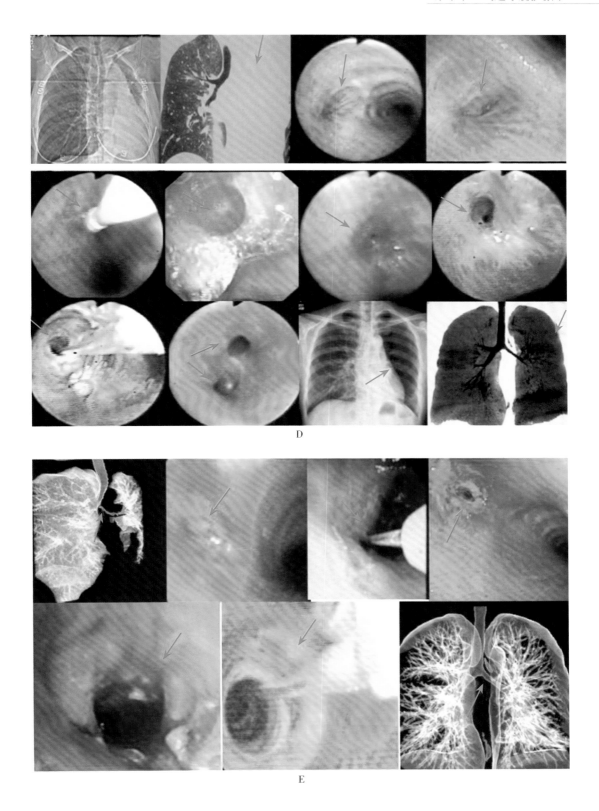

D

E

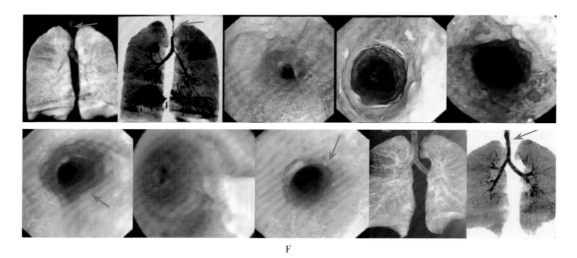

F

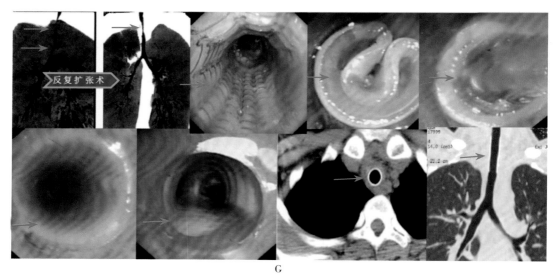

G

图6-10-4　气管球囊典型扩张效果图

A.气管狭窄球囊扩张术；B.左主支气管狭窄球囊扩张术；C.右中间干支气管狭窄球囊扩张术；D.左主
支气管闭塞冷冻术联合球囊扩张术；E.左主支气管闭塞热消融术联合球囊扩张术；F.气管狭窄气管支
架置入术联合球囊扩张术；G.气管反复回缩型狭窄扩张、支架等综合介入治疗

七、评述

经支气管镜球囊扩张术（气管球囊扩张术）治疗气道狭窄尤其是中心气道狭窄是一项相对安全、成熟有效的操作技术，只要严格术前评估、充分术前准备、严密规范操作、预防严重并发症发生、及时处理严重并发症、注重近期和远期疗效评估等，气道球囊扩张术会造福更多患者，必将取得社会效益、经济效益双丰收。实施气道球囊扩张术应注意以下几点。

（1）严格适应证及禁忌证　各种病因导致的中心气道瘢痕性狭窄、支架复张不良、气管内大出血为绝对适应证，叶段气管瘢痕性狭窄、炎症期即将闭塞的严重气道狭窄为相对适应证，气道严重狭窄或闭塞以冷热消融术打通闭塞后可使相对禁忌证变为适应证。良性气道狭窄首选球囊扩张术，恶性气道狭窄选择球囊扩张术多作为其他介入术顺利实施的补充手段。

狭窄气道所属末梢肺组织损毁、较大或多发空洞、严重支气管扩张等丧失肺功能及软化型气管狭窄为气道球囊扩张术禁忌证。

（2）充分术前准备　及时把握扩张时机，既不能操之过急（如气道局部急性炎症期）也不能延误扩张机会（如气道完全闭锁）。

充分进行术前准备，术前重视原发病治疗，积极治疗原发病及局部炎症，为实施球囊扩张术做好准备，如结核性需要正规抗结核全身化学药物治疗。对于狭窄严重即将闭塞的急性炎症期气道狭窄，可暂时给予小压力实施球囊扩张术，以防气道完全闭塞。

（3）严密规范操作　气管狭窄及距隆突较近部位主支气管狭窄扩张时，尤其要重视呼吸道是否通畅。应采取定期、适时、多次、反复、渐进的扩张模式。压力及球囊导管由小到大，切不可猛然增压或减压过快过大，遇瘢痕较硬可以行针电刀松解瘢痕再行扩张。多部位中心气道等较大气道狭窄，应采用先处理近端气道再处理远端气管，即由近端向远端扩张方案。

（4）重视并发症防治　按照规范操作，手法熟练轻柔，严防严重并发症发生。一旦发生大出血、气胸、纵隔气肿等危及生命的严重并发症，应立即按照应急预案积极快速处理，确保球囊扩张术顺利实施。

（5）落实疗效评估　气道球囊扩张术后患者狭窄气道镜下增宽与否及增宽程度、影像改变情况、肺功能恢复状况、临床症状体征改善情况等综合疗效评估，尤其是近期及远期评估是气道球囊扩张术实施的最终目的。气道球囊扩张术后狭窄气道不可能恢复到正常时水平，显效最好，有效也能为临床所接受。

（6）面临困难与挑战　气道球囊扩张术后气道回缩型再狭窄为临床面临难题与挑战。目前临床上多采用局部注射糖皮质激素、冷冻、硅酮支架、覆膜支架、药物涂层支架及可吸收生物学支架置入等方法处理，但部分病例仍得不到解决；若合并呼吸困难，无手术指征，经评估生存期较短者，在审慎评价后可考虑永久性支架置入；若合并反复感染、咯血等严重并发症，有手术指征者，建议手术切除，决不能"为介入而介入"。

气道回缩型再狭窄这一临床难题的解决，寄希望于开展临床多中心、多学科前瞻性研究。

（丁卫民）

第十一节　电子支气管镜在肺部感染性疾病中的应用

一、电子支气管镜在病原学诊断中的应用

肺是通过气管与外界直接相通的器官，各种病原的直接侵袭可以导致下呼吸道和肺实质炎症产生，威胁人类健康。准确的病原学诊断可以更好地指导临床医生正确治疗，减少抗生素的滥用和耐药菌的产生，还可以减少患者痛苦，缩短病程。临床上获得致病菌的最常用方法就是做痰培养或者涂片，受正常口咽部定植菌的影响，当患者在咳痰留取标本时，很容易受到上述菌群的污染，为肺部感染性疾病病原学的诊断带来很大困难。近年来，经支气管镜保护性毛刷获取标本做细菌培养敏感性比较高，可达70%~100%，临床上应用越来越多。另外部分真菌感染、结核病经支气管镜肺活检（TBLB）取得标本后进行快速现场评价（ROSE），可以在镜下观察到微生物形态直接判读感染病原。二代高通量测序（NGS）对感染性疾病的病原体或代谢物进行检测分析，在临床上通常用于辅助诊断，判断感染类型，指导用药，近两年来在临床中应用也越来越多。

（一）经支气管镜取材方法

1. 经支气管镜保护性毛刷（PSB）采样技术

（1）所需器材　单套管或双套管保护刷，工作通道与保护刷外径相匹配的支气管镜。

①无塞单套管：对标本防污染效果较差。

②有塞单套管：对标本防污染效果较好。

③有塞双套管：防污染毛刷用双套管加塞保护，其管径较大，仅适用于吸引孔直径为2.6mm的支气管镜，并且其造价较高。

④还有人在应用有塞单套管的同时，在支气管镜远端吸引口再加一保护塞的双塞防护措施，其防污染效果又大大提高。

（2）操作方法

①术前常规镇静、麻醉，同普通支气管镜检查。

②经鼻进镜，将支气管镜送到X线所示的病变部位或分泌物较多的肺段支气管开口处。

③PSB伸出支气管镜末端2~3cm后再推出内套管，顶掉PSB末端的保护塞，内套管再伸出外套管末端2cm，然后推出毛刷，采集标本。

④取材后依次缩回毛刷及内套管，将PSB整体从支气管镜中拔出。

⑤PSB拔出后，用75%乙醇擦拭套管末端，再用无菌剪刀将毛刷以前部分剪掉，伸出毛刷，再剪掉毛刷置于含有1ml林格注射液或生理盐水的小瓶中，充分振荡，使毛刷

中的标本脱离。

⑥使标本均匀化之后，再用林格液或生理盐水连续100倍稀释两次，分别取原液及稀释液各0.1ml接种，做定量培养。

（3）结果判定　一般认为肺内感染患者在未用抗生素前，其痰液中的致病菌浓度在$10^6 \sim 10^8$cfu/ml。Chastre等通过对相同部位的肺组织学和细菌学对照发现，在PSB培养细菌浓度＞10^3cfu/ml的患者中，肺组织学证明有感染存在，因此提出PSB定量培养致病菌浓度＞10^3cfu/ml为阳性诊断标准。

（4）注意事项

①术中给予高流量吸氧，心电监测生命体征。

②采样前不做吸引，避免支气管镜腔内污染。

③采样前不追加麻药，避免将工作道内的细菌带至采样区，以及麻醉药抑制细菌生长的可能。

2. 保护性支气管肺泡灌洗技术

支气管肺泡灌洗（BAL）对肺部感染的病原学诊断起了重要作用。尤其对免疫受损或免疫缺陷患者的肺部感染，可以作出精确的病原学诊断，为其治疗赢得时间。有研究报道支气管肺泡灌洗对卡氏肺孢子虫肺炎的诊断率＞90%，经支气管肺活检（TBLB）为75%，刷检为23%。

（1）所需器材　电子支气管镜和远端带气囊的保护性导管（简称PBT导管）。

（2）操作方法

①术前准备同前。

②将支气管镜送至病变部位的支气管后，插入PBT导管，伸至要取材的亚段，向气囊内注入1.5～2.0ml气体，使气囊充盈，尽量牢固地封住该亚段支气管腔。

③通过灌洗腔道注入无菌生理盐水2ml，冲掉远端的聚乙二醇塞。

④用5份30ml的无菌加温生理盐水进行灌洗。

⑤丢弃的第1份回收液，分装其余回收液用于需、厌氧菌定量培养及Gram染色和Giemsa染色、细菌培养、结核核酸检测、G试验及GM试验和NGS检测。

（3）结果判定　对支气管肺泡灌洗液离心沉淀，涂片染色，如果鳞状上皮细胞＜1%，则认为该BALF为未受过污染的合格标本。另外通过Gram染色和Giemsa染色和抗酸染色可以直接识别部分致病菌。

PBAL定量培养具有较高的敏感性和特异性，对于除外肺炎诊断有重要的价值。但是在COPD、支气管扩张、肺癌和气管切开的患者中，由于常有细菌的定植，其假阳性率升高，因此为了区分污染菌和致病菌，需对BALF做定量培养，一般认为PBAL定量培养细菌浓度≥10^4cfu/ml为阳性诊断标准。

（4）注意事项

①术中高流量吸氧，心电监测生命体征。

②若PSB和BAL需要同时做，先做PSB、后做BAL。

③采样前不做吸引，避免支气管镜腔内污染。

④采样前不追加麻醉药，避免将工作道内的细菌带至采样区，以及麻醉药抑制细菌生长的可能。

⑤做保护性灌洗时，气囊要牢固封闭需要灌洗的亚段支气管。

3. 经支气管镜肺活检术（TBLB）

（1）所需器材　电子支气管镜（4.0mm）和细活检钳。

（2）操作方法

①术前准备同前。

②将支气管镜送至病变部位的亚段或以下支气管口后，插入活检钳，将活检钳前伸，略感阻力打开活检钳，来回拉伸，前送时关闭钳口，轻轻退出，操作者感到一种撕裂感考虑取到标本。

③常规TBLB取材3～4粒，ROSE涂片后送病理检查。

④可以再取2～4粒，放入预装有少量生理盐水的1ml灭菌微量离心管，送检验科行"组织研磨液"培养。

⑤之后再取至少2粒，或多部位取材后放入同一无菌瓶内，送NGS检测，标本在送检过程中于干冰内保存，一般灌洗液和组织的NGS同时检测，诊断率更高。

（3）结果判定

①细菌性感染：ROSE镜下可以见到中性粒细胞为主的多种炎症细胞改变，以及上皮细胞增生、退化、变性、坏死、形成"核丝"。背景为无结构坏死或嗜酸性黏液，散在坏死细胞碎片。慢性炎症可见成堆、成团增生上皮细胞。而浆细胞、淋巴细胞、组织细胞均多见。还可见多核巨细胞。

②某些类型病毒感染：ROSE镜下细胞核中心或胞浆内可见包涵体，一般以细胞核包涵体为主，较大；而胞浆包涵体较小，包涵体周围有亮晕。上皮细胞增生，细胞核增大。淋巴细胞可大量出现，可见多核巨细胞

③结核：ROSE镜下可见淋间类细胞（组织细胞）亚群特征，即淋巴细胞浸润，其间可见上皮样组织细胞混杂并存，常见多核巨细胞。

④支原体肺炎：常具坏死性炎特性。ROSE镜下可见以单核为主的多种炎症细胞浸润，常见中性粒细胞散在分布于坏死变性单核细胞与上皮细胞间。巨噬细胞体积增大，胞浆丰富，胞核与胞浆均可见较多空泡，胞浆内少明显深染被吞噬物，相对"干净"。

⑤NGS判读：病原菌的拷贝数越高结果越准确，通常结合临床判断更准确。

二、电子支气管镜在细菌性肺炎中的应用

肺炎是指终末气管、肺泡和肺间质的炎症，病原微生物感染是导致肺炎的常见因素，细菌是最主要的病原微生物。为了便于指导经验性治疗，临床往往按照发病环境和

场所分为社区获得性肺炎和医院获得性肺炎。细菌耐药和病原学不明确是重症肺炎和医院获得性肺炎死亡风险增加的重要因素，若肺炎患者出现以下情况可以考虑使用电子支气管镜获取病原学。

1. 支气管镜在细菌性肺炎诊断中应用的适应证

（1）所有经验性治疗效果不佳的患者。

（2）根据普通痰培养药敏结果治疗效果不好的患者。

（3）疑有阻塞因素存在的患者。

（4）患者痰液引流不畅，无法留取痰标本者。

（5）呼吸机相关性肺炎的病原学诊断。

2. 支气管镜在细菌性肺炎治疗中的应用

在治疗细菌性肺炎中，最常用的支气管镜技术是支气管肺泡灌洗。绝大部分肺炎患者经全程应用抗生素后均能痊愈，并不需要行支气管肺泡灌洗，只有那些咳嗽无力或咳嗽能力下降的患者，气管分泌物积聚，甚至出现痰栓阻塞导致肺不张。此时可通过支气管镜直接进入气管、支气管的病变部位，吸出黏稠的痰液，改善通气功能。对于已经形成痰栓的患者，可用生理盐水冲洗，使痰栓软化，再吸引出来。有研究表明在常规治疗的基础上，支气管镜下局部灌注生理盐水或氨溴索有助于需机械通气的肺部感染患者/呼吸机相关肺炎患者感染的有效快速控制。镜下冲洗治疗可直接将抗生素灌注到病变支气管及肺泡内，提高局部药物的有效杀菌浓度，因而会加速疾病的痊愈。这对缩短病程，减轻患者经济负担均有十分重要意义。

三、电子支气管镜在肺脓肿治疗中的应用

肺脓肿是由于各种病原菌感染产生肺部化脓炎症、组织坏死、液化而形成。肺脓肿临床表现以发热、咳嗽、咳脓臭痰、胸痛为主要症状；男性多于女性，右肺多于左肺，右上叶后段及下叶背段为肺脓肿好发部位，可能与这些肺段支气管开口在平卧时处于最低位置，来自上呼吸道分泌物或异物易于吸入有关。诱因以受寒最多见，由于受寒时，全身免疫状态与呼吸道防御功能降低，在深睡时吸入口腔的污染分泌物而发病。根据发病机制，可分三种类型。

（1）吸入性肺脓肿　为主要的发病途径，占60%以上。院外感染吸入性肺脓肿中，厌氧菌感染比例高，为85%～93%，而院内获得性感染肺脓肿中，厌氧菌为25%。

（2）血源性肺脓肿　是由于肺外部分感染灶的细菌或脓栓经血液播散至肺部引起小血管梗死、产生化脓炎症坏死导致肺脓肿。病原菌以金黄色葡萄球菌最常见，其次为革兰阴性杆菌，厌氧菌血行播散性肺脓肿较少见，多起源于腹腔和盆腔感染，主要为脆弱类杆菌和厌氧性球菌。

（3）继发性肺脓肿　是在某些肺部疾病基础上发生，常见有支气管囊肿、支气管扩张、癌性空洞、肺结核空洞、肿瘤或异物吸入阻塞支气管引起的远端肺化脓炎症等产生

的脓肿。

急性肺脓肿的治疗，临床上仍以抗感染及体位引流为主。急性肺脓肿的病原菌常常考虑为厌氧菌，一般对青霉素比较敏感，因此绝大多数患者采用青霉素或头孢菌素为主联合灭滴灵、氨基糖苷类或喹诺酮类药物治疗。急性肺脓肿的致病厌氧菌中，只有脆弱类杆菌对青霉素不敏感，因此也可以选用克林霉素和林可霉素来治疗，均取得满意效果。另外对于由革兰阴性菌、金黄色葡萄球菌或其他需氧菌引起的肺脓肿，可选用三代头孢菌素、泰能、万古霉素等。无论选用何种抗生素，均应尽可能参考药敏试验的结果。

在药物治疗的同时，有效的体位引流也是治疗的关键。在进行正确体位引流的同时，叩击患侧胸背部每日2～3次，每次20～30分钟，可以有效地促进排痰，加快病灶愈合。

大量研究证明支气管镜对急性肺脓肿的介入治疗是一种见效快、疗程短、安全有效的方法。经支气管镜局部冲洗、给药，可以明显缩短病程。具体方法：按常规操作方法，将电子支气管镜到达病变部位，吸净分泌物，有痰栓的要用活检钳取出，之后再将支气管镜末端插入病变所在叶／段的支气管开口，如同支气管肺泡灌洗一样，用37℃灭菌生理盐水进行冲洗。最后在病变部位注入抗生素如阿米卡星、妥布霉素、庆大霉素、甲硝唑等，经支气管镜治疗后，患者要患侧卧位15～30分钟，此项操作，每周可重复1～2次。

四、电子支气管镜在坠积性肺炎中的应用

坠积性肺炎一般多发生在各种原因所致长期昏迷或长期卧床老年患者，最常见的是脑卒中、颅脑外伤、骨折或者胸腹部手术后的围手术期的患者。脑卒中或颅脑外伤患者长期卧床，身体抵抗力较差，加之患者常伴有吞咽困难、咳嗽反射及呕吐反射受损，在睡眠中易发生误吸，故常易发生肺炎。而胸腹部手术后的围手术期患者，由于伤口的疼痛，以至于不敢翻身、咳嗽，也是发生坠积性肺炎的常见原因。坠积性肺炎最大的特点就是患者排痰困难，痰液引流不畅，因此虽全身应用了大量的抗生素，但治疗效果并不好，许多脑血管病患者因肺部感染不能控制而死亡。而支气管镜的应用不但可以通过深部获取痰标本准确地培养出致病菌，指导临床用药，还可以通过吸痰或者局部注射药物，加速病情的好转，因此支气管镜在坠积性肺炎的诊治中有着明确的优越性。

坠积性肺炎患者最大的特点就是咳痰费力、痰液引流不畅，因此在全身应用抗生素治疗的同时，加强排痰，保持呼吸道的通畅非常重要。临床上常采用多孔导管吸痰，但只能吸出口咽部分泌物，而对气管内的痰液无能为力。此时为患者定时翻身叩背，对于痰液引流也非常重要，方法是每2小时一次，五指并拢呈弓形，由下至上，由边缘到中央，有节律地拍击患者背部，间接地使附着在肺泡周围及气管壁的痰液松动脱落，以利痰液排出。还可以通过超声或者压缩雾化吸入，增强纤毛活动能力，解除支气管痉挛，

防止分泌物干涸结痂，使痰排出。而经支气管镜肺泡灌洗疗法是治疗坠积性肺炎的最确切有效的方法。其优点是：经支气管镜可以直视病变部位，准确清除潴留于支气管内的分泌物、痰栓及有害微生物，迅速提高血氧。支气管镜吸痰属于微创操作，避免了常规吸痰的盲目性，同时还可以通过灌洗注入有效抗生素，提高病灶局部药物浓度，直接杀灭病原菌，提高疗效。可准确采集分泌物做菌培养及药敏试验，为准确选择抗生素提供可靠依据。总之，通过支气管镜吸痰灌洗可以彻底清除气管、支气管内的痰液，解除气管阻塞，改善通气功能，避免了气管插管和气管切开。其操作简单迅速、疗效显著、安全可靠，可在床旁进行，具有显著的临床应用价值，值得积极推广。

五、电子支气管镜在侵袭性肺真菌病中的应用

肺真菌病是由真菌引起的肺部疾病，主要指肺和支气管的真菌性炎症或相关疾病。真菌直接侵犯肺或气管支气管引起急慢性的组织病理损害所导致的临床疾病称侵袭性肺真菌病。由于造血干细胞移植、实体器官移植的广泛开展，高强度免疫抑制剂和大剂量化疗药物的应用以及各种导管的体内介入、留置等，临床上侵袭性肺部真菌感染的发病率明显上升。导致侵袭性肺真菌病的病原包括念珠菌、曲霉菌、结合菌（主要指毛霉菌）、隐球菌、肺孢子菌等。按照真菌侵袭的部位可以分为真菌性气管支气管炎和真菌性肺炎。

真菌性气管支气管炎临床症状多为发热、咳嗽咳痰、咯血、胸闷、呼吸困难、胸痛等，肺CT多表现为气管支气管分布的小叶中心型结节影及管腔内阻塞、肺不张影像特征。

真菌性肺炎可以从无症状到急性肺炎的各种症状，影像表现可以表现为急性弥漫性肺间质性病变、肺结节、急性炎症伴空洞性病变到慢性纤维化空洞性病变，临床表现与病原有一定的相关性。

1. 电子支气管镜在侵袭性肺真菌病的诊断中的应用

经支气管镜下肺组织活检病理发现真菌如念珠菌、曲霉菌、隐球菌、肺孢子菌包囊滋养体等具有确定诊断价值。临床危险因素结合临床表现和支气管镜下相关检查阳性发现有助于侵袭性肺真菌病的诊断，如支气管肺泡灌洗液（BALF）经直接镜检发现菌丝、真菌培养阳性或BALF直接镜检或培养发现新生隐球菌，定义为BALF阳性；支气管镜下支气管黏膜活检（EBB）取得的标本培养有真菌生长或镜检发现隐球菌，定义为支气管黏膜活检阳性。

支气管镜下局部形态学的改变也有助于侵袭性肺真菌病的诊断与治疗。侵袭性真菌性气管支气管炎支气管镜下可见气管黏膜充血水肿、伪膜样白色坏死物、溃疡糜烂、气管狭窄、气管阻塞、软骨破坏。黄怡等描述侵袭气管支气管曲霉菌病镜下5种类型：Ⅰ型表面渗透型；Ⅱ型全层受累型（影响软骨等）；Ⅲ型阻塞性（气管阻塞≥50%，息肉状肉芽组织或坏死组织）；Ⅳ型－混合形式（两个或两个以上形式的疾病共存）；Ⅴ型支气管内曲霉球型。准确辨别气管形态变化，有助于镜下处理方式方法的选择，避免并发症的产生，降低临床风险。王臻等报道在210例临床诊断为侵袭性肺曲霉菌病的患者中，

同时行痰检＋G试验＋BALF＋EBB检查阳性率57.1％，支气管镜组患者确诊率20.2％较非支气管组确诊率14.3％明显升高。支气管镜检查有助于侵袭性肺曲霉菌病患者确诊率的提高，联合应用包括支气管镜在内的多种检查手段有助于侵袭性肺曲霉菌病患者获得微生物学及组织病理学的诊断依据。

2.电子支气管镜在侵袭性肺真菌病治疗中的应用

电子支气管镜下行气管坏死组织局部清理，肉芽组织的圈套器套取清除、氩气刀烧灼或冷冻治疗，狭窄气管支架置入解除气道梗阻，可以有效缓解侵袭性气管支气管真菌病患者临床症状，联合局部雾化和全身静脉滴注抗真菌药物，能够促进气道真菌感染的控制，促进疾病的恢复。对于急性慢性真菌性肺炎肺脓肿，支气管镜下分泌物清除、局部药物（如氨溴索、两性霉素B等）灌注治疗，均有利于感染的控制。

（王洪武　班承钧　王小平）

第十二节　支气管镜在气道管理中的应用

一、概述

人工气管的建立与管理是危重症抢救中挽救和维持生命最重要的手段之一。随着我国重症医学的发展，机械通气技术在临床上的应用日益普及，建立和保持有效的人工气管进行机械通气是降低患者病残率和死亡率的关键因素。机械通气患者人工气管的建立与管理已成为临床医学领域最受关注的问题之一。支气管镜是呼吸系统疾病诊断和治疗的重要设备，随着便携式支气管镜的普及应用，在危重症患者的抢救性气管插管及机械通气患者气管管理中发挥着越来越重要的作用。应用支气管镜可以进行支气管肺泡灌洗（BAL），清除气管内异常分泌物（包括痰液、脓栓及血块等），诊断和治疗因血块、痰栓等造成的肺不张，处理气道内出血，以及取出气道内异物等。此外，在部分危重症患者中，早期及时使用支气管镜进行气道管理，可使部分患者免于气管插管，有效提高气管管理水平。

二、设备及器械

各种类型的可弯曲支气管镜均可用于气道管理；但考虑到人工气管直径大小以及需要床边操作等因素，一般选用便携式支气管镜进行操作，近年可视支气管镜或一次性支气管镜也常为临床选用。按常规支气管镜操作进行器械准备，需要进行经支气管镜下保护性毛刷（PSB）及BAL时准备毛刷及灌洗液收集瓶。

三、适应证

（一）支气管镜引导下人工气管建立

气管插管是临床抢救急、危重症患者时常用的抢救性治疗技术。有经验的医生，通常能在几分钟内顺利完成气管插管操作。但在某些特殊情况下，如患者肥胖、颈短、头颈部外伤、颈椎或颌面部骨折、强直性脊柱炎、口咽部肿瘤以及使用常规方法难以完成气管插管的情况下，支气管镜引导可迅速、准确地进行气管插管，可有效地清理局部的分泌物、清晰显露插管路径，避免盲目插管，还可以用于判断是否存在气管内梗阻、排除导管误入食管及确认双腔气管导管的正确位置等。

通过支气管镜建立人工气管有经口和经鼻两种途径。两种方法在插管难易程度、管径大小、可留置时间长短、患者舒适度、对口腔护理的影响、气管阻力及气管管理等方面各有优劣。临床上可根据患者呼吸、循环和中枢神经系统功能状况以及治疗需要，选择适当的人工气管建立方法。支气管镜引导下经口气管插管在昏迷、痉挛、抽搐患者中需使用开口器，易导致牙齿脱落、口咽损伤出血、气管插管不易固定、插管后口腔分泌物潴留、不便口腔护理等。经口喉镜插管失败者可用支气管镜引导经鼻进行气管插管，如重症颅脑外伤、颌面部重度损伤致张口困难及颈椎损伤的患者，经口气管插管难度大，可首选支气管镜引导下的经鼻气管插管，成功率高，可为进一步抢救治疗赢得时间。经鼻气管插管易于固定，可有效防止计划外拔管，并且便于口腔护理。但是，经鼻气管插管较经口气管插管更易发生副鼻窦炎。

总之，支气管镜引导人工气管建立的适应证包括使用常规方法难以完成气管插管的情况以及需要对导管进行精确位置固定的需要。

（二）支气管肺泡灌洗及气管管理

临床上常因无法明确肺部感染病原体，导致抗感染治疗失败。1979年Wimberly等最先提出应用顶端带有聚乙二醇堵塞的双层套管作为保护性毛刷进行支气管镜下取材并行病原学培养，体外试验证实防污染率近100%，因此成为获得非污染的下呼吸道标本的经典方法之一。保护性套管刷检包括单套管毛刷、双套管毛刷、加塞或不加塞等方法，其中双套管毛刷加塞毛刷的效果最好。气管切开行机械通气患者，伤口渗血较多时易在气管腔内形成血痂，同时机械通气时正压通气使气管内分泌物更多地滞留在远端气管和肺泡腔，使病原微生物易于滋生繁衍，从而继发呼吸机相关性肺炎（VAP）。常规吸痰护理只能是"盲吸"或是"鞭长莫及"，难以彻底清除气管内分泌物，且易损伤气管黏膜。支气管镜直视下可准确而彻底地清除气管内分泌物和（或）血痂，气管远端分泌物可通过BAL而有效吸除，从而改善通气功能。研究表明，颅脑术后昏迷患者通过支气管镜早期介入进行气管管理，清除患者呼吸道潴留的分泌物后，患者术后第1周肺部感染的发生率明显降低。通过支气管镜采取的下呼吸道分泌物可以提高病原学诊断的敏感性和特异性，有助于临床上及时、精确地选择抗菌药物进行治疗。

（三）经支气管镜行气管注药治疗

经支气管镜下注药可用于肺部感染、慢性气管炎症性疾病，甚至恶性肿瘤治疗，可提高局部药物浓度，减少全身治疗药物剂量，但气管内治疗药物的制备和安全性尚存在争议，相关研究已受到重视并不断取得进展。目前业界一致认为它是一种有效的用药途径。中华医学会呼吸病学分会于2021年发布了《成人抗感染药物下呼吸道局部应用专家共识》，提出了成人经气管局部抗感染治疗的指征、药物和用法，并为规范经气管应用抗感染药物提供了指导意见。其他下呼吸道非感染疾病的局部用药目前尚未形成共识并进行规范，有待进一步研究。

（四）禁忌证

与常规支气管镜检查禁忌证相同。

四、技术操作及注意事项

（一）经支气管镜建立人工气管

采用经支气管镜引导下气管插管时，插管前先将气管导管的内、外壁以及支气管镜的外壁涂匀灭菌润滑剂，然后将气管导管套入支气管镜，并退至支气管镜的近端，暴露出支气管镜前端。经支气管镜引导气管插管术通常采用经鼻气管插管，选择较为通畅的一侧鼻腔，滴入或喷入2%利多卡因及1%呋麻滴鼻液，再用蘸有润滑剂的棉签涂抹鼻腔或滴入润滑剂。然后按照常规支气管镜检查方法，将支气管镜前端经鼻孔、鼻咽、喉、声门进入气管内。确认支气管镜前端进入气管腔内后，固定患者头部及支气管镜，将气管导管顺沿支气管镜送入气管腔内，气管导管的前端一般以距离气管隆突3~4cm为宜。检查气管导管的位置准确无误后退出支气管镜，并固定气管导管，用注射器将气管导管的气囊充盈。经口气管插管时，应使用咬口器保护支气管镜免遭患者咬坏。其余步骤与经鼻气管插管相同。

（二）经支气管镜的人工气管管理

1. 调整人工气管建立后的气管插管位置

气管导管远端的最佳位置在气管隆突上3~4cm，部分患者在抢救过程中实施紧急气管插管，无法准确判断导管位置是否合适，可通过支气管镜直接观测插管是否过深或过浅，并在直视下进行调整。部分患者初始经口气管插管导致下颌关节脱位，置管时间过长的患者口腔护理困难，清醒者不耐受等问题，可以在支气管镜引导下快速准确地改为经鼻气管插管。

气管切开机械通气患者，由于气切套管长度短且弯曲度大，患者因翻身、垫枕等体位发生改变时，容易导致气切套管远端贴壁交锁，从而导致气管压升高，出现潮气量及分钟通气量下降，及时的支气管镜下检查可迅速明确病因并及时调整气管套管位置，解除气管梗阻隐患。

2. 诊治人工气管建立后的呼吸道感染

BAL是利用支气管镜向支气管肺泡腔内注入生理盐水并抽吸回收，检查其细胞成分和可溶性物质的一种方法。自临床应用40年来，已成为呼吸系统疾病诊断的重要手段，具有直接、可靠、敏感等优点。BALF细菌定量培养确定感染的阈值为10^4cfu/ml，对于某些特殊病原体如结核分枝杆菌或嗜肺军团菌，无需定量培养即可做出诊断。免疫缺陷宿主BAL对巨细胞病毒和肺孢子菌的检出率很高。对下呼吸道感染患者的BALF在2小时内进行直接检查（必要时mNGS检测），可以提高呼吸道病原学（特别是RNA病毒）早期诊断和治疗的准确率。BALF和PSB相比发生出血及气胸等并发症的风险低，但存在BALF回收率不稳定，发生缺氧和呼吸困难机会增多的风险，因此也需要严格掌握适应证。

PSB和BALF对于HAP特别是VAP的病原学诊断具有重要价值，且可以进行定量培养用于区别感染和定植。然而有研究显示，对可疑VAP患者，采用常规下呼吸道抽吸物标本与PSB或BAL相比，在微生物检出阳性率、住ICU时间、机械通气时间、病死率等方面并无差异。因此，支气管镜检查对怀疑VAP的机械通气患者并不是必需的，但由于存在人工气管，支气管镜操作方便，目前仍是留取标本的常用方法。此外，支气管镜可明确有无长期气管插管并发症如气管狭窄、黏膜增生、气管食管瘘及人工气管阻塞等。

在PSB采样过程中需注意的是：①采样前不能进行吸引操作，尽量不追加局部麻醉药，前者可加重吸引管道的污染，后者可将进入活检孔和附着于支气管镜末端的上呼吸道污染菌带入下呼吸道，增加污染机会。②PSB伸出支气管镜末端1～2cm后再推出内套管，顶掉PSB末端的保护塞，尽量将保护塞丢弃到采样区域以外，内套管再伸出2cm，然后推出毛刷采集标本。③采样后将毛刷缩回到内套管中，内套管再缩回外套管中，然后再整体从支气管镜中拔出，接种前先用75%乙醇溶液消毒套管末端，用无菌剪刀剪去毛刷以前部分套管，伸出毛刷后，将毛刷剪入至1ml林格液或生理盐水中，充分振荡，使标本在溶液中分布均匀，将标本进一步稀释后进行定量培养。

但目前PSB采样定量培养的判断标准尚未统一。多数学者认为以分离菌株数≥10^3cfu/ml为界值区分致病菌和非致病菌。但是在混合感染或已经使用抗菌药物治疗的患者，致病菌也可以＜10^3cfu/ml。因此还需要结合临床情况和其他指标进行区分。PSB由于所获得标本量小，对标本处理技术要求高，同时一次性使用，成本较高，在10%～40%病例也存在一定的假阳性和假阴性，因此也有一定的局限性。

3. 经支气管镜下气道内注药

经支气管镜气道内注药的操作方法与BAL类似。气道内注药具有药物局部浓度高，生物利用度高，全身副作用小等优点。经支气管镜行BAL、气道内注药近年来已应用于重症肺部感染、肺结核、肺真菌感染、肺脓肿等患者，临床取得较好的疗效。笔者前期研究发现气道内局部注射生理盐水、利多卡因、丁胺卡那霉素、左氧氟沙星及氟康唑均可造成大鼠气管黏膜上皮细胞、细支气管和肺泡急性、可逆性损伤，不同药物所造成的肺组织损伤程度及自限性修复的时间亦不同，盐酸氨溴索对肺损伤具有修复作用。因此，在气管内局部注射药物的同时使用盐酸氨溴索可有助于药物所致肺损伤的修复。

4. 疫情期间开展支气管镜进行气管管理

与流感相似，新冠病毒载量在鼻腔中高于口咽。因此，在新冠流行期间，对需要行支气管镜操作的患者，应仔细询问其症状、接触史和旅居史，对疑诊或确诊新冠病毒感染患者，应提高警惕，采取预防措施，避免接触污染物，视病情急缓适时推迟操作。为避免增加病毒播散的风险，需在负压环境中使用经鼻高流量氧疗或无创正压通气等。尽量避免紧急插管，以减少不当穿戴和脱下个人防护装备的风险。对于支气管镜检查和气管插管，应严格遵循呼吸道传染病感控的个人防护和预防措施。

五、并发症及其处理

应用支气管镜进行气管管理时，绝大部分并发症及处理与常规支气管镜检查相同。

在进行BAL及支气管镜下注药时可能诱发支气管痉挛，尤其是在合并慢性气管炎症性疾病的患者中。对于此种情况的处理主要是术前斟酌进行介入处理的风险与必要性，可考虑预防性使用支气管扩张药物及抗炎药物。

在行BAL及注药后数小时可出现发热、寒战等。在对感染性病灶行BAL及注药治疗还有可能造成感染的扩散与加重。支气管镜操作后患者出现发热需考虑两种情况。①支气管镜术后发热，其发生率为5%~10%，支气管镜术后发热常在支气管镜操作尤其是BAL术后4~24小时内发生，体温一般低于40℃，可伴有中性粒细胞计数、C-反应蛋白升高，持续约14小时，影像学上无肺部浸润影出现，其发生可能与肺泡巨噬细胞等免疫细胞激活导致炎症因子释放有关；②支气管镜相关感染，支气管镜术后菌血症的发生率为6%~8%，其病原体多为葡萄球菌、链球菌、枸橼酸杆菌、克雷伯杆菌属等。支气管镜术后患者出现发热时需仔细鉴别上述两种情况，支气管镜术后发热无需特殊处理，可仅予以对症支持及观察。怀疑为感染时需要及时应用抗菌药物进行经验性治疗。但对于支气管镜术后发热及感染均无需在术前预防性使用抗菌药物。

六、评述

对于选择经口还是经鼻气管插管，目前存在一些争议。经口插管相对较容易操作，可选用较大管径的导管，气流阻力较小，便于吸痰和清除气管内分泌物，但是导管容易移位脱出，患者咽喉不适感显著，不能闭口，不便进行有效的口腔清洁护理，咽部定植菌的增加和分泌物经气管导管气囊的下行微误吸，增加VAP发生的风险。经鼻插管易于固定，耐受性好，便于口腔护理，允许口腔闭合和吞咽，但其选择的导管管腔较小，呼吸道分泌物不易清除，并可能引发鼻窦炎（有学者认为这是脓毒症的重要来源），也可能增加VAP的发生率。虽然医院内感染性鼻窦炎和VAP之间似乎相关，但从鼻窦获得的微生物培养结果和下呼吸道培养的菌群通常不一致，提示因为共同的危险因素和宿主免疫防御能力降低，这两种感染可能是同时而独立地发生。较多的临床呼吸科医师还是倾向经鼻气管插管，尤其是短期进行机械通气支持的患者。

由于感染性疾病常常采用的方法如BAL等检查可以出现发热、呼吸困难等并发症，PSB可出现出血、气胸等风险，ICU重症患者并发症发生概率更高。因此，需要规范各种操作的流程并进行普及宣教，强调专业人员操作的规范性。

近年来随着高通量测序技术（NGS）的发展，使得通过PSB及BALF进行病原体检测有了更进一步的发展。在感染性疾病中，通过基于宏基因组的NGS技术，具有病原菌阳性检出率高、快速、无偏倚等优点，可用于探究疑难、特殊及危重症感染病的病原。目前，临床对各种重症肺部感染，最大的困境在于难以明确感染的病原体。因而"经验治疗""广覆盖""重捶猛击"等概念的推广，造成抗菌药物滥用、耐药菌泛滥、住院时间延长、救治成功率下降等，通过支气管镜获取PSB、BALF标本进行NGS检测，可极大提高下呼吸道病原微生物的阳性检出率，缩短检测时间，但必须结合临床理性思考和综合分析，合理解读NGS报告。

此外，对于在对机械通气患者行人工气管管理时应重视支气管镜相关并发症及感染的防控。如TBLB不应常规作为感染性疾病的检诊手段，特别是支气管肺曲霉菌病等疾病，出血风险极高。对于结核等疾病则需要防止感染播散的可能。

由于支气管镜在临床的广泛应用，特别是在重症医学科、急诊科和麻醉科等对于支气管镜的管理相对薄弱的科室，切勿盲目使用而忽视支气管镜本身导致的院内感染传播。因此，提倡专业的支气管镜诊治和护理团队很重要，定期对支气管镜进行检查和采样也是防止发生支气管镜相关感染的重要举措。此外，严格掌握支气管镜的适应证，避免不必要的支气管镜检查，也是避免出现支气管镜相关感染的重要环节。

总之，随着支气管镜技术的普及应用，其在机械通气患者人工气管的建立与管理中发挥越来越重要的作用，特别是在困难气管建立、人工气管位置的确认及调整、VAP病原学诊断、经支气管镜气道内局部注药治疗方面有着广泛的应用前景，同时也存在着操作过程不规范、支气管镜相关感染的防控等问题需要我们关注及改进。

（赖国祥　谷　雷）

第十三节　腔内近距离放疗

近距离放疗于1913年首次被用于宫颈癌的治疗；1922年法国的Yankaner通过硬质支气管镜将镭粒直接注入到气管壁肿瘤处；1933年美国的Singer 和Grahan第一次在术中将

镭粒注入到肺癌组织内；到20世纪60年代，^{60}钴（^{60}Co）被用于近距离放疗，但考虑到其对操作人员的辐射问题，这项技术很快就被放弃了。

1953年美国的Henschke提出了后装技术，并建议用^{137}铯（^{137}Cs）和^{192}铱（^{192}Ir）作为放射源。特别是到了20世纪80年代，遥控后装装置的发明，使支气管腔内近距离放疗（后装放疗）显示出其独特的治疗价值。近年来放射性粒子在肿瘤治疗中的应用逐步普及，经支气管镜植入或置入粒子的气管腔内近距离放疗逐渐在临床上得到开展。目前临床上使用的气管腔内近距离放疗技术有腔内后装放疗、经支气管镜植入放射性粒子、放射性支架置入等，本节主要介绍腔内后装放疗及经支气管镜植入粒子以及放射性粒子支架置入。

一、气管腔内后装放疗

（一）概述

现代后装装置的原型是Henschke在1964年发明的。最初是用手动摇杆为动力，以^{60}Co作为放射源。后来手动摇杆被马达所代替，并使用了遥控装置和计算机辅助设计治疗方案，大大减少了对医务人员的放射辐射。20世纪80年代Mendiondo首次报道了通过纤维支气管镜插入装有^{192}Ir的聚乙烯管进行支气管腔内近距离放疗。根据放射源的放射性强弱，治疗的剂量率被分为低剂量率（LDR）、中剂量率（IDR）和高剂量率（HDR）。小于2Gy/h为LDR，2~10Gy/h为IDR，超过10Gy/h为HDR。剂量率的确定以距离放射源1cm处的放射性强弱为标准。各种剂量率都能对支气管肿瘤产生有效的抑制作用，但每种剂量率各有优缺点。LDR不需要昂贵的设备，操作方便，但是患者需要连续治疗30~72小时，对导管不易耐受，并且医务人员放射性暴露的危险性高。HDR需要时间短，医务人员放射性暴露的危险很小；虽然设备投资高，需要与导管相配套的支气管镜，但仍被大多数医院采用。IDR在临床则使用较少。

（二）材料及设备

（1）放射源 腔内放射源的种类较多，包括^{192}Ir、^{60}Co、^{226}镭、^{222}氡、^{137}Cs、^{198}金、^{125}碘（^{125}I）和^{103}钯等，目前最好也是应用最广的后装放射源为^{192}Ir，属人工放射性同位素，能量高、体积小、便于控制。^{192}Ir释放β和γ两种射线，γ线平均能量为350MeV，粒状源，能进入人体的各个部位进行放疗。半衰期为74天，具有能量相对弱、易防护的特点。临床上使用的有由多个铱粒相连组成的线形放射源或只含单个高活性铱粒的点状放射源。他们都可以用遥控后装装置来驱动。

（2）HDR近距离放疗系统 HDR遥控后装近距离放疗系统通常包括存放高活性放射源的机身、控制系统、制定治疗计划的计算机系统三部分。

（3）支气管镜 支气管镜用于导入后装导管，需选用钳道大于2.0mm的可弯曲支气管镜。

（4）后装导管　由塑料制成的导入和容纳放射源的管道。常用的HDR近距离放疗系统后装导管外径为2.0mm。导管一端开口便于放射源通过，另一端封闭，既可以防止放射源受到分泌物的污染，又可避免放射源超过导管末端进入更远的气管中。

（5）定位缆　由间距1cm不透X射线的细金属粒串成的细缆，长度与后装导管相同。在X射线透视机下能显示导管的位置，便于定位。

（6）X线定位机　可用C形臂或放射专用定位机。如果有两根以上导管，为获得不同平面的精确坐标供计算机设计治疗方案，需要专用的定位机。

（三）适应证

（1）原发性或转移性恶性肿瘤累及到大气道，且无手术适应证者。

（2）作为累及气管肿瘤外照射治疗的补充治疗。

（3）肺癌术后切缘癌残留或复发。

（4）气道恶性病变消融治疗后的补充治疗。

（四）禁忌证

（1）重度气管阻塞，应该在局部治疗（如高频电刀、APC、激光、冷冻等治疗或放置支架等）后，保障气管通畅的情况下再进行后装放疗，以避免放疗后局部水肿导致整个气管阻塞。

（2）严重的肺结核、喉结核或颈椎结核者。

（3）急性上呼吸道感染或肺部感染未控制者。

（4）超剂量外照射治疗者（大于100Gy）。

（5）近期大咯血未控制者。

（6）肿瘤未经组织学证实。

（7）有通向非支气管组织区域的瘘管。

（8）光动力治疗后需间隔4周。

（9）严重心肺功能不全或全身情况极度衰弱者。

（五）操作方法

1. 术前准备及麻醉

同普通可弯曲支气管镜检查。如果管腔被肿瘤完全阻塞，应采用可以使气管迅速畅通的技术如球囊扩张、冻取和电凝烧灼等，使原来被阻塞的气管管腔部分再通，以方便插入后装导管。

2. 导管插入及定位

导管均通过支气管镜活检通道插入，定位有两种方法。

（1）支气管镜下直视定位法　首先支气管镜明确病变的部位和范围，确定置管部位和深度。然后将后装导管（施源管）从活检孔插入气管内，并超过病变范围的远端2～3cm。插入导管不能太深，以防止引起疼痛和气胸。如果插入过程中患者诉疼痛，可将导管拔出2~4cm，待疼痛消失后再重新确定位置。在确定位置后缓慢退出支气管镜，并在鼻翼周围胶布固定导管。

（2）透视定位法 支气管镜检查确定病变部位的远端和近端，通过支气管镜插入导管后再把定位缆沿导管内插入，即可在模拟定位机透视下确定肿瘤与导管的相对位置，如果导管位置欠准确，可在透视下做适当调整。

3. 不同部位肿瘤的导管插管位置

（1）气管肿瘤 若肿瘤位于气管壁一侧，为避免后装导管在气管内摆动和减少对侧管壁的照射剂量，将导管前端插入病变侧的肺上叶支气管内，但一定要确定好靶区范围；若气管壁全周受侵，可不必将导管插得太深，超过病变下缘1~2cm即可。

（2）隆突部位肿瘤 可在两侧鼻孔分别插入治疗管至左、右主支气管内，使两根治疗管分别骑跨在隆突上，给出相同的参考点距离和参考剂量，使隆突部位肿瘤获得高剂量照射。

（3）主支气管部位肿瘤 插入一根导管即可，若支气管镜下见管腔已阻塞，让患者用力咳嗽，若有小气泡溢出可顺着此处插入治疗管；若无气泡，最好先行消融或球囊扩张治疗使管腔部分通畅后再置入导管。

（4）各叶或段支气管内肿瘤 可在相应的支气管内插入一根治疗导管，如相邻的两段支气管较近，可插入两根治疗管，剂量分布比较合理。

（5）切缘癌残留或残端复发 可插入一根治疗管，一般靶区长度为2~3cm。

4. 近距离高剂量率放射治疗的实施

（1）模拟治疗 主机内有一个仿真放射源，治疗前必须完成一次模拟治疗过程，以确保能够顺利通过管道、连接器和导管一直到达治疗位置。如果模拟失败，则不允许真正的放射源离开机器进行治疗。

（2）治疗剂量和参考点的选择 根据肿瘤的大小及累及深度，设置照射范围为覆盖肿瘤两端外1cm，以放射源周围0.5~1cm为参考点，照射剂量为5~7Gy，每周1次，每次5~15分钟，3~5次为1个疗程。每个疗程结束后复查胸部CT和支气管镜并进行活检病理检查，评估近期疗效。单次量一般不超过8Gy，以免剂量过大导致穿孔或形成瘘。参考点的距离是指距放射源中轴外某一点的距离。国际放射协会（ICRU）50号文件中对肺癌腔内治疗的参考点作了统一规定，即把距中轴外1cm处作为参考点。在实际操作中根据病变部位和肿瘤大小不同，通过对参考点剂量的调整来改变有效的治疗区域。

（3）实施后装治疗 HDR治疗需要在一个高度屏蔽的房间中进行。操作者在房间外面通过遥控系统来控制整个治疗过程。根据使用者的需要，机身能提供多个管道接口，机身内的马达能驱动多个放射源同时进入指定的人体腔道，以进行正确的治疗。

（六）疗效评价

微型化的放射源^{192}Ir，可放置在气管、支气管甚至肺叶内的病灶区进行照射。局部剂量高、变化梯度大，治疗距离短，周围正常组织受累少。

腔内放疗的治疗范围有限，且剂量随距离的增加而迅速减少，因此对体积较大（如直径大于4cm）的肿瘤即无法给予均匀足量的照射。如想达到根治效果，腔内放疗需与外照射配合，两者联合能发挥较好的疗效。Knox M. C 等于2018年报道了92例晚期肿瘤疗效结果，止血的有效率达92%，缓解气管梗阻的有效性为70%，中位OS为8个月。Sneha等于2018年报道了30例高剂量率，94%阻塞性肺炎得以缓解。

对于未能行根治的恶性气管病变患者，腔内后装放疗能较好地控制气管病变，改善生活质量。李荣清等报道52例支气管肺癌腔内放疗加外照射能有效打通因肿瘤阻塞的气管，改善患者的通气功能，减轻症状，提高生存质量。Kazuki等报道了1例肺癌腔内放疗联合外科手术，有效改善患者的通气功能，减轻症状，提高生存质量。

（七）并发症

气道腔内后装放疗的主要并发症如下所述。

局部并发症有放射性气管支气管炎及气管狭窄、放射性肺纤维化、气管-食管瘘、放射性食管炎、大咯血、气胸、支气管痉挛等；大咯血是最严重的并发症，选择好适应证及治疗剂量是预防大咯血的主要措施。

放射性气管支气管炎和狭窄，按其严重程度分为4级：Ⅰ级：中度黏膜炎伴局部白色纤维膜形成；Ⅱ级：环形纤维膜形成，伴明显的渗出；Ⅲ级：严重的炎性反应伴明显的膜性渗出；Ⅳ级：支气管腔内明显的纤维化及环形纤维化及环状狭窄。

全身并发症有发热、乏力、恶心、厌食及白细胞下降等。

（八）技术展望

气道腔内后装放疗作为经支气管镜介入治疗的一种方法，其最大的优点是能治疗到气道管壁及管腔外的病灶，且定位比较准确，对气道以外的脏器损伤小。后装放疗与其他治疗方法联合应用能提高疗效，包括与化疗、外放疗联合以及与其他支气管镜介入治疗技术联合。

气道腔内后装放疗也存在许多缺点，影响其在临床上的应用。主要缺点有：①治疗后发生严重并发症的风险较高：腔内放疗最严重的并发症是致命性的出血和支气管瘘，与短时间大剂量照射导致肿瘤组织坏死有关。另外，剧烈的刺激性咳嗽及气管、支气管痉挛也是后装放疗常见的并发症。②治疗所需的设备要求高：需要专门的设备及专用的治疗室；需要定期更换^{192}Ir放射源，费用高，多数医院难以承受。

总之，由于存在以上缺点，目前国内气道腔内后装放疗在临床上的使用越来越少，有逐渐被淘汰的趋势。研发能量较低、价格便宜的放射源是后装治疗能否走出困境的关键。

二、经支气管镜植入 ^{125}I 放射性粒子

（一）概述

组织间放射性粒子植入近距离治疗肿瘤又称"体内伽玛刀"或"粒子刀"，近年来迅速发展起来。打破了外照射一次性致死量、患者的承受能力差等的局限性，使放射治疗出现了一个飞跃。粒子植入肿瘤组织中能持续放出低能量的射线，对肿瘤细胞持续不间断地进行杀灭，经过足够的剂量和足够的半衰期，能使肿瘤细胞完全失去增殖能力，从而达到外照射难以取得的治疗效果。与普通放疗比较具有疗效较好、副作用轻等优点，特别适用于对外照射疗效差的肿瘤。目前用于近距离治疗的放射性核素有10余种，国内最常用于植入的放射性核素是 ^{125}I。

^{125}I治疗肺癌时根据病情需要可采用经皮、经支气管镜、术中植入、内支架携带等方法。经支气管镜植入 ^{125}I粒子和内支架携带粒子是治疗气管恶性病变的新方法，可单用或联合其他治疗方法使用。

（二）材料与设备

（1） ^{125}I放射性粒子（图6-13-1）　为全密封钛管，长4.5mm，外径0.8mm，为低剂量放射源，半衰期59.6天。活度有0.3～1.0mCi（11.1～37MBq），治疗时一般采用活度0.6～0.7mCi的 ^{125}I。 ^{125}I是一种低能量的人工放射性核素，体内植入后穿透力极弱，直径大约17mm，易于防护，且具有合适的半衰期。

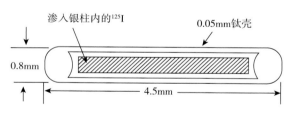

渗入银柱内的 ^{125}I　　0.05mm钛壳　　0.8mm　　4.5mm

图6-13-1　^{125}I放射性粒子结构图

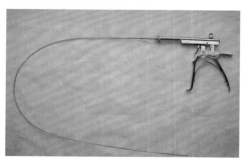

图6-13-2　粒子植入专用针

（2）支气管镜　选用钳道≥2.0mm的可弯曲支气管镜。近年来用超声支气管镜引导，大大提高操作的安全性和植入的准确性。

（3）植入针　粒子植入专用针（图6-13-2），由远端带穿刺针的金属软管、针芯、针芯推进器及塑料外套管四部分组成。可用王氏穿刺活检针替代植入针（图6-13-3）。此外，经超声支气管镜引导，可用COOK针连续植入粒子（图6-13-4）。

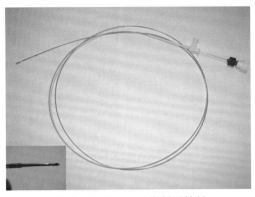
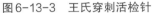

图6-13-3 王氏穿刺活检针

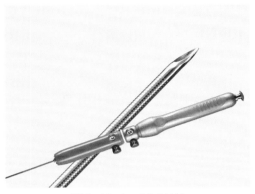

图6-13-4 COOK针

（三）适应证

（1）不适宜手术或外放疗的胸部原发或转移恶性肿瘤，且累及到大气道腔内或管壁者。

（2）累及气道肿瘤外放疗后的补充治疗。

（3）肺癌术后残端复发。

（4）与支气管镜其他介入治疗方法联合，提高累及气道恶性病变的治疗效果。

（四）禁忌证

（1）同支气管镜检查的禁忌证。

（2）气道内肿瘤病灶坏死破溃，气道壁可见溃疡或瘘口者。

（五）操作方法

1. 术前检查

常规行血常规、凝血功能、心电图检查等，并予病灶部位的薄层CT增强扫描、支气管镜检查，进一步明确病变的部位、范围及性质。

2. 治疗计划的制定

根据病灶大小用治疗计划系统制定治疗计划，在植入前将增强肺部CT病灶扫描图像导入治疗计划系统（TPS），计算放射性粒子^{125}I在病灶中的位置、剂量，绘制粒子分布图、植入通道，并绘制剂量曲线。但由于病变区域的特殊性，所制定的治疗计划只能作为治疗参考，很难完全按治疗计划实行。一般采用$0.6 \sim 0.7$mCi活度^{125}I粒子，粒子间距$5 \sim 8$mm，根据支气管镜及CT所见确定植入粒子的位置及数量。

3. 具体操作步骤

（1）支气管镜检查 按支气管镜操作常规进行术前准备、麻醉及检查。

（2）^{125}I粒子植入 在病灶处先予注入利多卡因充分麻醉及1：5000肾上腺素止血。把装好粒子的植入针经支气管镜插入到病变气管，远端的穿刺针刺入病灶，推进针芯植入粒子，退出植入针。植入针每次装1粒粒子，如需植入多粒粒子，重新在防护箱内装粒子再行植粒。如用王氏穿刺活检针代替植入针时，一次可装入2颗粒子，粒子装入外针腔内后需在针尖涂抹聚乙二醇或凡士林、碘伏等，以防止粒子从针尖脱落。粒子植入分腔内、管壁上、管壁外及支架携带四种方法。

①腔内植入粒子：即气道腔内肿瘤组织的粒子植入，适用于治疗腔内新生物，粒子植入针沿支气管镜活检钳道插入，按术前计划直视下把植入针直接刺入到肿瘤组织深部植入^{125}I粒子。植入粒子后，肿瘤会缩小，粒子会脱落，造成环境污染，因此，尽量避免使用该种方法。可先将腔内肿瘤削除，残根部位植入粒子。

②管壁上植入粒子：植入针倾斜刺入受肿瘤浸润的气道管壁上，或刺入恶性气道狭窄支架置入后的支架外侧，然后植入粒子。

③管壁外粒子植入：采用超声支气管镜对病灶部位进行扫描，明确病灶大小、位置及其与周围组织、血管的关系，确定穿刺位点和穿刺路径。用粒子植入枪将粒子送入19G一次性内镜超声吸引活检针内，再用针芯导丝把粒子推送入纵隔组织中。每次植入4粒，粒子间距为0.5cm，较大病灶可以分次植入。术后立即进行CT扫描观察粒子分布是否均匀，若分布不均可以择期补种。

④放射性粒子支架（图6-13-5）：术前根据增强CT和支气管镜评估气管狭窄的部位、长度、程度及其与周围组织的毗邻关系，参考治疗计划系统（TPS），将个体化数目的放射性粒子^{125}I捆绑在气管支架表面形成放射性^{125}I粒子支架，可以采用环形平行分布，并参考TPS每环形层放置3~6粒放射性^{125}I粒子，每层间距1cm，层数根据病变长度确定。

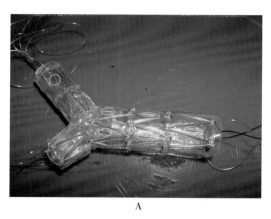
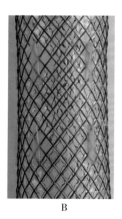

A   B

图6-13-5 放射性粒子支架

A.Z形被膜金属支架携带放射性^{125}I粒子；B.网状被膜金属支架携带放射性^{125}I粒子

（六）临床应用评价

^{125}I放射性粒子能持续释放出低能量的γ射线和X射线，在组织间对不同分裂周期的肿瘤细胞进行不间断地照射治疗，肿瘤的再增殖由于受到射线持续的照射而明显减少，从而达到外照射难以取得的治疗效果。^{125}I粒子具有肿瘤局部剂量高、周围组织剂量

陡降、高度适形的特性，不会发生外放疗常见的并发症。

经支气管镜植入^{125}I粒子的优点：粒子植入部位准确，能把粒子植入到管壁及管壁外；操作简单，并发症少，粒子植入后不易出现大咯血等严重并发症；粒子在组织中有效治疗距离约1.7cm，对恶性肿瘤的治疗范围覆盖到气道周围的病灶，而目前现有的其他经支气管镜介入治疗手段，只能治疗到气管腔内的病灶，治疗范围受到限制，肿瘤容易复发；^{125}I粒子的半衰期约60天，能持续照射，治疗效果较彻底且持续时间较长，在足够治疗量的前提下能保证局部的治疗效果。

柯明耀等报道22例中央型肺癌共植入^{125}I放射性粒子48粒，每例植入粒子1~5粒。腔内植粒14例，管壁上植粒5例，管壁外植粒3例。术后症状均明显减轻。术后1个月胸部CT见阻塞的支气管管腔扩大20例，肺不张或阻塞性肺炎消失18例。22例均未出现严重并发症。结论认为，通过支气管镜植入^{125}I放射性粒子疗效肯定、操作安全，可用于晚期中央型肺癌的姑息治疗。对于恶性气道狭窄患者，支架置入与粒子植入联合应用能够提高疗效。柯明耀等报道15例肺癌引起的中心气道狭窄，在支架置入后联合^{125}I粒子管壁上植入，结果表明粒子植入能够有效防止支架腔内及支架上下缘肿瘤的生长。

经支气管镜植入^{125}I粒子的疗效与粒子植入数量是否足够、分布是否合理紧密相关，因此，应强调足够数量及合理分布。同时，为提高疗效，应尽可能联合其他治疗手段，包括：①联合其他经支气管镜介入治疗手段，如支架置入及气管内高频电刀电灼、APC、冷冻、微波治疗等，粒子植入作为这些介入手段的补充，能提高治疗效果，减慢管腔再狭窄；②与经皮穿刺植入粒子联合：经皮穿刺难以按治疗计划植入粒子到大气管腔内及其附近，联合经支气管镜植入粒子后两种方法互为补充，能最大限度治疗中央型肺癌；③联合经皮肿瘤微创消融治疗技术，作为射频、微波、氩氦刀和激光等的补充，以上方法对大气管周围及大气管壁、腔内病灶效果差；④与外放疗联合，作为外放疗的补充；⑤与化疗联合，能达到局部同步放化疗的治疗目的，且具有比常规的同步放化疗毒性低的优点。

经支气管镜植入^{125}I粒子克服了其他支气管镜下介入治疗技术只能治疗气道管壁以内病灶的缺点，近期疗效肯定，操作安全，是恶性气管病变可选择的治疗方法之一。为提高长期疗效，需配合其他治疗手段。本技术在临床开展较少，经验有限，操作技巧还有待探索，植入针也有待改进。

（七）并发症及注意事项

1. 并发症

（1）粒子脱落咯出　多发生在管腔内植入粒子者，与肿瘤组织坏死、粒子植入位置浅等有关。因此，对管腔内肿瘤一般不宜直接植入粒子，最好用消融治疗清除腔内肿瘤。为防止粒子咯出造成放射污染，粒子植入后需向患者及家属交待好相应的处理方案，粒子咯出后需由专业人员负责回收，切忌随便丢弃粒子。

（2）粒子迁移　是指粒子脱离靶体、迁移到身体其他部位，一般无不适症状，发生率极低。

（3）出血　植入粒子中穿刺部位可有少量出血，对症处理即可。

（4）气道消化道瘘或气道纵隔瘘　多发生在植入的粒子活度太高及数量太多时，发生瘘后患者往往咳嗽剧烈，可伴有气急、脓痰、发热等，明显影响到生活质量。选择适宜活度的^{125}I粒子（活度0.7mCi以下）一般可避免瘘的发生。初治和复治的患者治疗计划亦不同，应充分考虑气道壁和食管壁的耐受剂量。既往已放疗的患者还要考虑曾经照射的剂量。

2. 注意事项

（1）术前最好病灶局部CT薄层增强扫描，以便更详细了解管壁及管壁外病灶、局部组织结构。

（2）需要植入到管壁外时，有条件者植入前先行气道内超声检查，观察管壁浸润情况及管壁外新生物的位置大小，制定治疗计划，然后在气道内超声的引导下植入粒子。

（3）对于管腔内新生物者，为提高治疗效果，可先予高频电刀（或APC、激光、微波、冷冻等）消融祛除大部分新生物或先予置入支架，然后再植入粒子。

（4）对于肿瘤组织同时累及到气道及食管时，粒子植入部位应距离食管10mm以上，且宜选择低活度（0.5～0.6mCi）的粒子。

（5）应做好必要的放射线防护措施；术中如发现粒子脱落在气管内应立即用活检钳取出，重新消毒备用。

（八）技术展望

经支气管镜植入^{125}I粒子是一种安全、可行、有效的治疗中心气道及其附近恶性肿瘤的方法，克服了其他支气管镜介入治疗技术只能治疗气道腔内及管壁病灶的缺点，具有较好的临床应用前景。通过联合其他治疗方法能够提高疗效，可与外照射或化学治疗同时应用，也可与经支气管镜其他介入治疗技术联合应用。

目前经支气管镜植入粒子还存在一些不令人满意的缺陷，主要有以下几点：①支气管镜下粒子植入技术尚未完善，很难做到按治疗计划进行规范化植入粒子，没有精确的办法能够确保治疗区域病灶有足够的治疗剂量；②直到现在经支气管镜植入粒子用于临床时间较短，经验尚不足，在治疗上带有一定的经验性，治疗剂量还没有直接可利用的数据，因此，还需要不断观察、总结；③目前尚没有满意的支气管镜用粒子植入针，植入中容易出现粒子位置偏移或脱落。

总之，随着临床经验的逐渐增加，以及植入针的改进，相信经支气管镜植入^{125}I粒子会越来越规范，临床应用会越来越普及。

（九）典型病例介绍

病例1　^{125}I粒子植入治疗左下肺鳞癌

患者，男，86岁。既往有COPD病史30年，FEV1占预计值50%左右。咳嗽2个月、端坐呼吸3天入院。胸部CT见左肺门软组织影、左下叶不张。支气管镜下见左主支气管远端腔内新生物，完全阻塞管腔（图6-13-6A）。用高频电圈扎切除左主及左下叶支气管腔内新生物，病理检查为鳞癌。治疗后患者气喘明显缓解，PS评分升高到1分。家属拒绝放化疗及靶向治疗。故经支气管镜于左下叶背段口肿瘤基底部植入^{125}I粒子3颗（图6-13-6B）。治疗后腔内肿瘤消失，左下叶背段瘢痕闭锁（图6-13-6C）。半年后复查支气管镜，左下叶原病灶处黏膜充血隆起，考虑肿瘤复发再次予植入粒子9颗，治疗后肿瘤病灶再次消退，5个月后复查支气管镜见左下叶黏膜恢复光滑，瘢痕形成。

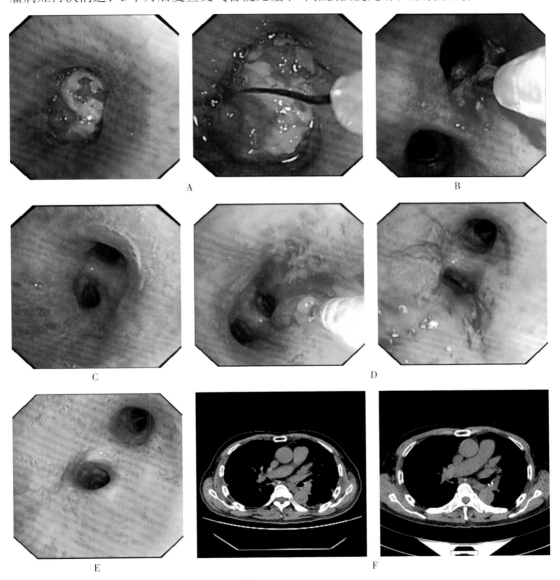

图6-13-6 ^{125}I粒子植入治疗左下肺鳞癌

A. 左主支气管远端腔内新生物，完全阻塞管腔高频电圈扎切除腔内新生物；B. 左下叶背段口肿瘤基底部植入^{125}I粒子；C. 3周后复查支气管镜，腔内病灶消失；D. 半年后肿瘤复发再次予植入粒子9颗；E. 5个月后复查支气管镜见左下叶黏膜恢复光滑，瘢痕形成；F. 粒子植入前后CT对照

体会：对于并存有慢性肺部疾病、肺功能差的中央型肺癌患者，常规的治疗方法经常会受到限制，不宜采用或患者、家属不愿接受，治疗往往比较棘手。经支气管镜介入消融治疗能够通畅阻塞的管腔，改善症状，但由于肿瘤的再生长，打通的管腔会很快再次狭窄。如果在支气管镜介入治疗管腔通畅后于病变处的管壁上或管壁外植入^{125}I粒子，由于粒子持续有效地杀灭管壁的肿瘤细胞，使得管腔不容易再狭窄，从而提高了经支气管镜介入治疗的疗效。本例通过联合支气管镜下高频电刀及粒子植入，局部治疗效果满意。随访半年，病变的管腔未见新生物及再狭窄。

病例2　左下肺腺癌术后纵隔淋巴结转移

患者，男，77岁。10年前因"左下肺腺癌Ib期"行"左下肺癌根治术"。8年前复查胸部CT提示纵隔4R淋巴结肿大（图6-13-7A），病理确诊转移性肺腺癌。患者拒绝放化疗。在EBUS引导下于4R淋巴结内植入^{125}I粒子（0.6mCi）15颗（图6-13-7B）。后续随访胸部CT长达8年，（图6-13-7C、图6-13-7D），未见肿瘤复发、转移，疗效评价CR。

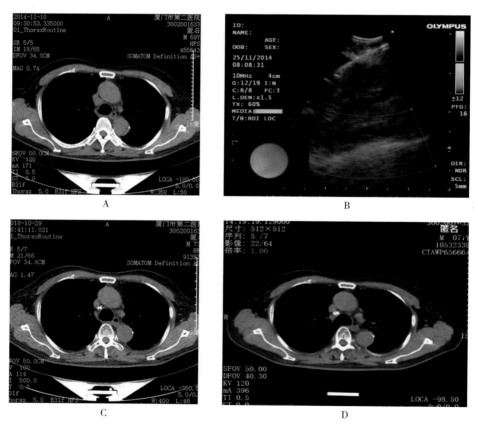

图6-13-7　左下肺腺癌术后纵隔淋巴结转移

A. CT纵隔窗提示4R淋巴结肿大；B. EBUS引导下粒子植入；C. 粒子植入后2个月复查；D. 粒子植入后8年复查

体会：肺癌术后纵隔区域淋巴结转移临床不少见，局部外放疗（±全身治疗）是主要治疗手段。对于单组区域淋巴结转移的患者，如存在放疗禁忌证或既往有纵隔放疗史，或患者不愿意放疗，可考虑EBUS实时引导下行纵隔淋巴结^{125}I粒子植入（内放疗）。本例患者经上述治疗后，纵隔肿大淋巴结完全消退，长达8年的随访中，未见肿瘤复发、转移，疗效评价CR。因EBUS引导纵隔淋巴结粒子植入具有微创、精准、治疗时间短、副作用小等优点，可作为此类患者常规治疗的重要补充。

例3　右上肺鳞癌

患者，男性，74岁，主因"发现右肺占位半年，咳嗽、咳痰3天"收入院。患者体检时发现右上肺占位（图6-13-8A），行肺穿刺活检病理回报：鳞癌，行全身化疗2个疗程，后复查胸部CT提示右上肺肿块较前明显减小。再行右肺上叶前段肿瘤氩氦刀靶向治疗，右上肺肿块进一步缩小（图6-13-8B）。此后一直间断应用化疗维持。2年后发现右上肺肿块较前增大，且出现右纵隔淋巴结转移。在CT引导下右上肺经皮穿刺植入^{125}I放疗粒子20粒和40mg顺铂缓释粒子（图6-13-8C），又在支气管镜引导下经管壁穿刺植入^{125}I放疗粒子10粒（图6-13-8D）。1个月后再次复查胸部CT，右纵隔（2区）淋巴结基本消失（图6-13-7E），随访半年淋巴结未再增大，达治愈效果。

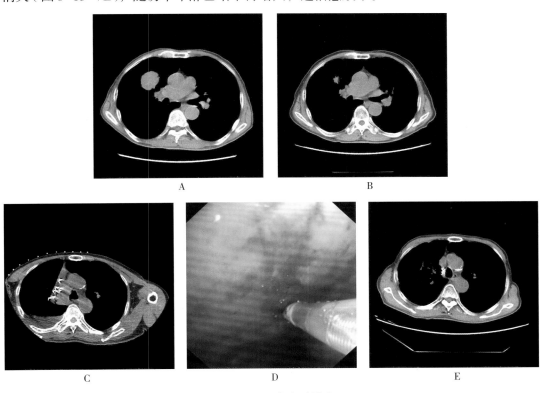

图6-13-8　右上肺鳞癌

A.胸部CT示右上肺4cm×5cm肿块，边界不规整；B.治疗3个月后右上肺肿块明显缩小；C.2年后胸部CT发现右上肺肿瘤复发，右纵隔淋巴结转移；D.右上肺在CT引导下经皮穿刺植入放疗粒子和化疗缓释粒子；E.粒子植入1个月后复查胸部CT，右纵隔（2区）淋巴结基本消失

病例4　右下叶腺癌

患者，女，72岁。确诊右肺腺癌骨盆转移2年余，口服吉非替尼靶向治疗，骨盆转移瘤经皮植入^{125}I粒子，病灶控制良好。2014年2月疾病进展，右肺下叶不张，考虑TKI耐药，但骨盆转移瘤未见复发。支气管镜检查见右中间支气管下壁隆起，表面见新生物，管腔完全堵塞（图6-13-9A）。经支气管镜于右中间支气管置入镍钛合金支架打开堵塞的管腔，并用高频电刀消融腔内新生物（图6-13-9B）。此后患者右中间支气管反复出现肿瘤再生堵塞管腔，因此于右中间支气管置入^{125}I粒子支架（图6-13-9C）。3个月后取出粒子支架，支气管镜下见右中间支气管管壁光滑，局部瘢痕形成，未见新生物（图6-13-9D）。随访15个月，支气管镜下未见肿瘤复发。

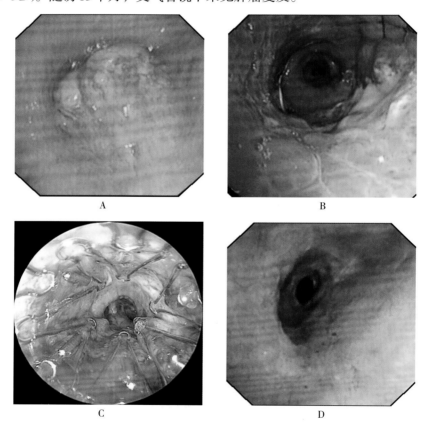

图6-13-9　右下叶腺癌

A. 右中间支气管下壁隆起，表面见新生物，管腔完全堵塞；B. 镍钛合金支架打开堵塞的管腔；
C. 右中间支气管置入^{125}I粒子支架；D. 右中间支气管^{125}I粒子支架取出后

体会： 对于这种晚期肺癌并发混合型恶性气道狭窄，常规的支架置入、腔内肿瘤消融治疗方法短期可以取得疗效，改善患者症状，但由于肿瘤的管腔内再生长，通畅的管腔会很快再次狭窄。如果在支气管镜常规介入治疗管腔通畅的基础上置入^{125}I粒子支架，粒子产生的射线可以杀灭管壁上及管壁附近的肿瘤细胞，使得管腔不容易再狭窄，从而提高了经支气管镜介入治疗的疗效。此外，粒子支架可取，避免了以往经支气管镜粒子植入后失效的粒子滞留体内的弊端。本例通过置入镍钛合金支架打开堵塞气管，再置入粒子支架内放疗，3个月后取出支架，局部治疗效果满意，随访已近15个月，病变的管腔未见新生物及再狭窄。

病例5 气管支气管腺样囊性癌并大气道狭窄

患者，女，49岁。确诊气管支气管腺样囊性癌合并大气道狭窄，于2018年7月急诊平车入院。支气管镜检查示：气管下段、隆突、左主近端、右主支气管见新生物广泛浸润，气管下段管腔稍狭窄，左主近端管腔狭窄，约为正常的25%，右主管腔狭窄，约为正常的25%（图6-13-10A，箭头1为左主开口，箭头2为右主开口）。治疗：2018年7月在全身麻醉硬质镜下于气管内置入一"Y"形西格玛覆膜粒子支架（气管16mm×50mm，左主11mm×35mm，右主12mm×25mm，携带^{125}I粒子40颗，图6-13-10B）。粒子支架置入3个月后予以取出（图6-13-10C）。复查支气管镜示：气管支气管黏膜光滑，原气管下段、隆突、左主近端、右主支气管新生物完全消退，局部管腔较前明显通畅（图6-13-10D）。后续随访2年，未见气管肿瘤复发，未见气管瘘、气管瘢痕狭窄等并发症。

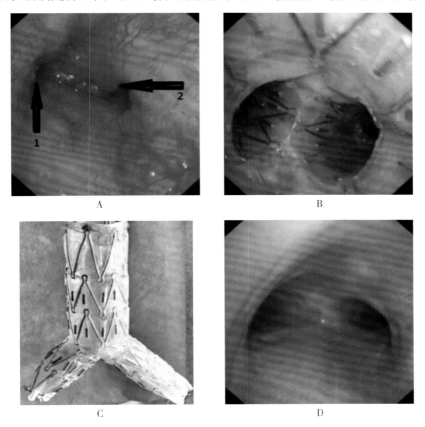

图6-13-10 气管支气管腺样囊性癌并大气道狭窄

A.气管下段、隆突、左主口、右主口见新生物广泛浸润，左右主开口明显狭窄；B.气管内粒子支架置入后；C.取出的粒子支架；D.气管下段、隆突、左主口、右主口黏膜光滑，局部管腔通畅

体会：气管腺样囊性癌常合并不同程度的大气道狭窄。对于中重度狭窄患者，需常规支架置入以开放气管、缓解气喘症状，后续可联合外放疗或腔内后装放疗，但以上两种方式均存在放疗后气道瘘、气道狭窄、放射性肺炎等并发症。而 ^{125}I 粒子支架在迅速开放气管的同时，可持续近距离杀伤肿瘤细胞，疗效确切，且气道管瘘、气道狭窄、放射性肺炎等并发症少见。

（杜艳萍　罗炳清　柯明耀）

第十四节　支气管单向活瓣在重度肺气肿及肺大泡中的应用

一、支气管单向活瓣在重度肺气肿中的应用

（一）概述

肺气肿是慢性阻塞性肺病（COPD）的两种主要表型之一。肺气肿的主要原因是吸烟，但也与吸入烟雾和灰尘有关。其他的发病因素包括 α_1-抗胰蛋白酶的遗传缺陷，但是国外报道也只有15%的肺气肿与之有关。其病理生理过程包括肺实质的破坏，终末细支气管远端气腔永久扩大，导致肺过度充气。

肺气肿目前的药物治疗，主要是短效和长效 β_2 受体激动剂和抗胆碱能药物等支气管扩张剂，此外包括黏液溶解剂和磷酸二酯酶抑制剂等。其他的护理干预包括戒烟，肺康复治疗，最佳营养支持，针对流感和肺炎球菌感染的疫苗接种，以及长期氧疗。这些治疗有助于增加患者的运动能力并减少症状恶化。然而，对由于肺过度充气导致的病理生理学改变及由此产生的呼吸动力学改变，目前药物治疗缺乏有效的办法。为解决肺过度充气及因此引起的呼吸动力学改变，外科医生已经做了很多努力。尤其是近十年来支气管镜肺减容技术得到飞速的发展和运用，不同的支气管镜下肺减容术（BLVR）扩大了终末期肺气肿患者的治疗范围。目前仍在临床上运用的内镜下肺减容方法包括减容阀（主要是活瓣）、线圈、热蒸汽消融（TVA）等。

迄今为止治疗肺气肿的最常见和研究最多的支气管镜技术是支气管内单向活瓣治疗，而且支气管镜下活瓣肺减容治疗重度肺气肿作为治疗稳定期肺气肿的方法，在2020和2021年慢性阻塞性肺病全球倡议（GOLD）中，作为A类证据等级推荐。活瓣肺减容属于BLVR治疗模式中的阻断技术，其通过活瓣阻断了靶叶肺组织的通气。植入的单向阀，允许空气在呼气期排出，但在吸气期阻止空气进入。因此，可以实现靶肺叶的体积减小，减轻肺过度充气，最理想的结果是瓣膜治疗后靶肺叶完全不张。当使肺气肿严重的肺叶充气减少或者肺不张后，膈肌和肋间肌的呼吸动度增加，未减容肺组织的气管压力减小，其他相对健康的肺叶在胸腔中有更多的空间来通气，从而改善肺功能。此外肺通

气、灌注比例也可以得到优化。

单向活瓣治疗肺气肿的机制可能是多方面的：通过减少过度膨胀肺的容积，在顺应性减低的胸腔内产生多余的空间，以便其余肺扩张，从而在吸气期改善整体肺力学和呼吸肌功能。现有的研究证明，活瓣肺减容可减少过度充气，改善呼吸胸廓不同步，且由于气流重新分布到非减容的肺部区域，减少了静态和动态过度充气。但是目前来说活瓣肺减容的深入机制仍未明确，有待进一步研究详细阐述。

（二）设备和器械

支气管减容活瓣主要包括两种类型（图6-14-1），即EBV和IBV（或称SVS）。它们的形状不同，但具有相似的作用机制。EBV在国内通过国家药监部门批准上市。

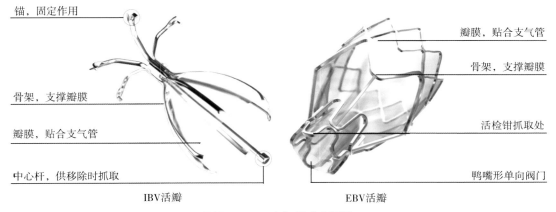

锚，固定作用

瓣膜，贴合支气管

骨架，支撑瓣膜

骨架，支撑瓣膜

瓣膜，贴合支气管

活检钳抓取处

中心杆，供移除时抓取

鸭嘴形单向阀门

IBV活瓣　　　　EBV活瓣

图6-14-1　支气管减容活瓣

EBV是鸭嘴形单向阀，该装置由单向硅胶鸭嘴阀和该阀门连接的镍钛合金支架组成，支架覆盖硅树脂膜。在呼气期间，阀门打开以排出靶叶肺组织潴留的残气；在吸气过程中，阀门关闭，阻止空气进入目标肺叶。因此，将EBV置于肺部可以阻塞目标肺叶的气管并实现减容目的。

IBV是伞形结构的单向阀，该阀由覆盖有聚合材料的膜和伞状镍钛合金框架及五个锚固件组成。通过这五个锚固件使活瓣固定于气管壁。IBV放置后，呼气时压力下的呼气流可以在柔性聚合材料膜的边缘逸出，吸气时聚合材料膜紧贴气管壁以限制气流通向远端肺组织。

虽然没有直接比较两种活瓣疗效的研究，但是目前数据显示二者治疗肺气肿的效果相似，发挥作用的机制类似。至于两种活瓣的选择，取决于患者局部支气管解剖结构与活瓣是否匹配，以及活瓣是否合适和不易移位，还有手术者的操作习惯和经验。

（三）肺减容患者的选择

临床上重度肺气肿表型的COPD患者，尽管使用规范的治疗，活动后的胸闷气急症状仍然十分明显，这部分患者应该是肺减容的首选人群。大多数支气管镜肺减容临床试验的纳入和排除标准，都是参照研究手术肺减容疗效的NETT研究。因此，早期的临床试验入选标准几乎均为：FEV1＜45％预测值，RV＞150％预测值，TLC＞100％预测值。目前比较公认的适应证和禁忌证包括以下5个方面。

1. 临床表现和病史

（1）经过最佳护理（包括戒烟）和药物干预，仍有症状。

（2）患者在过去12个月内不超过3次严重恶化。

（3）6MWD＞140米。

（4）排除支气管扩张伴慢性咳痰。

（5）既往史方面，排除肺叶切除术、手术肺减容和/或胸膜手术史的患者。

2. 肺功能

15％＜FEV1＜50％预测值，TLC＞100％预测值，RV＞175％预测值。

3. 动脉血气分析

（1）室内空气、室温下PaO_2＞45mmHg。

（2）室内空气、室温下$PaCO_2$＜60mmHg。

4. 胸部CT扫描

（1）采用冠状，矢状和轴向重建进行HRCT，用以评估叶间裂的完整性和肺气肿的非均质性（图6-14-2）。

（2）排除与靶肺叶相邻的严重大泡性肺气肿。

（3）排除间质性肺病。

（4）排除靶肺叶肺结节以及严重的胸膜增厚或肺瘢痕形成。

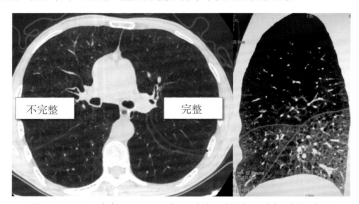

图6-14-2　胸部CT显示叶间裂的完整性和肺气肿的情况

5. 心脏评估

（1）排除心力衰竭（左心室射血分数＜35％）。

（2）排除肺动脉高压（sPAP＞45mmHg）患者。

（3）排除不稳定的心血管疾病，包括近期（＜6个月）心肌梗死、恶性心律失常、中风和主动脉瘤需要手术治疗。

（四）手术操作及注意事项

活瓣肺减容手术是否顺利和成功，疗效是否达到预期，并发症是否在可控范围，围手术期的准备有很大的影响。许多重要的细节准备可以避免手术操作中可能的问题。下面将从手术麻醉、手术步骤、注意事项等方面进行阐述。

1. 麻醉和镇静

手术建议采用喉罩或者气管插管，采用静脉麻醉或者全身麻醉，必要时辅以局部麻醉。最常见的镇静方法是使用短效苯二氮䓬和麻醉剂的组合，如异丙酚＋芬太尼或瑞芬太尼镇静＋局部利多卡因，咪达唑仑＋芬太尼＋局部利多卡因。对于IBV手术来说镇静水平只要达到无痛支气管镜要求即可，而对于EBV手术来说术中合适镇静水平非常重要。因为Chartis检测时镇静不能太深，患者必须表现有足够的呼吸潮气量以验证CV是阴性或者阳性；镇静也不能太浅，要避免咳嗽和分泌物产生。因此，如果是EBV活瓣手术，中度镇静是理想的。此外在Chartis水囊接触支气管前，在靶叶局部支气管注入2%利多卡因局部麻醉，可以避免患者咳嗽，最大限度地减少Chartis的测量误差。在进行Chartis检测时，为保证检测结果的准确性，建议采用低通气频率（8～10次/分）和长呼气设置（I：E为1：3～1：4）正压通气模式。

2. 手术步骤

在放置活瓣之前，首先应该制订一个完善手术计划，从选择靶肺叶开始，仔细观察和评估通向肺叶的气管的解剖结构。如果可能，应该根据肺气肿程度、肺灌注和旁路通气情况，挑选一个备用靶叶，作为活瓣治疗的第二选择。靶肺叶应该是无旁路通气、肺气肿程度相对更严重和肺灌注较低的肺叶。此外，在靶肺叶附近应该没有大的肺大泡，没有严重的瘢痕形成，没有肺纤维化和明显的胸膜粘连，这些也是至关重要的。

（1）IBV活瓣肺减容手术步骤

第一步，测量支气管的管径大小和远端深度，确定选用活瓣的尺寸。IBV使用的是水囊测量标准孔径，描记曲线，然后水囊测量目标支气管，比对曲线挑选合适的活瓣（图6-14-3）。IBV输送导管上有深度标记可用于帮助确定活瓣末端至近端支气管开口的距离。IBV活瓣放置时，应该确保目标支气管远端有足够的深度（不需要远端有可着力的分叉或峭），便于活瓣的完全释放。这可以通过确保气管段的长度大于从输送导管的尖端到黄色标记的距离来实现（图6-14-4）。

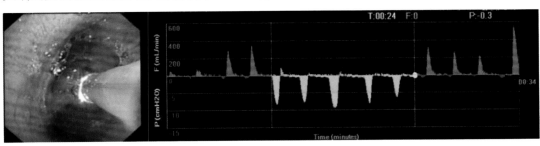

图6-14-3　用水囊测量支气管的管径

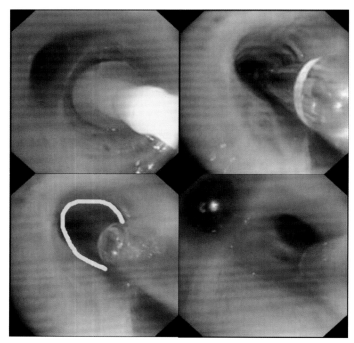

图6-14-4　IBV活瓣放置深度的确定

　　第二步，装载活瓣，通过装置将活瓣装入输送导管末端。

　　第三步，释放活瓣。在进行瓣膜尺寸测量后，IBV放置时需要将活瓣远端放置在远端支气管腔内，以利于其末梢的锚展开并抓住周围气管壁，起到固定作用。放置的过程需要匀速而相对较快地释放。注意应该挑选远端的一个相对近端支气管开口角度较小的亚段支气管作为活瓣的末端所在位置，使得活瓣可以比较顺利地释放和平滑地贴近气管壁（图6-14-5）。IBV输送导管并非靠推送释放活瓣，而是靠外鞘管回缩，原地释放活瓣，因此在释放活瓣的时候，不可固定外鞘管的位置。

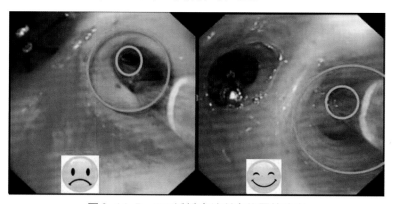

图6-14-5　IBV活瓣末端所在位置的确定

（2）EBV活瓣肺减容手术步骤

　　第一步，测量支气管的管径大小和远端分叉或者嵴的位置，确定选用活瓣的尺寸。

EBV采用的是输送导管上的长短翼评估管口直径，选择合适的活瓣。EBV输送导管上代表阀门最大直径的较长的翼应接触管腔最宽处的气管壁。较短的翼表示可以放置支气管的最小尺寸，因此合适的管腔直径应该介于长短翼之间。EBV输送导管上也有深度标记可用于帮助确定活瓣末端至近端支气管开口的距离。放置前，确保目标段支气管在远端分叉处或嵴到近端管口之间具有足够的长度以使瓣膜的主体完全贴合管壁。这可以通过确保气管段的长度大于从输送导管的尖端到蓝色标记的距离来实现。

　　第二步，装载活瓣，通过装置将活瓣装入输送导管末端。

　　第三步，释放活瓣。EBV放置时，需要推进导管以使导管尖端上的标记可见，然后缓慢地，先很小地释放一部分活瓣的末端，将漏出活瓣末端的导管推送到远端分叉处或隆起的嵴，将活瓣轻轻顶在分叉处或嵴，然后逐渐完全推送并释放活瓣（图6-14-6）。这确保了瓣膜阻塞了通往远端肺叶的所有支气管（活瓣不会顺着分叉或嵴滑向某一分支导致阻塞不完全）。虽然推送活瓣时，感觉是在往里推送，但是在活瓣完全释放后，导管是缩回到支气管镜中的。在瓣膜展开期间意外或手动回拉输送导管是瓣膜错位的常见原因。如果放置时发现某一支气管内远端无分叉或嵴，那么可以让支气管镜再深入一级，在下一个分叉处放置活瓣。如果从开口到远端的分叉或嵴比较长，直接将活瓣放置在远端隆突上难以实现，那么可以将活瓣释放在深度标记远端1~2mm的位置。

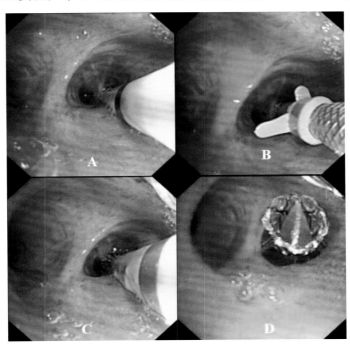

图6-14-6　活瓣的释放过程

3. 注意事项

　　活瓣发挥作用要考虑以下两个方面，即仔细的气管评估和合理的操作技术。在手术前，需通过HRCT以评估患者靶肺叶气管解剖结构并考虑每个段支气管的深度和大小，然后在支气管镜直视下进一步验证。这将有助于确定活瓣放置的顺序并防止活瓣近端的重叠，避免妨碍后续活瓣的放置。

合理的操作技术需要注意以下方面。

（1）操作者和释放活瓣的助手应默契配合。按照操作规范和预订位置，准确而流畅地释放活瓣。使得活瓣释放完全，角度合理，深度适中，瓣膜与支气管壁贴合紧密，从而有效发挥单向阀门的作用。

（2）手术操作应该精准而柔和。支气管镜进入支气管后，使用少量的生理盐水冲洗和吸引可以有效控制分泌物，并增强镜下视野清晰度，便于放置活瓣。但是注意不宜反复冲洗和吸引，防止引起局部支气管肿胀，导致活瓣尺寸测量错误或者活瓣放置困难。此外术前可以使用格隆溴铵或阿托品来减少气管分泌物的产生。

（3）活瓣的放置有许多细节需要注意。放置活瓣时，应考虑首先将活瓣放置在更远端和最难操作的气管中，然后再放置易于操作的近端气管，以免妨碍后续活瓣的放置。具体操作时，应将输送导管的尖端固定在支气管镜外部，然后尽可能靠近目标区域进行操作，可以对活瓣的准确释放起到帮助。EBV活瓣需要放置在远端分叉处。IBV活瓣需要放置在远端开口角度小的支气管腔内。

（4）手术结束后的注意事项。患者应入住RICU，建议在4小时后立即进行胸部X线检查。卧床休息和药物抑制咳嗽可以减轻患者的不适感和并发症。多数患者在最初的几天内应该可以观察到靶肺叶的体积缩小或肺不张。如果在1个月时胸片仍没有发现靶肺叶体积减少，那么需要CT扫描以观察活瓣的位置，并考虑更换位置不理想的活瓣，以达到完全阻塞靶肺叶支气管的目的。

（五）并发症及其处理

1. 近期并发症及其处理

活瓣放置手术后最常见的急性并发症包括气胸、感染、COPD急性加重和活瓣移位。临床医生应高度重视这些并发症，并积极应对处理，避免病情恶化导致患者生命危险。

（1）气胸　发生气胸后，应特别警惕是否为张力性气胸。手术患者本身肺功能较差，经历手术应激后如果再出现张力性气胸，其生命将处于非常危险的状态。因此手术后，手术医师需要密切观察是否有气胸发生，并按照术后气胸处理共识，规范处理。临床上大约80%的气胸出现在手术后48小时内，10%发生在3～5天，10%发生在第6天。因此，在放置活瓣后，患者应继续住院治疗3～5天，在患者床边常备气胸穿刺置管的全套组件。由于肺的活动和运动度增大，术后肺叶体积显著减少的患者，气胸发生风险更高，因此应该密切监测和关注术后胸片显示肺叶体积减少的患者。此外，患者、家属和护理人员应接受有关气胸的症状和体征的教育，帮助医生早期发现和识别气胸。一旦确诊气胸发生，应立即按照以下处理规范进行及时处理。

首先，根据影像结果和临床症状，气胸分为少量或大量（肺门处肺边缘和胸壁之间距离＜2cm或≥2cm）和有症状或无症状。气胸的一般处理措施：吸氧（二氧化碳潴留患者应持续低流量吸氧），动态观察血气分析；药物治疗，包括雾化支气管扩张剂和静脉氨茶碱等。对于大量或者有症状的气胸患者，需考虑给予全身性激素和抗生素治疗（建议治疗5~7天）。进一步的处理流程如下所述。

①如果少量气胸且无症状，临床观察即可，但是建议在诊断气胸后4小时内和24小时后重复X线检查。症状轻微的患者可以考虑仅仅进行穿刺抽气治疗。

②如果临床症状恶化或气胸量增加，则需要立即进行胸腔引流，必要时负压吸引（最大20cmH$_2$O压力）。一般来说，多数大量或者症状明显的气胸患者需要胸腔引流，因为反复穿刺抽气可能难以治愈气胸，而且多数患者可能需要一定的负压吸引以促进愈合。

③一般情况下使用小口径胸腔引流管，包括猪尾巴管或者深静脉导管。但是，如果预计患者可能出现张力性气胸、呼吸衰竭或大量皮下或者纵隔气肿；换句话说，如果气胸进展很快，压迫症状明显，穿刺时胸腔张力很大，引流瓶持续大量水泡，引流后患者症状好转不明显，在这些情况下可能需要使用大口径胸导管引流，严重患者甚至需要2根或以上引流管（图6-14-7）。

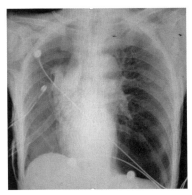

图6-14-7　胸腔引流管

④虽然通常胸片即可诊断气胸，但是对于部分叶间气胸或者胸片怀疑气胸的患者，可能需要肺CT进一步确诊。

由于气胸通常发生于手术同侧未治疗的肺叶中，因此处理气胸的决策中，牵涉到是否移除一个或所有植入的活瓣。气胸发生后，活瓣治疗的肺叶可能受压不张。当气胸好转后，由于活瓣的存在致使靶肺叶无法复张，此时即使充分胸腔引流和负压吸引也往往效果不佳，进而导致气胸持续不愈合。因此气胸发生后，需要将活瓣的处理纳入气胸的处理流程中。此时必须考虑到患者的临床症状、漏气量以及是否有软组织肺水肿，再按以下流程处理。

①如果充分引流后，患者病情仍不稳定，并持续大量漏气，考虑支气管镜移除全部活瓣；如果充分引流后病情稳定，但是1周后仍有漏气，考虑移除1个活瓣。移除1个活瓣后，如果漏气停止，那么6周后可以考虑重新放置活瓣；如果漏气持续超过48小时，则移除所有活瓣。支气管镜移除1个或者多个活瓣可以使得靶肺叶回到术前过度充气的状态，并通过肺过度充气重建胸膜连接结构来促进气胸愈合。如果是靶肺叶以外肺叶没有完全复张，可能是支气管内黏液堵塞，应考虑支气管镜吸除黏液。

②如果活瓣移除后漏气停止，且拔除引流管后气胸无复发，可以考虑6周后重新放置活瓣。如果不需移除活瓣，待气胸消退后，应复查支气管镜观察活瓣是否有移位，因为气胸消退后可能会出现肺体积的改变导致活瓣与支气管位置发生改变。复查时如果活瓣处于合适的位置，则无需采取进一步措施，因为气胸复发的风险非常低，这可能是由

于首次气胸后继发胸膜粘连所致。

③如果移除全部活瓣后仍持续漏气超过1周，则需要考虑以下治疗方案：机械或化学胸膜固定术，胸腔内注入胸膜粘连剂等。但是应在所有的内科治疗无效的情况下才考虑使用这些措施，而且要选择合适的时机。

气胸的发生可能与肺与胸膜之间的粘连有关。放置活瓣后，肺的体积发生改变，牵拉粘连带导致气胸发生。术后静卧休息并给予药物镇咳可以减少气胸的发生。

（2）感染、COPD急性加重和活瓣移位　放置活瓣后，多达20%的患者可以在前3个月内出现急性支气管炎，肺炎或肺部感染。为了降低肺部感染的发生率，推荐预防性使用抗生素。如果考虑细菌性肺炎发作，建议给予广谱抗生素。如果为耐药菌感染，使用初始的广谱抗生素无效，考虑移除活瓣。也可以调整抗生素，待肺炎治愈，6周后复查支气管镜，必要时更换活瓣。术后可能出现少量咯血，通常不需要处理。如患者同时使用抗凝或抗血小板治疗，我们的经验是术前7天停用，并在术后72小时恢复使用。

约20%的患者在术后出现COPD的急性加重，这种急性加重可能是手术应激导致病情的加重，或者仅仅是对植入异物的反应。为了减少AECOPD的发生，推荐预防性使用抗生素和激素。

初始放置合适的活瓣移位比较少见（尤其是IBV），但是当患者出现咳嗽加重或症状好转过程中突然恶化应该怀疑活瓣移位。此时应立即行X线检查以排除气胸，然后进行CT扫描观察肺部情况以及活瓣位置，接着行支气管镜检查确定活瓣是否移位。支气管镜检查如发现活瓣移位，应立即予以更换。活瓣的移位主要是由于活瓣放置位置不佳或者大小不合适。此外Chartis手术过程中或其他操作导致支气管水肿，也可以在测量时降低气管的口径，导致活瓣尺寸偏小。因此选择合适的活瓣型号和规范的手术操作是防止移位的关键。

2. 远期并发症及其处理

活瓣治疗后最常见的远期并发症包括肺炎、COPD恶化、肉芽组织形成和瓣膜移位或功效丧失。一般建议在手术后1个月、3个月和6个月，以及手术后每年对患者进行随访，以便对所有患者进行监测，评估可能的并发症。肺减容患者应该被统一管理，由专门的医师教育患者和家属，使其合理用药和康复，并了解哪些情况的出现提示并发症的发生。医生和护士应与患者保持联系，以便患者在出现问题或紧急情况时可以有途径联系相关手术医师。从长期观察来说，如果活瓣失去效果、无效或出现其他并发症，应重新进行CT扫描评估活瓣。根据CT扫描结果，如果患者有以下一种情况，有可能需要支气管镜检查以观察、调整或更换活瓣：CT扫描无体积减少（按计划30~45天检查或有需要时），CT发现肺体积减少后又恢复原状，持续咳嗽，持续性咯血，阻塞性肺炎和气胸。

如果患者急性加重的频率增加，但CT扫描没有变化，应首先评估活瓣治疗前的恶化频率，以确定是疾病的自然进程还是活瓣失效。如果是COPD自然进程，那么考虑增加支气管扩张剂的剂量和其他疗法；如果是活瓣失去效果，那么直接支气管镜检查，以评估异常情况，如活瓣移位或肉芽肿形成。肉芽肿的形成，主要表现在初始治疗成功后，出现持续咳嗽或咯血。出现肉芽肿后，需要移除瓣膜，同时可以使用冷冻消融术对肉芽肿进行治疗。如果肉芽肿消失，那么6周后在更远端放置活瓣或者在上一级支气管放置更大尺寸的活瓣。肉芽肿形成有可能与活瓣位置有关，因此放置活瓣时必须注意将活瓣置于气管中央，以避免管壁受到刺激，诱发肉芽肿的形成。

活瓣放置后长期感染很少见，一般使用1~2个疗程的广谱抗生素可以清除病原体。如果反复持续感染或合并大量分泌物导致活瓣失能，可以考虑移除活瓣。

总体来说活瓣肺减容手术的并发症都是可逆或者可以处理和控制的，而且相较并发症来说，患者的获益更大。因此，手术医师需要早期识别并发症，合理评估并发症，规范处理并发症，以确保患者的获益最大化。

（六）评述

支气管镜活瓣肺减容可以有效治疗合适的重度肺气肿患者，但是需要强调的是，药物、康复以及戒烟仍然是所有治疗的基础。作为活瓣肺减容手术潜在候选者的患者应该具有较低的FEV1和较高的RV（这些患者往往已经接受几乎所有的治疗方案，症状仍十分严重），此外手术者还需考虑患者的合并症。与外科肺减容相比，支气管镜活瓣肺减容手术风险更小（而且活瓣可以移除），同时有很大可能改善患者的气急症状，提高运动能力和生活质量。

早在2013年，COPD指南已经推荐活瓣治疗成为COPD管理计划的一部分。手术治疗从筛选合适的患者开始，应采用多学科讨论的方式筛选适合的患者。由呼吸科医生、放射科医师和胸外科医生组成的MDT团队对患者进行筛查，确定合适的候选者。筛查患者最重要的是叶间裂的完整性或者无旁路通气，目前普遍认为异质性肺气肿获益明显。但是IMPACT研究表明均质性肺气肿患者（无旁路通气）也可以获益。

手术前应该仔细阅片，观察支气管形态，根据靶叶和备选靶叶制订完备的手术方案，仔细设想和考虑术中可能出现的每一种情况，制订手术备选方案和紧急处理预案。手术团队需要包括全身麻醉支气管镜经验丰富的麻醉师、手术经验丰富的主任医师、技术熟练的后备医师、配合默契的助手和熟练的专职支气管镜护士。此外，应该与胸外科团队保持联系，共同识别和治疗并发症。手术结束后入住RICU病房，针对术后可能出现的并发症，由专门的护理团队进行护理和宣教。

放置活瓣后的患者需要一个完善的团队进行管理。该团队包括：总体把握的经验丰富的主任医师、与患者保持联系的主管医师、负责宣教患者和家属的医师和护士（包括日常治疗和并发症可能的表现等）以及照管患者的护理人员或者家属，此外需要保持通畅的急救绿色通道和病房。

大量研究已经证实，活瓣肺减容手术确实可以使得合适的患者获益。与其他治疗方案相比，活瓣肺减容患者获益更明显。在恰当的患者群体中，预计EBV治疗相关的5年质量调整寿命年（QALYs）高于药物干预。因此，尽管活瓣本身以及手术相关的成本很高，但放置活瓣后，随着时间的推移，患者可以得到持续的获益。还有一个需要明确的问题是活瓣治疗是否可以改善这些患者的长期预后（总体生存率）。早期队列的长期随访数据确实表明，与没有发生体积减少的肺气肿患者相比，接受活瓣治疗的肺气肿患者在肺容积显著减少的情况下显示出长期生存获益。但是由于没有更大样本的随访数据，这一结论有待进一步证实。

总之，针对合适的重度肺气肿患者，活瓣肺减容应该是安全而有效的治疗措施。随着人们对这一技术的深入认识和实践，相信支气管镜活瓣肺减容技术一定会为越来越多的肺气肿患者带来福音。

二、单向活瓣在肺大泡中的应用

单向活瓣除了用于肺气肿，也被报道用于治疗巨大肺大泡。巨大肺气肿性大泡（GEB）指单个肺大泡的体积超过一侧肺的三分之一。虽然肺大泡可能出现在健康人或患有相对罕见的遗传性疾病的患者中，但大多数肺大泡与肺气肿有关。巨大肺气肿性大泡可加剧COPD患者的肺功能，如降低1秒内用力呼气量（FEV1）、增加肺总量（TLC）和降低弥散功能等。

相对COPD来说，目前针对GEB的治疗经验是非常缺乏的，手术是GEB的首选方案。目前的研究证实手术切除可改善患者的症状、运动耐量和呼吸窘迫。但现有的研究表明，对于FEV1 < 40%预测值或低于500ml、严重高碳酸血症和缺氧的患者，手术死亡率可以高达12.5%，因此手术治疗效果并不理想。而对于合并弥漫性肺气肿患者来说，手术切除肺大泡，死亡率高于没有弥漫性肺气肿患者。因此当患者手术风险很高时，目前仍然没有一种最佳的治疗GEB的方法。借鉴活瓣治疗肺气肿和支气管胸膜瘘的经验，针对不适合手术的患者，已经有一些初步的临床实践验证使用支气管镜放置活瓣治疗GEB的有效性和安全性。

支气管镜放置活瓣治疗GEB的基本原理是基于传统的肺大泡病理生理学特点。肺大泡被定义为由肺局部实质破坏的囊性区域，该区域有支气管供气，但是由于局部有瓣膜阻塞，该囊腔仅允许气体进入但无法排出气体。持续的肺泡破坏和进入囊腔内的气体的膨胀作用使大泡膨胀，导致周围肺部的压缩和塌陷。因此，巨大的肺大泡又被称为"肺内气胸"。将活瓣置于与大泡相通的所有肺叶段支气管，在功能上隔离供应大泡的气管。活瓣允许气体在呼气时从大泡中排出，但是在吸入时防止气体进入大泡。这种机制有利于大泡的释放气体并缓解周边的肺不张。而随着大泡死腔的减少和胸部力学的改善，受到压缩的肺再复张，或者相邻肺实质减压，使得这些区域通气功能改善，而且过度充气的减少导致隔膜更有效的运动，可以改善动态肺顺应性和平衡不同肺叶的通气和灌注功能。从理论上讲，GEB的支气管内活瓣治疗可以被视为支气管镜活瓣肺减容的一个特例。原理也是通过引起肺功能不全的肺组织（巨大肺大泡）的肺不张来减少肺容量并使得原先受压缩的肺再复张。与活瓣治疗肺气肿相似，GEB靶肺叶叶间裂完整是通过该手术取得良好疗效的关键因素之一。

既往预测手术治疗肺大泡效果更好的人群有以下特征：①没有合并症，年轻患者，没有体重减轻和快速进展的呼吸困难；②FVC正常或轻度下降；③FEV1＞40％预测值；④DLco正常和动脉血气分析正常。而另外一部分患者，包括FEV1＜35％预测值、DLco能力严重下降、低氧血症和高碳酸血症的患者，在肺大泡手术切除后功能改善不理想。然而，很难评估严重肺气肿或者肺大泡患者手术切除的耐受性，因为没有一项术前检查被认为是术后并发症发生率和死亡率的绝对预测因素。既往的研究发现以下因素可能与肺切除术后并发症发生率和死亡率显著增加有关。包括，FEV1＜0.8L（30％～35％预测值）、FVC＜50％预测值、室内空气PCO$_2$＞45mmHg和PO$_2$＜50mmHg等。基于以上因素，手术并发症发生率或死亡风险较高的患者可以考虑采用活瓣封堵的方式进行治疗。目前针对活瓣治疗GEB的研究较少，几乎均为个案报道。因此活瓣治疗GEB的适应证和禁忌证尚无统一的专家共识。

（王昌惠）

第十五节　支气管热成形术在难治性支气管哮喘中的应用

一、概述

支气管哮喘（以下简称哮喘）是一种由多种细胞及细胞组分参与的气管慢性炎症性疾病，这种慢性炎症导致气管高反应性，通常表现为可逆的气流受限，并引起反复发作性喘息、气急、胸闷或咳嗽等症状。经过规范化治疗，大部分患者的症状可以得到良好的控制，但仍有5％～10％的患者对常规治疗反应不佳。这类患者症状持久，对药物的需求量逐渐增大，反复出现症状恶化，生活质量下降，消耗了大量医疗资源。

气管平滑肌（ASM）痉挛引起的气管高反应性和气流受限一直被认为是哮喘的主要发病机制。尽管目前认为哮喘是一种气管慢性炎症性疾病，涉及多种炎性细胞与炎症介质的相互作用，但在哮喘急性发作和哮喘持续状态时，气道平滑肌痉挛仍是最危险的症状之一。无论何种刺激（过敏原、运动、感染、情绪等因素）造成的平滑肌收缩，都将导致气道狭窄和气流受限，如不能及时解除，将出现严重的后果，甚至危及生命。在重度哮喘患者中，气管平滑肌束增多、增粗，既可以浸润至较大的气道，又可以累及到呼吸性细支气管和肺泡管，使气道对刺激的反应性和收缩力更强，气道痉挛和气流受限更严重（图6-15-1）。从理论上讲，减少气管平滑肌可以减少气道痉挛和气流阻力。目前临床上常用的治疗哮喘的药物有糖皮质激素、长效和短效 β$_2$ 受体激动剂、茶碱类药物及白三烯拮抗剂等，这些药物虽然能通过松弛气道平滑肌减少气管痉挛，但不能阻止哮喘继发的气道平滑肌慢性结构改变，即气道重塑，因而不能从根本上阻止患者病情迁延恶化。

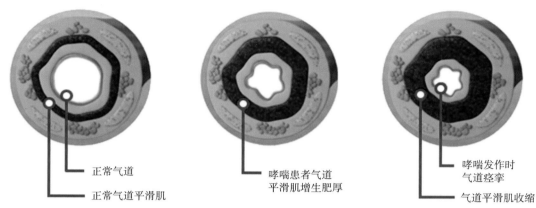

正常气道

正常气道平滑肌

哮喘患者气道
平滑肌增生肥厚

哮喘发作时
气道痉挛

气道平滑肌收缩

图6-15-1 支气管哮喘患者的平滑肌变化

支气管热成形术（BT）是一项用于治疗重度持续性哮喘的介入肺脏病学新技术。它通过支气管镜工作孔道，将射频导管送至远端支气管，射频导管末端为4个可扩张的电极，电极扩张成篮网状接触气管臂，射频控制器精确地控制能量释放，通过射频导管将能量传递到气管壁（作用部位可包括绝大多数内径≥3mm的气管），单次能量释放控制的目标温度为65℃，持续时间为10秒。通过射频消融去除哮喘患者增生、肥厚的气管平滑肌，减轻气管痉挛和气流受限，降低气管高反应性，控制哮喘症状，减少急性加重发生率，改善患者生活质量。

二、设备及器械

（1）可弯曲支气管镜　工作孔道内径≥2.0mm的可弯曲支气管镜。

（2）支气管热成形治疗系统　目前可获得的商用支气管热成形治疗系统（Alair®）由美国波士顿科学公司生产，该系统包括射频控制器、脚踏开关、患者回流电极和一次性使用的射频消融导管。

三、适应证

适应证的制订主要来自于最大规模随机对照研究（AIR）的入组设计，年龄≥18岁、吸入糖皮质激素/长效 β_2 受体激动剂后控制不佳（排除用药依从性不佳、吸入方法不当等情况，规范治疗时间≥3个月）的重度持续性哮喘患者。国家药监部门依次批准了支气管热成形术治疗哮喘的适应证。

此外，出于疗效和安全性考虑要求术前患者还必须满足以下条件：吸入支气管扩张剂前FEV1≥60%（预计值）或吸入支气管扩张剂后FEV1≥65%（预计值）；有吸烟史的患者需戒烟时间＞1年或吸烟指数＜10年包。

四、禁忌证

（1）存在常规支气管镜检查相关禁忌。

（2）对支气管热成形术操作过程中所用药物过敏。

（3）装有起搏器或有其他植入装置。

（4）拟治疗区曾经接受过支气管热成形术治疗。

（5）活动期的呼吸道感染。

（6）治疗前2周出现过哮喘急性发作或调整了长期口服糖皮质激素用量。

（7）不能停用抗凝药或抗血小板药。

（8）正在使用其他药物可能与支气管热成形术治疗期间用药发生不良反应。

（9）其他呼吸系统疾病，包括肺气肿、声门异常、上气管机械性阻塞、囊性纤维化、支气管扩张、未控制的阻塞性睡眠呼吸暂停等。

（10）过去48小时内应用速效支气管扩张剂超过12喷。

（11）哮喘治疗用口服糖皮质激素剂量超过10mg/d。

（12）过去12个月内发生过以下任何一种情况：下呼吸道感染≥4次，因呼吸道症状住院≥3次，需要口服糖皮质治疗的哮喘急性加重事件≥4次。

（13）过去2年内因哮喘而接受气管插管或入ICU治疗。

（14）妊娠或哺乳期妇女。

五、技术操作及注意事项

（一）术前准备（包括患者、器械等）

1.制订治疗计划

整个治疗分三个阶段完成（图6-15-2）：第一阶段治疗右肺下叶，第二阶段治疗左肺下叶，第三阶段治疗双肺上叶。每个阶段治疗间隔3周。为避免形成中叶综合征，右肺中叶支气管不予治疗。

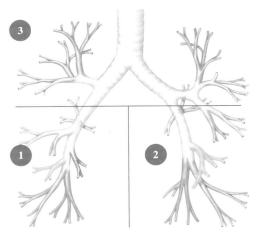

图6-15-2　支气管热成形治疗阶段及区域示意图

1.第一阶段治疗右肺下叶；2.第二阶段治疗左肺下叶；3.第三阶段治疗双肺上叶

因支气管分支较多且存在支气管开口和分支的变异，为避免治疗遗漏和重复治疗，每阶段治疗前应仔细阅片并制订详细治疗计划。术中根据治疗计划，并结合镜下观察结果，按一个较固定的顺序分别对各支气管进行治疗。比如右下叶，镜下可按顺时针方向，先后对内基底段–前基底段–外基底段–后基底段–背段的顺序依次给予治疗。

2. 患者准备

除与常规可弯曲支气管镜检查术前患者准备相同部分外，还需要做以下准备。

（1）初次BT治疗前对患者身体状况进行全面而详细的评估，包括症状、心电图、肺功能、肺CT、血气分析等。

（2）每阶段治疗前3天和治疗前1天需重复评估患者全身情况，确保患者能安全度过手术。

（3）每阶段治疗当日还要再次评估患者病情是否稳定，并行肺功能检查，确保FEV1达到基线水平的85%以上，同时也利于与治疗后进行比较。

3. 麻醉准备

支气管热成形术的麻醉方法可选局部麻醉或全身麻醉。局部麻醉下手术尽管没有全身麻醉的相关风险，但呛咳、憋气、躁动、胸部不适等术中不良反应较多，可能导致手术中断、操作时间相对较长，部分患者术后可能有恐惧、痛苦记忆，加重患者心理焦虑，对后续治疗存在影响。全身麻醉下手术基本没有呛咳、憋气、躁动、胸部不适等术中不良反应，操作时间相对较短，手术过程无记忆；但全身麻醉下术中患者血压、呼吸、心率、脉氧血氧饱和度波动较局部麻醉明显。两种麻醉方法各有利弊，但目前更倾向于全身麻醉下手术。

4. 预防性药物

（1）一般每阶段治疗前第3天至治疗后第1天给予口服泼尼松50mg/d（共5天）。

（2）每阶段治疗前30分钟给予吸入速效的支气管扩张剂，可给予阿托品、东莨菪碱等抑制气管腺体产生过多的分泌物。

（3）每阶段治疗前还可给予抗焦虑的药物，对于焦虑状态较明显的患者可在治疗前数日开始给药。

（二）技术操作

1. 操作步骤

（1）每阶段治疗开始前，需常规行可弯曲支气管镜检查，若发现明确活动性感染迹象需终止手术。

（2）患者腿部贴电极片，调试支气管热成形术相关设备。

（3）可弯曲支气管镜达到治疗区域支气管，射频消融导管经可弯曲支气管镜操作孔道送入治疗区域支气管，使末端金属丝电极扩张形成"篮状"并接触气管壁，踩下激活踏板，释放射频能量（温度65℃，作用10秒，射频控制器将发出同步的提示音），能量释放完毕后将金属丝电极收起并将导管由支气管远端向近端移动5mm，再次扩张金属丝电极并释放射频能量（图6-15-3）。治疗完一支气管后，将射频导管送入另一同级支气管进行治疗。

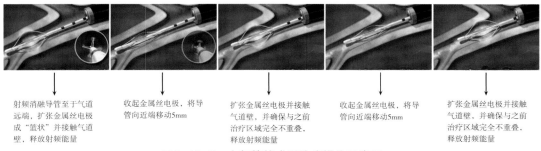

射频消融导管至于气道远端，扩张金属丝电极成"篮状"并接触气道壁，释放射频能量　收起金属丝电极，将导管向近端移动5mm　扩张金属丝电极并接触气道壁，并确保与之前治疗区域完全不重叠，释放射频能量　收起金属丝电极，将导管向近端移动5mm　扩张金属丝电极并接触气道壁，并确保与之前治疗区域完全不重叠，释放射频能量

图6-15-3 支气管热成形治疗操作示意图

2. 操作技巧

（1）送入射频消融导管前，尽量将治疗区域支气管内分泌物清除干净，以免影响操作视野，并避免在释放能量时出现"短路"的情况。

（2）射频消融导管送入治疗区域支气管时，术者应注意避免使导管扭结，导致无法顺利扩张金属丝电极。

（3）扩张金属丝电极时，避免扩张过度导致金属丝电极反向扭曲。

（4）治疗时金属丝导管末端可能会附着黏液栓，不必每次进行清理（一般不影响治疗），可在一支气管治疗结束后再清理，若每次均退出导管进行清理会导致治疗时间延长，并发症可能会增多。

（三）注意事项

（1）开始射频能量释放前，应将给氧浓度降至40%以下，以避免气管内着火。

（2）局部麻醉下操作时，为控制咳嗽可在术中补充给予利多卡因，需注意避免药物过量。

（3）尽量按术前治疗计划中预定的顺序依次对相应支气管进行治疗，避免遗漏或重复治疗。

（4）避免暴力操作，降低治疗期并发症发生率，避免治疗时间延长。

（5）患者离院前必须进行生命体征、肺部体格检查及肺功能检查，只有患者在治疗后FEV1达到或超过治疗前FEV1的80%才可以让患者离院。

（6）术后24～48小时内需密切观察患者病情变化，继续观察至1周，已出院的患者应建立密切随访。

六、并发症及其处理

除了可弯曲支气管镜操作和麻醉相关的常见并发症外，支气管热成形术相关的常见并发症如下所述。

1. 治疗期并发症

治疗期指初次治疗至最后一次治疗后6周。在支气管热成形术相关临床研究中观察到，治疗期治疗组较对照组发生率升高的并发症包括呼吸困难、喘息、咳嗽、咳痰、胸部不适、夜间觉醒。其他较常见的并发症有呼吸道感染、咯血、发热、头痛、焦虑、鼻黏膜充血、急性鼻窦炎、咽痛等。这些并发症多较轻微，经标准治疗后多可在1周内缓解。在样本量最大的随机对照研究（AIR2）中，因治疗期并发症而需要住院的情况报道如下：10例患者因哮喘加重住院12次，2例患者因肺段不张住院3次，1例患者因下呼吸道感染住院1次，1例患者因FEV1降低住院1次，1例患者因咯血住院1次，1例患者因误吸义齿住院1次。这些需要住院处理的患者最后均好转出院，无死亡病例。

可弯曲支气管镜操作和支气管热成形治疗本身可能会诱发哮喘急性加重，因此术前给予预防性药物有助于降低并发症发生率。

2. 治疗期后并发症

治疗期后指最后一次治疗完成6周之后。在支气管热成形术相关临床研究中观察到，治疗期后治疗组并发症发生率与对照组相比无显著差异。治疗期后较常见的并发症包括呼吸困难、喘息、咳嗽、咳痰、胸部不适、胸痛、下呼吸道感染、头痛等，经标准内科治疗均可缓解。

七、评述

支气管热成形术是新近发展起来的一项治疗支气管哮喘的介入肺脏医学新技术，目前该技术主要的疗效和安全性数据来自于国外的临床试验结果（表6-15-1）。

表6-15-1 支气管热成形术主要临床研究的疗效指标（治疗后12个月）

研究名称	发表时间	例数	盲法	AQLQ改善		ACQ改善		急性加重发生率	
				治疗组	对照组	治疗组	对照组	治疗组	对照组
AIR	2007	32	单盲	1.3 ± 1.0*	0.6 ± 1.1	−1.2 ± 1.0*	−0.5 ± 1.0	−0.16 ± 0.37*△	0.04 ± 0.29△
RISA	2007	101	单盲	1.53 ± 0.79*	0.42 ± 0.82	−0.99 ± 0.83	−0.22 ± 0.78	–	–
AIR2	2007	288	双盲	1.35 ± 1.10*	1.16 ± 1.23	−0.82 ± 0.95*	−0.77 ± 1.08	0.48 ± 0.067*▲	0.70 ± 0.122▲

注：*，治疗组优于对照组；△，治疗后1年较基线改善的均值，次/（人·周）；▲，治疗后1年的均值，次/（人·年）

Meta分析表明，治疗后12个月支气管热成形术治疗组患者AQLQ评分改善、清晨PEF的改善均优于对照组。唯一的随机双盲、假手术对照研究AIR2的结果表明，治疗后12个月支气管热成形术治疗组患者哮喘重度急性加重发生率、急诊就诊率、不能参加正常工作/学习的天数均较对照组显著下降。治疗组的不良事件发生率仅在治疗期较对照组升高，这些不良事件主要发生在治疗后的24小时内，程度多较轻微，经标准内科治疗后多在7天内缓解。治疗期需要住院治疗的主要不良事件有哮喘加重、肺段不张、下呼吸道感染、FEV1降低、咯血等，经标准内科治疗后均可缓解。治疗期后（治疗后6周至12个月）两组间不良事件发生率无统计学差异。支气管热成形术治疗后5年随访研究发现，该治疗安全性良好，治疗效果可长期保持。

目前关于禁忌证的依据主要来源于最大样本随机对照的AIR研究，但存在一定的争议：①日常治疗口服糖皮质激素剂量超过10mg/d，许多专家认为这不应当成为治疗的禁忌，由于长期口服皮质激素存在很多并发症并给患者的长期健康带来危害，因此长期口服糖皮质激素应该是患者接受支气管热成形术治疗的适应证；②部分哮喘患者常合并支气管扩张，支气管扩张导致的感染风险往往是哮喘急性发作一个很重要的因素，对于支气管扩张的范围较局限的支气管哮喘患者，部分专家认为对没有支气管扩张的区域进行支气管热成形治疗，可能是改善这类患者病情的重要手段。

支气管热成形治疗设备于2013年10月获得国家药品监督管理部门批准在中国上市，2014年2月开展了国内首例治疗，此后陆续在多家实力较强的呼吸专科开展少量应用。总体来讲，该项技术在国内还处于应用发展阶段，还需要通过更多的临床应用来总结经验并提出自己的观点。

（陈良安）

第十六节　中央型气道病变的支气管镜介入治疗

一、高位气管狭窄的处理

高位气管狭窄是指发生于声门下2cm以内的一组复杂疾病（根据中央型气管的八分方法，应在Ⅰ区），可因肿瘤、创伤、感染等引起。

McCaffrey系统是依据狭窄部位及长度对特发性喉气管狭窄进行分级。在该系统中狭窄部位的定义如下：声门下，指边界上缘为声门下0.5cm处区域，下缘为环状软骨下缘边界；气管狭窄指狭窄部位为环状软骨的下缘起；声门狭窄，指狭窄的区域累及杓状软骨。该系统根据狭窄的部位和长度分为4级。Ⅰ级：病变局限于声门下或累及气管长度不超过1cm；Ⅱ级：声门下狭窄长度大于1cm，但在环状软骨内，未累及声门或气管；Ⅲ级：声门下狭窄延伸至气管上段但并未累及声门；Ⅳ级：病变累及声门。根据Cotton-Myer分级标准，气管狭窄程度可分为四级：Ⅰ级＜50%，Ⅱ级51%～70%，Ⅲ级71%～99%，Ⅳ级100%。

（一）良性高位气管狭窄

创伤性高位气管狭窄最多见是气管切开和气管插管引起。研究发现，气管插管置管时间为2周、拔管后1月可发生再狭窄；气管切开患者通常为置管3个月和拔管后2.5个月发生再狭窄。气管插管组累及气管Ⅰ区（87.7%），气管切开组累及气管Ⅰ区和Ⅱ区分别为63.7%、44.4%。气管插管组以瘢痕为主（57.9%），而气管切开组发生瘢痕和肉芽肿的百分比相似。气管插管组的形态以圆形为主（57.9%），不规则形占10.5%，而气管切开组分别为29.8%和41.1%，还有6例（4.8%）完全闭塞。本组所见，创伤性狭窄治疗应用最多的是球囊扩张和冷冻，其次是APC、电圈套器和电针。除外科手术切开组外，其他四组治疗前后气管阻塞、KPS评分和气促指数均有明显改善。除外科手术切开组外，各组的治愈率为85%～100%。4例死亡的病例均合并严重肺部感染，而不是气管狭窄本身所致。

球囊扩张是将球囊放置于狭窄段气道，通过高压枪泵加压扩张球囊，使狭窄部位的气道全周产生多处纵向小裂伤，裂伤处被纤维组织充填，从而达到狭窄部位扩张的目的，以解除或缓解管腔狭窄。扩张后冻融，延迟伤口愈合，减少组织胶原纤维的产生，即可抑制瘢痕再狭窄。本组病例的治愈率都在90%左右（外科手术组除外），足以说明其疗效很好。

国内早年应用的气道支架主要是覆膜金属支架，近年来主要是硅酮支架。对高位气管狭窄放置支架有时很困难，必要时可放置T形管。

良性气管肿瘤以乳头状瘤最常见。对有蒂的肿瘤可采用电圈套器快速削除肿瘤，对基地较宽的可采用冻取、APC及铲切等方法，基本均可治愈。但乳头状瘤易复发，需多次反复进行APC及冻融等处理。

特发性声门下狭窄需铲切多余组织，再结合冻融等多种方法，反复多次，也能达治愈目的，避免了手术。

复发性多软骨炎需在全身治疗基础上，结合内支架置入等措施，达到有效控制。近年来，随着激光技术的发展，对气管软化的膜部进行硬化处理，也能达到一定效果。

对感染性气管疾病，则需冷冻与热烧灼相结合的方法，祛除肉芽和表面坏死组织，保持气管通畅。

例1　气管切开后气管闭锁

患者，男，54岁。因"气管插管4月余，间断喘憋3个月"于2014-10-28入院。患者于2014-05-11因脑出血手术行气管插管，呼吸机辅助呼吸，于2014-05-19因患者意识未恢复行气管切开，1个月前患者意识恢复清醒，自诉气短，调整气切套管位置后可缓解。此后间断发作，症状逐步加重。于2014-07-12行颈部气管CT及支气管镜检查示：金属气管套管周围可见增生肉芽组织，气切口上方气管完全堵塞。2014-07-17外院行支气管镜检查示：金属气管套管处气管堵塞。现患者轻微活动即感气促，不能发声，调整气切套管位置症状改善不明显，为进一步诊治转来我院。入院后完善相关检查，行支气管镜下治疗，术中见声门下1cm处（气管Ⅰ区）大量肉芽组织增生，将管腔完全堵塞。经气管套管进软镜，见气管套管下方大量肉芽增生及瘢痕狭窄，狭窄约80%，镜身（外径

4.9mm）不能通过。此后放置硬质镜，经硬质镜旋切增生肉芽及瘢痕组织，打通气管，拔除气切套管，放置气管直形硅酮支架1枚（型号：TD 16~70mm），支架位置良好，定期复查支气管镜，曾发现支架位置下移，上提支架后患者无明显气促，咳嗽、咳痰减轻，病情好转出院（视频6-16-1）。

视频6-16-1 硬质镜铲切器官内肉芽，开通闭塞的气管

例2 气管血管球瘤

患者，女，37岁，因咳嗽、咳痰1年，气喘4个月，加重20天于2016-09-05入院。患者于2015年9月中旬无明显诱因出现间断咳嗽、咳少许白色泡沫痰，尚易咳出，无发热、咯血，无胸痛、呼吸困难，无呕血、黑便，未予任何诊疗。2016年5月初患者感咳嗽、咳痰较前加重，为中量白色黏痰，不易咳出，偶有痰中带血丝，快步活动后即感喘憋不适，静息状态可闻及喘鸣音，尚可平卧，无发热、胸痛。遂就诊于当地县医院，诊断为"支气管哮喘"，并予积极药物支持治疗（具体药物不详），患者自诉服药1月余，喘憋症状略有缓解，但咳嗽、咳痰较前无变化，自行停药。此后患者长期服用中药制剂。2016-08-15患者再次感咳嗽、咳痰及气喘较前加重，2016-08-16胸部CT检查提示气管内新生物。肺功能检查示重度通气功能障碍。门诊以"气管肿物"收入院。自患病以来，患者饮食尚可，睡眠欠佳，大小便尚正常，体重较前无明显减轻。入院查体：患者神清，KPS评分70分，PS评分3分，气促评级3级，静息状态即可闻及喘鸣音，尚可平卧。入院后行右侧颈外动脉造影，DSA显示主气管Ⅰ区右侧后壁不规则团块肿瘤，不均匀较浓密染色，局部血流灌注增加，肿瘤血供来源于右侧甲状腺上动脉分支，肿瘤血管增粗并紊乱扭曲，部分呈包绕分布，明确靶血管后微导管进一步超选择插管，位置准确后用适量栓塞微粒行栓塞治疗。栓塞后第二天在全身麻醉下经口插入硬质镜，声门下2cm可见一新生物，呈管内+管壁+管外型，形态不规则，表面光滑，几乎完全阻塞管腔，给予圈套器、二氧化碳冷冻、硬质镜铲切及氩气刀削瘤，肿瘤大部分被消除，并用激光止血，治疗后管腔较前明显增宽，狭窄约50%，镜身（外径5.9mm）可通过，病变长度2cm，肿瘤基底段位于气管右后侧壁，未累及声门（视频6-16-2）。术后安返病房。患者醒后自诉喘憋明显缓解，气促评级1级，组织病理诊断为血管球瘤。

视频6-16-2 多技术整合切除气管内血管球瘤

（二）恶性高位气管狭窄

根据部位不同，病因亦不同。有报道分析112例恶性高位气管狭窄，Ⅰ级38例，主要病变为甲状腺癌、腺样囊性癌和食管癌气管转移。Ⅱ级15例，最多见为甲状腺癌和食管癌气管转移。Ⅲ级48例，最多见的病变为腺样囊性癌、甲状腺癌和食管癌气管转移。Ⅳ级11例，最多见为咽喉癌和其他部位的癌转移至咽喉。本组44例患者既往曾接受手术治疗，此次为术后复发。40例曾接受过放疗，30例曾接受过化疗。

高位气管狭窄首选手术治疗。如咽喉癌由耳鼻喉科处理，甲状腺癌气管侵犯主要由普外科和耳鼻喉科处理，腺样囊性癌主要由胸外科处理。但若患者失去手术指征，也难以放疗（气管堵塞70%以上禁止外放疗），只能通过内镜来解决气管梗阻的问题。近年来随着硬质镜技术和呼吸内镜介入技术的发展，绝大多数高位气管狭窄可通过呼吸内镜处理。

对严重呼吸困难、不能平卧、一般情况较差的患者，可在全凭静脉麻醉下行硬质镜诊治。对咽喉部的病变，硬质镜前端不必插入声门内，只要对准声门吹气、维持足够的氧饱和度可在直视下进行操作。如为声门处肿瘤，则利用硬质镜前端的斜面，暴露病变侧声带，而将正常侧声带隔离保护起来，便于介入治疗。操作时，需由助手把持硬质镜，以固定好位置。同理，对声门下2cm以内的病变也可插入硬质镜，由助手固定硬质镜，接通呼吸机，很方便地进行各种介入治疗。

其次，呼吸内镜直视下治疗气管器质性狭窄的方法很多，可进行热消融（激光、微波、高频电刀、APC）、冷冻、球囊扩张导管进行扩张等。对管内或管壁型肿瘤，若有蒂或基底较宽的隆起型病变可用电圈套器将其套扎，出血较少，效率较高。如有硬质镜，亦可直接行铲切法：利用镜鞘前端的斜面，可直接铲除管内或管壁上的病变组织。但需注意，铲除组织过大或过深，易引起大出血，需仔细操作。对气管内大的肿瘤，还可采取冻切或激光消融的方法，很快将肿瘤取出，如有出血，可用APC或激光止血。对外压型狭窄，可直接行气管插管或置入支架、T形管等。

本组112例患者共进行支气管镜介入治疗320例次，平均每例（3.7±4.323）次。初次治疗采用硬质镜和电子支气管镜各占50%，使用的方法中冻取和APC烧灼最多，各占50%左右，套取37%，铲切17%，放置支架11%，气管切开6%，气管插管1.8%。经过治疗后患者气管阻塞程度和气促指数均有明显改善，患者的生存质量得到提高。无一例术中死亡或其他严重并发症发生。

患者生存时间与术后的治疗方法也有很大关系。但由于随访资料不全，患者后期的治疗情况不详，难以准确评估生存时间与手术的密切关系。

本组结果表明，呼吸内镜介入治疗可用于高位气管狭窄的治疗，且安全可靠，值得临床推广应用。

（王洪武）

二、恶性中央型气道病变的介入治疗

恶性中央型气管狭窄病变是指引起气管、主支气管和右中间段支气管狭窄的恶性病变。支气管镜介入治疗需根据"六定"原则，即定区、定级、定型、定位、定性和定期，采取不同的治疗策略。

根据气管狭窄的程度，应采取先救命、后治病的原则。

对气管狭窄超过90%以上的患者，应按急诊处理，应尽快打通气管，保证呼吸，对管内型病变，可采取电圈套器（视频6-16-3）、冻取（视频6-16-4）、热烧灼等方法。对管壁型病变，可采取铲切（视频6-16-5、视频6-16-6）、冻取、热烧灼、光动力治疗、内支架置入、管壁药物注射、放疗粒子支架置入等方法。对管外性病变首选内支架置入，管外病变可采用热消融、放疗粒子植入、瘤体内药物注射等方法。对混合型病变，则需根据不同的部位采取不同的方法。这些方法联合应用，先削瘤，再采用放、化疗等方法，控制肿瘤复发。

视频6-16-3 电圈套器切除气管内肿瘤

视频6-16-4 冻取支气管内肿瘤

视频6-16-5 硬质镜铲切气管内肿瘤

视频6-16-6 硬质镜铲切气管内肿瘤

对气道内病变削瘤前需行血管增强CT检查，如有血管强化，术前需先行栓塞，再做削瘤处理。

对疑难、复杂的气道病变，最好在硬质镜下操作。既往认为难以纠正的低氧血症是硬质镜检查的禁忌证。实际不然，硬质镜下的介入治疗是在全凭静脉麻醉、机械通气下进行，可有效避免缺氧、窒息等严重并发症的发生，具有安全、易于操作等优点，适合于气管狭窄较重、病情较差和严重缺氧的患者，特别是严重气管堵塞患者，一旦堵塞解除，缺氧可立即好转。硬质镜内镜较粗，可通过多种器械进行操作。对腔内肿瘤，可采用大号活检钳、电圈套器、CO_2冻取、APC及激光等多种手段快速疏通气管（视频6-16-7）。对基底较宽或肿瘤表面血管丰富或已有出血的肿瘤，则先用APC止血，然后冻切或硬质镜铲除，再随时结合APC止血，比单用软镜操作更为简单、快捷。

视频6-16-7 Y形支架的放置

硬质镜铲除是利用半弧形的硬质镜前端直接将黏膜上的肿瘤铲下，再利用活检钳将肿瘤取出，这是软镜所不具备的功能。冻切是将冰冻探头的金属头部放在肿瘤表面或推进到肿瘤内，使其能在周围产生最大体积的冰球，在冷冻状态下将探头及其黏附的肿瘤组织取出。通过硬质镜进行冻切可反复进行，速度较快。因此，对气管狭窄75%以上的恶性肿瘤均以硬质镜治疗为佳，治疗后气管阻塞程度、气促指数和KPS评分均有明显改善。

硬质支气管镜主要用于中央型气道病变的诊治。有报道用于气道恶性肿瘤占79.0%，良性狭窄占21.0%。恶性病变接受硬质镜治疗的次数（2.3±0.1）次/例明显多于良性病变（1.9±0.1）次/例。既往认为声门下2cm以内的病变不适合硬质支气管镜治疗，其实不然，在硬质支气管镜下治疗气管高位病变（包括声门上下病变）更为安全。硬质支气管镜楔形前段可骑跨在声门上（需助手固定硬质镜），保护正常组织，利于病变部位的治疗。

对需放置支架的病例，病变位于Ⅰ、Ⅵ、Ⅷ区最好放置直筒形支架，而侵犯Ⅲ、Ⅳ、Ⅴ、Ⅶ区最好放置分叉支架。Ⅴ、Ⅵ还可定制OKI支架，Ⅵ、Ⅷ区亦可定制小Y形支架。

Y形支架现在大多在硬质镜下放置则更为安全、准确，患者无痛苦（视频6-16-8）。

对气道周围转移的淋巴结或肿块，可在支气管镜下植入放射性粒子。在硬质镜下经气管穿刺植入放射性粒子^{125}I，可结合超声内镜（EBUS）以便指导粒子植入。

视频6-16-8　支气管胸膜瘘的房间隔封堵器治疗

恶性气道病变是一种全身性疾病，笔者提出了晚期气道癌多域整合治疗策略"54321"。

5即五种技术联合

根据肺癌侵犯的部位不同，需要采取不同的方法。笔者根据自己的经验，将其命名为"陆海空"：对气道内肿瘤通过气道（陆军）进行内镜介入治疗，对富血管的肿瘤或有血管堵塞时通过血管（海军）进行介入治疗，而对发生肺内或其他部位转移的实体肿瘤采用影像引导下的经皮穿刺（空军）进行治疗。信息化部队是指通过监测患者的细胞病理、分子及免疫学等信息，采取更精准的化学治疗、分子靶向药物治疗、免疫治疗、细胞治疗。太空部队是指中医药治疗，从整体角度判断患者的全身状况，对证用药，采取清热解毒、活血化瘀、软坚散结等方法，调节患者的免疫状态及阴阳平衡，达到带瘤生存的目的。这五种手段相当于一个集团军，各有所长，缺一不可。

4即四维一体的整合治疗

肺癌的治疗需要兼顾到各个部位，同时处理气管内与气管外、血管内与血管外、胸腔内与胸腔外、局部与全身等。这种多模态的治疗策略值得推广。

3即分层瓦解的治疗策略

对发生于中央型气管的肿瘤，采取以内镜治疗为主的治疗方案，对发生于肺内的病变采取经皮穿刺治疗为主。而对发生于胸膜腔的病变采取胸腔镜下治疗为主的治疗方案。

2即胸部肿瘤的双靶区治疗：局部治疗与全身治疗

双靶区治疗的理念即生物靶区和分子靶区。由CT、B超、MRI及内镜下等物理影像手段所能诊断的，可见的并有一定形状和体积的病灶组织，包括转移灶在内靶区称为解剖靶区，又称物理靶区或几何靶区。生物靶区是指利用SPECT、PET、MR功能影像学技术的进步，显示肿瘤代谢状态甚至分子水平的变化，诸如乏氧、供血、代谢、凋亡、基因等，可以更精确地对肿瘤组织和正常组织进行显示，从而发现常规CT、B超、X线片等解剖影像技术不能发现的转移病灶和功能变化。我们将这种功能性影像学定义的靶区称作生物靶区（BTV）。通常正电子发射扫描（PET）显示肿瘤的生物靶区大于CT显示的肿瘤范围约0.5cm，在BTV 0.5cm以内可能存在肿瘤细胞。因此，治疗范围应超出肿瘤边缘1cm以上。目前常用的局部治疗方法有手术、立体定向放射治疗、间质放疗、间质缓释化疗、间质光动力治疗、内镜介入治疗、热消融治疗、冷冻治疗、血管介入治疗等。

影像引导下的经皮穿刺技术近年来亦有飞速发展。早期主要在C形臂或B超引导下穿刺活检，后来发展为在CT或磁共振引导下诊断和治疗，现在还有导航机器人引导穿刺，操作更为简单、精准。近年来随着科学技术的不断发展，新的治疗方法也不断问世，特别是以局部瘤细胞灭活为主的微创靶向治疗，已成为21世纪治疗肿瘤的主导方向。新的靶向消融治疗技术如激光、冷冻、热疗等物理消融方法的广泛开展，改变了传统外科手术治疗的理念。这些方法打破了内科医师和外科医师的界限，也改变了临床科室与辅诊科室的专业领域，要求各科医师越来越密切地合作。局部靶区的冷冻、热疗、化学治疗等微创治疗具有创伤轻、并发症少、经济、有效等优势，特别是对晚期或传统治疗方法失败的患者，不失为很好的补充方法。同时，也可以与传统治疗方法结合应用，达到更好的治疗效果。间质近距离放疗业已成为肺癌等实体肿瘤的标准治疗。

呼吸内镜在超声内镜及导航支气管镜的加持下，介入治疗范围也在不断扩大。从腔内病变到气管周围的病变，乃至周围型的肺病变和胸膜腔内的病变，均可施行介入治疗，因而使原本不能手术或不愿手术的患者，均能获得理想效果。光动力治疗乃至镜下药物注射，对晚期腔内肿瘤也有非常好的疗效，有些可达治愈效果。对转移淋巴结或肺内的肿瘤亦可行间质PDT，达预期效果。

分子靶区即为精准医学范畴，是依据患者内在生物学信息以及临床症状和体征，对患者实施关于健康医疗和临床决策的量身定制。其旨在利用人类基因组及相关系列技术对疾病分子生物学基础的研究数据，整合个体或全部患者临床电子医疗病例。目前常用的方法有化疗、分子靶向治疗、免疫治疗、细胞治疗、抑制血管再生的药物等。这些方法均明显延长了患者的生存期（OS），也提高了生存质量。

近几年，晚期NSCLC随着研究的不断深入与拓展，多种分子驱动基因陆续被发现，包括表皮生长因子受体（EGFR）、间变性淋巴瘤激酶（ALK）、ROS原癌基因1（ROS1）、原癌基因B-Raf（BRAF）和RET基因重排等。针对这些特定突变位点的靶向药物及个体化治疗，也逐渐进入临床，改变了晚期NSCLC的治疗策略。从一代到三代多种TKI药不断问世，具有显著的疗效和较低的毒性，部分分子靶向药物已取代传统化疗成为标准一线治疗药物。近年来用于克服耐药的新一代靶向药物和突破血脑屏障的药物也陆续问世，并获得了显著的疗效。目前接受靶向敏感突变位点治疗的NSCLC患者的中位生存期达3~4年，甚至更长；而没有靶向突变位点治疗的患者中位生存期仅有1年。同时，局部消融治疗与靶向药物联合应用也显著延长了患者的生存期。

基于PD-1/PD-L1轴阻断的免疫治疗策略最近已被证明对肺癌有效。抗PD-L1疗法代表了肺癌免疫疗法的转折点，从以前无效的增强剂策略转向免疫检查点作为标准的一线和二线疗法。这一前所未有的成功凸显了逃避免疫攻击机制的重要性，如PD-1/PD-L1轴，并强调了更好地了解肿瘤免疫微环境的重要性。经过数十年的免疫治疗探索，用PD-1/PD-L1轴阻滞剂靶向免疫肿瘤微环境已被证明可以显著提高一小部分肺癌患者的生存率，开辟了治疗这种疾病的新方法。现在许多研究也证实，无论冷冻或热消融、光动力治疗后均有免疫反应增强的现象，两者结合应用疗效会增强。由此产生了一种新的疗效：消融免疫疗法和光免疫疗法。

1 即肺癌一体化全程管理

近来王辰院士提出六字真言"促防诊控治康"，对肺癌的全程管理非常重要。"促防诊"主要针对早期肺癌，而对晚期肺癌"控治康"则更为重要。控制肺癌发展，积极治疗肺癌本身及各种并发症，加速患者康复，包括运动康复和心理康复，提高患者的生存质量，延长生命，尽可能回归社会。

（王洪武）

三、良性中央型气管病变的介入治疗

（一）概述

良性中央型气管病变主要分为管内型、管壁型、管外型和混合型。管内型病变多为窄基底，可单发或多发，如乳头状瘤、脂肪瘤、纤维瘤等，治疗上以削瘤为主，大多数病变通过支气管镜介入治疗后可根治。管壁型病变在临床中最为常见，如瘢痕狭窄、淀粉样变、塌陷、扭曲等，治疗上需依据其原发病选择适合的治疗方法。管外型是指气管外病变压迫气管壁导致管腔狭窄，管外病变可能为良性病变或恶性病变，如果管外恶性病变未累及气管壁，则仍视为外压性良性气管狭窄。此种单纯管外型气管狭窄治疗上的唯一选择即为气管支架。混合型气管狭窄为同时存在上述两种或以上病变者。

（二）设备及器械

目前支气管镜介入治疗方法主要包括热消融（氩气刀、电刀、微波、激光等）、冷冻疗法、机械性扩张（球囊扩张、硬质镜扩张、内支架扩张）、黏膜下药物注射等。根据病变性质及类型不同，需选择不同的治疗方法。

1. 热消融

热消融的主要工作原理为对治疗靶区进行热烧灼，使组织碳化，从而达到削瘤以及止血的作用。热消融治疗中，局部组织温度最高可达300℃以上，使得组织汽化，但由于局部温度过高可能导致黏膜损伤严重，在修复过程中也有可能出现气管壁肉芽增生、瘢痕形成等医源性气管狭窄。为降低热损伤引起的肉芽增生，操作时需尽量减少损伤范围，可使用激光、针形电刀切割病变组织。

（1）适应证　适用于管内型及部分管壁型病变。针对管内型良性肿物，如果为窄基底病变，可以应用电圈套器进行套扎，能够有效、快速清除病变，恢复气管通畅。如果为宽基底病变，可以应用针形电刀平行于气管壁进行逐层削瘤，但此种方法必须为经过训练后的有经验的介入医师方可操作，否则可能导致气管壁损伤甚至穿孔。针对管壁型病变，创伤性气管狭窄患者应尽量避免使用热消融技术，否则可能出现气管黏膜损伤进一步加重，导致狭窄加重，进而导致恶性循环。在除外创伤性气管狭窄的管壁型病变中，热消融技术主要适用于管壁增厚者，例如在淀粉样变患者中，因气管管壁增厚导致管腔狭窄，需消除增厚管壁扩宽气管改善通气，但此类患者因血管壁受累、弹性降低，往往术中出血较多，应进行热消融治疗。

对气道软化的患者，则可行激光蚀刻法予以治疗。用8W激光垂直于气道纵轴方式对气道软化部予以"Z"形蚀刻，使治疗处瘢痕形成，改善塌陷程度，达到扩宽气道的目的。

（2）并发症及处理方法

①出血　热消融导致的出血多为针形电刀或激光切割病变时导致瘤体内血管破裂出血，此种出血可通过氩气刀烧灼或激光止血治疗，严重者可联合黏膜下注射血凝酶、1：1000肾上腺素或静脉使用止血药物治疗。如出血经上述治疗后仍不能控制，可行球囊压迫或血管介入止血治疗。此处需强调的是激光在切割病变时，有时因操作不当或操作者缺乏经验等因素，可能导致激光穿透气管壁损伤气管旁大血管导致严重的大出血。因此，在使用激光治疗时应尽量平行于气管壁，避免长时间持续烧灼，从而减少严重并发症发生。

②气道壁穿孔　一般来讲，热消融设备发生气道壁穿孔的风险大小依次为激光＞高频电刀＞氩气刀。无论何种治疗，在操作过程中都要注意避免组织破坏过深而导致损伤气管壁。具体方法如下：分次治疗，在下次治疗前充分清除坏死组织。因为在治疗后即刻无法精确判断组织变性、凝固坏死的范围，可能造成处理过深或组织发生延迟坏死后造成气管壁穿孔。治疗时不应偏离支气管走形的方向，如果远端管腔走向不明，应谨慎。术前应进行胸部CT（增强）、气管三维成像、虚拟导航等技术判断管腔走向及病变范围。

③气道软骨破坏　热消融治疗如邻近软骨，高温将能导致软骨破坏，多个软骨破坏后将造成气管管壁支撑结构缺失，管壁局限性软化、塌陷，管腔狭窄。预防的要点在于准确判断病变范围及气管走形，勿损伤气管壁及软骨结构，尤其是要注意避免整段软骨的损伤。

④气道着火　当患者吸入氧气浓度过高或全身麻醉吸入纯氧时，氩气刀和激光等可引燃氧气而导致气管烧伤，后果十分严重。预防措施主要为使用热消融治疗时务必将吸入氧气浓度降至40%以下，吸氧流量3L/min以下，同时避免同一部位持续烧灼。

⑤坏死组织脱落导致呼吸困难甚至窒息　实际工作中常发生于单侧主支气管肿瘤堵塞，采用电圈套器治疗时，脱落的组织阻塞在健侧支气管内引起窒息。另外，气管内新生物在初次治疗时管腔狭窄解除不充分，在两次治疗的间歇期，组织坏死脱落或同时合

并组织水肿加重狭窄，可能导致窒息。因此，在处理气管内新生物时，应及时应用活检钳或冷冻取出脱落的组织，并初次治疗时应使气管狭窄充分解除。

2. 冷冻

冷冻治疗主要分为冻切及冻融治疗。冻切是对于冷冻中心的病变组织，通过即刻冷冻作用后撕脱、分离后经支气管镜取出。冻融治疗原理是通过细胞内冰晶形成、慢速复温、微血管微血栓形成、再灌注损伤等即时效应及延时效应使得冷冻范围内病变坏死。坏死的组织细胞被吸收或脱落，达到"切除"目的。

（1）适应证　冻切为机械性清除病变，因此适用于管内型及以黏膜增厚为表现的管壁型病变。另外，对支气管异物，活检钳夹取困难者可应用冷冻冻取。冻融主要应用于创伤性气管狭窄患者，另可用于支气管镜下止血治疗。

（2）并发症及处理　依据冷冻用法不同，其并发症如下所述。

①冻切　对气管、双侧支气管或叶、段支气管内肿物进行冻切治疗是在支气管镜直视下进行，主要存在的并发症是出血，多为少–中等量出血，可通过APC等治疗止血，主要适用于突出于管壁的病变削瘤治疗。对血管瘤、血管球瘤以及其他血供丰富的病变，冻切最大的风险就是大出血，因此术前增强CT扫描非常重要。另外冻切可能引起黏膜撕裂、纵隔气肿等并发症；近两年TBLB术为取得更多的组织标本，应用采取冷冻冻取活检的方法越为广泛，其主要并发症为出血、气胸，严重者可能出现支气管胸膜瘘等。因此，再次强调实施支气管镜下冻切术前应根据胸部增强CT了解病变血供情况，通过支气管镜观察肿物表现血管是否丰富，初步评估术中发生大出血的风险。如考虑肿物血供丰富，可实施支气管镜术前行支气管动脉栓塞术，减少病变血供后行冻切术，可明显降低术中大出血风险。如支气管镜下实施冻切术时定位不准确，可能冻切到正常黏膜，此种情况发生时一般冷冻探头后退困难。因此，在冻切术中如出现冷冻探头后退困难，不能强拉硬拽，松开脚踏，解除冷冻，确定探头位置后再次实施冻切，且冷冻时间适当缩短。

②冻融　术中并发症：黏膜水肿导致狭窄程度加重，出现呼吸困难症状加重甚至窒息；当冻融时间较长时可出现软骨损伤。术后并发症：冻融治疗后局部黏膜表面产生坏死物质堵塞气管引起喘憋症状加重、窒息；理论上来说，严重的气管软骨损伤可能出现气管塌陷，但由于临床操作中，冻融部位多为气管黏膜较厚处，发生严重气管软骨损伤概率极小。最常见的并发症即气管黏膜坏死堵塞管腔。因此，支气管镜下实施冻融术时应充分评估患者管腔狭窄情况，如气管狭窄明显，冻融治疗后很可能出现喘憋症状加重情况，此种情况可首先行球囊扩张术扩宽气管，冻融治疗后可再次实施球囊扩张，术中可给予糖皮质激素抗水肿治疗。对狭窄严重病变，可实施断点冻融，即冷冻3～4点或半周狭窄环，减轻水肿程度。支气管镜下冻融治疗后如患者出现喘憋症状加重，需立即复查支气管镜，了解是否存在严重水肿导致管腔进一步狭窄，或坏死物质堵塞管腔情况，给予及时清除。冻融时间较长时可能损伤气管软骨环结构，因此建议冻融时间30～60

秒，不应超过120秒。可冻融1~2个循环。

3.球囊扩张

球囊扩张是一种机械性扩张气管的手段，可通过支气管镜活检孔道送入气管或通过活检钳钳夹导丝与支气管镜并行进入气管。能够迅速扩宽气管，缓解呼吸困难症状，即刻起效，可作为气管瘢痕狭窄的首选治疗手段。但其缺点是易复发，需多次治疗。操作过程中增加压力时需缓慢增加，分次进行。

（1）适应证　主要用于气管瘢痕狭窄患者，对管外型狭窄也可通过球囊扩张扩宽气管治疗后放置气管支架。

（2）并发症及处理　球囊扩张的并发症多发生在治疗后当时或短期内，以咯血、气胸、纵隔气肿常见。

①出血　常见原因为组织撕裂严重，严重时可能发生大咯血。预防及处理要点为：选择合适型号的球囊，采用逐步扩张的方法，避免第一次扩张就使用过粗的球囊引起组织撕裂。另外，治疗应选择在病灶的稳定期，如结核后的瘢痕狭窄，急性期不宜进行球囊扩张治疗。

②纵隔气肿　常见的原因为组织撕裂严重损伤到气管壁，多发生在气管、左右主支气管的软骨环与膜部相连处。预防及处理的要点仍是由小号球囊开始，逐步增加球囊直径，逐步扩张。

③气胸　常见的原因是球囊插入过深，尤其当内置有导丝时，置入过深可能损伤胸膜导致气胸，或组织撕裂严重损伤到气管壁。操作时应注意：直径较小的气管如段支气管管腔的狭窄，在球囊扩张时避免球囊及导丝置入过深伤及远端。

④支气管瘘　常见原因为：组织撕裂严重损伤到气管壁。操作时需由小号球囊开始，逐步增加球囊直径，逐步扩张。另对狭窄部位可在扩张前行针形电刀将狭窄环进行放射状切割，尤其针对气管前壁及侧壁软骨环覆盖区域，由于组织弹性小，应扩张前先给予电切松解瘢痕，这可明显减少气管侧后方及膜部撕裂程度。

4.支架

目前临床常用的气管支架按其制作材料大致分为两大类：硅酮支架及金属支架（覆膜或不覆膜）。由于金属不覆膜支架如长期放置可能出现支架被气管黏膜包裹，取出困难，因此，对良性气管狭窄患者应慎用金属裸支架。硅酮支架的优点是可回收，容易调整位置，可根据患者气管形态现场裁剪；缺点是需在硬质镜、全身麻醉状态下释放，操作难度较大。金属覆膜支架可在软镜下放置，操作简单，释放容易，但支架两端较锐，对气管黏膜刺激较大。另外对特殊气管形态者需预先定制支架。

（1）对气道支架形状的选择　可依据气道八分区方法（气管平均分为三等分，自上至下分别为中央气管Ⅰ、Ⅱ、Ⅲ区，隆突为Ⅳ区，右主支气管为Ⅴ区，右中间段为Ⅵ区，左主支气管平均分为二等分，近端为Ⅶ区，远端为Ⅷ区）勾画出病变位置，以选择合适形状的支架。中央气管Ⅰ区下部、Ⅱ区及Ⅲ区上部病变选择直筒或沙漏型支架，Ⅲ

区下部、Ⅳ、Ⅴ、Ⅶ区病变需选择L形或Y形支架；Ⅵ、Ⅷ区上部病变可选择直筒支架，Ⅵ、Ⅷ区下部病变可能需特殊定制小Y形支架。对于声门下中央气道Ⅰ区上部狭窄，T形管是一个较好的选择。T形管的材质与硅酮支架相同，其优势在于几乎不会移位；T形管直径的选择可以略小于气管的直径，从而减少了支架上下缘对管壁的刺激，减少肉芽组织增生的机会；气管护理方便，体外侧支开放时可以通过侧孔清除气管分泌物，侧支关闭时患者可以发声。

（2）支架置入方法　①硅酮支架：将支架卷曲置于推送器内，通过硬质支气管镜将推送器送至病变部位用推送杆将支架推出，用异物钳调整至最佳位置。②金属支架：先采用支气管镜对病变部位进行定位，将导丝由支气管镜的工作孔道送入到病变远端，退出支气管镜，将导丝留在气管内，沿导丝将携有支架的推送装置送入到病变部位。

（3）适应证　主要用于管外型狭窄，中央气道瘢痕性或扭曲型狭窄，气道软化症软骨薄弱处支撑，气管、支气管瘘口的封堵。对良性气道狭窄，支架置入应慎重，原则上应在采用激光、冷冻或球囊扩张治疗后，疗效难以维持者，才考虑短期气管支架置入。

（4）并发症及处理

①肉芽组织增生导致支架两端再狭窄　支架两端刺激气管黏膜可能出现肉芽增生、瘢痕形成等情况，导致管腔狭窄。为预防此种情况发生应尽量减少支架两端对气管壁的刺激，其主要方法是尽量选择硅酮支架；金属支架两端尽量向内回收。另外，支架置入术后需定期行支气管镜检查了解肉芽增生情况，如增生严重者需及时取出支架。

②支架移位　支架移位的主要原因有患者咳嗽剧烈、支架尺寸不合适、支架释放位置不佳。声门下病变发生支架移位的概率较高，另外气管塌陷、封堵瘘口时如无明显气管狭窄，则发生支架移位的概率较大。预防及处理要点为应用止咳药物减轻咳嗽，定制合适长度的支架，制定治疗方案时选择合适形状及尺寸的支架。对声门下病变可选择T形管置入术，或放置直筒支架后给予皮肤缝合固定。

③支架损伤断裂　主要见于金属支架，多与频繁剧烈咳嗽有关，因此，有效控制咳嗽，以及尽量选择硅酮支架可预防支架断裂。金属支架置入术后需定期复查支气管镜了解支架情况，如发生断裂及时取出或更换新支架。一般支架置入术后需每月复查支气管镜。金属支架放置一般不要超过半年。

④支架表面痰液潴留　因良性气管狭窄首选覆膜支架，支架将气管壁表面纤毛完全遮挡，影响患者排痰功能，易出现支架表面痰液潴留情况。预防出现严重痰液潴留的方法为：超声雾化吸入2.5%碳酸氢钠，稀释痰液促进排痰；积极抗感染治疗，减少痰液产生；定期复查支气管镜清理支架表面痰液，避免造成因严重痰液潴留导致气管狭窄。

综上所述，良性中心气道狭窄的支气管镜介入治疗方法的选择需全面考虑患者的病因、病情的严重程度、病变类型、患者的一般情况，另外与医师的经验密不可分。良性中心气道狭窄治疗的目标是缓解呼吸困难症状，并非力求管腔恢复正常直径。原则上对良性气道狭窄患者，在保证疗效的基础上，支气管镜介入治疗越少干预越好。对于原发疾病可以治疗的良性气管狭窄，如复发性多软骨炎、淀粉样变、支气管结核、气管外压性狭窄等，支气管镜介入治疗的唯一目的是暂时缓解呼吸困难症状、明确诊断，其根本是充分治疗原发病。对放置气管支架者，原发病控制后需及时取出支架。

（李冬妹）

第十七节　与介入肺脏医学操作有关的职业病的防护

随着支气管镜和胸腔镜技术的广泛应用，越来越多的气管、支气管狭窄乃至恶性肿瘤引起的胸腔积液等一系列肺部疾病的诊断治疗问题得以解决，其中设备的迭代更新、技术手段的丰富是关键，而这些设备、技术应用的同时不可避免地会带来相应的问题，近年来，对于介入肺脏医学相关医护人员的职业暴露与损害也开始受到关注。我们对此进行分析，并探讨相关有效的防护措施。

一、放射性职业暴露的损害

经支气管（肺）活组织检查、周围肺组织细胞学刷检、周围肺组织经支气管针吸活检术、不透射线异物的定位、气管支架置入等操作都可辅以X线成像技术来完成。此外，在CT引导下经皮肺穿刺活检、放射性粒子植入术、支气管腔内高剂量近距离放射治疗时，医护人员不仅受到X线的暴露，还会受到放射性粒子如^{125}I等产生的β、γ等射线暴露。由于放射性职业暴露的剂量常不足以对人体产生急性不良反应，其慢性不良反应的危害通常也不被重视，个人防护因此常被医护人员忽略。

（1）放射性职业暴露的生物效应　放射性职业暴露属于慢性小剂量照射，其生物效应分为非随机效应和随机效应。非随机效应包括皮肤红斑、脱屑、骨髓抑制、器官萎缩、白内障、不孕不育等；非随机效应的严重程度随着辐射剂量的变化而改变，并存在剂量阈值。在国际辐射防护委员会制定职业有效照射剂量的约束为≤20毫希沃特（mSv）/年。随机效应则包括致癌作用和遗传效应，其发生概率与剂量大小相关。对长期接触低剂量电离辐射的医务工笔者进行长期随访，结果证明了低剂量电离辐射会引起恶性肿瘤的发生。

（2）X线引导下的暴露与防护　X线引导定位技术在肺外周病灶取材中的应用可明显提高诊断的阳性率，但也因此会带来X线暴露的风险。在一次平均放射线暴露时间为（96±55）秒的放射线引导下超声支气管镜操作中，患者受到（0.49±0.37）mSv的照射剂量，透过防护服后操作者的有效照射剂量会衰减为0.4微希沃特（μSv），助手则为0.2μSv。在一次平均照射时间为7.6分钟的经引导鞘气管内超声检查（EBUS–GS）操作检查中，操作者受到12μSv的照射剂量，患者的BMI指数及实时EBUS导管位置的变化会造成医护人员辐射剂量的相对增加。

经CT及CT透视引导下经皮肺穿刺活检术是目前应用最多的影像引导下经皮肺穿刺活检方式。CT透视引导下操作中患者的平均皮肤入射剂量为380mSv，医护人员的平均皮肤入射剂量为0.174mSv。

对放射性相关的防护措施包括：①时间防护：熟练掌握介入操作过程，缩短放射暴露时间；②距离防护：与患者保持一定的距离，将X线影像增强器尽量靠近患者，为工作人员安排合适的距离，如离手术床较远的位置；③个人防护：有效使用X线防护器材，如穿戴0.50mm铅当量的铅衣、佩戴0.50mm铅当量的铅眼镜及颈部铅围脖等；④对医护人员进行放射防护相关的知识培训，提高防护意识；⑤加强支气管镜室、CT室的管理，做好相关医疗器械的维护等。

（3）放射性粒子的辐射暴露及防护　对于大部分无法通过手术获得治愈的肺癌患者来说，放射性粒子植入技术具有创伤小、靶区放射精确、不增加肺组织损伤等优点。常用的放射性粒子有 ^{125}I、^{192}Ir 等。卓水清等对CT引导下行 ^{125}I 植入治疗恶性肿瘤的20例患者进行了辐射剂量监测，应用 ^{125}I 粒子源强度为 $2.2 \times 10^7 \sim 3.3 \times 10^7 Bq$，平均每个病变植入19.65粒，结果显示随着与放射源距离增大，辐射剂量迅速减少，在距离患者体表50cm时，测得的剂量已接近室内天然本底辐射剂量（ $10.2 \sim 10.8 \mu Sv/h$ ），其中术后即时平均体表辐射剂量为（ 60.38 ± 31.92 ） $\mu Sv/h$，50cm处为（ 10.64 ± 0.51 ） $\mu Sv/h$，6月后平均体表辐射剂量为（ 12.31 ± 4.05 ） $\mu Sv/h$，已基本接近室内天然本底剂量。含铅防护衣有较好的防护，$0.18 \sim 0.25mm$ 铅当量含铅防护衣可屏蔽 $90\% \sim 99\%$ 的 ^{125}I 粒子的辐射剂量。

行放射性粒子植入操作的防护措施：①要根据治疗正当化、最优化的原则，制定合理的治疗计划，包括粒子选择、植入方式、粒子数量、总活度、模拟剂量及其分布；②穿戴铅衣、铅帽、铅围脖、铅手套及防护眼镜等辐射防护用品，可穿带围脖的铅当量为 $0.18 \sim 0.25mm$ 的含铅防护衣，操作医生应戴防护眼镜，戴含铅手套等，此外可使用长柄镊子取放粒子；③注意检测废弃的粒子，需将其放入放射性废物桶内，术后用γ射线监测仪仔细检测工作台面及地面有无遗撒的粒子；④准备好能满足低能射线影响的个人剂量仪，正确使用个人剂量仪；⑤熟练操作，缩短接触放射源的时间。

术后防护：①术后一般护理不需特殊防护，在近距离（ $<50cm$ ）护理时需在患者粒子植入部位覆盖 $0.18 \sim 0.25mm$ 铅当量橡胶布或穿铅衣；②出院后患者无需特殊防护，与家人之间采用1m距离防护，6个月后无需防护；③术后定期检查粒子有无移位，对易脱落者采取有效措施，防止丢失。

二、激光、高频电刀及氩气刀产生的烟雾污染与防护

支气管镜下激光、高频电刀及氩气刀等热消融技术的应用越来越广泛，但同时在使用这类热消融技术时会使人体组织的蛋白质、脂肪等组分不完全燃烧，产生烟雾状物质。这些烟雾不仅会阻挡内镜下的视野，还会向周围空气释放有毒有害的化学物质。

1. 烟雾的形成与危害

激光治疗主要利用其热效应，光能可转化为热能而产生一系列组织变化，当温度达到100℃时，组织水便会沸腾开始汽化、产生烟雾。高频电刀是利用高频电流通过机体产生的热效应，将电极下的组织暴发性地蒸发，并可通过控制电流对组织产生不同的热效应。氩气刀即氩离子体凝固术（APC），高频高压将氩气电离成氩气离子后，其可以连续传递电流，由于氩气的惰性，在术中可降低创面温度，减少损伤组织的氧化、碳化、冒烟、焦痂，烟雾生成相对减少。

手术烟雾除了95%的水蒸气，剩下5%为一些化学物质及组织细胞残体，其会对人体健康造成各种危害，其中激光产生烟雾颗粒的平均粒径为0.3μm，电刀则为平均小于0.1μm。电刀与氩气刀可产生浓度高达100000个/cm^3、直径范围为10nm至1μm的粒子，其可直接被医护人员吸入，侵入肺泡对健康造成危害。

烟雾主要包括有毒有害化学物质、不可见小颗粒、有活性病原菌与病毒、有活性癌变细胞等。

（1）有毒有害化学物质　在烟雾中可检测出许多有毒有害的化学物质，如氢氰化物、苯类、碳氢化合物、碳氧化合物、醛类、酚类、脂肪酸等，其中CO与丙烯腈是最主要的有毒化学物质，虽然暴露浓度相对较低，但医务人员暴露时间长，长期重复性地吸入有毒、有害化学物质，同样可能造成多种危害。CO的过量暴露会引起头痛、恶心、呕吐、心律失常等，并会进一步损害心血管疾病患者的心血管功能。丙烯腈是一种无色的挥发性液体，具有较强毒性，易被皮肤和肺部吸收，动物实验证明，丙烯腈的重复或长期暴露可引起黏膜发炎、肿瘤癌症等危害。苯类暴露会引起恶心与头痛症状，长期暴露则会引起造血系统失调导致贫血甚至淋巴瘤。

（2）不可见小颗粒　包括小型颗粒与大型颗粒，小型颗粒主要化学成分是钠、钾、镁、钙、铁等；大型颗粒则为未完全燃烧的人体组织碎片，主要化学成分是碳和氧。不可见颗粒能够随空气长距离飘移，粒径越小，飘移距离越远，最远可达100cm，可轻易地被医务人员与病患吸入，造成呼吸系统危害导致肺泡充血、间质性肺炎、哮喘、支气管炎及慢性肺炎等的发生。

（3）有活性病原菌与病毒　在对激光刀手术时产生的烟雾进行微生物培养时发现了凝固酶阴性葡萄球菌、淋球菌及棒状杆菌；激光治疗乳头状瘤所产生的烟雾中发现病毒颗粒存在；在相关患者的烟雾中也发现HIV病毒片段。而病原菌通过手术烟雾扩散传播感染医护人员目前尚缺乏充足的证据。

（4）有活性癌变细胞　电刀与激光刀手术可使完整细胞与血液呈烟雾状扩散，但是手术烟雾中的细胞是否有活性还存在争议。目前已有不少在手术烟雾中发现癌细胞的报道，其中Fletcher等在手术烟雾中找到少量的有活性黑素瘤细胞，并再培养存活了5～7天。无论细胞有活性与否，癌变细胞将携带癌变基因，并会随着烟雾发生扩散传播。此外，肿瘤细胞通过手术烟雾化进行种植转移目前还有待进一步研究。

2. 烟雾的防护措施

（1）烟雾抽排设备　充分合理地使用烟雾抽排设备，包括合理放置设备、调节排气速率。美国国家职业安全卫生研究所建议，在外科手术过程中，必须配备具有高效率过滤系统的手术烟雾抽排设备，排气速率至少达31~46m/s；在产生手术烟雾时，应在手术区域5cm范围内配备烟雾捕获器。使用激光时，在激光照射的全程均需启用专用烟气排除器，烟气排除器的先端部距激光照射区域不宜超过5cm。在国内，支气管镜室的烟雾抽排设备使用尚不完善，相关防护措施尚不到位，操作时产生的烟雾多采用负压吸引器吸除。

（2）个人防护　包括佩戴高过滤性的外科口罩、眼部防护镜、手套和穿隔离衣。外科手术口罩能阻挡5μm以上粒径的颗粒，一般不能提供足够的烟雾过滤保护。在佩戴高性能过滤口罩（如N95口罩）时需注意符合脸型、扣紧脸部，注意口鼻周围没有缝隙，并持久佩戴。

三、激光电磁辐射对医护人员的损害及防护

激光除了可产生有害烟雾之外，其作为一种电磁辐射同样会对人体造成光束危害。

1. 医用激光对医护人员的损伤

根据激光产品对使用者的安全程度，其安全等级划分为四个等级，医用激光属于3B或4级激光。激光产品最大的潜在危害是对人体视觉的伤害，4级激光的功率足以使人的眼睛或皮肤瞬间受到伤害，该激光的漫反射光对眼睛或皮肤同样具有很强的危害性。在支气管镜室，医用激光对医护人员的损害主要为激光光束的反射效应造成的眼底损伤。其中Nd:YAG激光的波长为1.06μm，常用功率<40W，主要对人的视网膜和脉络膜造成损伤。

2. 防护措施

（1）佩戴护目镜　在使用医用激光进行支气管镜下操作时，患者及医护人员均应使用针对特定激光波长的护目镜。护目镜可以用塑料或玻璃制造，有防护侧边。

（2）保护皮肤　激光对皮肤的损伤比对眼睛的损伤相对要轻，且一般可以治愈。但也要注意：禁止将皮肤暴露在激光中；术中激光手柄末端可能热灼伤，使用完的激光手柄末端应放在湿布巾或敷垫上。

（3）环境安全　①由于激光的反射效应，支气管镜室内尽量避免放置反光表面的医疗器械，或避免将反光表面暴露于操作区域；②激光操作时，支气管镜室门外应悬挂相关"激光使用中"的警示标志，非工作人员不得入内；③支气管镜室内应备有灭火器，做好消防安全教育。

（4）激光器使用注意事项　①使用激光器时，瞄准光束应精确，准确校准，时刻准备应用；②四周环境不能有液体，以减少电器意外发生；③只有培训过的医生、护士才能操作激光器；④激光器由专科组管理、维护，登记使用情况；⑤激光器使用时，开关置于"准备"状态，不使用时置于"待机"状态。脚踏开关应放在合适位置，防止意外

发生。当出现意外情况如意外发射、火灾等，应先立即按下"紧急"按钮，关闭机器；⑥使用激光时，氧气、N_2O等助燃气体的使用量应降到很低或0，以减少火灾或爆炸的危险性。避免在气管中置入高易燃植入物如硅胶物品（气管插管、覆膜支架、硅酮支架等）的情况下同时使用激光，因为这种情况易引起气管内燃烧，特别是在吸氧浓度高于40%或激光输出功率较高的情况下。

（5）加强医护人员培训　请操作医生和厂家技术人员来支气管镜室授课、演示，使支气管镜室医护人员熟悉激光消融治疗的基本步骤及过程，熟练掌握Nd∶YAG激光机的性能、安全防护以及延长仪器寿命的使用方法、消毒和保养措施，确保操作顺利进行，提高医疗质量。

四、病原微生物气溶胶的危害与预防

1. 病原微生物气溶胶的形成与危害

气溶胶是固态或液态微粒悬浮在气体介质中的分散体系，当微粒为微生物时则为微生物气溶胶，当微生物具有病原性时，则为病原微生物气溶胶。微生物气溶胶具有活力易变性的特点，影响气溶胶微生物存活的因素很多如温湿度、时间等，各种条件相互作用能促使微生物粒子的活性不断降低。一旦满足一定的浓度和粒径，以及具备适宜的气流条件输送至敏感人群，对于与患者近距离接触的医务工笔者，感染的风险便会大大增加。

不少医疗操作会增加医护人员感染性职业暴露的风险。高感染性疾病时支气管镜检查只有紧急的适应证才应该进行，人员应严格限制在必要的情况下进行支气管镜检查；操作人员和工作人员必须穿防护服，如防水罩衫或罩衫和塑料围裙、帽子、未消毒的手套，并戴上FFP2型面罩（最好是FFP3型），以及防护眼镜或面部防护面罩；在内镜检查前后以及摘除保护设备和FFP后，必须使用水乙醇凝胶进行手卫生。

Marchand等曾对两家医院的两个支气管镜室进行了支气管镜操作时的空气采样，采样范围为以患者口部为中心半径1.5m的区域及操作者的呼吸区域，结果显示在支气管镜等待和准备阶段与操作阶段采样空气的可培养细菌浓度高于操作结束后的背景可培养细菌浓度。所有的样本都至少包含了1种葡萄球菌，尽管大多数的可培养细菌为链球菌属、奈瑟菌属和棒状杆菌属的普通非病原菌，但也有一些机会致病菌如肺炎链球菌被观察到。

结核患者对医护人员的结核传播是一项公认的职业风险。在支气管镜下插管操作时，每小时会有超过200单位的感染性分枝杆菌被释放出来形成气溶胶，这些由唾液、黏液及微生物组成的微粒有着$0.1 \sim 10\mu m$的粒径，能被直接吸入到肺，随着带有病原体的微粒被吸入沉积到呼吸道中，它们便会造成医护人员的呼吸道感染。

此外在操作者未佩戴护目镜时，在对获得性免疫缺陷综合征（AIDS）患者行支气管镜操作时，人类免疫缺陷病毒（HIV）被认为可能通过眼结膜传播。虽然目前尚未有研究

证据证明支气管镜检查时医护人员会受到HIV的感染，但是对HIV感染情况未知的患者行支气管镜检查会增加医护人员的感染风险。

2. 支气管镜室病原微生物气溶胶的防护

（1）管理传染源　进行支气管镜检查前全面评估患者。日本呼吸内镜协会建议所有患者行呼吸内镜检查前均行HBV、HCV、HIV、梅毒、γ干扰素释放试验（IGRAs）检查以预防对医护人员的飞沫传染。对结核疑似患者应先行结核菌素试验、IGRAs、结核感染T细胞检测等检查，对活动性结核确诊患者应指导其前往结核病定点医疗机构就诊。

（2）预防接种　所有医护人员应接种结核分枝杆菌疫苗，适时检测机体的免疫状态，对长期接触结核患者的医护人员可定期行IGRAs以对结核潜伏感染筛查，评估医护人员感染结核杆菌的风险。

（3）设置排风机及高效空气过滤器　设置排风机等有效手段，使支气管镜室处于负压状态。设置高效空气过滤器持续将空气排出室外，以减少病原微生物气溶胶的浓度及存在时间，减少医护人员吸入的风险。

（4）物理防护　医护人员均应佩戴口罩，一般的纱布口罩难以阻挡病原微生物气溶胶，建议使用紧贴口鼻的滤菌口罩，如N95口罩。当进行侵入性治疗及护理操作时，要注意避免锐器的伤害。注意熟练操作，对患者可能产生的气管分泌物、血液等及时吸引，做好安全防护准备。

（5）紫外线空气消毒　短波紫外线（波长200～275nm）照射具有高效杀灭病原菌气溶胶中细菌的作用，对室内的空气予以迅速消毒，并防止医院交叉感染，可保护医护人员。照射应在清洁打扫前，同时保持良好的通风。

五、呼吸内镜的消毒剂、灭菌剂对医护人员的损伤及防护

在清洗、消毒过程中，除了需要注意彻底地清洗消毒以防造成交叉感染，还需注意清洗消毒过程中所用化学物品的挥发喷溅对清洗消毒人员造成损伤。呼吸内镜消毒（灭菌）所用到的高水平消毒剂如邻苯二甲醛、戊二醛、过氧乙酸等，灭菌剂如戊二醛、过氧乙酸等，其挥发喷溅会造成内镜清洗消毒人员呼吸系统、皮肤、结膜等的损伤。

1. 各类消毒剂、灭菌剂对医护人员的损伤

（1）戊二醛　使用平均2%～3.5%的消毒剂量下，戊二醛主要对人体的各部位皮肤、黏膜部位产生不同程度的刺激与致敏反应，包括接触性皮炎、结膜炎、职业性哮喘等均有个案报道，目前暂无死亡与肿瘤案例的发生，也并无体内或体外研究证据证明存在基因毒性及生殖毒性。

（2）邻苯二甲醛　邻苯二甲醛消毒液在pH值3～9范围内保持稳定，不产生有害挥发物质，无刺激性气味，对皮肤和黏膜的刺激较小。

（3）过氧乙酸　过氧乙酸对人体眼睛、皮肤和呼吸道黏膜有强烈刺激作用。50%以上的非职业人群在每日喷洒2～3次浓度为0.2%过氧乙酸消毒剂的工作环境中，每日暴

露8～12小时后会表现出皮肤发痒、眼睛不适、呼吸困难等不良症状；70%以上的职业人群（护士）在每日喷洒3～5次浓度为0.5%过氧乙酸消毒剂的工作环境中，每日暴露8小时后会表现出皮肤灼烧感、流泪、疼痛、咳嗽等症状，证明过氧乙酸对人体的眼睛、皮肤和呼吸道存在刺激作用。

2. 医护人员的防护

为最大限度减少工作人员与消毒剂及消毒性挥发气体的接触，推荐使用自动清洗消毒机对支气管镜进行清洗和消毒，支气管镜最好在装有自动通风系统的专用房间消毒，有条件者在烟尘柜中进行更好。

工作人员进行清洗消毒时，应做好个人防护，穿戴必要的防护用品。例如：穿戴足够覆盖前臂的橡胶手套；佩戴带有风镜的防护面罩，防止结膜刺激症状和溅液保护；穿戴长袖的防水衣；佩戴口罩，有条件可使用一次性浸炭口罩，以减少吸入挥发喷溅的消毒剂液滴。此外，需定期对支气管镜室进行通风换气。

六、冷冻治疗常用制冷剂气体对人体的危害及防护

制冷剂是通过汽化时持续吸收热量后产生低温来达到冷冻治疗的效果，制冷剂在吸收热量最终汽化成为CO_2与N_2O气体后，容易扩散进入手术室造成废气污染，在被医护人员吸入后对其健康造成一定的危害。

N_2O为无色有甜味气体，在室温下稳定，有轻微麻醉作用。N_2O作为麻醉废气时的建议暴露限值为$46mg/m^3$。N_2O主要通过吸入人体产生作用，高浓度的N_2O会使人窒息，在低浓度下则会对人的中枢神经系统、心血管系统、肝脏、造血系统及生殖系统产生影响。长期N_2O职业暴露会引起肢体麻木、注意力下降、感觉异常、平衡觉损害等问题。

尽管目前尚无支气管镜下冷冻治疗时产生的制冷剂废气相关的测量与研究，但我们仍需采取相关防护措施降低低浓度下的N_2O职业暴露风险，如使用废气抽排装置、使用稀释装置、个人防护等。目前支气管镜室多采用连接排气管装置将制冷剂废气排向室外的方法降低室内废气的浓度，而其对室外空气的污染及对室外人群的危害尚待研究。此外，使用价格低廉并相对安全的CO_2制冷剂也是避免N_2O职业暴露的另一方法。

（陈　恺　白　冲）

第十八节　支气管镜介入治疗在气管支气管结核中的应用

支气管镜介入治疗应用于气管结核已有近百年的历史，自1897年德国科学家Killian首次用硬质内镜进行支气管镜诊疗以来，在气管支气管结核（TBTB）的治疗上就有在硬质支气管镜下利用硝酸银治疗气管结核的报道。随着科技的发展，1964年软式内镜应用于临床，并有了纤维支气管镜下球囊扩张治疗结核性支气管狭窄的报道，为支气管镜介

入治疗在TBTB中的应用提供了越来越多的手段。

一、经支气管镜介入治疗TBTB的目的

（1）治愈结核病患者，减少结核病传播，防止耐药性发生，预防结核病复发。

（2）治愈、预防TBTB对气管管壁组织的破坏而合并气管狭窄、闭塞、软化及引起的肺不张等，纠正肺通气功能不良。

值得注意的是经支气管镜气管内介入治疗TBTB均需在全身抗结核治疗的基础上实施。

二、经支气管镜介入治疗TBTB的方法

1. 传统的方法

对TBTB的治疗传统方法主要是药物治疗和外科手术治疗。

（1）药物治疗　由于药物治疗有限，TBTB出现的支气管结构破坏后的改变，药物治疗无效。耐药结核病尤其是耐多药结核病（MDR-TB）、广泛耐药结核病（XDR-TB）的出现，使结核病已成为严重的社会公共卫生问题。药物的研发显然是滞后的，如何有效控制结核病已成为全球的难题。

（2）外科手术治疗　对于有外科手术指征的患者及时手术不失为一种治疗方法。手术方法：支气管成形术、袖式肺叶切除术及肺叶切除+支气管成形术。由于外科手术治疗技术要求高、风险及创伤大、并发症多等，患者往往难以耐受或达不到有效的治疗效果。

2. 经支气管镜介入治疗的方法

随着介入呼吸病学技术的发展，在临床工作中，经支气管镜介入治疗TBTB的方法也有了更多的选择。通过支气管镜（可弯曲支气管镜或硬质镜）可根据病变的部位、分期、分型、范围分别采取：①病灶局部坏死组织的清理+抗结核药物的保留灌注；②冷冻治疗术；③热消融技术，如微波、高频电刀、氩气刀、激光治疗；④物理技术：球囊扩张气管成形及支架置入对病灶实施腔内成形或支撑，使气管管腔恢复其原有的通气功能。现就经支气管镜介入治疗的方法介绍如下。

（1）病灶局部坏死组织的清理+抗结核药物保留灌注　这一技术经支气管镜所见部位准确，操作简便。主要适用于Ⅰ型（炎症浸润型）、Ⅱ型（溃疡坏死型）、Ⅲ型（肉芽增殖型）和Ⅵ型（淋巴结瘘型。）

方法：支气管镜下表现为局限性或弥漫性黏膜、黏膜下浸润充血、糜烂，管腔内较多脓性分泌物阻塞管腔。可先通过经支气管镜吸除并清理病灶局部坏死组织及分泌物，疏通气管有利于分泌物的引流，镜下抗结核药直达病灶，有效起到杀菌及抑菌效果，加快痰菌转阴及促进气管壁炎性病变的吸收。

　　局部用药有经支气管镜介入在病灶表面局部喷洒药物和将抗结核药物加压注射到病变部位管壁黏膜下两种方法。可有效提高病变局部的药物浓度。药物表面喷洒主要针对炎症浸润型和溃疡坏死型，病灶内药物加压注射主要适用于肉芽增殖型和淋巴结瘘型。

　　局部给药主要有阿米卡星、异烟肼、利福平、地塞米松等。有研究报道在注射用抗结核药物中加入适量的赋形剂（高聚物或共聚物）制成缓释剂以延长抗结核药物在局部的作用时间，从而进一步提高疗效。加压注射操作时需注意进针深度，避免造成气管穿孔及出血。

　　（2）冷冻治疗　通过低温引起局部组织细胞内外结晶、脱水、腔内电解质以及膜脂蛋白的变性，导致细胞死亡。与此同时冷冻还可引起局部血管痉挛，血管内皮破坏，血栓形成，使组织缺血而加重细胞坏死。冷冻治疗的方式包括冷冻消融、冻取、冻切。

　　①冷冻消融即冷冻及自然融化。较其他介入技术作用慢，并具有延迟效应，但远期疗效较好。一般一个冻融循环1～3分钟，可重复2～3次。

　　②冻取：即利用低温黏附作用而进行的机械操作，可以快速将阻塞于气管内的组织坏死病变清除，使气管管腔恢复再通。

　　③冷冻切除：即利用低温黏附作用直接撕扯下肉芽肿及坏死组织而立即削减病灶，值得注意的是治疗结核性肉芽肿时冷冻切除术极容易引起大出血。因而对于结核性肉芽肿的治疗不推荐冷冻切除的方法。

　　冷冻治疗具有作用较弱、局部反应轻、患者易接受的特点。一般不损伤气管软骨，几乎不会发生气管穿孔，治疗后肉芽组织增生、纤维瘢痕形成率低，不影响心脏起搏器工作，不破坏金属、硅酮支架。

　　单纯冷冻治疗并发症较少见，主要为气管的痉挛；长时间冷冻可导致气管软骨冻伤。

　　（3）热消融治疗　包括激光、高频电刀、微波、氩等离子凝固术（APC）等，各自具有特点及治疗优缺点。

　　①氩等离子体凝固术（APC）：APC又称氩气刀，是一种非接触式的电凝固技术。

　　APC在TBTB的治疗中，主要用于Ⅱ型溃疡或干酪坏死性病变。这类病变在临床上多见于TBTB早期病变进展的活动期，也可见于少数溃疡干酪型TBTB的愈合期。活动期病变往往也是病变的可逆阶段，在这一阶段如果能及时地给予早期干预，可使病变完全吸收不留痕迹或仅留下少许纤维瘢痕组织，可有效避免气管支气管管壁被结核杆菌破坏而引起气管管腔的狭窄或闭塞，治愈和预防TBTB引发的气管狭窄、闭塞、软化及引起的肺不张等并发症的发生，有效保护患者的肺通气功能。APC治疗时，其高温可有效杀灭病变部位的结核杆菌，降低病变部位结核杆菌的负荷，促进组织愈合。

　　APC治疗方法：术前准备及麻醉同常规支气管镜检查。准备好ERBRAPC-300型等离子体凝固器，打开氩气瓶气阀，调节气流速度，以0.3～2L/min为宜，调整输出功率，≥40W。电极板放置于患者手臂下，与皮肤直接接触。局部麻醉或利用喉罩在静脉复合麻醉下，当支气管镜前端到达病变部位时，根据病变部位情况对局部肉芽坏死组织及脓性分泌物进行清除，保持视野清晰，经支气管镜活检孔道导入APC导管至病变部位，此时使支气管镜前端距病变部位约2cm，导管伸出支气管镜前端≥1cm，根据病变范围进行多点治疗，每次踩脚踏的治疗时间≤5秒，治疗深度2～3mm。对支气管腔狭窄明显者在氩气刀凝固治疗前后可联合高压球囊扩张气管成形术。氩气刀治疗后在退出支气管镜前，用导管介入注入异烟肼0.2g+丁胺卡那0.2g，必要时加地塞米松5mg，每周一次。根据病变部位的情况酌情使用。

值得注意的是在APC治疗过程中要适度掌握控制治疗的深度，只要干酪坏死处的病变组织凝固即可，切不可过度治疗造成支气管壁的医源性损伤。严禁过度使用有创伤性的介入治疗。

②激光治疗：主要借助于高功率激光，直接烧灼、汽化或碳化组织。主要用于治疗Ⅳ型瘢痕狭窄，用激光切割和汽化增厚的瘢痕组织。

③高频电刀：是通过高频电流热效应烧灼病变组织，使病变组织发生蛋白质变性、凝固、坏死，切割病变组织。主要用于切割增殖的肉芽组织和向管内生长的拟肿瘤组织。

④微波治疗：高频电磁波—微波对不同血运细胞敏感性不同，使组织、细胞蛋白质变性、凝固及坏死，治疗效果相对较弱。

（4）球囊扩张气管成形术　原理是将球囊导管自支气管镜活检孔送至气管狭窄部位，用液压枪泵加压向球囊内注水，使球囊充盈膨胀导致狭窄部位气管壁形成多处纵行撕裂伤，从而使狭窄气管得以扩张。

①适应证：TBTB引起的中心气道等纤维性狭窄。

②禁忌证：TBTB管壁软化型，其他禁忌证同支气管镜检查。

③并发症：常表现为胸部疼痛不适、少量出血，一般无需特殊处理。常见急性并发症如：气管严重撕裂可引起气管内大出血、纵隔气肿、皮下气肿、气胸、气管软化、气管-胸膜瘘及气管-食管瘘等。慢性并发症为肉芽组织增生致增生性再狭窄。

球囊扩张气道成形术一般需和其他方法联合使用。值得注意的是在行球囊扩张时球囊的扩张需逐渐加压，避免突然加压造成气道壁过度撕裂导致大出血。

（5）气道支架置入术　TBTB所致的气管狭窄或闭塞属于良性气道狭窄。球囊扩张气道成形术在治疗纤维增殖型支气道狭窄中疗效确切。有少数患者经过其他方法治疗，包括球囊扩张气道成形术等治疗后仍无法改善或气道反复回缩狭窄，可考虑置入临时性金属（覆膜或裸支架）支架，也可置入硅酮支架。如置入金属裸支架则需在短时间内尽快取出或更换覆膜支架或硅酮支架。

对不同类型的纤维性气道狭窄采用多种介入治疗技术联合的方法。对球囊扩张后反复出现气道再狭窄（反复回缩型）者、管壁软化型，可行临时性支架置入。

3. 病例举例

李某，男，32岁。2010年11月1日因干咳、无痰一月余，在当地就诊，胸部CT提示左上肺斑片絮状阴影（图6-18-1）拟诊肺结核给予"HRZE"抗结核治疗，在抗结核治疗过程中，因胸闷、气喘1周，2011年2月10日复查胸片提示：左全肺不张（图6-18-2）。为进一步诊治转入我院。入院后完善相关检查。确诊肺结核抗结核治疗中。在局部麻醉下行支气管镜检查，镜下见左主支气管纤维增殖闭锁。

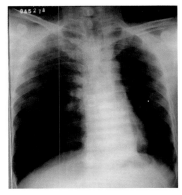

图6-18-1　左上斑片絮状阴影，为确诊肺结核抗结核治疗

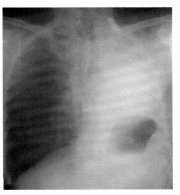

图6-18-2　肺结核抗结核治疗中出现左全肺不张

支气管镜下治疗策略：微波联合探针探查出管腔后行球囊扩张气道成形术，治疗后左主管腔通畅，支气管镜可进入，见远端左上、舌、下各支气管黏膜充血水肿，管腔通畅，但1周后复查左主支气管又回缩狭窄，支气管镜无法通过，如此反复回缩6次行球囊扩张治疗效果不佳。于2011年4月25日行球囊扩张后置入金属覆膜支架，支架置入89天取出。患者左主支气管成形良好。治疗后左全肺复张良好（图6-18-3）。

小结

（1）支气管镜技术在TBTB治疗上的临床应用是

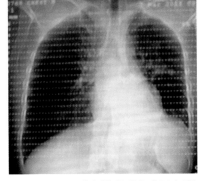

图6-18-3　球囊扩张后左全肺复张

非常重要的，肺结核常常合并TBTB的存在，支气管镜检查可有效避免TBTB的误诊和漏诊。肺结核患者在抗结核治疗过程中，如果病灶吸收不理想或治疗效果不佳、病变恶化时，需及时行支气管镜检查以了解支气管病变情况，并根据支气管结核病变类型采用不同的介入技术治疗。

（2）对溃疡或干酪坏死型、肉芽增殖型支气管结核，经支气管镜APC介入治疗是有效的方法，特别是在解除支气管阻塞、加速病灶吸收及组织再生和修复方面疗效确切，痰菌阴转率及肺不张治愈率均较高，能有效缓解支气管狭窄等后遗症。

（3）对合并有气管管腔狭窄性病变主要是纤维增殖狭窄时，实时的联合球囊扩张气道成形术是必要的。球囊扩张气道成形术可有效缓解气道狭窄，有利于气道狭窄远端病灶的引流。

（4）TBTB的病变常常混合存在，治疗也需联合多种技术。

（吕丽萍）

第十九节 加速康复支气管镜（ERAB）在呼吸内镜介入治疗中的应用

加速康复外科（ERAS）最早出现于20世纪70年代，此后首先应用于冠脉搭桥术后加速康复的一组治疗措施。1997年丹麦Kehlet教授首次将加速康复外科应用于临床，其核心是以循证医学证据为依据，多学科合作，优化围手术期处理措施，改善患者预后，缩短围手术期住院时间，降低医疗费用，减少并发症。我国ERAS的发展极其迅速，成立了多个相关的组织，发表ERAS的论文也呈井喷式增长。

近年来，呼吸内镜介入治疗逐渐向微创手术技术发展，加速康复支气管镜（ERAB）的理念也逐渐引起大家的重视，对减少围手术期并发症的发生，促进患者尽快康复有重要作用。

一、ERAS发展现状

ERAS理念由外科医师提出，以临床手术医师为主导，病房护士、麻醉科医生共同参与ERAS方案制定，最后在临床手术医师的指导下予以实施医护ERAS-MDT模式。ERAS最早应用于心血管外科手术，并在结直肠外科、妇科、肝外科、乳腺外科、泌尿外科及脊柱外科等诸多外科领域得到应用。

ERAS最早关心的是患者术后为什么要在医院长期卧床，哪些因素影响患者的康复，如何缩短患者术后住院时间。目前在腹腔镜和胸腔镜等方面已广泛推广ERAS，取得丰硕成果。

我国从2007年前后推行结直肠围手术期试探性的ERAS，近年来中华医学会肠外肠内营养学分会组建了国内第一个ERAS协作组，同时发布了我国第一个ERAS相关专家共识，标志着ERAS在我国的普及和成熟。

近年来，呼吸介入也引入了ERAS的理念，希望能从术前准备、术中操作、术后观察等多个环节，做好细致的工作。

二、ERAB的范畴

近年研究表明，ERAS需通过多学科医护共同合作，才能达到缩短住院时间，减少并发症的发生，降低再入院风险，降低死亡率，降低医疗费用等目的，需贯穿患者整个手术治疗的前、中、后过程，做深入细致的调整，以使患者得到最佳的治疗策略。

（1）呼吸内镜医师是实施ERAB的关键，负责ERAB最重要的环节，即精准的内镜介入方案。要与科室相关人员认真讨论，共同制订好ERAB的临床路径，包括内镜术前宣教、评估、操作过程及可能出现并发症的处理。

（2）麻醉科医师和护士应积极参与内镜术前评估和术前准备。选择合适的麻醉方法，药物及麻醉深度监测，术中实施呼吸道管理，保证有效的气体交换；预防性和多模式镇痛的实施；全程管理降低术后恶心和呕吐的发生；记录和评价ERAB方案效果。手术室护士职责是保障手术过程和流程的合理和通畅，缩短手术时间，从而实施优化手术配合ERAB流程。

（3）配台护士：准备好各种术前、术中和术后用药及各种物品。调试好术中所用设备，备好术中所用各种耗材，并做好相应的记录。

（4）病房护士：ERAB方案的实施改变了护士的护理模式和内涵，更加注重患者的围手术期评估和康复，最为核心的工作是咨询教育、呼吸管路的护理、疼痛评估和康复指导。保证患者术后体位、生活护理和鼓励并督促患者尽快下地活动。

（5）其他相关人员职责：营养师参与患者术前营养风险评估，围手术期营养干预，指导调整围手术期饮食；心理咨询师进行心理状况评估与干预，协助其他成员制订及执行术后康复计划；临床药师围绕ERAB的临床策略开展以患者为中心、以合理用药为核心的临床药学工作。对于合并心血管系统、糖代谢异常等疾病的高危患者，相关学科医师的职责在于术前进行教育、评估、准备及治疗，强化和指导围手术期管理，降低ERAB方案的失败率。

三、ERAB的实施

1. 术前准备

实施ERAB的措施，包括术前宣教、饮食准备、术中麻醉方式和药物的选择、影像准备、凝血功能检测、血常规及血型鉴定、病毒性感染指标测定等。

术前宣教被认为是围手术期不可或缺的一部分。内镜和麻醉医生不仅要通过合适的沟通方式缓解患者的焦虑情绪，还要为患者制定术前镇静镇痛药物运行和饮食方案。根据ERAB的要求，禁食固体食物和禁饮时间分别缩短为6小时和2小时，并且在术前2小时口服400ml碳水化合物，有助于减轻患者术前饥饿感，降低术中胰岛素抵抗，促进术后快速康复。

据观察，需行支气管镜检查的患者92%有焦虑，86%有恐惧感，62%有疑虑和悲观情绪。因此，加强支气管镜检查患者的心理支持、心理咨询和疏导非常重要，应帮助患者提高对该项检查及自身情况的认知水平，并使其获得有效的配合和相关的医学知识，以减轻其心理负担，控制消极情绪，从而使其保持最佳的身心状态，减少不良反应的发生，提高检查质量。

（1）调整患者的心理状态　支气管镜检查是一种创伤性检查，医护人员应主动向患者介绍检查的必要性和安全性，增强患者的自信心和耐受性。

（2）配合训练　在支气管镜检查过程中对患者给予有目的的指导。如咽部喷雾麻醉时，待其吸气动作后迅速喷药1次，再教患者平静深呼吸。蒙上眼睛，避免患者直视长长的管子进入鼻腔而心里发怵。支气管镜插入咽喉部时要进行深吸气，不要剧烈咳嗽。

（3）情感支持　在操作之前和患者谈其感兴趣的话题，运用安慰性语言进行指导，并鼓励患者克服暂时困难，减轻不必要的恐惧和紧张，积极配合医生完成检查和治疗。

（4）镇静药物干预　术前使用镇静剂可增加患者的舒适度，镇静同时可以使内镜医生的操作更为容易，患者更易配合。

2. 术前准备及用药

（1）术前患者均需空腹（禁食、禁水4~6小时）。检查前应建立输液通道，准备鼻导管吸氧，应用多功能心电血压监护仪进行无创血压、心电、呼吸、血氧饱和度监测。

（2）镇静止咳药　对高度紧张、恐惧患者可肌内注射地西泮5~10mg，或苯巴比妥100mg，无明显异常者可不予镇静药。咳嗽剧烈者给予复方桔梗片或可待因。术前一般不主张应用阿托品，特别是有青光眼和前列腺肥大者禁用。

3. 麻醉

支气管镜检查时喉和气管的麻醉是最关键的。传统的麻醉方法是在咽部作局部喷雾表面麻醉，患者是在清醒的状态下接受检查，当支气管镜进入声门及声门以下气管时，患者易出现咳嗽、憋气，感觉极不舒服，尤其是咽部慢性炎症患者对黏膜表面麻醉不满意，患者普遍存在恐惧心理，而不愿接受检查或在检查中不能很好地配合，使检查工作难以进行甚至中断。因此，术前麻醉是支气管镜检查成功的关键，国内外麻醉用药及方法各不相同，各有利弊。选择适宜的麻醉方式是达到患者术后快速康复的重要组成部分。根据病情，患者可选择局部麻醉、静脉监控麻醉和全凭静脉麻醉。局部麻醉药物作用时间短，患者一直保持清醒状态，术中创伤也轻，术后恢复也快。静脉监控麻醉和全凭静脉麻醉均需镇静药和镇痛药，需麻醉师实施，因此，术中用药的品种、药量和用药方式，决定术后患者的恢复时间。准确掌握用药，可在患者手术停止5分钟后即可恢复神智，拔管后不必插管或进ICU，可大大缩短患者的康复时间。因此，麻醉师在ERAB中起着至关重要的作用。

4. 术中操作

呼吸内镜医生能否熟练应用各种仪器设备，对ERAB有决定性的作用。根据目的不同，支气管检查可分为诊断和治疗两种。以前，支气管检查只是为了搞清病因，现在，在查明原因的同时，可能同步进行治疗。因此，备齐各种诊疗设备，熟练操作这些设备，对ERAB也有非常重要的作用。呼吸内镜下有许多技术和设备，如活检钳、氩气刀、冷冻仪、光动力治疗仪、内支架，每一种技术和设备都有特殊的要求，需熟练掌握。如热消融热备，术前需连好电极、调整好能量功率，激光需准备好光导纤维和调整好激光能量，支架需选好型号等。需根据不同的技术和设备，制定个体化的ERAB方案。

术中内镜医生和助手间的配合默契程度，对手术进程也有重要作用。

5.术后康复

ERAB术后处理强调"早发现、早处理"并发症。对全凭静脉麻醉的患者，如情况允许，尽早拔出气管插管，术后宜采取半卧位，不要去枕平卧位。术后2～3小时可下床活动和经口进食。

四、展望

ERAS的普及和发展，体现了现代精准医疗与循证医学的发展方向。经过40余年的不懈努力，ERAS方案日趋成熟，出版了多个国际化指南，并扩展到多个学科。最近几年，国内的几个大的呼吸内镜中心也在积极引用ERAB的理念，希望能尽快形成ERAB体系。

未来ERAB必将引领呼吸内镜的发展方向。各种指南或共识也在制定，但如何形成一个完整的ERAB体系，需要我们内镜医生、麻醉医生、手术室护士和病房护士、患者及其家属共同努力。以提高患者的生存质量，改善患者预后，减少并发症，降低住院费用为目的的ERAB体系的建立，期望通过多学科资源整合，促进ERAB在呼吸内镜领域形成和发展。目前倡导多学科协同诊疗（MDT）模式，以患者为中心，依托多学科团队，制定规范化、个体化、连续性的综合诊疗方案，麻醉科医生积极主动参与，对现代医学ERAB的实施有着重要的意义。

（王洪武）

第七章　自发性气胸及肺大泡的内科胸腔镜治疗

胸腔镜术最早由爱尔兰人Francis Richard Cruise于1866年开展，但公认的胸腔镜之父是哥本哈根内科医师Haus Christian Jacobaeus。在20世纪90年代初，胸外科医生引入了外科胸腔镜，即电视辅助胸腔镜手术（VATS）。为了澄清两种胸腔镜和手术之间的区别，内科胸腔镜（MT）一词应运而生。20世纪60年代，内科胸腔镜在欧洲得到广泛应用，主要是内科医生用于胸膜疾病的诊断，进入90年代以来胸腔镜手术在世界范围内得到了迅速推广应用。

气胸是一种常见的临床问题，可分为自发性气胸（SP）和非自发性气胸（如外伤性或医源性），SP又分为原发性自发性气胸（PSP）和继发性自发性气胸（SSP）。

目前PSP病因及机制尚未完全阐明。但传统观点和最新证据都倾向于认定胸膜下气肿样改变（ELCs）或肺大泡是PSP发生和复发的主要原因（PSP病因学之"ELCs理论"）；但支持这一学说的直接证据——大泡上的破口无论术中还是术后标本都很难发现，而使这一观点受到挑战。Noppen M等同样是基于间接证据的"弥漫胸膜孔隙说"（"DPP"理论），由于恰好"令人满意地"解释了此一悖论而为学界主流所接受。如此，便形成了目前以"ELCs"与"DPP"互为竞争（对立）又相互补充的PSP病因与机制解释，并且主导了目前PSP治疗实践。

然而，一些早期的PSP组织学，尤其是胸膜下肺大泡（SPB）超微结构研究，使SPB与PSP之间关系的认识开始变得清晰。如日本学者Ohata M等利用低倍电子显微镜对SPB超微结构研究所获得的发现和结论，使我们对空气由肺实质经由大泡壁到胸膜腔的潜在通道有了详细了解（图7-1）：Reid 1型和2型大泡泡壁的某些区域，泡壁结构缺陷被揭示出来，如间皮细胞缺失、胶原纤维裸露、泡壁外、内表面微米级的孔隙，这些改变在一定压力下就可能发生空气泄漏。另外尚有多项研究可与Ohata M等的发现相互印证。笔者基于自身内科胸腔镜SP诊疗实践（图7-2、图7-3）并结合上述研究发现，提出了"ELCs"框架下的"两种漏气模式"说，即SPB很可能是以两种不同方式造成SP：以SPB破裂的经典方式，宿主泡壁结构缺陷在一定压力下的"可逆性变构"而造成SP，前者谓之"显在漏气"，后者谓之"隐匿漏气"。两种漏气模式可能与通常需要外科干预的两种PSP类型（持续性SP和单纯复发性SP）相关联；此外，鉴于绝大多数的PSP在术中（和术后标本）都难以发现漏口，故推断与"显在漏气"相比，"隐匿漏气"很可能是PSP的主要形成机制。同时，由于此种改变及过程属微观结构层级，故对肉眼或常规内外科胸腔镜而言乃成"彼岸事件"。最后，在ELCs之外，可能还存在其他形式的漏口，如肺尖部为纤维瘢痕所包绕的细支气管肺泡瘘等。

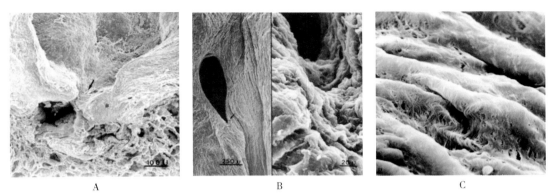

图7-1 Masaaki Ohata 等对肺大泡超微结构的研究

A. Reid 1型大泡基底与肺实质之间的狭窄通道；B. 术中显微镜观察到大泡外表面引起漏气的小孔（左），经电镜观察，小孔周围间皮细胞完全缺失（右）；C. Reid 1型大泡泡壁内表面无细胞成分，代之以波状胶原纤维束，在纤维束之间，可见微米级的裂孔

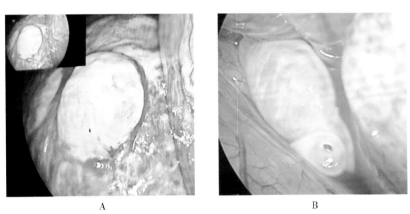

图7-2 MT下观察到大泡壁上的圆形孔隙

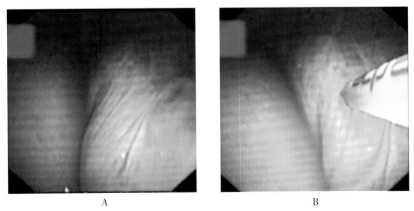

图7-3 MT下观察到胸膜剥离或胸膜下积气

SSP可继发于多种肺部基础疾病，其中，慢性阻塞性肺疾病取代肺结核成为SSP最常见病因。SSP患者常因年龄、肺结构与功能及全身状况差、罹患多种基础疾病等，而

使手术干预受限，这在一定程度上影响了对SSP确切病因或机制的揭示。一些研究揭示了继发于慢性阻塞性肺疾病的SP与SPB的相关性。如Katsuyuki Asai等对与肺气肿和食管奇静脉隐窝处肺大泡破裂相关SSP所做研究，在38例患者中，35例找到破裂的SPB，其中10例在食管奇静脉隐窝。另有韩国的一项研究，对208例继发于慢性阻塞性肺疾病的SP患者手术治疗，均为破裂的SPB所致。

笔者的MT下对持续性SP漏口特征研究显示，在除外少数由感染或肿瘤破溃及次生医源性损伤所致外，几乎所有漏口均与SPB破裂相关，且不限于慢性阻塞性肺疾病、BHD等气肿样或囊腔样病变为主的疾病，也包括像肺纤维化及尘肺这样以肺实质硬化、收缩为主的疾病（除外因合并感染所致的胸膜破溃）。这些发现提示，"ELCs"或SPB不仅是慢性阻塞性肺疾病、BHD等气肿样或多发囊腔样疾病继发SP的主要成因，其在肺纤维化、尘肺等非气肿样病变为主的疾病所继发的SP中也扮演了重要角色。如对于尘肺所继发的SP，其与ELCs的相关性已为现有文献所接受。此外，对于SSP（至少"ELCs相关SSP"）而言，前述PSP中"SPB常见而漏口难见"之悖论也同样存在，唯程度不同，故前述适用于PSP的"两种漏气模式"理论，应同样适用于SSP，不同之处或仅在于两种漏气模式的各自占比，如在SSP中，"显在漏气"远比在PSP中占比更高，但至于在SSP中两种机制何者为主，尚需更多研究证实。

最后，再简单提一下笔者所提出的"新ELCs理论"，即"两种漏气模式说"，其与当前学界主流观点——将经典ELCs理论（"肺大泡破裂说"）与"DPP说"兼收并蓄的主要区别：虽然二者都包含了"显著漏气"（SPB破裂）和"隐匿漏气"两种机制，但在对"隐匿漏气"之"案发现场"的指认上，"DPP说"所认定的"案发现场"主要是在非"ELCs"区域，而"新ELCs理论"所认定的"隐匿漏气"之"案发现场"则是在ELCs（SPB）上面。换言之，二者的区别主要在于，是在ELCs框架之内还是之外来纠正、补充经典的ELCs理论之不足：前者窄化了ELCs理论及其解释力，将其等同或限定于"大泡破裂说"，然后用ELCs之外的机制（DPP）来纠正和补充经典的ELCs理论；后者扩展了ELCs理论及其解释范围，是在ELCs框架下对经典ELCs理论给予纠正和补充。最后，尚需指出，诚然"新ELCs理论"可以解释绝大多数的PSP，但并未试图解释所有的PSP之发生，如前述细支气管肺泡瘘所致者等。至于在SSP，越来越多的证据显示了ELCs在其病因学上的核心作用，尽管其病因及机制较之PSP更为复杂多样。

漏口对SP治疗决策的意义：对持续性SP，查找和处理漏口是术中操作的关键环节。除了少数患者可在胸腔镜下直接观察到漏口（破裂的大泡）之外，目前临床上尚无比"老式补胎法"（胸腔内注水膨肺测漏）更简单有效的方法。但在大多数情况下，尤其是慢性阻塞性肺疾病所继发的持续性SP，漏口查找需要采用"内科胸腔镜+"，否则，胸腔内注水后肺会漂起来，而使漏口查找困难。至于漏口处理，由于绝大多数的"显在漏口"均位于SPB上面，所以其处理与其他SPB并无多大差异（"外处理"或"内处理"）；

但对于非SPB相关漏口，则需要采用封堵或填充方法，笔者的课题组所采用的"神奇二合一"（自体血与医用胶）确可解决许多困难漏口的封堵。而对于感染或肿瘤破溃所致者，目前胸腔镜下尚缺乏非常可靠的方法。对于非持续性SP，则基于"两种漏气模式"说之"隐匿漏气"理论，胸腔镜下无需也无法查找漏口，治疗目标则是尽可能彻底处理SPB。

SP的治疗主要取决于患者情况：短期目标是排除胸膜腔存在的气体，改善患者的症状和心肺功能；长远目标是预防复发。主要治疗方法包括：保守观察、穿刺抽气及胸腔闭式引流、负压吸引、胸膜固定术、外科治疗。本文只限于内科胸腔镜下"APC plus"系列技术在SP治疗中的应用探讨。

内科胸腔镜以其更微创和操作简单，在胸膜疾病诊治中业已得到广泛应用。但在自发性气胸治疗方面，除了胸腔镜下的胸膜粘连术（滑石粉等胸膜固化剂镜下喷洒），其他应用不多。在SP诊疗实践中，结合胸部CT和MT下SPB特点，课题组在国内外率先采用了内科胸腔镜下氩等离子体凝固术（APC）烧灼胸膜下肺大泡治疗自发性气胸的尝试（"APC"1.0），并在此研究基础上升级、完善了"APC plus"系列技术。

一、"APC plus"定义、原理

"APC plus"是经MT以APC为主要手段，联合医用胶等治疗自发性气胸的系列技术简称，目前包括"APC plus"2.0和"APC plus"4.0及"内科胸腔镜+"等。

（一）氩等离子体凝固（APC）

APC在临床上应用广泛，其原理是通过高频电与氩气流相结合，形成探头和组织之间的非接触式高频电流，产生热效应，进而使组织干燥挛缩、凝固和失活。

APC烧灼易诱导瘢痕形成，这限制了其在良性气道狭窄中的应用，但在自发性气胸肺大泡治疗中却有助于促进烧灼后病变处（大泡、漏口）的瘢痕修复，以减少复发。

APC的作用表浅、深度可控。白冲等对三种热消融方法（APC、微波、高频电）以及冷冻对绵羊组织的损毁效应进行了比较，证实APC与其他两种热消融方法相比，损伤程度最为表浅；微波次之，高频电烧灼引起的组织损伤程度最深。

此外，其非接触式、便于处理角落病变、有一定的作用面而不是点等特点，都特别适用于胸膜下肺大泡的烧灼处理。

（二）医用胶

医用胶主要成分为 α-氰基丙烯酸正丁酯，是 α-氰基丙烯酸酯的一种，是临床应用的主要黏合剂之一，粘接速度快，粘接强度高，作用持久。毒理学评价 α-氰基丙烯酸酯属于实际无毒级别，并且对人体无致癌致畸性作用，目前已经广泛应用于医疗领域，用于闭合创口、皮肤移植、管腔器官吻合及肝、肾、肺、脾、胃肠道等脏器损伤的

止血等，α-氰基丙烯酸正丁酯即是其中一种。通过临床研究，经VATS、内科胸腔镜、电子支气管镜代胸腔镜、CT引导下经皮穿刺等途径创面喷涂、肺大泡内注入α-氰基丙烯酸正丁酯在肺大泡所致自发性气胸中均已有应用。而其较持久（可达3个月以上）的作用时间，使其为创面提供持久保护成为可能。尤其对"APC plus"来说，APC烧灼SPB所形成的干燥而粗糙的局部创面，为医用胶的渗透、嵌合、密封提供了绝佳条件，使其于局部滴敷后，可有效弥合烧灼所可能造成的漏气孔隙，并为创面的修复愈合提供了足够长的保护时间。而作为对照的是，现有医用胶在相对湿润的组织表面黏合力欠佳，而外科标准方法（闭合器切割等）难以提供如APC烧灼所形成的干燥创面，故无法达到同样黏合与密封的效果。

随着技术发展，生物医学人工合成的有机材料越来越多，性能更加优越，如高纯度α-氰基丙烯酸正辛酯（N-OCA）与α-氰基丙烯酸正丁酯（N-BCA）组成医用胶（FAL），也已进入临床应用。

二、适应证及禁忌证

（一）内科胸腔镜适应证

1. 宽入标准

（1）初发自发性气胸，胸部HRCT显示明确目标肺大泡。

（2）复发性自发性气胸，不管胸部HRCT是否显示目标肺大泡。

（3）可耐受内科胸腔镜检查及治疗。

2. 严入标准

（1）持续性气胸（持续胸腔闭式引流超过3天，仍有漏气），胸部HRCT显示明确目标肺大泡。

（2）复发性气胸，不管胸部HRCT是否显示目标肺大泡。

（3）可耐受内科胸腔镜检查及治疗。

（二）"APC plus"系列技术适应证

"APC plus" 2.0适应证：适用于目标SPB直径＜3～4cm的SPB患者。

"APC plus" 4.0适应证：目标SPB多发且大小不等，其中至少有一枚直径大于4cm。APC方法消融＜4cmSPB，"一镜+一针"方法处理＞4cmSPB。此亦谓之"内外兼施"。

"内科胸腔镜+"适应证：其一，目标SPB多发且分布离散，或位置特殊；其二，胸膜粘连较广泛和紧密；其三，持续性SP，需要"老式补胎法"查找漏口者。上述三种情况使内科胸腔镜下"绝对单孔"（单手操作系统）处理困难，需要采用"内科胸腔镜+"，即增加微开口（5mm）进卵圆钳辅助完成操作。

超细内科胸腔镜介导"APC plus"治疗PSP和"类PSP"：以路径损伤与耗时的最小

化匹配了"APC plus""点穴式"靶病变处理的损伤最小化，从而实现路径和靶病变处理的双重微创和高度简洁。

"杂交技术"之SP版（"APC plus"联合切割吻合器）：目标SPB多发且大小不等，SPB与胸顶、纵隔等危险区域粘连紧密，离断粘连需以撕裂或离断SPB为代价，此时以闭合器切除和闭合撕裂的SPB甚至部分损伤的肺组织即属必要，同时"APC plus"方法处理其他SPB。

（三）禁忌证

（1）慢性气胸，脏层胸膜广泛增厚，在充分引流下肺仍无法完全复张。

（2）存在无法分离的广泛胸膜粘连，无法进镜或不能提供必要的胸腔镜可操作空间。

（3）存在肺部或胸腔感染、严重营养不良、心肺功能障碍、出凝血障碍等其他内科胸腔镜检查及麻醉禁忌证者。

三、术前准备

（1）术前谈话，取得患者及家属同意，签署知情同意书。

（2）完善术前常规检查　主要包括血常规、血凝、D-二聚体、乙肝五项、三抗、动脉血气分析、心电图、心脏彩超等，必要时行动态心电图、CTA等全面评估心血管风险。

（3）术前HRCT定位

①做定位CT时，务必保证两次扫描：分别是肺完全复张（可借助负压吸引）和肺压缩50%左右（可通过胸腔内注气800～1500ml实现）；分别提供肺可完全复张和可回缩（无广泛粘连）的有关信息；前者与良好预后相关，后者则与能否顺利完成操作相关。

②半萎陷状态较完全复张或完全压缩状态更有利于胸膜粘连（PA）及目标SPB显示，并常需结合必要时的体位变换CT扫描，以充分实现上述术前定位目标，包括胸腔镜可操作空间、靶病变可及性及处理难度评估，还有手术体位和进镜点选择所需信息。

四、技术操作

（一）操作步骤

1.进镜点选择

（1）参照术前CT定位所示目标SPB及PA情况，包括潜在漏口位置预判，以确定进镜位置。进镜前常规停止患肺通气，并向患侧胸腔注入空气（500ml左右），以减少进镜相关损伤。

（2）在SPB多发和分布离散条件下，进境点需兼顾对多个（处）SPB处理，无法兼顾时，方可考虑采用"内科胸腔镜+"或增加切口分别处理。

（3）肺尖部病变常规选择患侧锁骨中线第1～3肋间（注意观察内乳动脉走行是否有变异，避免伤及）；另外，在健侧单肺通气条件下，尤其是肥胖患者，纵隔向患侧移位可能幅度较大，进镜时避免伤及（注意Trocar进入胸腔的角度和深度，适度的体位向健侧倾斜和术前患侧胸腔内注气等，均有助于避免伤及纵隔），其他依据目标SPB位置及粘连情况而定。

2. 麻醉方式

虽然对于肺结构和功能良好、目标SPB明确而局限且粘连较轻的患者（大多数的PSP），大多可在局部麻醉下完成操作，但无论从安全性、靶肺可操控性、手术完成质量及人性化——患者心理和精神保护诸方面，以及从介入呼吸病学总的趋势来看，采用全身麻醉和双腔气管插管是更好的选择。而对于肺结构、功能差的患者，局部麻醉很难保证术中所需的通气和氧合水平，尤其是慢性阻塞性肺疾病和大泡多发而广泛的患者，双腔气管插管和单侧肺通气及术中患肺通气状态之动态（膨肺、瘪肺）操控，是手术完成的必要条件。在局部麻醉和自主通气条件下，由于这些患者肺弹性回缩力降低，可能整个手术过程中患肺一直处于膨胀状态，而根本无法提供胸腔镜检查和操作所需空间。

3. 体位

如病变位于肺尖或偏前，选择平卧位；如大泡位于侧胸或背侧面，需选择健侧卧位；如大泡所在位置通过变换体位和改变肺体积（膨肺或肺萎陷技术）仍不能满意显示暴露和提供可操作空间，则需要"内科胸腔镜+"的方法。

4. 镜下探查

内科胸腔镜进入胸膜腔后，按照内、前、上、外、后、侧、下的顺序观察脏层、壁层、膈胸膜和切口周围胸膜，寻找目标SPB及胸膜漏口，重点检查术前定位CT指示目标SPB位置。

镜下目标SPB特征（图7-4）：除了与影像学基本一致的薄壁、突出于肺表面这两个重要特征外，泡壁透明或灰白似乎为"嫌犯大泡"之不可或缺的重要甚至关键特征。少数情况下，胸腔镜下亦可直接观察到破裂的SPB上的漏口。

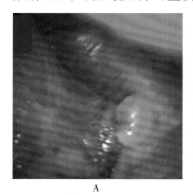 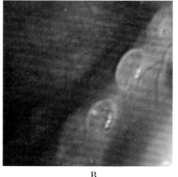 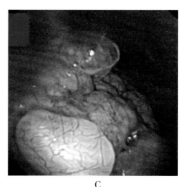

A　　　　　　　　　　B　　　　　　　　　　C

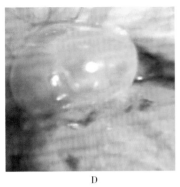
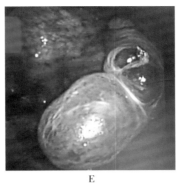
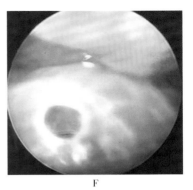

D　　　　　　　　　　　E　　　　　　　　　　　F

图7-4　镜下目标SPB特征

A～E. 镜下目标肺大泡特征；F. SPB上的漏口

5.处理方法　依次进行APC烧灼目标肺大泡、于烧灼创面局部滴敷医用胶。

（1）APC烧灼目标肺大泡　APC输出功率30～40W，将APC导管沿胸腔镜活检孔导入至病灶上方0.5～1.0cm处，采用点灼或持续烧灼。

SPB烧灼范围和深度：尽可能做到完全烧灼。完全烧灼的标准是目标SPB皱缩凝结成点状焦痂，或泡壁向内凹陷，与基底融合，泡壁无残留，且延伸至SPB周边0.5cm，此时消融后的SPB残基外观呈一个漂亮的"反煎蛋征"——"蛋黄"（即大泡处）略向下（内）凹陷，颜色较深，呈焦黄色；"蛋白"即SPB外周边缘，颜色呈灰白或微黄色（图7-5）。

（2）局部滴敷医用胶　敷胶前务求创面干燥，以利医用胶有效发挥渗透、嵌合和密封作用。故宜在烧灼后立刻滴敷，或再次以APC灼干创面后滴敷。敷胶时使用内镜喷洒管沿胸腔镜活检孔导入至病灶上方，靠近但不接触创面，经喷洒管按0.5ml/cm²缓慢滴于干创面上，直视下的敷胶标准是观察到胶渗进并满意覆盖创面及周边0.5cm（图7-6）。操作时务必先将喷洒管伸出钳道足够长度，建议3～5cm以上，避免胶粘到镜子（软镜尤是）。一般以5ml注射器抽取医用胶（抽胶前空针内预留2～3ml空气）。敷胶后将胸腔镜与喷胶管一同退出胸腔，以湿纱布将喷洒管远端揩净，并在抽吸状态下将喷洒管退出钳道；立即以干净湿纱布揩拭镜体，并检查镜子，确认完好。

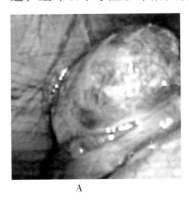
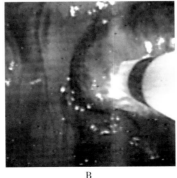
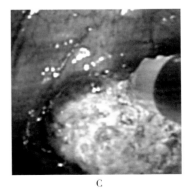

A　　　　　　　　　　　B　　　　　　　　　　　C

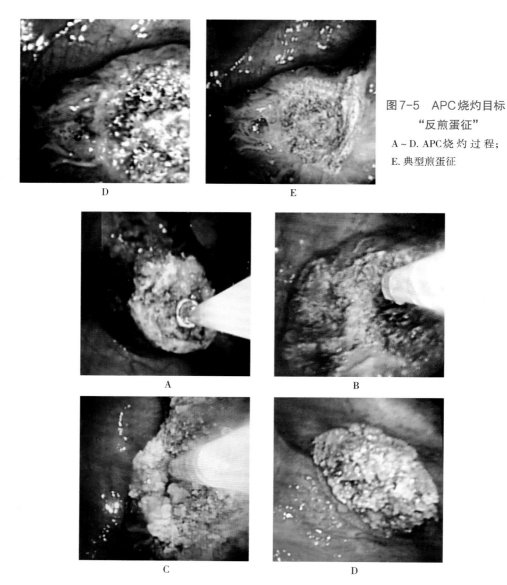

图7-5　APC烧灼目标
"反煎蛋征"
A～D. APC烧灼过程；
E. 典型煎蛋征

图7-6　局部滴敷医用胶
A～C. 敷胶过程；D. 敷胶完毕

　　医用胶滴敷范围与厚度：医用胶完全覆盖烧灼处及周边0.5cm。覆胶厚度术中难以精确测量，一般覆胶1～2层，两次覆胶间隔15秒以上。满意覆胶的标准是在创面形成一层肉眼可见的完整胶膜。敷胶过厚影响黏合效果，且使胶面更显坚硬、粗糙。

　　（3）粘连带处理　软镜条件下采用高频电热活检钳（功率40～50W）离断粘连带，离断效率低，能力有限。硬质内科胸腔镜下以所配电凝钩离断粘连带（图7-7），电凝功率设置一般为50～60W，电凝钩分离粘连效率高，但有出血风险，需注意避免或有效处置。当粘连较广泛、紧密时，"绝对单孔"分离困难或增加风险，宜采用"内科胸腔镜+"——另行5mm切口，以肺叶钳辅助操作。粘连带的处理原则是：仅做必要的粘连分离，即仅当粘连影响目标SPB或漏口处理，或限制肺复张时离断粘连才是必要的。

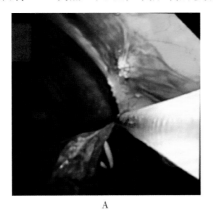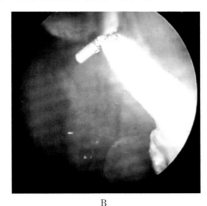

图7-7　离断粘连带

A.热活检钳松解粘连带；B.电凝钩松解粘连带

（4）漏口处理　由于绝大多数"显在漏口"都是SPB相关的，即为SPB破裂所致，故其处理与其他SPB并无不同。对次生医源性损伤所致漏口，当漏口较小时与SPB相关漏口处理相同；漏口较大时可尝试以医用胶与自体血之"二合一"方法予以封堵。对由感染或肿瘤直接破溃所致漏口，胸腔镜下尚缺少有效方法，重在治疗原发病。

操作完毕后，镜下确认无出血，目标SPB及漏口处理满意，可通过置入引流管，接水封瓶，让麻醉师膨肺来观察是否有漏气，如有漏气，需再次进镜处理。在"绝对单孔"条件下，外科常用注水测漏方法（"老式补胎法"）常难以有效实施，在采用"内科胸腔镜+"时可应用。

（二）术后管理

术后持续胸腔闭式引流，保持引流管通畅。术后48小时复查胸片或CT，确认肺复张良好，无持续漏气，可夹闭引流管，观察24～48小时，仍无异常，拔出引流管，安排出院。若有术后持续漏气，注意保持引流管通畅，若有皮下气肿，可予持续负压吸引。仍常规术后48小时复查胸片或CT，在确认患肺基本复张后可予终止漏气干预。

（三）操作技巧

（1）避免医用胶粘到镜子　不建议以软镜介导"APC plus"。若用，需保证喷洒管伸出钳道足够距离，建议3～5cm以上，务求做到远端朝下（通过改变患者体位），并保证负压吸引已关闭，以免医用胶逆流粘到镜子。硬质镜下一般无此担忧，沾胶后立即清理即可。

（2）避免医用胶同时沾到脏、壁层胸膜、纵隔胸膜等　控制医用胶滴敷量及速度，防止胶四处外溢，粘到脏、壁层胸膜或其他器官。但由于术中胸膜腔一般是湿润的，胶不易发生牢固粘连，即刻以硬质器械分离较容易分离下来，当然在胶完全凝固前分离更简单、安全。

（四）疗效评价及随访

（1）近期疗效出院时评价，远期疗效为出院后至随访满2年的疗效评价；继续随访可延至5～10年，乃至终生。

（2）临床疗效评价：以漏气停止和肺复张为临床疗效评价依据。

（3）解剖学（影像学）疗效评价：以目标肺大泡消失为解剖学疗效评价依据。

五、术后引流注意事项

1. 关于负压吸引

在PSP外科手术患者中，有研究观察到负压引流可能增加胸水引流量、出血量、复张性肺水肿、持续漏气等并发症。胸水引流量及出血量增加可能与负压引流增加胸膜刺激导致渗出增加，以及胸膜腔负压与脏、壁层胸膜毛细血管压力差增大，血液从创面以及毛细血管内渗出而导致出血增加有关。

2. 负压引流应用选择及时机

术中或术后追加胸膜粘连术，术后持续漏气并有皮下气肿出现，宜加用持续负压吸引。此外，在行"体位+"综合干预法终止漏气时，也大多需要加用持续负压吸引。

3. 引流管拔出时间

目前多数文献倾向于：停止漏气和肺复张24～48小时可夹闭引流管，24～48小时开管仍无气体引出，可拔除引流管。亦可于漏气停止（24小时），且24小时内引流液<100～200ml，拔除引流管。

六、并发症及其预防和处理

1. 内科胸腔镜相关并发症

内科胸腔镜的并发症发生率为3.0%～22.6%，但严重并发症少见，已报道的病死率为0.01%～0.06%。严重的并发症有空气栓塞、术后持续漏气、纵隔气肿、皮下气肿、胸腔内感染、大出血、复张后肺水肿等，也有可能出现更为严重的并发症如呼吸衰竭或猝死等。

空气栓塞：为人工气胸最危险的并发症，发生率为0.01%～0.1%。避免方法：缓慢注气，密切观察患者一般状况。补救措施：如出现空气栓塞应立即停止注气，取左侧卧位、头低脚高，使气泡从右心室进入肺动脉，最后由呼吸道排出；并尽量回抽出注入胸腔内的气体，降低胸腔内压，减少空气进一步进入血液，高浓度吸气，病情允许尽早进行高压氧舱治疗。

2."APC plus"术后并发症

术后常见并发症为发热、胸痛、胸腔积液，一般经对症处理均可缓解。比较严重的并发症有术后持续漏气、出血、感染。

（1）发热　很少发生。术中或术后追加胸膜粘连术，部分病例有短暂（术后1~3天）发热，高渗糖、凝血酶、自体血等均有发生。文献报道采用红霉素行胸膜粘连术的发热发生率为10.6%~71.3%。

（2）胸痛　"APC plus"2.0操作过程基本同内科胸腔镜检查，在没有粘连时胸腔镜下的操作一般不涉及壁层胸膜，所以胸痛发生率更低。如APC烧灼到壁层胸膜或胶沾到壁层胸膜，或较广泛的粘连带分离均可能引起胸痛；如术中或术后追加胸膜粘连，胸痛发生率增加。文献报道采用红霉素行胸膜粘连术后胸痛发生率为42.5%~85%，术后常需要镇痛（泵入芬太尼或皮下注射吗啡等）治疗。

（3）胸腔积液　术后肺复张后多数患者会有少量液体从胸腔引流管引出，多为术中留存胸腔内的少量渗液、渗血，或术中注入的生理盐水。部分患者术后复查胸部CT会发现有少量胸腔积液，多可自行吸收，必要时另置管引出。术中或术后追加胸膜粘连术者，黏合剂易刺激胸水，少数甚至产生大量胸腔积液。

（4）出血　就"APC plus"的标准镜下靶病变处理而言，无论是消融SPB，还是局部敷胶，都是"无血"操作。除了胸壁切口可能发生少量出血，主要的出血风险均与分离粘连相关，粘连较广泛、紧密时宜采用"内科胸腔镜+"以肺叶钳辅助操作，使电凝尽量离开胸壁，且以电凝为主，少用电切，或宜先凝后切。如术中发生出血，量少时硬质长钳压迫或电凝止血即可，出血量大或迅速时，首先以止血纱布或腔镜纱布压迫止血，有经验医师可使用血管夹等，必要时请外科协助处理。与术中出血相比，术后胸腔内出血是更严重的并发症，因不容易及时发现，常可导致失血性休克，甚至危及生命。其发生多与术中止血不彻底，或术后患者烦躁、血压升高等有关。故除了术中务必止血彻底及结束手术时全面检查胸腔是否有活动性出血迹象外，术后血压控制、适当镇静等措施亦有助于降低术后胸腔出血风险。此外，术后密切观察胸腔引流液量及颜色变化，以及监测血压、神志和血红蛋白变化等，以及时发现胸腔出血和进行有效处置，避免严重后果发生。

（5）术后持续漏气　一般超过3~5天以上的术后漏气被称为术后持续漏气（PAL），为肺、胸手术常见并发症，其发生率文献报道不一。"APC plus"术后持续漏气，主要见于SPB多发，术中APC烧灼面积过大及分离粘连时损伤肺组织或粘连带中的SPB时。当SPB大小超出APC有效处理范围时，勉强烧灼时也会增加PAL的概率。

PAL的处理分为保守方法和手术干预等。保守处理包括引流、负压吸引、营养支持、预防和控制感染及胸膜粘连术等，尤以胸膜粘连术应用较广。见诸文献的胸膜粘连剂种类繁多，以滑石粉、四环素等应用较多。胸膜粘连术能够实施和奏效的前提条件是患肺基本复张和脏壁层胸膜贴合，在肺基本复张前提下，课题组在"体位选择"基础上，联合持续负压吸引和胸腔注入凝血酶（"体位+1.0"）或自体血（"体位+2.0"），在单中心、小样本研究中取得满意疗效。

对PAL合并肺复张不全患者，当务之急是设法促肺复张，而不是终止漏气，在促成患肺基本复张，或至少是靶区域脏壁层胸膜能够贴合后，再予"体位+"等行终止漏气干预，多可一举成功。对"APC plus"术后漏气来说，极少需要再次手术干预。

（6）感染　分肺部和胸腔感染。术后卧床、咳痰无力、肺部基础疾病、术中烧灼面过大或术中追加强刺激性胸膜固化剂等均可增加肺部感染机会。术前带管引流时间长，或术前多次行胸膜粘连等，使许多患者术前即已有潜在或明确胸腔感染，故术前需认真评估，做好术前抗感染或预防感染处理，有助于降低术后感染风险。术后持续漏气不愈，带管时间长亦易发生胸腔感染。衰弱患者术后咳痰无力，或因胸痛不敢用力咳痰，则增加肺部感染概率。故术后做好营养支持、气管廓清和引流管管理等均有助于减少肺部及胸腔感染概率。对持续漏气不愈者，如患者条件允许，宜尽早行终止漏气干预；但包含胸腔注入黏合剂的漏气干预本身，亦可增加胸腔感染概率。尤其是自体血，重复注入或已有胸腔感染倾向时应用，均有发生感染，甚至出现脓胸可能，需注意避免。对已发生胸腔感染者，及时明确病原学及药敏是感染控制的关键，全身治疗（抗菌药物和营养支持）结合局部处理，如胸腔冲洗及局部用药、通畅引流等，对感染控制和缩短病程会有帮助。

七、评述

（1）"APC plus"系列技术优势　基于目前对SP病因学的认识以及现代外科微创与快速康复理念，倾向于尽早对SP进行手术干预，VATS以其等效性和微创性已取代开胸手术成为主流术式。但对于像PSP这样一种较低危害和病变表浅而相对局限的疾病，VATS虽不失为有效（低复发率）、安全（低并发症发生率）的方法，但其在微创程度和简洁性上尚未达到与其疾病特点的最佳匹配。"APC plus"以其"点穴式"靶病变（SPB）处理的方法学优势很好地匹配了PSP（和"类PSP"）的疾病特点。而超细内科胸腔镜与"APC plus"的结合，以其兼具路径与靶病变处理的双重微创，而在SP治疗之微创和简洁性上达到令人惊异的程度。SSP在复发风险、症状严重程度和潜在危害等方面远较PSP为高，但因年龄、全身状况、基础疾病、心肺功能贮备等限制，常难以耐受或不接受外科干预，故SSP患者接受外科干预研究远较PSP为少。尽管有一些研究显示，SSP患者仍可以从手术中获益，而对待手术过于谨慎的态度可能增加了包括老年患者的死亡风险。在此情势下"APC plus"在术前定位技术加持下，以其"点穴式"和常常是"取巧"的方式而适用于许多困难甚至极限患者。对于可接受外科干预患者，"APC plus"则构成更微创、简洁的治疗选择。

（2）"APC plus"相对劣势　"APC plus"相对VATS的不足，主要表现在靶肺操控能力和粘连分离能力，及处理与粘连分离相关不良事件能力上面。但前者可通过必要时的"内科胸腔镜+"予以补足，后者则可以"杂交技术"予以克服——如因分离粘连而使较大的SPB开放时，闭合器提供了简单、有效的纾困手段。"APC plus"可能遇到的最大风险，仍然是与分离粘连相关的出血，当出血量大时，可能需要借助外科工具或方法（如进肺叶钳以纱布压迫，或使用血管夹等），极少情况下可能需要外科紧急干预——于此不难看出，建立密切而顺畅的内外科协作关系和安全保障机制实属非常必要。

（3）硬质内科胸腔镜（RMT）相对半弯曲内科胸腔镜（SCMT）在"APC plus"治疗SP中的优势　主要体现在以下几方面：①在设备安全性上，与SCMT相比，RMT不易被APC或医用胶所损坏；②在靶病变处理和粘连分离能力和效率上，RMT借助硬质器械，在同为绝对单孔下提高了靶肺操控力，从而可有效处理分布更离散或更多发的SPB；RMT所配置的电凝钩较之SCMT所配器械有更强粘连分离能力和更高效率；③漏口查找能力与效率上的优势：硬质器械提高了靶肺操控能力而更易于漏口查找；④应对术中并发症，主要是出血的能力与效率优势：硬质器械能更有效地压迫止血或电凝止血等。

（4）关于术中追加胸膜粘连术　对于PSP和类PSP而言，在满意处理SPB之后，术中追加局部胸膜固化的必要性（其对预防或减少术后SP复发的意义），已有逐步增加的证据倾向于否定其价值，如王俊等通过单中心小样本对照研究，及韩国Won，Jae，Chung等的多中心研究，美国Patterson KN等新近的一项单中心小样本研究已表明。而对于SSP，至少对于占绝大多数的"ELCs（SPB）相关SSP"来说，尽管相关共识倾向于肯定或推荐术中追加胸膜粘连术（广东胸外科PSP共识），但随着课题组对SSP病因与机制认识的加深及MT下SSP治疗实践——MT下较之胸部CT能更有效地识别有意义的SSP，或称之为"SP相关SPB"，所以，如果目标SPB不是非常多发，且术中得到了满意处理，则再追加胸膜固化的意义就如在PSP中一样是存疑的；而当目标SPB非常多发和消融广泛时，术中追加胸膜固化的不良反应和风险则会显著增加，尤其在使用强力胸膜固化剂时。课题组调整后的策略是，即使对于像LAM、PLCH、BHD等多发囊腔病变（术中处理的SPB常多到难以计数），如确需施加胸膜固化，也多倾向于术后患者状况稳定再予追加。

（5）对PSP与SSP两分法的重新审视　PSP与SSP是根据有无相关基础疾病而划分的。但随着诊断技术由X线时代向HRCT和电子内镜时代迈进，目前已可在绝大多数（90%以上）的PSP患者中发现特征性的SP相关肺–胸膜病变——SPB。而在SSP，慢性阻塞性肺疾病也已取代肺结核成为最常见的SSP相关肺疾病，至少在慢性阻塞性肺疾病相关的SSP患者中，ELCs或SPB病变较之在PSP中要更常见且多发，其与SSP（发生与复发）的相关性较之PSP也更为明确。除了在慢性阻塞性肺疾病相关SSP中，在尘肺、间质性肺疾病等以肺收缩、硬化为特征的疾病所继发的SP中，ELCs在病因学上同样扮演了十分重要的角色。就此而言，PSP与SSP这一传统分类的实质性意义（在病因、机制和组织学上的区分意义）就显著降低了。但尽管如此，这一分类由于契合了SP发病在年龄上的"双峰"特征，以及大多数情况下这两个人群在年龄、一般状况、肺结构与功能、症状学以及预后上的显著差异而仍具有意义。虽然仅就SP相关SPB而言，两者在其数量及分布范围上有很大重叠（正因为如此，我们又提出了"类PSP"这一概念）。

（张　华　葛长胜　薛广伟　张　炜　王　蕾　许伟伟）

第八章　硬质支气管镜的临床应用

公元前400年前后，Hippocrates建议将一根管子插入喉部以救治窒息患者，这是硬质支气管镜（RB）最早的雏形。1897年德国科学家Killian首先报道用硬质食管镜从气管内取出骨性异物，开创了硬质内镜插入气管和支气管进行内镜操作的历史。Killian医生一生致力于气管内镜结构的改进和操作技术的提高，并提出了气管、支气管树图谱，在历史上确立了"气管内镜之父"的地位。

另一个对气管内镜的发展做出巨大贡献的是美国医生Chevaliar Jackson。他构建了美国第一台气管内镜，并配备了载光和吸引系统。1907年，他首次出版了专著《气管镜、食管镜、支气管镜》一书。1930年Jackson医生和他的儿子在Temple大学建立了首家内镜诊所，培养了大批内镜专业的杰出人才。此后美国Broyles医生发明了有远端光源的观察目镜和纤维光源，使气管内镜具有前视和侧视功能，以观察上、下叶支气管及分支。Holinger医生发明了内镜照相，为资料的处理储存和教学提供了条件。英国Hopkins医生发明了圆形镜面的观察目镜系统，大大改善了硬质镜的照明和影像。

1968年美国医生Jackson对RB进行改进并制订出规范化操作规程。至20世纪60年代，各国均以RB为主进行下呼吸道疾病的诊断与治疗。

但由于RB需全身麻醉下操作，临床应用极为不便，且对支气管病变的可视范围有限，20世纪70年代以后，RB逐渐被软质支气管镜所代替。自20世纪80年代支气管镜介入治疗的兴起，电视RB又逐渐受到许多医生的青睐，在德国RB已占到支气管镜检查的80%以上，且随着电子技术的发展，RB的图像更加清晰，也便于保存。硬质镜能保持气管通畅，并且在操作端有侧孔与呼吸机相连，故硬质镜亦称"通气支气管镜"。硬质镜的现代价值在于作为介入通道允许软性支气管镜及其他器械进入气管内，大大拓宽了其应用范围，可在直视下进行支架释放、激光消融、氩等离子体凝固术（APC）、取异物和冷冻等操作。因此，硬质镜是现代介入肺病学的主要工具，是呼吸科医生应当掌握的一项古老的新技术，具有更广阔的应用前景。经过120多年的努力，硬质内镜已发展成为现代一项成熟的技术。

一、RB的构造和原理

电视RB可分三部分：鞘管及其配件，光导系统（光纤和电视系统）及冷光源。

镜鞘为一空心不锈钢管，管径均一，管壁厚2mm。成人硬质镜可分几个规格，直径8.5~14mm，长度33~43cm，远端是斜面，以便通过声门和气管狭窄区域，同时也利于铲切气管壁上的肿瘤，支气管镜鞘管远端1/3镜体的管壁上带有侧孔，便于镜体进入一侧主支气管时对侧气管保持通气。

　　硬质镜的操作端有多个接口，包括呼吸机接口、光源接口、吸引管和激光纤维接口（图8-1）。开口的近端可被封闭或开放，以利于观察目镜和其他设施通过。

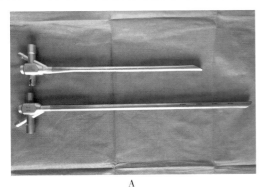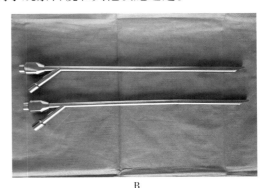

图8-1　硬质镜构造

A.硬质镜鞘管为一空心不锈钢管；B.改良的国产镜鞘

　　观察目镜长50cm，外径4.5mm，接光源后可通过镜鞘作窥视检查。光源为STORZ482B冷光源（图8-2）。同时，还配备活检钳、光学活检钳、异物钳等。

　　现代硬质镜的光导系统是通过目镜连接的光源，提供较清晰的视野，直接观察咽喉乃至气管。同时目镜也可连接到电视系统，便于集体观察和存储图像。其他设施如活检钳、吸引管也可通过操作孔工作（图8-3）。

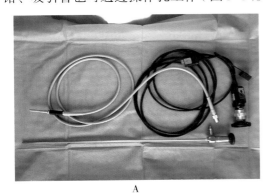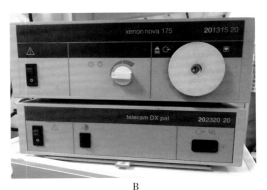

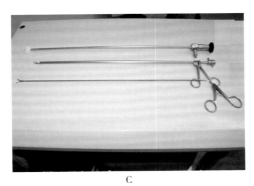

图8-2　光导系统及活检钳等

A.目镜及光导纤维；B.冷光源；C.活检钳

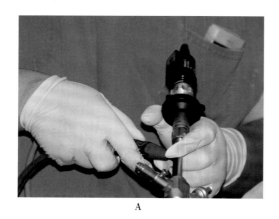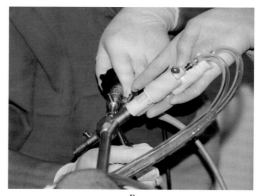

图8-3　硬质镜操作孔

A. 硬质APC电极通过后孔操作；B. 光学活检钳通过后孔操作

二、适应证与禁忌证

（一）适应证

1. 诊断方面

（1）大气道管内或管壁良恶性病变。

（2）气道外病变组织的活检。

（3）大咯血。

（4）儿童的支气管镜检查。

（5）支气管镜导航。

2. 治疗方面

（1）气道异物。

（2）气道腔内病灶的热消融治疗，如激光、微波、APC等。

（3）气道腔内病灶的腔内冷冻治疗。

（4）气道大出血。

（5）内支架置入术。

（6）球囊导管扩张。

（7）放/化疗粒子植入。

（8）支气管镜导航治疗。

（9）冷冻肺活检。

（二）禁忌证

由于硬质镜多在全身麻醉下操作，故其禁忌证与全身麻醉大致相同。未经过正规训练和没有操作经验的内镜医生、麻醉师或工作组禁止进行操作。

（1）不稳定的血流动力学。

（2）致死性心律失常。

（3）难以纠正的低氧血症。

（4）颈椎关节活动过度或受限。因硬质镜操作期间患者颈部的活动度加大，会导致生命危险。

（5）颌骨和面部创伤或任何限制上下颌骨活动的疾病，以致影响镜体不能进入气管。

（6）喉部狭窄或阻塞性喉癌影响镜体通过。可先行气管切开，经气管套管进行硬质镜检查。

三、操作步骤和方法

1. 术前准备

术前评估及宣教：术前评估患者RB的风险、能否耐受全身麻醉过程及其获益性（是否必须要做RB）。要进行标准的术前评估和麻醉评估，如血常规、心电图、血氧饱和度、血气分析、肺功能、胸部X线和CT等。根据患者的一般情况、年龄、现病史及医院的要求选择相关的检查，并仔细检查口腔、牙齿、颌骨及颈的活动度。

术前宣教被认为是围手术期不可或缺的一部分。内镜和麻醉医生在术前应分别与患者和家属谈话，不仅要通过合适的沟通方式缓解患者的焦虑情绪，还要为患者制定术前镇静镇痛药物和饮食方案，并签署知情同意书（家属也必须签字，操作时也必须在手术室外等候）。

根据全身麻醉要求，禁食固体食物和禁饮时间分别缩短为6小时和2小时，并且在术前2小时口服400ml碳水化合物，有助于减轻患者术前饥饿感，降低术中胰岛素抵抗，促进术后快速康复。这比传统的术前禁食12小时至少缩短了6小时的时间，也就是至少减轻了患者6小时的饥饿感。

术前应提前建立输液通道，应用多功能心电血压监护仪进行无创血压、心电、呼吸、血氧饱和度监测。应用BISS监测脑电活动，便于术中准确用药。

2. 麻醉方法

内镜医生与麻醉师应密切配合，对在检查治疗过程中及术后可能出现的并发症，应充分讨论，并对此分担责任。术中需监测血氧饱和度、心电图、血压及呼吸运动等。

操作在手术室进行。患者平卧手术床上，肩背部底下放一垫子，以使头后仰，便于硬质镜插入。必须在全凭静脉麻醉下进行RB操作，且必须由麻醉师进行麻醉。

麻醉前面罩吸氧，预氧合5~10分钟。术前诱导药物依次为：咪唑地西泮2~3mg、舒芬太尼5~10μg、丙泊酚1~1.5mg/kg或依托咪酯0.1~0.15mg/kg、琥珀胆碱1.5~2mg/kg。随即给予肌松剂阿曲库铵0.5mg/kg，待肌颤消失、下颌肌肉松弛后即可插入硬质镜。全身麻醉后，应注意保护眼睛和牙齿。术中维持用药：丙泊酚4~6mg/（kg·h）、雷米芬太尼0.1~0.2μg（kg·h），间断追加舒芬太尼。治疗结束前30分钟，静脉给予地塞米松10mg或甲泼尼松龙80mg。

3. 通气

通过硬质镜的侧孔可以提供患者高流量的空气或氧气，因此有多种通气方式可供操作者选择。目前常用的通气方式有四种，自主呼吸、辅助性机械通气、控制性机械通气和手动式球囊按压。

最理想的通气方式是患者在麻醉期间连接高频喷射通气，控制患者呼吸，维持足够的氧饱和度。同时，在不停呼吸机的情况下通过硬质镜后端的操作孔进行各种检查和治疗。

4. 操作方法

硬质镜的插入方法有多种，主要根据操作者的经验、患者的状况以及麻醉师的要求来选择。

（1）直接插入法　也是传统的硬质镜插入技术，无需其他辅助设备。硬质镜鞘管先用石蜡油润滑，将连接电视的观察目镜插在硬质镜内，前端略短于硬质镜。操作者右手持镜的近端，左手拇指和示指分别放于下颌和上下牙齿之间（可在下牙齿上垫一纱布），以保护牙齿和打开上下腭，镜体末端的斜面面向操作者，镜体垂直进入口腔，见到悬雍垂后右手下压硬质镜的近端，镜体远端使舌根部缓慢抬高，暴露会厌，用硬质镜的斜面挑起会厌后可见声门开口，将镜体旋转90°并缓慢推过声门；进入气管后，将镜体回旋90°使斜面保持原位，用左手指以旋转推进的方式将支气管镜推进到更深的气管。进入气管后，通常先接上麻醉机或高频喷射呼吸机进行机械通气，以保持患者血氧饱和度在100%。然后进一步观察左、右主支气管，若需进入右主支气管，则将患者头向左转，硬质镜镜体缓慢旋转推进通过隆突，多数情况下可将镜远端推进中间支气管；如进入左主支气管，则患者的头向右转，多数情况下可观察到上下叶支气管。完成操作后硬质镜的移出也在直视下、旋转移动中进行。多数患者在停止静脉应用麻醉剂10～20分钟内苏醒。此后观察生命体征最少2小时（根据患者具体情况），待麻醉剂的作用完全消失。

（2）直接喉镜引导法　操作者左手持喉镜，暴露会厌，然后用喉镜的压板抬高舌根并轻微带起会厌；同时右手操作硬质镜（观察目镜也插入其内），使镜体的尖部在会厌下部通过会厌。此时，操作者转动硬质镜观察并将镜体插入声门深处，同时移出喉镜，将镜体旋转90°并缓慢推过声门；进入气管后，将镜体回旋90°使斜面保持原位。以后的操作同直接插入法。

（3）王氏硬质镜插入法　传统RB插入需5～10分钟，而笔者将插入法改良后，5～10秒内可快速插入，大大缩短了时间。王氏硬质镜插入法即软质支气管镜引导下插入RB（视频8-1）：将软镜插到硬质镜镜鞘内，距鞘尖端部5～10mm，切勿将软镜伸出镜鞘。经口插入镜鞘，沿舌背前行，看到会厌后将会厌挑起，将镜鞘侧转90度，进入声门，然后再将镜身转正。随即镜鞘末端连接三通管，对接高频喷射呼吸机，调至呼吸频率20～40

视频8-1　王氏硬质镜插入法

次/分（常频），维持患者血氧饱和度在100%。如为声门部或声门下肿瘤，硬质镜前端斜面跨过声门即可，由助手固定硬质镜进行操作。在不停呼吸机的情况下经过镜鞘后孔进行各种操作。若操作一段时间后，常频喷射通气不能维持足够的氧饱和度，可改用麻醉机，必要时用手动式球囊按压，将血氧饱和度维持在100%以上时，再继续进行操作。

为了满足ERAB的要求，笔者提出硬质镜操作的"555"原则：5分钟麻醉好，5秒内插入硬质镜，手术结束5分钟后拔管，待苏醒后回普通病房。

大多数硬质镜需与电子支气管镜相结合进行介入治疗。如果因各种原因RB无法插入，亦可换用气管插管或喉罩，再结合电子支气管镜进行介入治疗。

由于硬质镜的操作是清洁而非无菌的，所以操作过程中医生的自我保护也极为重要。目前医生操作时需穿长袖衣服，戴口罩、眼罩等，避免分泌物污染及疾病的传播。

四、常见并发症及其预防

并发症与术前用药、麻醉用药、镜体插入气管和气管内活检等操作有关。并发症可通过充分的术前准备、高效安全的麻醉药品及完善的监测技术来预防和避免。

（1）心律失常　操作期间因低氧血症所致的心律失常和心肌缺血是最危险的并发症。术中应保证充分的氧供，严禁发生窒息等，以免引起严重缺氧，继发严重心律失常。

（2）口腔损伤　口唇压伤、牙齿脱落、牙龈、喉及声带的擦伤也偶有发生，术中注意保护，仔细操作，一般可避免。术中还可能发生喉痉挛、术后发生喉水肿等，应认真做好麻醉工作，严密监测这些并发症的发生。

（3）气管损伤　气管扩张或肿瘤组织处理过程中有可能伤及气管壁，引起咯血，严重者造成支气管破裂穿孔，引起气胸及纵隔气肿等。

五、临床应用

1. 气管异物

异物处理是硬质镜的传统适应证。利用硬质镜可以更快地处理异物，并保证气管通畅与呼吸支持，所以中央气道的巨大异物更推荐使用硬质镜。取气管异物时，可在数分钟内结束操作，一般应吸入100%纯氧，取出异物后，再进行辅助机械通气等待患者苏醒。

下呼吸道异物80%以上发生于10岁以下儿童，硬质镜检查是取出儿童呼吸道异物最好的方法之一。传统取异物的方法是用各种异物钳，硬质镜下用光学异物钳也非常有效（图8-4）。但对形态不规则或较柔软的物体，异物钳也很难抓取，建议使用冷冻粘结的方法，很容易将各种异物取出。在硬质镜下可直接将专用的CO_2冷冻探针深入到气管内，或通过软质支气管镜深入到支气管内，直视下将异物冻结取出。但注意冷冻时间不要过长，以免粘冻周围黏膜，造成黏膜撕裂。

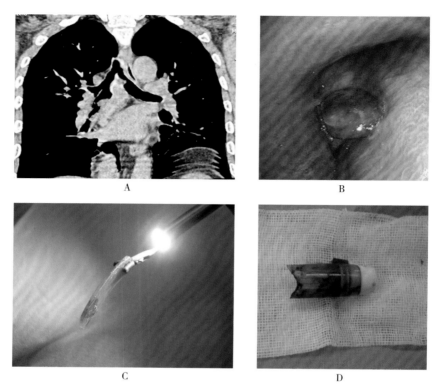

图8-4　硬质镜下将右中间段支气管内的笔帽取出

A.右中间段支气管内可见条状异物，管腔狭窄；B.支气管镜下可见一蓝色塑料异物嵌顿在右中间段支气管；C.用光学异物钳将笔帽取出；D.用冷冻粘结法将笔帽取出

硬质镜下取出支架也较为方便、安全（视频8-2）。

2.气道狭窄或阻塞

在硬质镜直视下治疗气管器质性狭窄的方法很多，可进行热消融（激光、微波、高频电刀、APC）、冷冻、应用机械探条或球囊扩张导管进行扩张等。这些治疗手段都配备特殊的工具，使用极为方便，如硬性冷冻探针、硬性APC电极等。应用硬质镜进行激光或APC消融是治疗良、恶性气管病变的重要手段，具有以下特点。

视频8-2　硬质镜下取出
金属支架

（1）硬质镜有多个工作通道，允许吸引管和激光光导纤维或电极同时通过，因此消融和吸引能够同时进行，便于保持视野干净，利于观察操作过程。

（2）硬质镜有较大的通道，允许较大的活检钳通过硬质镜钳出坏死组织，缩短治疗时间。

（3）与软镜相比，硬质镜不易被热损伤。

（4）在处理过程中，硬质镜可维持一定的气体通道，给操作者提供较大的观察视野。

（5）硬质镜下的介入治疗是在全身麻醉下进行，可有效避免缺氧、窒息等严重并发症的发生，具有安全、患者顺从性好等优点，值得推广。

对气道内大的肿瘤，还可采取冻切（视频8-3）的方法，很快将肿瘤取出，如有出血，可用APC止血。笔者曾在局部麻醉下用APC切除气管内肿瘤，一般需5次以上才能完全疏通气管，每次至少需要1小时，一位左全肺不张的患者曾行APC治疗9次。现在在硬质镜下用铲切（视频8-4）或冻切的方式，半小时左右即可将大气道内的肿瘤全部切除，大大缩短了疗程。冻切对支气管开口的肿瘤更为安全，可很清楚地将肿瘤取出（图8-5），而APC往往破坏管口的黏膜组织，使肿瘤与管壁的结构不清，不易将肿瘤取干净。

视频8-3　冻切　　　　　　　视频8-4　铲切

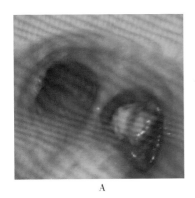 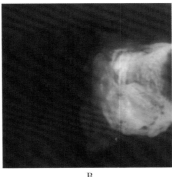 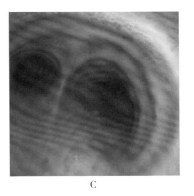

A　　　　　　　　　　　　　B　　　　　　　　　　　　　C

图8-5　硬质镜与软镜结合清除大气管内肿瘤

A. 右主支气管内转移性肾癌；B. 通过硬质镜后孔插入软镜，再用可弯曲性冷冻探针冻取肿瘤；C. 经治疗后，肿瘤清除，管腔通畅

欲对气管瘢痕性狭窄进行球囊扩张，最好在硬质镜全身麻醉下操作（图8-6）。亦可用硬质镜鞘管直接扩张，对瘢痕狭窄更为有效（视频8-5）。亦可用硬质镜鞘管直接将气切口上方闭塞的瘢痕铲除并打通气管（视频8-6）。亦可在硬质镜下用电切针切除瘢痕（视频8-7），减少术后回缩。

当然，对发生于声门下2cm以内的病变，镜鞘没必要插入到气管内，可在声门口操作，但需助手固定好镜鞘，以便镜鞘始终对准声门口，利于机械通气。

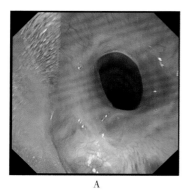 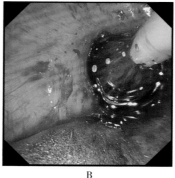 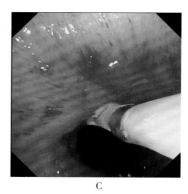

A　　　　　　　　　　B　　　　　　　　　　C

图8-6　气管瘢痕狭窄硬质镜下球囊扩张联合冻融

A.气管插管后瘢痕狭窄；B.硬质镜下球囊扩张；C.局部冻融

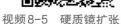

视频8-5　硬质镜扩张　　　视频8-6　铲除瘢痕并打开气道　　　视频8-7　电切针切除

　　硬质镜的另一个作用是放置气管支架。在全身麻醉状态下，通过硬质镜直视下放置支架是较为常用的方法，特别是Dynamic（动力支架）、金属分叉支架（图8-7）和硅酮支架，有特殊的推送器，快速、有效。

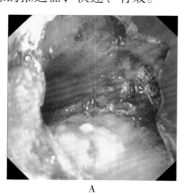 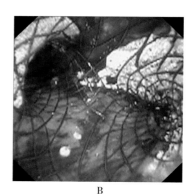

A　　　　　　　　　　　　　B

图8-7　硬质镜下放置金属Y形子弹头支架

A.右主支气管残端瘘；B.放置Y形子弹头支架（右侧支架封堵）

　　气道内肿瘤阻塞气管影响通气，大多有缺氧存在，放置内支架又需要时间较长，因此，采用硬质镜治疗辅助机械通气时应保留患者的自主呼吸，由麻醉师控制呼吸频率。同时，应进行充分的气管麻醉，尽可能抑制咳嗽反射，便于操作。

　　3.气道大出血

　　应用硬质镜处理大咯血是一个极为有效的方法，尤其是在出血量较大的情况下，硬质镜可保证有效的通气，允许应用内径较大的吸引管排出积血和清除血块；通过硬质镜可对出血部位进行球囊填塞治疗，并且可在直视下应用激光或电凝等技术止血。必要时可插入双腔导管、分侧通气，以保证足够氧供和准确止血。

4. 儿童支气管镜检查

由于儿童难以配合支气管镜检查，因此全身麻醉下进行硬质镜操作仍是诊断和治疗儿童气管疾病的主要方式。目前已有专为儿童配置的硬质镜系列，可进行气管检查、取异物和介入治疗等。

5. 与软质支气管镜结合应用

硬质镜有时难以越过肿瘤狭窄段，勉强通过可能造成肿瘤脱落或气管损伤；软镜质地软、直径小，可方便地弯曲和旋转，可安全地通过狭窄段气管以了解远端气道的情况，较全面地了解肿瘤基底部及周围黏膜的情况，但单独检查时不能进行通气并加重了气道的阻塞，尤其是阻塞超过85%的患者呼吸处于极度困难时可能危及患者生命。将两者结合，以硬质镜作为通道并保障通气，用软镜通过狭窄段气道，对气道进行全面的检查和判断病变的可切除性，尤其对硬质镜所不能到达的支气管部分，软镜检查更能发挥作用。可见，两种技术对于气管支气管病变都是十分重要的，联合应用可取长补短，充分发挥各自特长。

目前用于气道病变处理的措施如高频电凝、冷冻、氩气及激光等器械可以制成软管，通过软镜来进行操作；但是大功率冷冻头、APC电极等器械只能制成较为粗大的硬杆状，必须通过硬质镜才能进行操作。因此，结合两种内镜技术，可以使临床医师在处理不同病变时有更多种选择。虽然硬质镜的操作侧孔可以伸入软管操作器械，但探头伸出后与镜身平行，对于气道腔内病变处理尚可，要处理管壁的病变或出血则较困难，这时利用软镜指导软性探头可以直达病变区，使治疗的目的性更强，避免损伤气道壁。在实际操作中首先经硬质镜用冷冻探头反复冻融肿物，再用大号活检钳咬除病变或以镜身直接铲除肿物，再借助支气管镜以纤维状高频电凝或氩气凝固处理出血及管壁的残余病变。这样的操作方法和顺序，安全、快捷、有效，能在最短的时间内打通气道，恢复管腔通畅，保证通气以保障患者的安全。

使用了不同角度的光学透镜后，利用硬质镜对气管支气管进行检查已基本不存在盲区，但是对上叶支气管开口等部位的支气管进行治疗时仍有一定困难，需要借助软镜来完成。

适合于硬质镜和软镜进行治疗的气管支气管病变均是硬质镜结合软镜的良好适应证。其中气管支气管腔内生长的良恶性肿瘤，尤其窄蒂肿瘤是其最佳的适应证。对于宽蒂良恶性肿瘤，由于肿瘤阻塞气道，可能导致窒息等，利用硬质镜结合软镜，用电圈套器快速切除气道内肿瘤（视频8-8），缓解患者呼吸困难。

视频8-8 圈套器

目前，随着各种技术的快速发展，软硬质镜结合彰显出无尽的力量。在硬质镜下进行EBUS、放射性粒子植入、导航支气管镜和冷冻肺活检，患者更舒适、安全，操作者也更顺心、快捷。

德国学者应用电磁导航支气管镜（EMN）结合超声内镜（EBUS），将^{125}I粒子植入到周围型肺癌的病灶中，大大减少了放射性肺炎的发生率，提高了局部病灶的控制率（局部放射剂量最高可达100Gy，图8-8）。

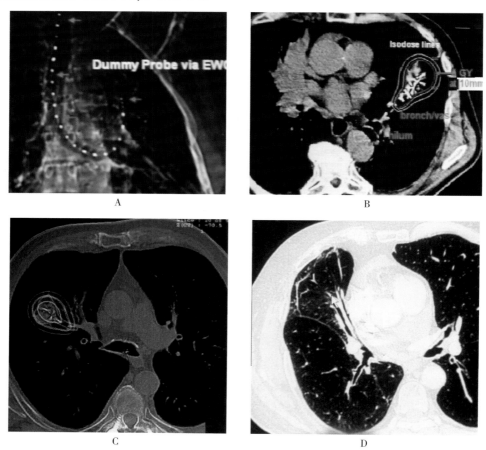

图8-8　电磁导航支气管镜结合超声内镜对周围型肺癌植入放射性粒子

A. 通过延伸的工作通道，插入粒子植入针，并植入粒子；B. 根据治疗计划植入一定数量的粒子，对肿瘤局部放射治疗；C. 根据治疗计划，植入放射性粒子；D. 植入粒子半年后复查，肿瘤完全消失

（王洪武）

第九章 软式内镜的清洗、消毒与保养

软式内镜常用于胃肠道和肺内病变的诊治，图像清晰，操作方便。它可以在不做外科手术和全身麻醉的情况下进行，是现代医学中最常用的诊疗技术之一，也是医院感染控制工作的一个重要组成部分。

早期使用的软式内镜主要是纤维内镜，近年来随着电子技术的发展，电子内镜应用越来越广泛。

无论纤维内镜还是电子内镜都会产生出血和穿孔等并发症。这两种并发症一般都是即时且明显的，但是感染性并发症则较难发现。最近几年调查表明，各医院用于内镜清洗、消毒或灭菌方法有很大差异。随着内镜检查的次数增加，内镜腔内积聚的污垢很容易形成生物蛋白膜，使清洗和消毒更困难，问题更复杂。来自美国的一项报道显示：美国每年由于内镜引起的交叉感染大约有27万例。1997～2015年，明确与内镜相关的感染事件433例，由十二指肠镜导致的事件146例，并造成13人死亡。在我国某三级医院呼吸科接收来自该市的几所大医院肿瘤晚期患者接受支气管镜检查治疗过程中发现气管感染11例中均检出MRSA，经分子生物学监测为同一株MRSA。有关内镜检查所致感染的报道仍在继续，医源性感染的潜在危险已引起大家的关注。

由于内镜是一种侵入性操作，特别是在内镜下手术，均可能导致组织损伤，消毒灭菌不彻底，可能引起医源性感染，因此，它也成为医院感染控制工作的一个重要组成部分。2016年我国《软式内镜清洗消毒技术规范WS 507-2016》规范了内镜的清洗消毒灭菌方法，以确保检查和治疗患者的安全和检查环境与工作人员的安全。

一、软式内镜检查治疗有关的感染源

与内镜检查治疗有关的感染可由内源性或外源性微生物所致。内源性感染即操作时的自体正常菌的接种；外源性感染即使用受污染的内镜及环境带来的感染或操作中患者之间的感染。

二、引发感染的常见微生物

（1）革兰阴性杆菌 这是最常见的外源性感染菌，很容易在过夜放置的内镜的潮湿部位生长。最常见的是铜绿假单胞菌。已有许多关于ERCP后发生铜绿假单胞菌暴发性感染的报道，一般都是由清洗与消毒不充分所致。克雷伯菌、肠杆菌和黏质沙雷菌等都是经胃肠内镜传播的。黏质沙雷菌肺部感染则由污染的支气管镜传播。沙门菌（包括伤寒沙门菌）的传播也常发生，一般与十二指肠内镜检查治疗有关。有人还报道了内镜附件的污染及患者与患者的幽门螺杆菌传播。

（2）分枝杆菌　有人报道过内镜传播结核分枝杆菌的病例。由于非结核性分枝杆菌在有水环境中（如自来水）无处不在，而免疫力低下和接受内镜检查治疗的患者人数又在不断增加，因这些杆菌感染问题会在不经意中发生。因此，这些报道证实需要严格使用针对内镜的再处理设备以确保适当的清洗与消毒保持清洁，如何使用消毒剂灭活这些细菌已成为一个引人关注的问题，新型有效的消毒灭菌剂过氧乙酸、二氧化氯等已经问世，但给临床提供安全有效的方法尚需要推进和深入研究。

（3）真菌　在有关白色毛孢子菌交叉移生、红酵母菌流行及支气管镜皮毛孢子菌、青霉菌残存污染的报道中，都曾提到内镜虽经反复处理仍未能消除真菌污染的情况。

（4）寄生虫　在一次类圆线虫引起的食管炎流行中，有关证据明显提示使用同一内镜是引起交叉感染的原因。应用有效的灭菌方法可使流行停止。在进行十二指肠镜检查的患者中，还发现了无症状的类圆线虫携带者。故有人提出了内镜传播类圆线虫的可能性。

（5）病毒　确能证明内镜传播乙肝病毒（HBV）、丙肝病毒（HCV）、艾滋病毒（HIV）的报道并不多，确诊乙肝病毒感染的病例以往有报道。但近来内镜相关性传播的报道陆续出现。

（6）梭状芽孢杆菌　许多作者从理论上都提出了这样的问题，一些作者已经对艰难梭菌可能通过内镜传播开始关注。内镜可以传播梭状芽孢杆菌。尽管致病所需的接种规模很小，但尚无这种传染病例报道。近些年杭州市疾病预防控制中心的现场调查发现内镜中心检查室环境可检测出该细菌，国外也有感染病例报道。

（7）隐孢子虫　同样可能是因为清洗的发展与生物体对干燥的敏感性，隐孢子虫的传播也没有报道。

（8）克雅病　虽然克雅氏病（CJD）可能通过污染的组织或体液在患者之间传播，但尚无因内镜设备交叉污染导致的病例。最近一份由美国疾病控制与预防中心（CDC）起草的关于CJD与内镜的声明说："当前此类设施的清洗与消毒指南无需更改"。如果无法用彻底的超声清洗与压力蒸汽灭菌进行再处理，附件应废弃。

三、微生物积聚与传播的机制

近年来，人们在了解微生物积聚与传播机制方面已经有了进展。细菌形成生物膜的能力是内镜相关性感染病因中的一个重要因素，特别是生物膜阻止了消毒和灭菌。生物膜由成群的有机体形成，构造了将生长潜力增加到最大限度的结构。生物膜的发展从自由游动的细菌开始，当自由游动的细菌黏附在表面时，生物膜开始形成，接着黏附在物表并通过细菌间的通讯形成成群的有机物和细胞外的物质的组合体。细胞间的通讯启动了生物膜的形成，生物膜为柱状和蘑菇状结构，周围有水循环。这不但使细菌最大地暴露于流动的营养素，而且减少了废物的积聚，这种结构利用液体的流动来供应营养并移去废物。加拿大Alfa博士应用循证科学深入解读生物膜的形成过程以及潮湿的储存环境与生物膜的相关性。她用图表清晰地比较了传统生物膜和积聚生物膜的区别。最后，Alfa博士用自己的研究结果讲述了生物膜的去除方法，强调管腔刷洗的摩擦力和清洗剂对器械再处理的重要性。Alfa博士指出，硬毛刷没有内镜管腔活塞清洗刷有效。推荐我们可以用特定数据审查，测试手工清洗的依从性，测试干燥储存。如发现内镜上有水分或内镜清洗不彻底，则需要做内镜培养。用管道镜检查内镜的管道，可清楚地看到内镜管腔有水及清洁度差。她同时比较了不同处理方法内镜清洁度的差异，确认过氧乙酸处理后的内镜好于戊二醛，残留物少，利于消毒。

传统生物膜是持续沐浴在液体中形成的，环境中始终保持湿润，$300 \sim 500\mu m$；积聚生物膜指的是在用于患者之后经过清洗、消毒和干燥的过程而形成的积聚生物膜，积聚一层层干涸有机基质与嵌入的微生物，$10 \sim 50\mu m$。手术器械和内镜使用后经过再处理而形成的生物膜就属于后者，即积聚生物膜。干燥的管腔没有细菌繁殖，而潮湿的管腔容易滋生细菌，最终导致生物膜的形成。

然后，Alfa博士用一系列的最新感染数据强调了当前医疗器械和内镜再处理与控制流程不充分的严重性。Alfa博士还推荐了管腔吹气存放柜和小型吹气泵等有效实用的干燥内镜工具。在内镜消毒中，目的在于减少生物膜形成与存在的策略最重要，因为已经发现生物膜黏附于内镜内腔中，这个发现强调了彻底人工清洗的必要性，包括流程安全。欧洲软式内镜协会以及欧洲卫生署指出：处理室必须将洁、污和储存分开，污物和清洁工作必须分开，以避免再污染处理过的软式内镜及附件。专门设计相互隔离的物流和工作区。环境控制：清洁区正压、污染区相对负压；适当的清洗消毒设备：清洗消毒机、灭菌器，充足的空间方便主要科室的供应。

四、灭菌和消毒

当我们研究内镜设备控制感染的方法时，最好使用业已成熟的方案，来决定在每位患者使用后，是使用灭菌法还是用高水平消毒法来处理内镜。根据在使用过程中患者受感染的危险程度，将医疗器械分为高度危险性物品、中度危险性物品、低度危险性物品三类。将不能进行热消毒的器械所使用的消毒剂，根据消毒因子作用水平，按照消毒因子的适当剂量（浓度）或强度和作用时间对微生物的杀灭能力将其分为四个作用水平的消毒方法，即"灭菌""高水平消毒""中水平消毒""低水平消毒"。简单地说，高危险性物品是指那些穿过皮肤或黏膜而进入无菌组织或器官内部的器材或与破损的组织、皮肤、黏膜密切接触的器材和用品，如外科手术器械和用品、膀胱镜、腹腔镜、脏器移植物、心导管、活体组织检查钳等。这些器械使用前应进行灭菌（即将所有微生物、包括细菌芽孢在内全部灭活的过程）。中度危险性物品是指仅与黏膜或破损皮肤接触而不进入无菌组织内的器械，如呼吸机管道、胃肠道内镜、支气管镜、喉镜等，应进行灭菌或至少进行高水平消毒（即将所有细菌繁殖体、分枝杆菌、真菌、病毒灭活的过程，但不

容易清洗无残留毒性的优点。可以在自动内镜洗消机上使用，亦可人工操作。使用前需先将活化剂从瓶盖中向瓶内缓慢倒入，在倒入时会产生微弱的气雾并释放出微量的氧氯气。活化前为淡黄色、略有气味的稳定性液体，其有效成分二氧化氯的含量不低于20000mg/L（2%）。活化5分钟后即可使用，其有效成分二氧化氯的含量不低于18000mg/L（1.8%）。由于二氧化氯是一种强氧化剂，其气体遇到电火花、阳光直射达到60℃以上高温均易发生爆炸。检测二氧化氯纯度的简便方法在活化前可用氯试纸进行，如果氯试纸变色则说明该产品含氯成分，因为纯二氧化氯是不含氯的制品。活化后的二氧化氯应按照360~400mg/L的浓度用水进行稀释，切记必须先进行活化后再稀释。"医院内镜专用二氧化氯消毒灭菌剂"有100ml和400ml两种规格的包装，适合不同内镜的用量。每100ml"医院内镜专用消毒灭菌剂"可用4.4~4.9kg的自来水进行稀释。将要消毒灭菌的内镜经内镜洗消机在此灭菌剂中循环作用5~7分钟，或人工先用清水擦拭干净，然后浸入本品中6~8分钟。消毒灭菌后的内镜用清水洗干净即可。

（5）乙醇。

（6）酸性氧化电位水。

五、建议

（1）在内镜使用后应立即用内镜生产者推荐的含酶清洗剂对内镜进行精细的清洗。只要可以到达，应灌洗和刷洗所有管腔以除去颗粒物质。使用的灌洗接头应方便清洗所有管腔。内镜所有可浸泡的部分应用水冲洗。洗涤剂溶液每次使用后应废弃。清洗刷应在每次使用后废弃或彻底清洗并接受高水平消毒或灭菌。

（2）在浸泡前应对软式内镜进行泄漏试验。

（3）进入正常无菌组织的内镜每次使用前应进行灭菌，如果做不到，至少应进行高水平消毒。消毒后应使用灭菌水冲洗。

（4）接触黏膜的内镜被分为中度危险性器械，应至少进行高水平消毒。

（5）应使用国家卫生部门批准的灭菌剂和消毒剂进行灭菌或高水平消毒。

（6）用于清洗和消毒/灭菌的产品和方法应与内镜设备和设计相匹配。可咨询器械生产商以确定兼容性。

（7）如果使用戊二醛，所有能浸泡的内外表面应与消毒剂接触至少20分钟以达到高水平消毒。

（8）进行内镜再处理的工作人员必须接受专门器械再处理的培训以确保恰当的清洗与消毒或灭菌。

（9）不能浸泡的内镜应立即停止使用。

（10）化学消毒后，应使用无菌水冲洗内镜或先用自来水冲洗，然后用70%的乙醇或异丙醇冲洗。

（11）内镜及其管腔应使用过滤清洁空气彻底干燥。最终的干燥步骤包括用乙醇冲洗所有管腔然后用空气净化管腔，以大大减少水源性微生物再次污染内镜的可能。

（12）应采用一种能够保护内镜并减少残留潮气积聚潜力的方式储存内镜，而不应缠绕着储存在不能适当清洗的容器里，应垂直悬挂内镜以利于干燥。

（13）每位患者使用后，那些穿透黏膜屏障的可复用附件（如活检钳、细胞刷）应机械清洗（如超声），然后用压力蒸汽灭菌或使用一次后丢弃。

（14）水槽应使用无菌水。水槽及其连接管应至少每天进行灭菌或高水平消毒。

（15）因老化、设计或损坏等原因不能按要求处理的软式内镜不能使用。

（16）工作日志应保持记录每次操作中患者的姓名和医学记录号、程序、内镜学家以及序列号或内镜使用的其他标识。

（17）在处理怀疑因感染或化学原因导致的暴发时，应按照暴发调查的标准方法进行调查。

（18）内镜相关感染或伪感染应报告给：①机构内感染控制与危险管理的负责人；②卫生部门；③制造商。

（19）使用消毒内镜的机构应为医护工作者和患者提供一个安全环境。应使用空气交换装置（通风系统、排气罩等）以减少所有人员对潜在毒气的暴露。如果使用戊二醛，空气中戊二醛的浓度不得超过允许值。应有足够的空间用于内镜及其附件的干燥和储存。

（20）个人防护设备（手套、眼罩、呼吸保护装置等）应方便使用并用于保护工作人员免受感染因子（HIV、乙肝病毒、结核杆菌等）和化学毒性物质的暴露。

（21）所有内镜工作人员必须接受在进行内镜操作或协助操作和内镜设备再处理时存在生物和化学有害因素的教育。

（22）应按照职业安全与卫生管理部门的危险品交流标准对内镜工作人员进行培训。无论何时何地进行内镜再处理，一个专用于液体化学灭菌剂/消毒剂使用的泄漏控制计划应是实用的。

（23）应对工作人员进行接种以防止乙肝类疾病。那些有暴露于结核杆菌危险的人应用纯蛋白衍生物（PPD）进行结核菌素皮内皮试以筛查感染。

（24）应对液体灭菌剂/高水平消毒剂进行常规监测以确定活性成分的最低有效浓度。

（25）维护和保养：使用时应注意轻巧，避免暴力，防堵塞吸引管道。在清洁消毒时要注意避免镜端与硬物碰撞。长期不用的纤维内镜应每1~2周检查一次，注意有无长霉、生锈，各牵引钢丝是否灵活，并定期吹干活检管道，镜面污物可用乙醚、乙醇或石蜡擦净。

六、可弯曲支气管镜的清洗、消毒与维护程序

可弯曲支气管镜的基本清洗消毒设备：测漏器、冷光源、专用流动清洗消毒槽、高压水枪、干燥设备、计时器、通风设备，消毒灭菌器械、50ml注射器、各种刷子、纱块、

负压吸引器、超声清洗器、清洗消毒剂、多酶洗液、适用于内镜的高水平消毒剂、支气管镜清洗消毒设备和追溯系统。

操作者防护：操作者应穿戴好必要的防护用品，穿好防水隔离衣（防渗透围裙），戴好防水袖套、帽子、口罩、防护眼镜、手套等。工作人员应接种乙肝疫苗。

手工清洗操作标准、操作流程如下所述。

（1）预清洁　支气管镜使用后应当立即用酶洗液纱布擦去外表面污物，并反复抽吸酶洗液至少10秒。

（2）测漏　设备的准备（测漏器、冷光源、装有清水的盘）。扫码，将测漏器插头插入光源导光接口，接通电源，将气压设置高位，用手按压几下测漏阀，有气压声和气压感觉，确定气压完好。将测漏阀接在内镜测瘘口上（缺口对住按下去，旋转到位），电子镜要戴上防水帽。支气管镜的测漏确认内镜充气后观察弯曲橡皮是否膨胀，初步表示内镜没大的破漏；若橡皮不膨胀并有唧唧声，初步判断漏水。将整条内镜盘圈放进水里，用针筒把水注进各管道中，排出管道内的剩余空气，不断地在水中打角度，仔细观察，若有连续气泡出现，说明内镜漏水需检修，无连续气泡出现则无漏支气管镜进入下一步。

（3）初清洗　将支气管镜放入初洗槽内：①在流动水下彻底冲洗，用纱布反复擦洗镜身，同时将操作部清洗干净。②取下各按钮、阀门，用清洁毛刷彻底刷洗各孔道和管道。③用清水反复冲洗活检孔道。④将取下的各按钮和入口阀用清水冲洗干净并擦干。

（4）含酶清洗剂清洗　含多酶清洗剂能够迅速、有效、完全分解污染物质：①按照比例配制含酶清洁剂充分混匀，将支气管镜置于多酶洗液槽中；②用注射器抽吸多酶洗液100ml，冲洗送气送水管道，用注射器将含酶洗液注入活检孔道；③操作部用酶洗液擦洗；④将擦干后的附件，各类按钮、细胞刷、活检钳用多酶洗液浸泡；⑤酶洗注意事项：a.不要让污染物变干，以保证消毒效果，如污染物已干，需延长浸泡时间至少20分钟；b.取出内镜及附件，用清水彻底冲洗附在镜身的多酶液；c.不要喷溅，工作人员需戴口罩、帽子、手套、眼罩等防护。清洗槽后部安装强排装置，清洗时不间断地排出含酶清洁剂的气溶胶，防止误吸和喷溅。室内通风保持良好。

（4）漂洗　多酶洗液浸泡后的内镜，用水枪或者注射器彻底冲洗各管道，去除管道多酶洗液及松脱的污物，同时冲洗内镜的外表面。

（5）干燥　用干燥设备吹干各管道内水分，用干纱布擦干附件，各类按钮、细胞刷、活检钳冲洗干净并擦干，以免稀释消毒剂。

（6）消毒/灭菌　支气管镜灭菌首选高效、环保的化学消毒灭菌剂消毒或灭菌，如过氧乙酸、二氧化氯、浸泡消毒灭菌或过氧化氢低温灭菌、2%甲醛低温灭菌。

（7）末清洗　浸泡消毒需要无菌水冲洗，去除消毒剂残留。

（8）干燥　洗消后应进行手工干燥。

（9）复用附件的清洗消毒　可采用超声清洗的附件，遵循附件的产品说明书使用医用清洗剂进行超声清洗，有效地灭菌。

（10）储存　内镜干燥后应储存于内镜与附件储存库（柜）内，镜体应悬挂，弯角固定钮应置于自由位，并将取下的各类按钮和阀门单独储存。

软式内镜清洗消毒技术规范　　硬式内镜清洗消毒技术规范